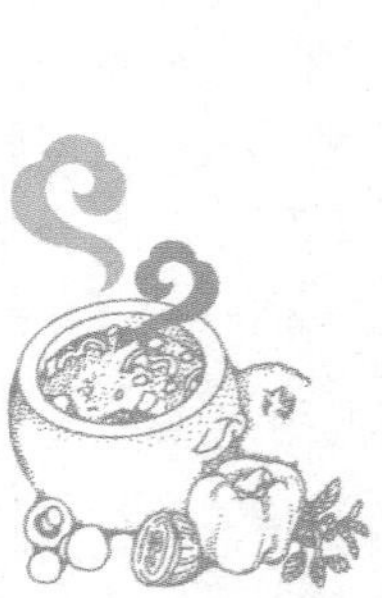

做自己的营养医生

自制药膳养生治病大全

孙志慧 编著

天津出版传媒集团
天津科学技术出版社

图书在版编目（CIP）数据

做自己的营养医生：自制药膳养生治病大全 / 孙志慧编著 . —天津：天津科学技术出版社，2013.8（2021.4 重印）

ISBN 978-7-5308-8302-0

Ⅰ . ①做… Ⅱ . ①孙… Ⅲ . ①食物疗法 – 食增 Ⅳ. ① R247.1 ② TS972.161

中国版本图书馆 CIP 数据核字（2013）第 206095 号

做自己的营养医生：自制药膳养生治病大全

ZUO ZIJI DE YINGYANG YISHENG ZIZHI YAOSHAN YANGSHENG ZHIBING DAQUAN

责任编辑：张　跃

责任印制：兰　毅

出　　版：天津出版传媒集团 / 天津科学技术出版社

地　　址：天津市西康路 35 号

邮　　编：300051

电　　话：（022）23332490

网　　址：www.tjkjcbs.com.cn

发　　行：新华书店经销

印　　刷：三河市万龙印装有限公司

开本 720 × 1020　1/16　印张 21　字数 290 000

2021 年 4 月第 1 版第 2 次印刷

定价：55.00 元

前言

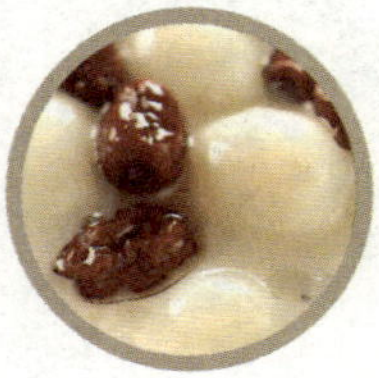

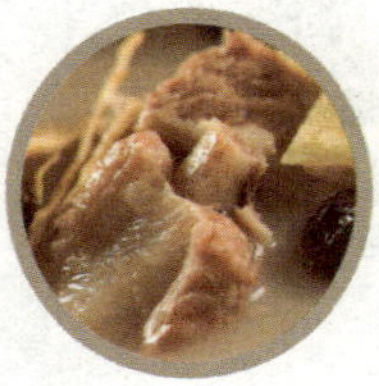

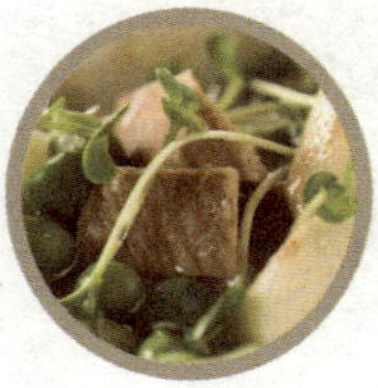

饮食是人类赖以生存的物质基础。当人们体虚或患病之时，饮食调养尤为重要。中国药膳源远流长，是中医保健和养生治病的方式之一。有意识地对饮食方法进行研究，在我国已有几千年的历史。“神农尝百草”的传说，反映了早在远古时代中华民族就已经开始探索食物和药物的功用了。成书于战国时代的《周礼》，不仅记载有专业的“食医”一职，而且还提出了四时饮食宜忌与调适的方法。

《周礼》以后，有关食疗治病、药膳养生的专著代代相传。约成书于战国时期的中医经典著作《黄帝内经》，载药膳方数则。约成书于秦汉时期、我国现存最早的药学专著《神农本草经》，记载了许多既是药物又是食物的品种，如红枣、芝麻、山药、葡萄、核桃、百合、生姜、薏仁等。东汉医圣张仲景在《伤寒杂病论》中，亦载有一些药膳名方，如当归生姜羊肉汤、百合鸡子黄汤等。这些药膳方至今仍有实用价值。至明代，李时珍在《本草纲目》中收载了许多药膳方，仅药粥、药酒就各有数十则；清代王士雄的《随息居饮食谱》介绍了药用食物7门300余种；袁枚的《随园食单》则介绍了多种药膳的烹调原理和方法；曹庭栋的《老老恒言》（又名《养生随笔》）中又列出老年保健药粥百余种。

时至今日，上述这些著作有的因年代久远，部分方药已不可考；有些食物因毒性较大，也不再用来配药；还有一些药膳配方的加工技艺没有流传下来……这些给提倡“药膳食疗”“自然养生”的后人带来了一些研究与操作上的困难。

而且，普通人对食物的中药属性与功效并不是很了解，对自制药膳也感觉无从下手。为此，我们带着为普通家庭服务的愿望和目的，本着与现代医学研究进展合拍、功效确切、易于采办、加工方便、可操作性强的原则，根据我国传统中医学“医食相通”的原理，结合现代医学、营养学、烹饪学的知识，在充分吸收前人经验的基础上，删繁就简、去芜存精，反复揣摩、实践操作，最终编写了《做自己的营养医生：自制药膳养生治病大全》一书。

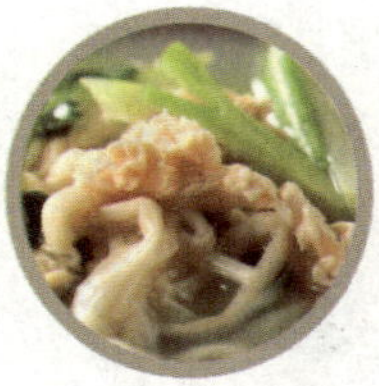

书中选编了千余种适合普通家庭制作，而且又有显著养疗效果的药膳配方。通过阅读此书您可以在日常生活中，运用家庭中现有的条件，将家常菜肴与中药相结合，很快烹制出一道道色、香、味俱全的药膳。为了方便制作和运用，我们在编写中按不同年龄段的人群分类排列，针对每一类人群的特点，选择适宜的药膳配方。每道药膳均分为“药膳配方”“制作程序”“服食方法”以及“注意事项”几大板块，便于读者参考使用。

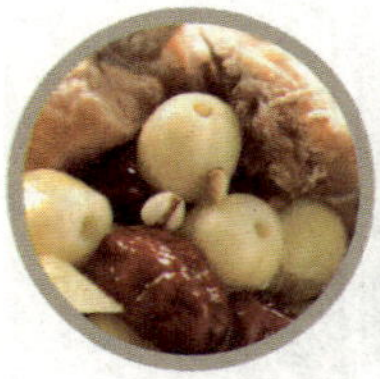

药膳确有一定的祛病强身之功效，尤其对那些慢性疾病的调理作用颇佳，但是并非百病皆治。因此，患病后还是首先要去医院诊治，不可延误。

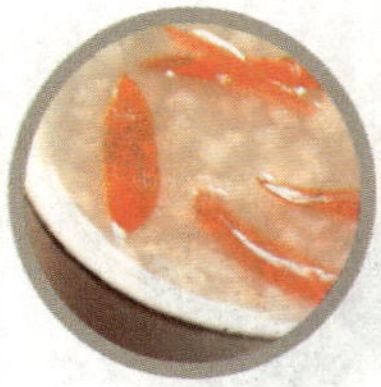

本书在编写过程中，由于编写时间紧迫和编者的水平所限，难免出现纰漏和误差，恳请广大读者予以谅解。

目录

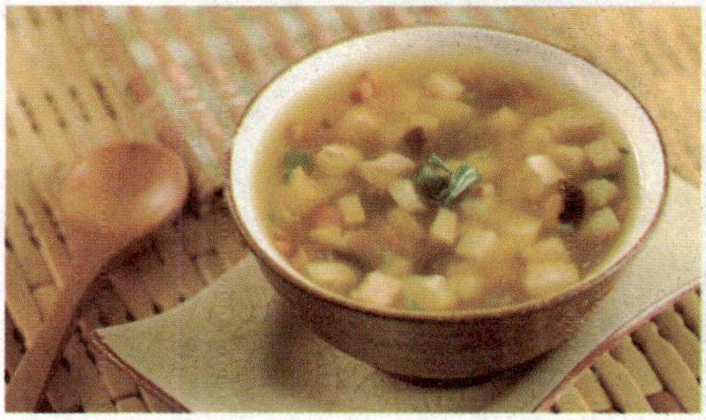

最适合中年人的营养药膳

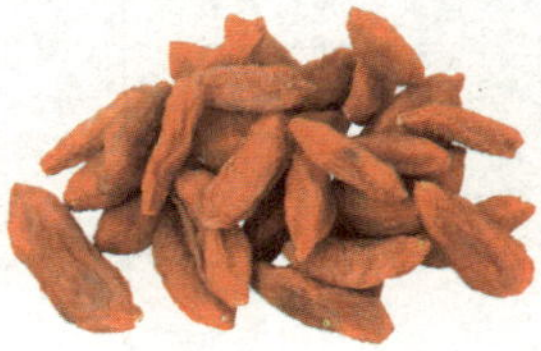

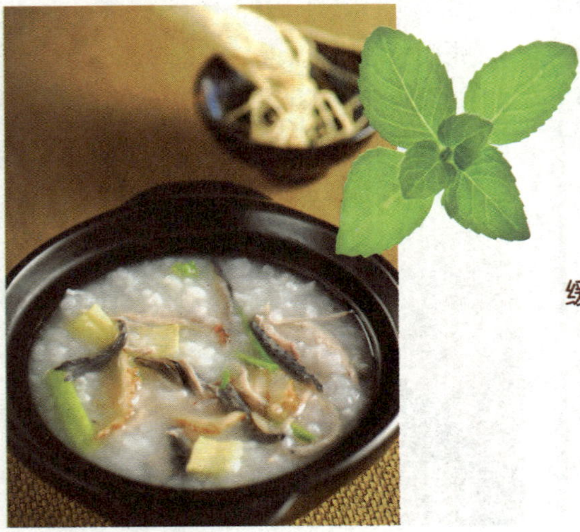

最适合老年人的营养药膳

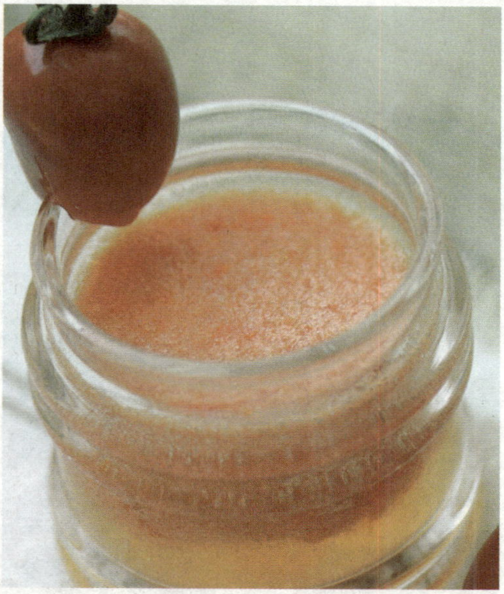

最适合孕产妇的营养药膳

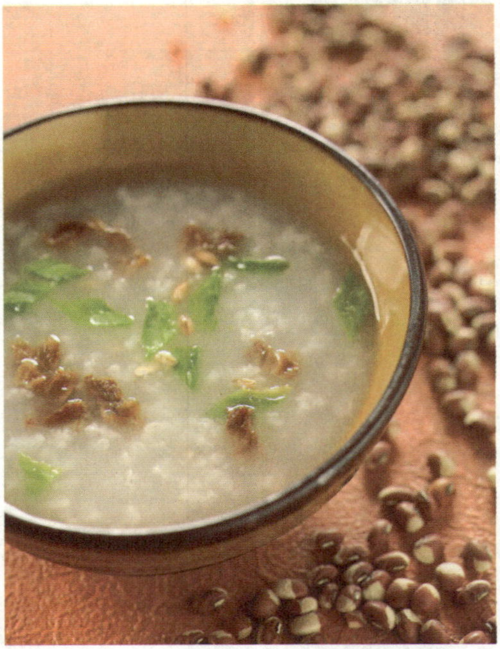

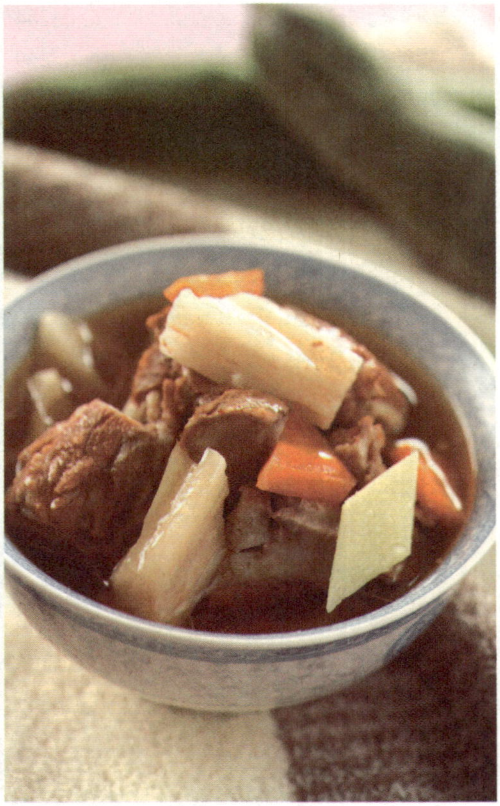

绪论

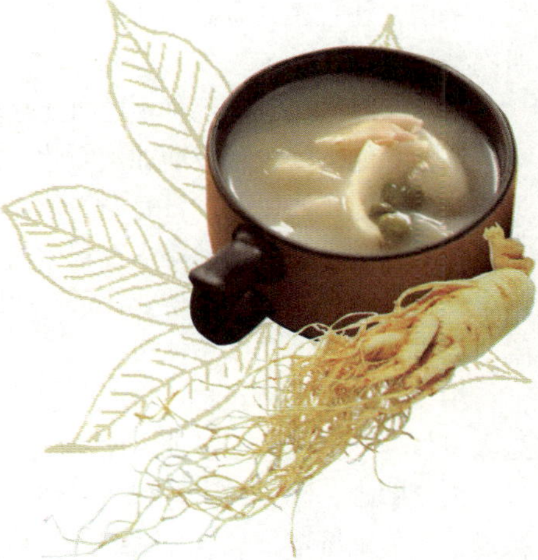

药膳就是以药和食物为原料，经过烹饪加工制成的一种具有食疗作用的膳食。它是中国传统的医药知识与烹调经验相结合的产物。“寓医于食”，药膳既将药物作为食物，又将食物赋以药用，药借食力，食助药威；既具有营养价值，更具有防病、治病、保健强身、延年益寿的功效。

药膳的种类很多，根据形式与加工方式，大体可分为粥饭、汤羹、鲜汁、茶饮、药酒、蜂产品、药膏、药饼、药糕、菜肴等。随着科学技术与医药实践的不断发展，药膳的品种也在不断增加。结合现代科研成果制成的具有治疗作用的食品、饮料，品种繁多，各具特色。

如今，中国药膳已经开始走向世界。不少药膳罐头和中药保健饮料、药酒等已销往国际市场，有的国家已经开设药膳餐厅。国际上一些学术界和工商界人士十分关注中国药膳这一特殊食品，非常希望能开展这方面的学术交流与技术合作。中国药膳将为世界人民的健康做出贡献。

走出药膳误区

对于药膳，人们还存在着不少模糊甚至错误的认识，为此，我们首先纠正几种说法。

药膳不等于营养。在目前常用的近5000种中草药药材中，可用作药膳食品的有500种左右，卫生部确定的药食两用原料有79种。在中医看来，每一种食物都如同中药一样，具有不同的性味。人们可以根据自己的体质或病症特点进行辨证施食。这是药膳食疗的精髓，也是与现代营养学的不同之处。

药膳不是普通食物。药膳既不是一般的中药方剂，又有别于普通食物。它强调中药和食物的合理调配，按药物食物的性质，有目的地进行选择、调配、组合，而不是随意地凑合。它是取药物之性，用食物之味的一类特殊膳食。

药膳不是“药”。药膳强调的是一个“膳”字，以食物为主，配以少量的药物。由于注意了药物性味的选择，并通过与食物的调配及精细的烹调，因此它没有过多的药物异味，且有食品的色、香、味等特性。药膳满足了人们“厌于药，喜于食”的天性。

药膳的选择原则

药膳的选择原则应当是因人而宜。所谓因人而宜，是指根据人的体质、年龄、性别、职业等方面的具体情况选择适宜的药膳。

人的年龄不同，其生理状况有明显的差别。人体的结构、机能和代谢随着年龄增长而改变，选择药膳养生当然应有所区别。古医书《黄帝内经》就这样描述过壮年、老年的不同之处，所谓“壮者之气血盛，其肌肉滑、气道通、营卫之行不失其常”，“老者之气血衰、其肌肉枯，气道涩”。

青少年时期，人的各种生理机能逐渐发育成熟，身高和体重迅速增加，能量消耗增多，对饮食营养的需要也相应增加。因此，如果青少年需要进行食疗，其药膳的配方用料应该适量增加些对他们的生长发育有利的营养素。传统的中医也认为，脑为髓海，肾主藏精，主发育，精能生髓。而肾精又赖水谷精微的补充，因而摄入充足的饮食和足够的营养，是大脑正常运转和身体生长发育的重要保证。另外，一般生长发育正常的儿童，无需刻意服用补药药膳，只有禀赋薄弱、体虚多病、生长迟缓者，可以适当补益。

中年人的生理特点是：气血旺盛，脏腑坚强，营卫调和。现代医学认为，中年，一方面是人身体稳定而健全的时期，而另一方面人又进入了某种生理机能的衰退时期。祖国医学曾说“人年四十，阴气自半，起居衰矣”。有专家也指出，三十岁后，人体的多种机能便开始减退，大体上每增长一岁，减退1%。因此，中年期，人机体的各个方面都需要进行调整。中年人利用药膳进行养生时，可以根据自身的具体情况。选择具有调适作用的药物制作药膳，或用调理气血的药物如陈皮、佛手、赤芍、川芎、红花、当归等，或用具有补益作用的西洋参、刺五加、党参、黄芪、玉竹、黄精、麦冬、天冬、生地、沙参、虫草、枸杞、肉苁蓉等对抗早衰的到来。但注意不要滥补，应以调为主。

老年人是药膳最主要的适用人群。人到老年期，一般来说其组织器官及生理功能均已经衰退。气血运行缓慢，且多亏虚。脏腑功能虚弱，尤以肾中精气不足明显。五脏根本不固，呈现一派老态：行动迟缓，思维减退，耳不聪，目不明，饮食不香，睡眠多梦等。这是衰老过程中的常态，不是病，所以，无需刻意治疗，但必须精心呵护。药膳食疗是重要的保健手段。老年人的药膳，着重在补，特别是应选补肾的药物和食物制作药膳，如鹿茸、虫草、紫河车、熟地黄、肉苁茸、山萸肉、黄精、杜仲、蛤蚧、阿胶、甲鱼、牛鞭、狗肾、虾、羊肉、狗肉等，因为肾中精气的多少，直接影响整个人体的盛衰。但老人的生理特点是脏器功能衰退，故补益不宜太多，多则影响消化、吸收。要特别注意照顾脾胃。制作药膳时，要讲究清淡可口，烹制做到细、碎、软、烂；进食做到少食多餐。我国金元时期的大医家朱丹溪曾在《养老论》中说过：“夫老人内虚脾弱，阴亏性急，脾弱难化则食已而再饱，阴虚难降则气郁而成痰……所以物性之热者，炭火制作者，气之香辣者，味之甘腻者，其不可食也明矣。”意思是说，老年人内脏气血不足，脾弱明显；更有阴津不足，性情较为急躁者，由于脾弱故饮食物消化较为困难，吃完饭后常有饱胀的感觉；阴虚易生虚火，又往往气郁生痰，故而提出诸多不可食的告诫。这对我们制作老人药膳亦是有益的警示。

药膳养生的优点

养生就是保护生命、延年益寿。我国中医学十分重视养生，即通过精神调养、食疗药膳、养生功法等等综合措施，达到增强体质、防治疾病、防止衰老、延长生命的目的。

中医养生学强调“治未病”，即防重于治，提出了“天人相应”的整体观理论。如《素问·上古天真论》中说：“法于阴阳，和于术数，饮食有节，起居有常，不妄作劳，故能形与神俱，而尽其天年，度百岁乃去。”然而，高度发达的现代社会，节奏急促、环境欠佳、人事纷扰、压力无边。现代人生活于其中，在心理和生理方面，或多或少地都承受着现代文明所带来的冲击。外在环境问题难由一己所改变，那么，我们便应先由保健自己做起。而保健自己的方式，最容易的莫过于食疗药膳养生。

药膳的原料大部分来自人们生活中常用的主、副食品及常见的中草药。它们经过烹饪加工后，既是美味可口的佳肴，又可治病防病，强身健体。另外，因为药膳能防病，避免了生病后去大医院的麻烦，也省下了生病后医治的钱，还免去了吃药、打针、手术的痛苦。这样看来，“治未病”，药膳无疑是代价最小的方式。

药膳虽多是平和之品，但其防治疾病和健身养生的效果却是比较显著的。如莱阳梨香菇补精，是由莱阳梨汁和香菇、银耳提取物制成的，中老年慢性病患者服后不仅能显著改善各种症状，而且可使高脂血症者血脂下降，并可使免疫功能得到改善。可见，通过药膳的调理，人体质会有根本性的增强，从而达到身体健康、延年益寿的最终效果。

在运用药膳时，要全面分析使用者的体质状况、使用的季节时令、所处的地理环境等情况，判断其基本证型，然后再确定相应的食疗原则，给予适当的药膳治疗或滋补。如慢性胃炎患者，若证属胃寒者，宜服良附粥；证属胃阴虚者，则服玉石梅楂饮等。因此药膳的功效可用我们常说的“治标治本”来概括，正因为它能“治标治本”，从“根”上断绝了病灶，所以其防病强身、延年益寿的功能也是最持久的。

药膳养生的注意事项

应正确对待药膳与药物的关系。药物是去病治疾的，见效快，重在治病；药膳多用以养身防病，见效慢，重在养与防。食物疗法不能代替药物疗法，但是药膳在保健、养生、康复中却有很重要的地位，尤其是对于慢性病、老年病，还有部分妇女、儿童疾病有显著的疗效。它能使人在享受美味的同时，得到保养、调理与治疗。

药膳要有针对性，针对不同疾病、疾病的不同阶段，采用不同的药膳，对症立方用膳。

因证用膳。中医讲辨证施治。药膳的应用也应在辨证的基础上选料配伍，如血虚的病人多选用补血的食物红枣、花生，阴虚的病人多使用枸杞、百合、麦冬等。只有因症用料，才能发挥药膳的保健作用。

因时而异。中医认为，人与日月相应。人的脏腑气血的运行，和自然界的气候变化密切相关。“用寒远寒，用热远热”，意思是说在采用性质寒凉的药物时，应避开寒冷的冬天；而采用性质温热的药物时，应避开炎热的夏天。这一观点同样适用于药膳。

因人用膳。人的体质年龄不同，用药膳时也应有所差异。小儿体质娇嫩，选择原料不宜大寒大热；老人多肝肾不足，用药不宜温燥；孕妇恐动胎气，不宜用活血滑利之品。这都是在药膳中应注意的。

因地而异。不同的地区，气候条件、生活习惯有一定差异，人体生理活动和病理变化亦有不同。有的地处潮湿，饮食多温燥辛辣；有的地处寒冷，饮食多热而滋腻；有的地处炎热，饮食则多清凉甘淡。在应用药膳选料时也是同样的道理。

粥类营养药膳

粥类营养药膳是以米、麦等粮谷为主，辅以一定的补益药物经熬煮而成的半流体食品。这类药膳可以用具有药用价值的粮食制成，也可以由药物和粮食合制而成，一般有煮和焖两种制作方法。

粥在我国已有数千年的历史，在传统营养学上占有极重要的地位。相传粥最早是由黄帝始创的，《周书》称“黄帝始烹谷为粥”，这是关于粥的最早记载。中医认为粥能补益津液、健脾胃、补虚损，对人体最具颐养功效，若辅以适当药材，则养生效果更佳。汉朝名医张仲景所著《伤寒论》、明朝医药学家李时珍所著《本草纲目》，对于药粥多所论及，而清朝中医烹饪典籍《随息居饮食谱》曾指出“粥饭为世间第一补人之物”。经过历代劳动人民的饮食生活实践，粥的制作方法不断发展，种类也在不断增加。如今，它已经成为最受中国家庭欢迎的药膳种类之一。

粥多在早晨进食，以适应人体肠胃空虚的生理特点。正如北宋文人张耒在《粥记》中所说：“每晨起，食粥一大碗，空腹胃虚，谷气便作，所补不细，又极柔腻，与肠胃相得，最为饮食之良。”不仅晨起宜食粥，苏东坡还提倡晚上进食白粥，认为它能“推陈致新，利膈益胃，粥后一觉，尤妙不可言”。作为药膳的粥一般都能随个人喜好随意服食，不拘时间，不限剂量。当然，若辅助药材有宜忌事项的则除外，方后会有特别说明。

汤类营养药膳

汤类营养药膳是以肉、蛋、奶、海味等原料为主，辅以一定的补益药物，加足汤水，经小火慢炖细熬而成的较稠厚的汤液。煲汤期间一般不开盖，不再加水，不加复杂的调味料。这类药膳既可以食料喝汤，也可以弃料喝汤。

汤自古以来即为药膳中的一个重要组成部分，是数千年来逐渐形成的一种饮食文化。商代宰相伊尹精于烹调，首创汤液。他所著《汤液论》主要论述了如何用烹调方法治病，把治病的药物或食物煎熬成汤液，不仅服食方便，易于发挥治疗效果，也可减少或避免副作用。张仲景的《伤寒论》记载了不少汤类药膳方，诸如当归生姜羊肉汤，温体散寒、补气生血，如今仍在沿用。唐代名医孙思邈所著《千金要方》也列举了丰富的汤类药膳方，如以母猪蹄、鲤鱼、鲫鱼等配料煮汤，可治产妇缺少乳汁。清代王士雄善于以汤膳调养，如以冬瓜汤行水消肿，丝瓜汤化痰止咳等。

羹类营养药膳

羹古称之为“臛”，如梁代药物学家陶弘景说龟肉“作羹臛大补”。羹类营养药膳所用的原料多需细切，如切作细丁、细丝、碎粒等，动物性原料在制羹前应剔去骨、刺，果品原料当先去皮并剔去果核。

制羹中配用中药，如可直接食用者，系细粒的像苡仁、枸杞、芡实等，可直接放入烹制；如鲜百合、鲜山药等形大的原植物，应洗净切作细粒，然后放入烧制。如属于不宜直接食用的，可先煎煮取汁，再在烧羹的过程中倒入；也可用洁净的纱布包裹，放入烧制，至羹将成，取出布包，放碗内，用适量开水冲洗一下，取洗下的水冲入羹内一并烧制。

羹是一种最普通的食馔，但它所包含的烹饪技艺、具有的调味功能和食疗作用，远非其他食馔所能企及，尤其那种灌注于汁液之间又迸释于载体之外的文化底蕴，更使得碗碗热羹皆获食界垂青。宋朝刘克庄的《后村诗话》续集卷四曾引朱敦儒《种芜菁作羹》诗云：“且喜芜菁种得成，苔心散出碧纵横。脆甜肭子无反恶，肥嫩羔儿不杀生。乐羊岂断儿孙念，刘季宁无父子情。争似野人茅屋下，日高淡煮一杯羹。”

汁类营养药膳

汁类营养药膳是指以蔬菜、水果为原料，有时辅以一定的中药材，通过榨取、绞取、加热等方式获得的，是可以直接饮用的一种流质或半流质食品。在饮用前可根据个人爱好，添加牛奶、酸奶、蜂蜜、糖、盐等口味。

老人和小孩适量少喝点果蔬汁可以助消化、润肠道，补充膳食中营养成分的不足。成年人如果不能保证合理膳食，通过喝果蔬汁能够适量补充一些营养。有些人不爱喝白开水，有香甜味道的果蔬汁能使他们的饮水量增加，保证了身体对水分的需要。

另外，大量的科学研究证实，把几种果蔬汁按一定的比例配到一起，或通过煎煮的方法将具有补益作用的药物与果蔬汁充分融合，这样烹制的汁类药膳不但香甜可口、营养充分，而且具有很大程度的保健养生作用。蔬菜汁、水果汁一般含有丰富的有机酸，有助于消化，还能促进钙、磷的吸收，同时还含有多种维生素和矿物质，若与药物配合经常饮用，即能获得强健体质、美容养颜等更多的效果。

茶类营养药膳

茶为药用，在我国已有两千七百多年的历史。东汉的《神农本草》，唐代陈藏器的《本草拾遗》，明代顾元庆的《茶谱》等史书，均详细记载了茶叶的药用功效。《中国茶经》中记载茶叶的药理功效就有24例。

经历数千年的发展，茶已不仅仅是一种饮料，它还是医药，更是文化。如今，茶的利用范围越来越广，对人类生活的影响也越来越深刻，其基本原因就在于它的医药保健功能。

茶为世界上优秀饮料之一，这已成为人们的共识。现代科学大量实践证明，茶叶确实含有与人体健康密切相关的生化成分。茶叶不仅具有提神清心、清热解暑、消食化痰、去腻减肥、清心除烦、解毒醒酒、生津止渴、降火明目、止痢除湿等药理作用，还对许多现代疾病，如辐射病、心脑血管病、癌症等有一定的药理功效。茶叶具有药理作用的主要成分是茶多酚、咖啡碱、脂多糖等。茶叶药理功效之多、作用之广，是其他饮料不可替代的。正如宋代诗人欧阳修《茶歌》赞颂的那样："论功可以疗百疾，轻身久服胜胡麻。"

所谓药茶，并非仅指单一的茶叶，它包括茶叶药用、茶药代茶等内容。药和茶原为一类，其功能优势可以互补。茶、药配合的例子，如午时茶是家喻户晓的名方。茶叶与方中诸药配伍，成为主治外感风寒、消食滞、解腹泻腹痛及不服水土的灵验效方。从唐朝开始，中医药书籍中所记载的药方，有相当一部分剂型是茶剂，但处方中并不含茶叶。当前，药店里提供的"夏桑菊""王老吉"等茶饮即属此类。方子虽然是几种或多种药味组成，但是剂型是茶剂，饮用方便，深受欢迎。

酒类营养药膳

酒在医学上的运用，确为中国医学的一项重大发明。古埃及、古希腊以及古印度的医籍和传说中，也有用酒入药的痕迹，但在我们中国，可以说所有的医学著作中都载有药酒。这一点，是其他文明古国都无法比拟的。

先秦时期的医学代表作《黄帝内经》对酒在医学上的贡献做了专门论述。其中，《素问·汤液醪醴篇》论述了醪醴与防病的关系。东汉张仲景的《伤寒病杂论》中收载了许多以酒煎药或服药的方剂。孙思邈的《千金方》中共有药酒方80余首，这些方子涉及补益强身、内科、外科、妇科等方面，并对酒与药酒的毒副作用已有一定认识。宋元时期的药酒又有了很大发展，《太平圣惠方》中就设有药酒专节达6篇之多，加上《圣济总录》《太平惠民和剂局方》《三因方》《本事方》《济生方》等书中的药酒方，计有药酒数百种。在明代医书中，如《普济方》、方贤的《奇效良方》、陈梦雷的《医学全录》、王肯堂的《证治准绳》等，都收载了大量的药酒配方。清代的医药学著作中，汪昂的《医方集解》、王士雄的《随息居饮食谱》、吴谦的《医宗金鉴》、孙伟的《良朋汇集经验神方》、项友清的《同寿录》等，均收载了明清时期新创制的药酒配方。

药酒，顾名思义，是由酒与药物配制而成。然而其药物的配入是有针对性和选择性的，都是按特定要求加入的。因此配入酒中的药物不同，药酒的作用也不同。每一种药酒都有不同的作用重点，都有其适应范围。如药性药酒是以防治疾病为主的药酒，在配方上都有严格细致的要求，是专为疾病而设的；补性药酒虽然对某些疾病也有一定的防治作用，但主要是对人体起滋补增益作用，促进人体健康，使人精力充沛，预防病邪袭入；也有一些药酒是专门为补虚纠偏，调整阴阳而设的。

药酒另一主要作用是，酒入药中，可以反佐或缓和苦寒药物的药性，免除了服药的苦涩，为人们所乐于接受。如有很多善于饮酒的人，常用日常食品配制药酒。这些药酒既有医疗作用，又有滋补保健作用。

蜂产品营养药膳

蜜蜂是一种能为人类社会提供食品与药品的昆虫，是人类健康食品制造的高级工程师。我们通常将蜜蜂从植物上采集并经加工、酿造和自身腺体分泌的物质，以及蜜蜂自身生长发育不同阶段的营养体统称作蜂产品。蜂产品来源于蜜蜂及其生态资源，是大自然的产物，其珍稀的成分、神奇的功效已广为人知。

蜂产品种类繁多，应用价值较高。来源于自然生态植物的蜂产品主要有蜂蜜、蜂胶、蜂花粉、蜂粮；来源于蜜蜂自身腺体的蜂产品主要有蜂王浆、蜂毒、蜂蜡及蜂巢；来源于蜜蜂自身营养体的蜂产品主要有雄蜂蛹、蜂王幼虫、蜂成虫等。

早在两千三百年前的春秋战国时代，我国伟大的爱国诗人屈原在他的长诗《离骚》中就有关于食用花粉的描述，诗曰："朝饮木兰之坠露，夕餐秋菊之落英"，可见屈原已经把木兰花的雨露和秋天菊花的花瓣当作餐饮之用。成书于两千多年前的《神农本草经》收载了365味中药，其中蜂蜜、蜂子、蜂蜡均列为上等养生药品。该书中记载，蜂蜜味甘平，主心腹邪气，益气补中，除百病，和百药，久服志强轻身，不饥不老；蜂子味甘平，主风火，补虚，久服令人皮肤光泽好，颜色不老。而《三国志》中记述有蜜渍果品的生产方法。《楚辞》中有蜂蜜酒的记载。唐代孙思邈则在自己的著作中记述了葡萄蜜酒不用麴的自然发酵方法。

当代医学正逐步从治疗医学向预防医学发展，而蜂产品恰恰在预防医学方面能够充分发挥它的独特的作用。在蜂产品中不论蜂蜜、蜂王浆还是蜂花粉，它们的主要功效都是增强人们的自身免疫功能、健身强体、预防疾病发生，所以蜂产品非常符合养生之道。

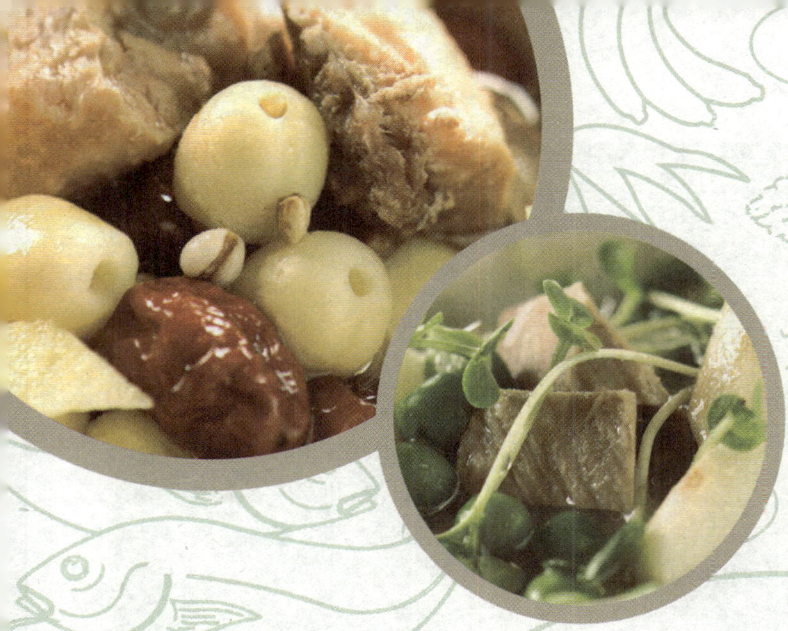

最适合青少年的营养药膳

- 提高记忆力
- 缓解考试紧张情绪
- 提高视力
- 促进骨骼发育
- 祛除青春痘
- 防止肥胖
- 提高免疫力

不同的身体特质、不同的生长需要，决定了不同年龄段的人们所进行的食疗的侧重点是不同的。青少年机体代谢旺盛，所需蛋白质和热量较多，而热量主要来源于碳水化合物、脂肪。碳水化合物主要来源于粮食之中，故青年人应保证足够的饭量，注意粗细粮的比例搭配，并摄入适量的脂肪。因此对于青少年来说，进行药膳食疗，要针对青少年的发育特点，食疗的侧重点应集中在提高记忆力、提高视力、缓解考试紧张情绪、促进骨骼发育、防止肥胖等方面。

提高记忆力的药膳

青春发育期不仅是形态、功能、素质迅猛增长阶段，也是智力发育的重要阶段，是人一生中学习文化知识的最佳时期。饮食中的营养素与大脑的生长发育、记忆能力、想象力和思维能力是有相当关系的。通过调节饮食中的营养成分，可以帮助人提高和发挥智力活动的效力。食物中主要有六种营养素与大脑的生理活动和智力水平的关系较为密切。

◎ 第一，科学家研究证明，大脑一切智力的活动都是需要能量的，而供给大脑活动能量的物质主要是葡萄糖。因此，青少年饮食中要注意增加含碳水化合物（糖）多的食物。

◎ 第二，脑磷脂和卵磷脂对保护大脑的健康和增强记忆能力有重要作用。在天然食物中，动物脑、骨髓、蛋类中的脑磷脂和卵磷脂含量较高，故饮食中应当增加摄入量。

◎ 第三，胆固醇也是机体不可缺少的营养成分。为了保护和增进大脑的发育和健康，青少年还应尽量多吃些含胆固醇的食物。

◎ 第四，磷不仅是脑磷脂、卵磷脂和胆固醇的主要成分，而且参与神经纤维的传导和细胞膜的生理活动，所以说磷是大脑智能活动所必需的物质之一。故应多吃些含磷丰富的食物。

◎ 第五，谷氨酸对大脑机能有改善作用，对大脑的记忆、思维等活动有促进作用，对某些痴呆病人有治疗作用。

◎ 第六，蛋白质是构成脑组织的基本成分，维生素B_1在神经生理活动中起着重要的作用。因此，在饮食中要有足量的蛋白质和维生素B_1，这对提高大脑的智力是非常有利的。

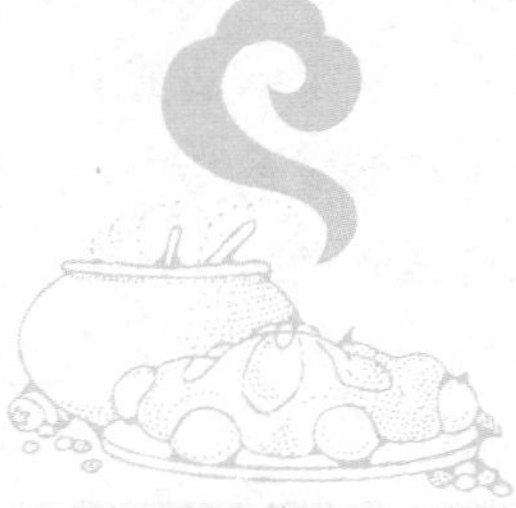

粥类药膳12道

1 鲜奶核桃粥

药膳配方

粳米100克，油炸核桃仁100克，生核桃仁50克，鲜牛奶250毫升，白糖100克，冷水适量。

【制作程序】

1. 将生核桃仁用温水浸泡，搓去外皮。
2. 粳米淘洗干净，用冷水浸泡半小时，捞出，沥干水分。
3. 把粳米、油炸核桃仁、生核桃仁、鲜牛奶一同放入盛器内，加入适量冷水拌匀，磨成浆，再用筛箩过滤，取浆备用。
4. 取锅加入冷水、白糖，煮沸后滤净杂质，待再沸后，把核桃牛奶粳米浆慢慢调入锅内，并不断搅动成糊，用小火煮至糊熟，即可盛起食用。

【药膳功效】

本方具有促进脑循环、增强记忆力的作用。

2 糯米山药粥

药膳配方

续断、杜仲、菟丝子、桑寄生各25克，糯米100克，山药50克。

【制作程序】

1. 糯米淘洗干净，煮成粥；山药洗净去皮，捣碎。
2. 将续断、杜仲、菟丝子、桑寄生一起加水煎，去渣取汁。
3. 原锅洗净，将药汁倒回，再下入糯米粥及山药共煮为粥。

【药膳功效】

本方含磷脂较高，可维护细胞正常代谢，提高大脑的生理功能，增强记忆力。

3 陈皮核桃粥

药膳配方

粳米150克，陈皮6克，核桃仁20克，冰糖10克，色拉油5克，冷水1500毫升。

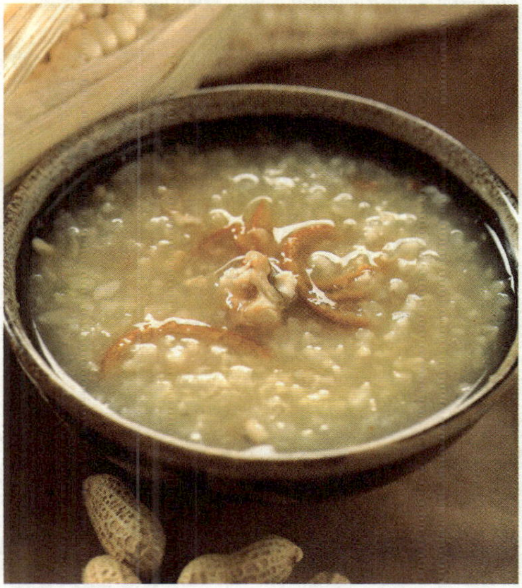

【制作程序】

1. 粳米淘洗干净，用冷水浸泡半小时，沥干水分备用。
2. 陈皮用冷水润透，切丝。
3. 核桃仁用色拉油炸香，捞起放入碗中备用。
4. 将粳米放入锅内，加入约1500毫升冷水，置旺火上烧沸，再用小火熬煮至八成熟时，加入陈皮丝、核桃仁、冰糖搅匀，继续煮至粳米软烂，即可盛起食用。

【药膳功效】

本方能够缓解用脑过度，提高记忆力，安神益智。

4 枸杞核桃粥

药膳配方

粳米100克，枸杞20克，核桃仁20克，白糖5克，温水适量，冷水各1000毫升。

【制作程序】

1. 枸杞去杂质，洗净，用温水浸泡回软；核桃仁洗净。

2. 粳米淘洗干净，用冷水浸泡半小时，捞出，沥干水分。

3. 粳米放入锅内，加入约 1000 毫升冷水，置旺火上烧沸，放入枸杞、核桃仁，再用小火煮45 分钟，加入白糖调好味，即可盛起食用。

【药膳功效】

本方能够平肝潜阳，提神醒脑，增强记忆力。

5 桃仁红枣粥

药膳配方

粳米100克，桃仁6克，红枣6颗，白糖5克，冷水1000毫升。

【制作程序】

1. 桃仁洗净，去皮、尖。
2. 红枣洗净，去核。
3. 粳米淘洗干净，用冷水浸泡半小时，捞出，沥干水分。
4. 粳米、桃仁同放锅内，加入约 1000 毫升冷水，置旺火上烧沸，加入红枣，改用小火煮 45 分钟，调入白糖拌匀，即可盛起食用。

【药膳功效】

本方能够补血补钙，安神益智，提高记忆力。

6 白术鲫鱼粥

药膳配方

白术10克，鲫鱼30～60克，粳米30克，盐或糖适量。

【制作程序】

1. 白术洗净，煎取汁 100 毫升。
2. 将鱼与粳米煮粥，粥煮好后放入药汁和匀，再根据个人口味加盐或糖调味食用。

【服食方法】

每日 1 剂，可连服 3 ~ 5 日。

【药膳功效】

本方能够补血补钙，明目安神，增强记忆力。

7 红豆花生红枣粥

药膳配方

粳米100克，红豆50克，花生仁50克，红枣5颗，白糖10克，冷水1500毫升。

【制作程序】

1. 红豆、花生仁洗净，用冷水浸泡回软。
2. 红枣洗净，剔去枣核。
3. 粳米淘洗干净，用冷水浸泡半小时，捞出，沥干水分。
4. 锅中加入约 1500 毫升冷水，放入红豆、花生仁、粳米，旺火煮沸后，放入红枣，再改用小火慢熬至粥成，以白糖调味即可。

【药膳功效】

补钙补血，健脑益智，提高记忆力。

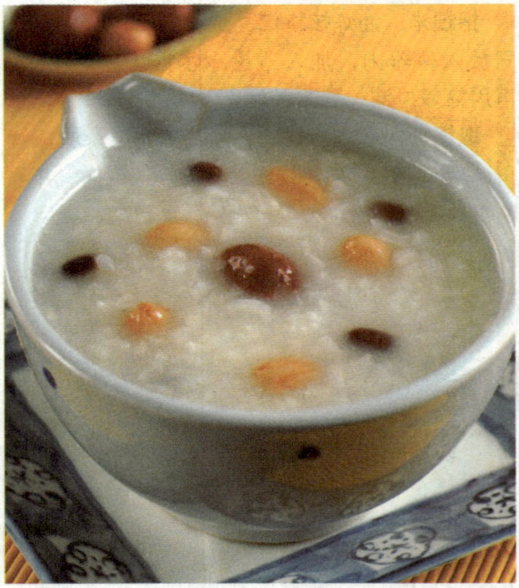

8 鲤鱼脑粥

药膳配方

粳米100克，鲤鱼脑1副，葱末3克，盐1克，大油5克，冷水1000毫升。

【制作程序】

1. 鲤鱼脑取下，洗净。
2. 粳米淘洗干净，用冷水浸泡半小时，捞出，沥干水分。

3. 锅中加入约1000毫升冷水，将粳米放入，用旺火烧沸，搅拌几下，加入鲤鱼脑、盐、大油，改用小火熬煮成粥，最后撒上葱末，即可盛起食用。

【药膳功效】

本方能够安神醒脑，提高记忆力。

9 赤豆花生红枣粥

药膳配方

赤小豆、生花生仁各50克，红枣5颗，粳米100克，砂糖少许，冷水适量。

【制作程序】

1. 将赤小豆、花生仁分别淘洗干净，用清水浸泡后捞出。
2. 红枣洗净，剔去枣核。
3. 粳米淘洗干净。
4. 锅内放入清水、赤小豆、花生仁、红枣、粳米，先用旺火煮沸后，再改用文火慢熬至粥成，以砂糖调味。

【药膳功效】

促进大脑发育，增强记忆力。

10 咸八宝粥

药膳配方

糯米、粳米各100克，红豆、豇豆、蚕豆、花生仁、熟白果、熟板栗各20克，油菜叶600克，猪腿骨2根，盐5克，味精、白胡椒粉各2克，香油4克，植物油6克，冷水3000毫升。

【制作程序】

1. 糯米和粳米分别淘洗干净，糯米用冷水浸泡2小时，粳米浸泡半小时，捞出，沥干水分备用。
2. 红豆、花生仁、豇豆、蚕豆分别洗净，用冷水浸泡回软；油菜叶洗净，切末；猪腿骨洗净，用刀从中间剁开。
3. 锅中加入冷水约3000毫升，将糯米、粳米、红豆、豇豆、蚕豆、花生仁、猪腿骨一同放入大锅中，用旺火烧沸。
4. 将油菜叶和豆油也放入锅中，加盐调味，用旺火煮沸5分钟，再用小火煮半小时，揭去锅盖，继续用小火煮1小时。
5. 捞出猪骨，下熟白果、熟栗子丁和味精搅匀，再煮沸，淋上香油，撒上胡椒粉即可。

【药膳功效】

促进大脑微循环，增强脑记忆功能。

11 鸡蛋木耳粥

药膳配方

粳米100克，鸡蛋2只，黑木耳30克，菠菜20克，银芽15克，海米10克。姜末5克，盐、味精各1克，高汤500毫升，冷水适量。

【制作程序】

1. 粳米洗净泡好，放入锅中，加入适量冷水，先用旺火烧沸后，再改用小火慢煮成稀粥，盛起备用。
2. 鸡蛋摊成蛋皮，切丝；海米洗净，涨发回软备用。
3. 木耳用冷水泡发回软，择洗干净；银芽、菠菜分别洗净。
4. 锅中加入高汤，上火烧沸，下入盐、味精和姜末，再下入稀粥、蛋皮丝、黑木耳、银

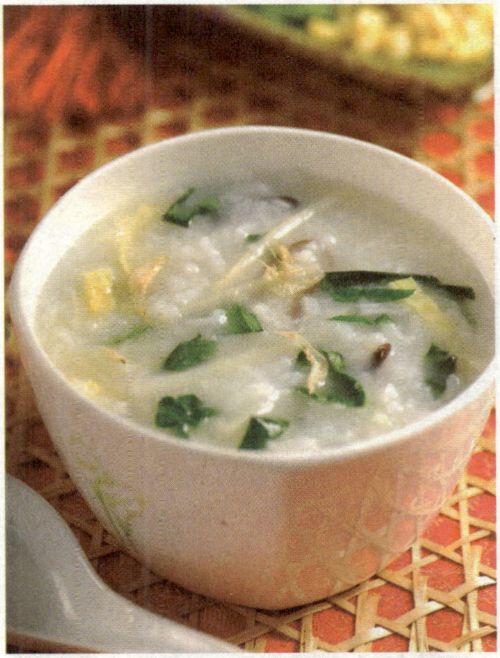

芽、海米、菠菜等食材，煮沸离火，即可盛起食用。

【药膳功效】

补脑益智，提高记忆力。

12 虾仁蜜桃粥

药膳配方

粳米100克，虾仁30克，水蜜桃半个，苹果半个，小黄瓜1根，奶油球2个，盐1克，白糖3克，冷水1000毫升。

【制作程序】

1. 将水蜜桃、苹果去核，洗净，切成丁；小黄瓜洗净，也切成丁。
2. 虾仁洗净，去肠泥备用。
3. 粳米洗净、用冷水浸泡好，放入锅中，加入约1000毫升冷水，用旺火烧沸后，改用小火慢煮成稀粥。
4. 将虾仁、水果丁全部放入粥中，煮至虾仁熟透，加入奶油球、盐、白糖调味，即可盛起食用。

【药膳功效】

促进大脑微循环，增强脑记忆功能。

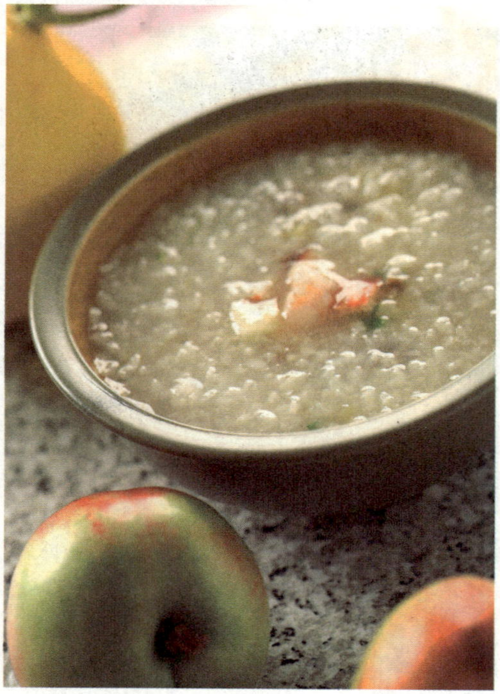

汤类药膳12道

1 川芎天麻炖猪脑汤

药膳配方

川芎、天麻各30克，猪脑2副，南枣5颗，生姜2片，盐少许，热水适量。

【制作程序】

1. 将猪脑浸水中，去表面薄膜，挑去红筋，洗净，放滚水中稍滚；川芎、天麻、南枣和生姜洗净；生姜去皮，切两片。
2. 将上述用料全部放入炖盅，加开水适量，炖4小时，加少许盐调味，即可饮用。

【药膳功效】

对神经系统具有明显的保护和调节作用，能够提高记忆力。

2 枸杞天麻羊脑炖汤

药膳配方

枸杞50克，天麻10克，羊脑1副，料酒、生姜、盐少许，冷水适量。

【制作程序】

1. 将羊脑洗净，枸杞、天麻漂净，共放砂锅内。
2. 加适量水，放入料酒及生姜，以文火炖熟，加盐调味即可。

【药膳功效】

促进造血功能，提高耐缺氧能力，抗疲劳，提高记忆力。

3 西芹生菜豆腐鱼尾汤

药膳配方

西芹100克，生菜150克，豆腐1块，冬菇（水发）3个，木耳（水发）10克，鱼尾1条，姜1片，盐少许，冷水适量。

【制作程序】

1. 西芹洗干净，切段；生菜、冬菇、木耳洗净；豆腐冲净。
2. 鱼尾去鳞洗干净；下油把鱼尾略煎，盛起。
3. 煲滚适量水，下西芹、生菜、豆腐、冬菇、木耳、鱼尾、姜片，煲滚后以文火煲 90 分钟，下盐调味即成。

【药膳功效】

⊙促进脑部血循环，让大脑保持清醒，提高记忆力。

4 柏仁煮花生米

药膳配方

花生米500克，柏子仁30克，盐、葱段、姜片、花椒、桂皮各适量，冷水适量。

【制作程序】

1. 花生米去杂洗净，放入锅内。
2. 柏子仁拣净，用净布包好，放锅内。
3. 坐锅，放柏子仁，加葱段、姜片、花椒、桂皮，再加入适量清水，旺火烧沸后，改为小火焖烧至熟，加入盐再烧一段时间入味后，即可起锅食用。

【药膳功效】

⊙促进脑部血循环，让脑保持清醒，提高记忆力。

5 桂圆肉益智鸽蛋汤

药膳配方

桂圆肉50克，益智仁10克，枸杞50克，陈皮1块，鸽蛋4只，乳鸽1只，盐少许，冷水适量。

【制作程序】

1. 将乳鸽洗净，去毛、内脏；桂圆肉、益智仁、枸杞和陈皮分别浸洗干净；鸽蛋隔水蒸熟，去壳。
2. 瓦煲内加入适量清水，先用文火煲至水开，然后放入以上全部用料，待水再滚起，改用中火继续煲 3 小时左右，以少许盐调味，即可以佐膳饮用。

【药膳功效】

⊙补脾强心，益气养血，消除健忘。

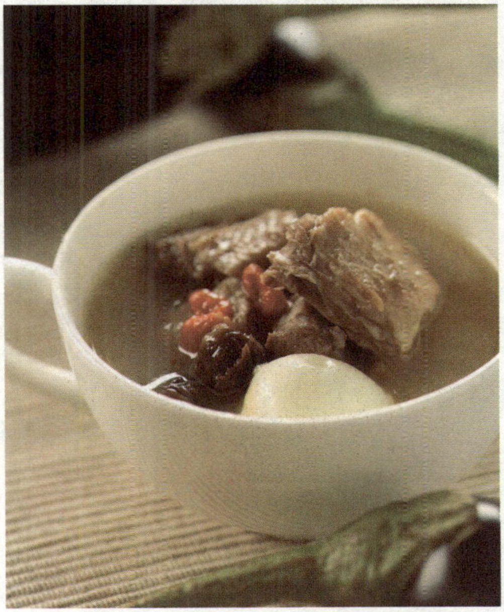

6 薏仁绿豆猪瘦肉汤

药膳配方

薏仁38克，绿豆150克，猪瘦肉150克，红枣4颗，盐适量，冷水适量。

【制作程序】

1. 薏仁和绿豆洗净；红枣去核，洗净。
2. 猪瘦肉洗净后汆烫，再冲洗干净。
3. 煲滚适量水，下薏仁、绿豆、猪瘦肉、红枣，滚后改文火煲 2 小时，下盐调味即成。

【药膳功效】

⊙健脾止泻，轻身益气，清热安神，提高记忆力。

7 人参鸡菇汤

药膳配方

母鸡1只，人参15克，金针菇25克，料酒、盐少许，冷水适量。

【制作程序】

1. 将鸡去毛及内脏后洗净；人参洗净装鸡腹内；

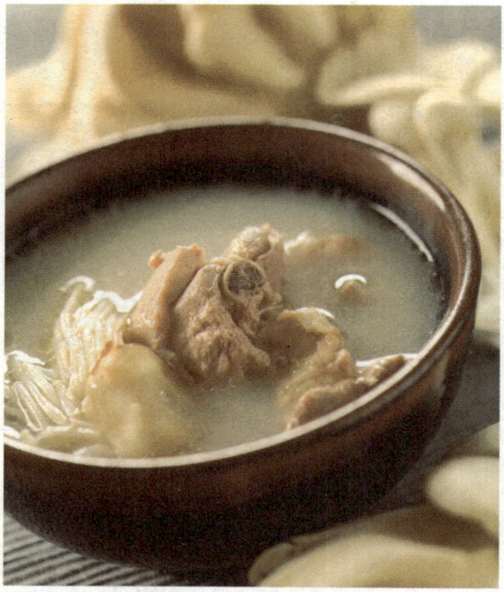

金针菇清洗干净。

2. 一同放入大砂锅内，加水、料酒及盐，用武火煮沸，改文火煨至鸡肉酥烂即可。

【药膳功效】

增强反应能力，提高记忆力，提高注意力。

8 黄豆木瓜薏仁汤

药膳配方

黄豆75克，木瓜900克，薏仁38克，猪瘦肉150克，姜2片，盐适量，冷水适量。

【制作程序】

1. 黄豆和薏仁洗干净；木瓜去皮去核，切厚块。
2. 猪瘦肉洗干净，氽烫再冲洗干净。
3. 煲滚适量水，下黄豆、薏仁、木瓜、猪瘦肉、姜片，煲滚后以文火煲2小时，下盐调味即成。

【药膳功效】

解毒消肿，驱虫止痢，通乳丰胸，安神降压，益智壮骨，提高记忆力。

9 柚皮薏仁冬瓜汤

药膳配方

柚皮1/4个，薏仁38克，冬瓜900克，莲子75克，姜2片，盐适量，冷水适量。

【制作程序】

1. 柚皮削去表面青色的部分，用清水浸约8小时，取出榨干水分；再用清水浸4小时，取出榨干水分备用；将柚皮放入滚水内煮约40分钟，取出冲洗后榨干水分。
2. 薏仁和莲子洗净；冬瓜洗净，切厚块。
3. 煲滚适量水，下柚皮、薏仁、冬瓜、莲子、姜片，滚后改文火煲2小时，下盐调味即成。

【药膳功效】

促进血液循环，消除肌肉酸痛，提升记忆力及注意力。

10 何首乌煮蛤蜊汤

药膳配方

何首乌、料酒、葱各10克，蛤蜊肉250克，姜5克，盐3克，味精2克，香油15克，冷水1500毫升。

【制作程序】

1. 将何首乌洗净，去杂质；蛤蜊肉洗净，切片；姜切片，葱切段。
2. 将何首乌、蛤蜊肉、料酒、姜、葱同放炖锅内，加水1500毫升，置武火上烧沸，再用文火炖煮25分钟，加入盐、味精、香油即成。

【药膳功效】

滋补肝肾，养血蓄精，增强记忆力。

11 牛肉罗宋蔬菜汤

药膳配方

牛肉100克，西红柿50克，圆白菜50克，土豆80克，胡萝卜80克，洋葱30克，大芹菜20克，豌豆荚30克，玉米笋20克，盐少许，冷水适量。

【制作程序】

1. 将牛肉洗净，切成适宜入口的块状备用。
2. 西红柿、圆白菜、土豆、胡萝卜、洋葱、大芹菜、豌豆荚和玉米笋均切成适当大小备用。
3. 锅内注水烧沸后加进牛肉块，煮到八分熟再加进西红柿、圆白菜、土豆、胡萝卜、洋葱、豌豆荚与玉米笋，以中火炖煮30～40

分钟至食材熟软，再加进大芹菜煮5分钟，调味即可。

【药膳功效】
提供大脑所需的多种营养成分，能有效地提高记忆力。

12 金针章鱼萝卜汤

药膳配方

金针19克，银耳19克，章鱼干75克，猪瘦肉300克，青萝卜225克，胡萝卜300克，姜2片，盐适量，冷水适量。

【制作程序】

1. 金针和银耳用水浸片刻，清洗干净；章鱼干用水浸软后，清洗干净。
2. 洗干净猪瘦肉，汆烫后再冲洗干净。
3. 青萝卜和胡萝卜去皮，洗净，切厚块。
4. 煲滚适量水，放入金针、银耳、章鱼干、猪瘦肉、青萝卜、胡萝卜和姜片，水滚后改文火煲约2小时，下盐调味即成。

【药膳功效】
补脑健脑，促进智力发育，调节血液酸碱度。

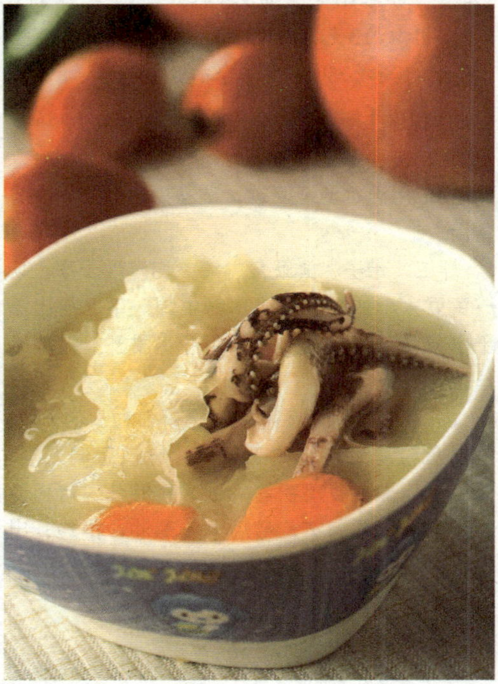

羹类药膳16道

1 刀鱼羹

药膳配方

刀鱼150克，蘑菇丝30克，笋丝50克，冬菇丝25克，火腿丝15克，蛋皮丝、青豆各10克，料酒5克，盐3克，味精2克，葱段8克，姜片5克，熟大油1克，水淀粉30克，色拉油8克，清汤500毫升，冷水适量。

【制作程序】

1. 刀鱼去鳞、鳃、内脏，洗净，放在浅盘内加入适量葱段、姜片、料酒，上笼蒸熟。
2. 将刀鱼从笼里取出，趁热剔去鱼骨，切成丁块。
3. 炒锅上旺火，倒入色拉油烧热，投入剩余的葱段、姜片爆香，倒入清汤，捞出葱、姜，放入刀鱼肉、蘑菇丝、冬菇丝、笋丝及盐、料酒、味精烧沸。
4. 水淀粉入锅勾芡，淋入熟大油，出锅盛入汤碗，撒上火腿丝、蛋皮丝、青豆即可。

【药膳功效】
补脑健身，提高记忆力。

2 黄鱼嫩笋羹

药膳配方

净黄鱼肉200克，嫩笋50克，熟猪肥膘25克，熟火腿10克，鸡蛋1只，姜汁品10克，姜末、葱花各3克，葱段5克，料酒15克，盐4克，味精2克，清汤450克，水淀粉50克，熟大油75克，冷水适量。

【制作程序】

1. 黄鱼肉切成长4厘米、宽2厘米、厚1厘米的片；猪肥膘切成指甲大小的片。
2. 嫩笋、熟火腿均切成末；鸡蛋打入碗中，用筷子搅散。

3. 炒锅置中火上，下入熟大油25克，投入葱段、姜末，煸炒出香味，将鱼片放入锅中，加入料酒、姜汁品、清汤、笋末、盐、猪肥膘片，烧沸后撇去浮沫，加入味精，用水淀粉勾芡，淋入鸡蛋液和熟大油50克，用手勺推匀，盛在汤盘中，最后撒上葱花、熟火腿末，即可上桌食用。

【药膳功效】

提神醒脑，增强记忆力。

3 豆蔻陈皮鲫鱼羹

药膳配方

鲫鱼4条，草豆蔻10克，陈皮5克，姜4片，胡椒粉3克，冷水适量。

【制作程序】

1. 鲫鱼刮鳞去鳃，去除内脏，用冷水冲洗干净。
2. 草豆蔻研成粉末，放入鲫鱼肚内，涂抹均匀；陈皮浸软，刮洗干净。
3. 锅中加入适量冷水，将鲫鱼、陈皮、生姜一齐放入，先用旺火煮沸，然后改小火煲约2小时，撒上胡椒粉，即可盛起食用。

【药膳功效】

本方补脑健身，润肺止咳，具有提高记忆力的作用。

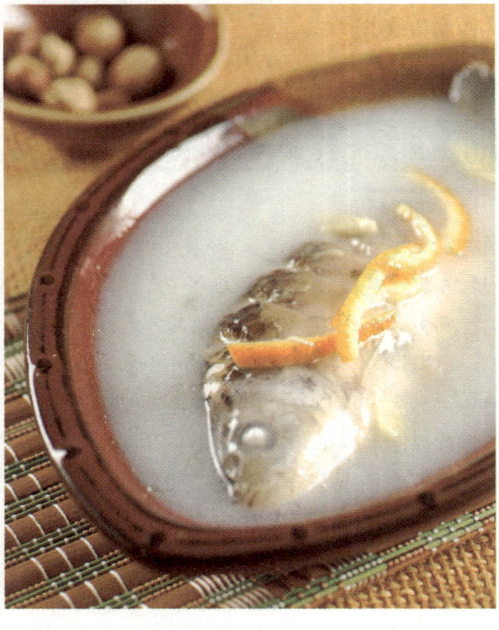

4 鲤鱼“吃”豆羹

药膳配方

鲤鱼1条（约500克），红小豆30克，油菜20克，陈皮、辣椒、草果各5克，葱花3克，姜末5克，胡椒粉1克，盐2克，鸡汤400毫升，冷水适量。

【制作程序】

1. 将鲤鱼去鳞、鳃及内脏，用冷水冲洗干净。
2. 将红小豆、陈皮、辣椒、草果分别整理干净，塞入鱼腹中，放入深盘内，注入鸡汤，加葱花、姜末、胡椒粉、盐拌匀，上笼蒸1小时左右，取出。
3. 油菜洗净，切细，入沸水锅中略烫，投入鱼汤中，撒上葱花，即可盛起食用。

【药膳功效】

安神醒脑，提高记忆力，补益脾胃。

5 翡翠海皇羹

药膳配方

莴笋400克，虾仁、带子、鲜鱿鱼、海参、干贝各10克，枸杞5克，盐4克，味精2克，胡椒粉3克，鸡粉2克，湿淀粉6克，葱油5克，高汤750毫升，冷水适量。

【制作程序】

1. 莴笋去叶、皮，洗净后剁成细蓉。
2. 枸杞用温水泡至回软，洗净捞出，沥干水分备用。
3. 虾仁、带子、鲜鱿鱼、海参均整理干净，切成黄豆大小的粒，入沸水锅中焯一下，捞出沥干水分；干贝择洗干净，用冷水浸开，搓成细丝状。
4. 坐锅点火，加入高汤，放入虾仁粒、带子粒、鲜鱿鱼粒、海参粒和干贝丝，烧沸后调入盐、味精、胡椒粉、鸡粉等，倒入莴笋蓉，待再沸时，下湿淀粉勾芡，最后淋入葱油，推匀，出锅盛入汤盆中，撒上枸杞即成。

【药膳功效】

健脾养胃，促进食欲、提高记忆力。

6 鱼米羹

药膳配方

草鱼肉200克，虾仁100克，香菇、胡萝卜各25克，冬笋20克，鸡蛋2只，香菜4克，盐2克，料酒6克，姜汁10克，胡椒粉1.5克，鸡精1克，葱油5克，湿淀粉30克，高汤500毫升，冷水适量。

【制作程序】

1. 将草鱼肉洗净，去皮切丁，加料酒和适量盐、湿淀粉上浆；鸡蛋打入碗中，取蛋清备用。
2. 虾仁洗净，去除泥肠；香菇洗净，浸泡回软后切成丁；萝卜、冬笋洗净切丁；香菜洗净后切成末备用。
3. 坐锅点火，加入高汤，待煮沸后放入虾仁、香菇丁、萝卜丁、冬笋丁，调入姜汁、料酒、盐、鸡精，再沸后放入鱼肉丁搅散。
4. 用湿淀粉勾稀芡，淋入蛋清和葱油，起锅，撒入香菜末、胡椒粉，搅拌均匀即可。

【药膳功效】

本方营养丰富，具有提高记忆力的作用。

7 鱿鱼豆腐羹

药膳配方

鱿鱼、豆腐各100克，虾仁50克，草菇20克，盐2克，味精1克，酱油5克，色拉油10克，湿淀粉25克，高汤500毫升，冷水适量。

【制作程序】

1. 鱿鱼洗净，切成小丁，加入酱油和适量色拉油拌匀；虾仁洗净，去除泥肠备用。
2. 豆腐切小丁，放入开水中汆烫一下，切丁；草菇洗净，切丁。
3. 坐锅点火，入色拉油烧热，加入高汤，先加入鱿鱼丁、草菇丁和虾仁煮开，然后放入豆腐丁，待各材料熟透以后，下盐、味精调味，以湿淀粉勾稀芡，出锅装碗即可。

【药膳功效】

本方具有健脾养胃、补钙补血的作用，可促进食欲、提高记忆力。

8 虾仁豆腐羹

药膳配方

虾仁150克，豆腐2块，猪肉50克，冬笋1根，香菇5个，盐5克，味精2克，料酒6克，淀粉10克，色拉油8克，冷水适量。

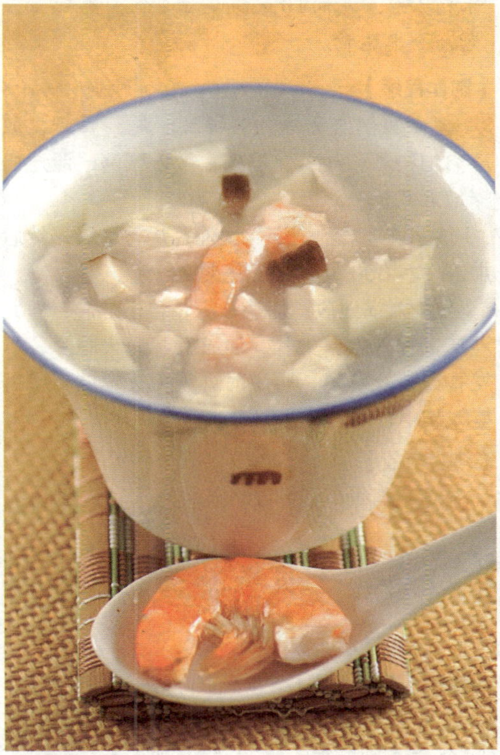

【制作程序】

1. 豆腐切小块，放入开水中汆烫一下，去除豆腥味；冬笋洗净，斜刀切片，焯水烫透，捞出，沥干水分备用；香菇泡发回软，去蒂，洗净，切小丁。
2. 猪肉洗净，切丝，加入适量淀粉、料酒、盐腌渍 15 分钟；虾仁洗净，去除泥肠备用。
3. 坐锅点火，入色拉油烧热，加猪肉丝、香菇丁、冬笋片煸炒至熟。
4. 锅内加入约 500 毫升冷水，煮沸后加入虾仁、豆腐块、盐、味精和料酒，再用淀粉加水勾芡，即可盛起食用。

【药膳功效】

本方具有补脑强身的作用，可提高记忆力。

9 步鱼蔬菜羹

药膳配方

步鱼400克，熟火腿片15克，嫩笋尖片40克，水发香菇片20克，油菜叶25克，湿淀粉10克，料酒10克，葱段5克，盐4克，味精2克，大油10克，蛋清1个，熟鸡油5克，冷水适量。

【制作程序】

1. 将步鱼剖洗干净，去掉头、尾、骨刺，取净肉加料酒和盐 1 克捏匀，放入蛋清、湿淀粉拌匀上浆。
2. 炒锅洗净烧热，下入大油，爆香葱段，然后加入冷水 600 毫升，置旺火上煮沸。
3. 步鱼入锅划散，加盐 3 克，待汤沸起，撇去浮沫，加入嫩笋尖片、油菜叶、熟火腿片、水发香菇片及味精，再沸时继续撇去浮沫，出锅盛入碗中，淋上鸡油即可。

【药膳功效】

本方具有提高记忆力的作用。

10 干贝鱼脑羹

药膳配方

大花鲢鱼头1个（约1000克），干贝50克，生鸡脯肉40克，熟冬笋肉30克，熟火腿丝15克，葱段、姜片各10克，香菜5克，料酒15克，盐2克，味精1.5克，胡椒粉1克，湿淀粉40克，色拉油15克，米醋10克，鸡蛋清30克，鸡汤500毫升，冷水适量。

【制作程序】

1. 大花鲢鱼头洗净，对半劈开，放入葱段、姜片、料酒各适量，上笼用旺火蒸 15 分钟取出，拆去骨，取鱼脑备用。
2. 干贝用冷水浸开，撕成细条，焯水烫透，捞起备用。
3. 鸡脯肉和冬笋都切成指甲状薄丁，鸡丁用适量蛋清、湿淀粉上浆，入沸水中焯熟。
4. 色拉油入锅烧热，用适量葱段、姜片爆香，烹入料酒，加入鸡汤，沸起时捞出葱段、姜片，投入鸡丁、笋丁调好味，下湿淀粉勾稀芡，倒入鱼脑和蛋清，再稍焖片刻，盛入汤锅内，撒上干贝丝、火腿丝、香菜末、米醋、胡椒粉，即可食用。

【药膳功效】

本方具有补脑强身的作用，可提高记忆力。

11 醋烧鳜鱼羹

药膳配方

鳜鱼200克，海参100克，熟火腿50克，冬笋30克，鸡蛋1只，香菜末、葱末各3克，醋4克，料酒10克，盐5克，鸡精1.5克，白胡椒粉1克，淀粉20克，色拉油12克，冷、热水适量。

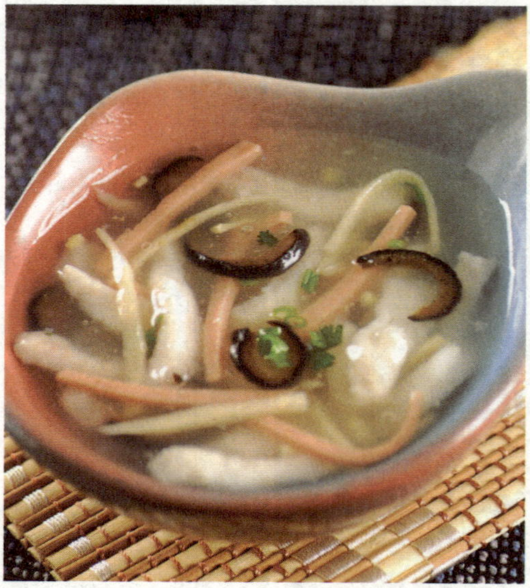

【制作程序】

1. 鸡蛋打入碗中，捞出蛋黄，将蛋清搅散备用。
2. 鳜鱼去骨去刺，取肉切成条，放入器皿中加入盐、淀粉和蛋清上浆入味，将鱼头、鱼骨放入蒸锅中煮熟，鱼汤留用。
3. 将冬笋、海参、熟火腿切成丝，分别倒入开水中焯一下，捞出，沥干水分；香菜洗净，切末。
4. 坐锅点火，放入色拉油，油至五成热时放入鱼条，捞出沥干油装入盘中，再将鱼汤放入锅中，开锅后加入海参丝、冬笋丝、火腿丝、鱼条，下入料酒、鸡精、白胡椒粉、盐、葱末、香菜末等调味，用水溶淀粉勾芡成羹，出锅后滴入醋即可。

【药膳功效】

本方具有健脾养胃的作用，可促进食欲、提高记忆力。

12 白玉银鱼羹

药膳配方

银鱼150克，豆腐100克，熟冬笋10克，午餐肉、熟咸肉各5克，香菜末、盐各2克，胡椒粉1克，料酒4克，香油5克，味精2克，湿淀粉30克，鸡蛋清1个，高汤1200毫升，冷水适量。

【制作程序】

1. 豆腐切成4厘米长的细丝，入沸水锅氽一下，去除豆腥味，捞起沥干水分。
2. 熟冬笋、午餐肉、熟咸肉均切成4厘米长的细丝。
3. 银鱼洗净，入沸水锅氽一下，捞起沥干水分。
4. 炒锅置火上，加入高汤，下银鱼、豆腐丝、熟冬笋丝、午餐肉丝、熟咸肉丝，烧沸后打去浮沫，加入盐、胡椒粉、料酒、味精，下鸡蛋清搅匀，随即用湿淀粉勾稀芡，淋上香油，撒上香菜末，起锅装汤碗内即可。

【药膳功效】

本方具有补脑强身的作用，可提高记忆力。

13 黄鱼海参羹

药膳配方

大黄鱼肉100克，水发海参80克，火腿10克，鸡蛋2只，料酒6克，盐3克，大油、色拉油各15克，葱末3克，湿淀粉10克，味精、胡椒粉各1克，高汤300毫升。

【制作程序】

1. 大黄鱼肉及水发海参切成小方厚片；火腿切末，放入蒸锅内蒸熟。
2. 鸡蛋打入碗中，用筷子搅拌均匀。
3. 热锅放入色拉油，烧至五成热时，放入葱末爆香，随即加入料酒、高汤、海参片、黄鱼片及胡椒粉，烧沸后放入盐、味精略煮，缓缓倒入鸡蛋，待各食材熟透时倒入湿淀粉勾稀芡，离火，倒入碗中，淋上大油，撒上火腿末，即可食用。

【药膳功效】

本方能够安神醒脑，提高记忆力，还能补肾益气。

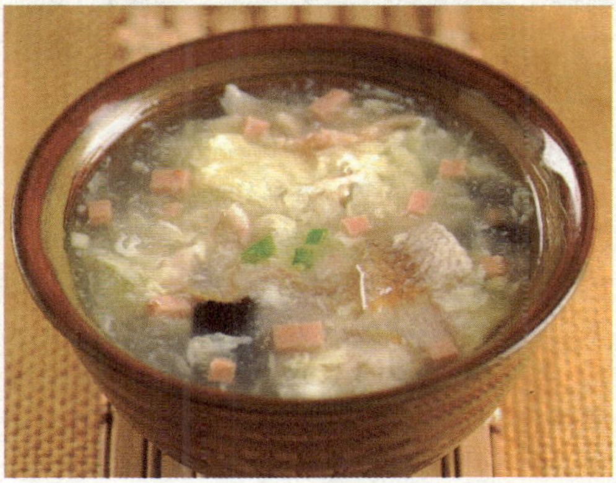

14 鱼蓉西芹羹

药膳配方

西芹400克，鲜鱼肉150克，鸡蛋2只，盐2克，胡椒粉1克，香油3克，粟粉10克，熟大油50克，高汤1000毫升，冷水适量。

【制作程序】

1. 西芹去叶，洗净切细，放入沸水锅中氽烫一下，捞起沥干，用搅拌器搅烂成浆备用。
2. 鲜鱼肉去鱼皮，起掉骨刺，用刀刮成鱼泥，再用刀在砧板上剁成鱼蓉备用。
3. 鸡蛋打入碗中，捞出蛋黄，将蛋清用竹筷打散，加鱼蓉、胡椒粉和适量粟粉、味精，搅拌均匀备用。
4. 坐锅点火，注入高汤700毫升，待高汤煮滚时，倒入西芹浆，加入味精、盐，煮滚3分钟后，把剩下的粟粉用冷水调匀，徐徐倒入锅中，边倒边搅匀，然后加入熟大油30克和香油，盛入汤碗中，即成西芹羹。
5. 把锅洗净，注入高汤300毫升，煮滚后将鱼蓉徐徐倒入，边倒边搅匀，最后加入熟大油20克，再搅拌均匀，淋在西芹羹上面即成。

【药膳功效】

本方具有补脑强身的作用，可提高记忆力。

15 猪脑鱼云羹

药膳配方

猪脑1副，鳙鱼头1个，叉烧肉50克，香菇15克，鸡蛋1只，葱段5克，姜片3克，料酒6克，盐3克，味精1.5克，胡椒粉1克，湿淀粉25克，色拉油5克，香油2克，清汤600毫升，冷水适量。

【制作程序】

1. 将猪脑去除红筋，洗净切粒；鳙鱼头洗净，从中间劈成两半。
2. 香菇用温水泡发回软，去蒂，洗净，切成末；叉烧肉洗净，切成片。
3. 坐锅点火，加入适量冷水，下料酒和适量姜片、葱段，用旺火烧沸，放入鱼头焯熟后捞出，拆去骨刺备用。
4. 原锅洗净，上火烧热，入色拉油将葱段、姜片煸炒至香，然后下猪脑粒、香菇粒、叉烧肉片、鱼头肉，烹入料酒，加入清汤，先用旺火烧沸，然后改用中火，至汤汁浓稠时打入鸡蛋，搅成蛋花，下盐、味精、胡椒粉调好味，再用湿淀粉勾芡，淋上香油，即可出锅。

【药膳功效】

本方具有补脑强身的作用，可提高记忆力。

16 金菊猪脑羹

药膳配方

菊花10克，猪脑2副，料酒10克，葱、姜各5克，蒜8克，盐2克，色拉油12克，鸡汤400毫升，冷水适量。

【制作程序】

1. 菊花洗净；姜切丝，葱切段，大蒜去皮切片。
2. 猪脑去筋膜，洗净。
3. 把炒锅置旺火上，加入色拉油，烧至六成热时，加入姜丝、葱段、蒜片爆香，加入料酒、鸡汤，把菊花加入，烧沸后加入猪脑，放入盐调好味，即可盛起食用。

【药膳功效】

本方具有清热安神、补脑强身的作用，可提高记忆力。

汁类药膳8道

1 猕猴桃西芹汁

药膳配方

猕猴桃1个，西芹1根，菠萝1/4个，蜂蜜15克，凉开水100毫升。

【制作程序】

1. 西芹洗净，切成小段；猕猴桃去皮取瓤，切成小块；菠萝切成块。
2. 猕猴桃块、西芹段、菠萝块放入榨汁机中，加入凉开水一起榨取汁液。
3. 将榨好的蔬果汁倒入杯中，加入蜂蜜搅拌均匀，即可直接饮用。

【药膳功效】

本方具有健脾养胃的作用，可促进食欲、提高记忆力。

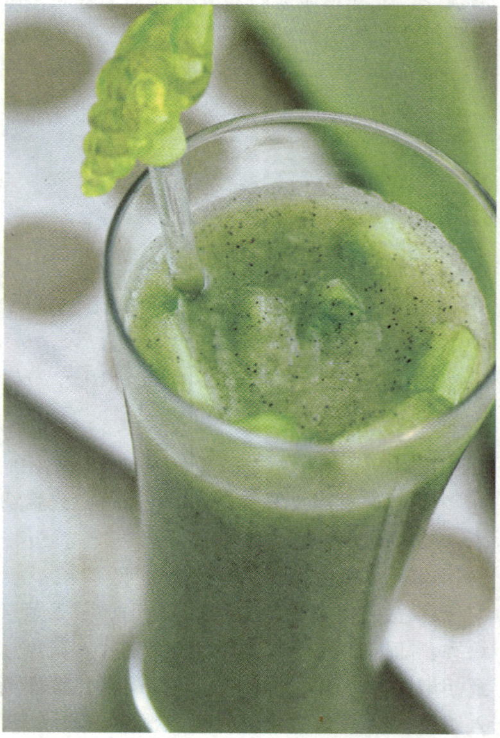

2 猕猴桃香蕉奶酪汁

药膳配方

猕猴桃1个，香蕉1根，低脂奶酪120克，绿茶粉6克，冷水适量，凉开水100毫升，蜂蜜10克，凉开水适量。

【制作程序】

1. 将猕猴桃去皮取瓤，对半切开；香蕉剥皮，果肉切成块。
2. 将猕猴桃、香蕉、低脂奶酪倒入榨汁机中，搅打成汁。
3. 杯中注入凉开水，倒入绿茶粉，下入蜂蜜调匀，直接饮用即可。

【药膳功效】

本方具有健脾养胃的作用，可促进食欲、提高记忆力。

3 五鲜汁

药膳配方

西瓜、鲜藕、梨、葡萄、鲜生地各200克，白糖10克。

【制作程序】

1. 将西瓜洗净，挖出瓤，瓜皮切丝；鲜藕、鲜生地洗净，切丝；梨去核洗净，切块；葡萄洗净，去子去皮。
2. 将上述各种蔬果分别放入榨汁机中榨取汁液。
3. 将以上五种汁液倒入同一大杯中，加入白糖搅拌均匀，即可直接饮用。

【药膳功效】

本方能够提神醒脑，增强记忆力。

4 桂圆山楂汁

药膳配方

桂圆肉30克，山楂20克，冰糖10克，冷水250毫升。

【制作程序】

1. 桂圆肉洗净；山楂洗净，去核，切片。
2. 把桂圆肉、山楂片放入炖锅内，加入冷水，置旺火上烧沸，再用小火煮15分钟。
3. 将煎煮好的液汁倒入杯中，加入冰糖调好味，直接饮用即可。

【药膳功效】

本方能够安神醒脑，提高记忆力，还能补益脾胃。

5 香蕉麦芽汁

药膳配方

麦芽30克，香蕉1只，果醋25克，冷水适量。

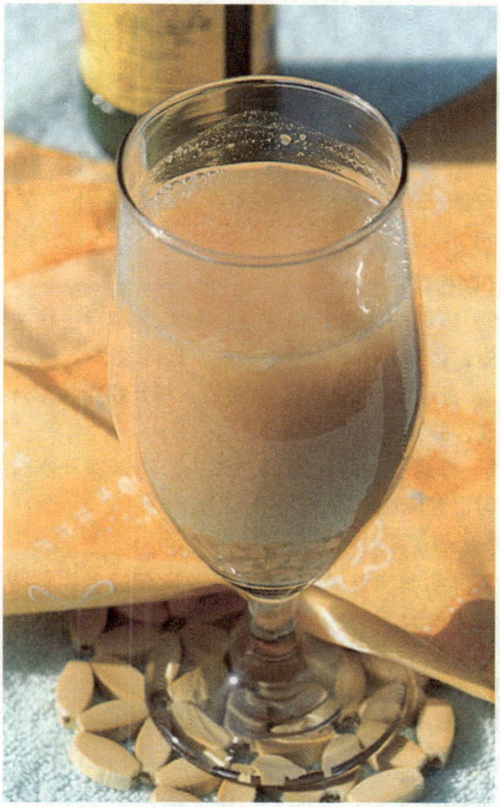

【制作程序】

1. 香蕉去皮，切成小块；麦芽冲洗干净。
2. 把香蕉块和麦芽放入榨汁机中，搅打成汁后倒入杯中，加入果醋拌匀，即可直接饮用。

【药膳功效】

本方能够补脑健身，提高记忆力。

6 苹果樱桃玉兰花汁

药膳配方

苹果1个，樱桃20颗，玉兰花2朵，冰糖10克，开水250毫升。

【制作程序】

1. 苹果洗净后去核去皮，切成小丁；樱桃洗净、去子。
2. 将苹果丁和樱桃放入榨汁机中打成汁备用。
3. 玉兰花剥瓣、洗净，加入开水，焖泡10分钟后，倒入苹果樱桃汁，搅拌均匀后即可代茶饮用。

【药膳功效】

本方具有提高记忆力的作用。

7 苹果甘蔗西红柿汁

药膳配方

西红柿2个，甘蔗500克，苹果1个，凉开水100毫升。

【制作程序】

1. 西红柿去皮后切成块；苹果洗净后去核去皮，也切成小块；甘蔗去皮，切成段。
2. 将西红柿、苹果、甘蔗放入榨汁机中榨取汁液，并滤出废渣。
3. 将滤净的蔬果汁倒入杯中，冲入凉开水搅匀，直接饮用即可。

【药膳功效】

本方具有健脾养胃的作用，可促进食欲、提高记忆力。

8 蜂蜜菠萝汁

药膳配方

菠萝1个，盐5克，蜂蜜10克。

【制作程序】

1. 将菠萝去皮，菠萝肉切成大块，装入大碗内。
2. 碗中加入盐、蜂蜜，搅拌均匀，腌渍出菠萝汁，盛入杯中，即可饮用。

【药膳功效】

本方能够提神醒脑，增强记忆力。

蜂产品药膳7道

1 蜂蜜益智单方饮

药膳配方

蜂蜜。

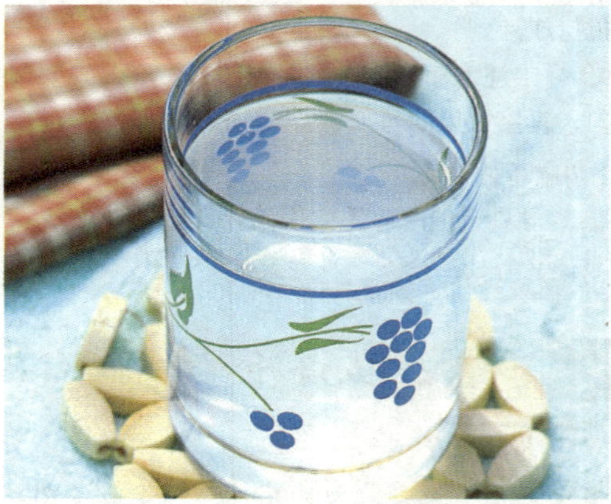

【制作程序】

将蜂蜜用温开水调匀。

【服食方法】

每日服50克。

【药膳功效】

本方具有提高记忆力，防止便秘的作用。

2 蜂蜜牛奶小米粥

药膳配方

蜂蜜30克，牛奶500毫升，小米50克。

【制作程序】

将小米加水煮成粥，倒入牛奶，待温凉后加入蜂蜜即可。

【服食方法】

每日分2次服完。

【药膳功效】

本方能够安神醒脑，提高记忆力，还能补益脾胃。

3 蜂王浆益智单方饮

药膳配方

鲜蜂王浆。

【制作程序】

购买成品单方蜂王浆即可。

【服食方法】

日服 2 次，每次 5 克，早晚空腹舌下含服。

【药膳功效】

本方能够提神醒脑，增强记忆力。

4 蜂蛹白酒饮

药膳配方

蜂蛹300克，白酒500毫升。

【制作程序】

将蜂蛹研碎成泥，浸入白酒中密封 15 日后饮用。

【服食方法】

日服 2 次，每次 5 ~ 10 克浸液，长期坚持。

【药膳功效】

本方能够改善脑部血液循环，增强记忆力。

5 西洋参泡蜂蜜

药膳配方

西洋参30克，蜂蜜1000克。

【制作程序】

西洋参切片，浸泡于蜂蜜中，1 周后取蜂蜜冲水服。

【服食方法】

经常服食。

【药膳功效】

本方能够补脑健身、提高记忆力。

6 牡蛎蜜丸

药膳配方

蜂蜜100克，牡蛎壳适量。

【制作程序】

将牡蛎壳研成粉，加入蜂蜜和成如黄豆大小药丸。

【服食方法】

每次服 15 丸，温开水送服，每日 1 次。

【药膳功效】

本方能够补脑益智，增强记忆力。

7 蜂蜜花生奶

药膳配方

蜂蜜40克，牛奶200毫升，花生30克。

【制作程序】

将花生浸泡后捣烂；再将牛奶煮沸，加入花生后再煮一至二开，停火稍待一会儿兑入蜂蜜即可。

【服食方法】

每日睡前服 1 杯。

【药膳功效】

本方具有健脾养胃的作用，可促进食欲、提高记忆力。

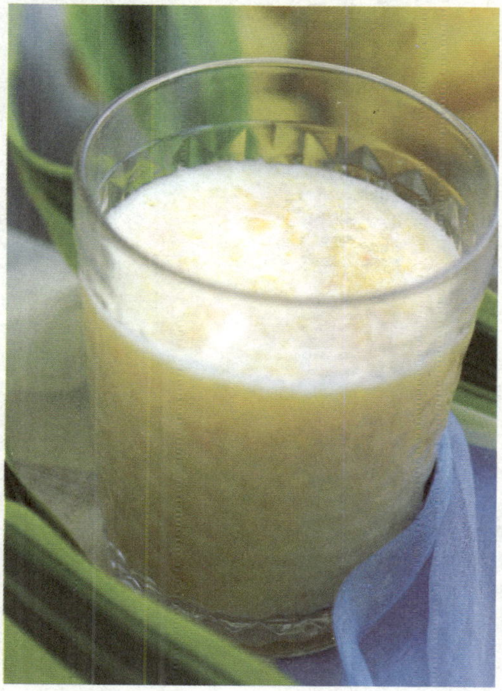

缓解考试紧张情绪的药膳

不管如何优秀和成竹在胸的考生，都不可避免地会有不同程度的紧张，甚至部分考生会有一定程度上的焦虑和不安。这样不良的紧张情绪肯定会影响考生的复习，甚至在临场考试时产成致命的“失足”。因此，考生的心理调节肯定是最重要的，有必要请心理专家或青少年教育专家对其不良心理进行纠正，其次可以通过饮食进行一定调整，以下几类食物对调整考生心理有一定帮助。

◎ 1.缓解心理紧张的食物。研究发现，身体中缺乏碘会经常出现紧张情绪，膳食中缺碘，人生长发育、新陈代谢及精神状态均会受到不良的影响。因此我们应补充富含碘的食品。洋葱也可以消除过度紧张的情绪，洋葱中的有效成分有稀释血液的浓度、改善大脑供氧状况的作用。核桃有健脑的作用，适宜于长时间精力集中和用脑过度的学生食用。

◎ 2.有助于提高自信心的食品。其实很多学生的紧张情绪主要来源于对自身能力的消极看法，因此增强自信心从一定程度上就可缓解精神的紧张。辣椒的辣味能刺激人体内激素的分泌，使人充满追求成功的自信心。草莓酸甜味美，含有丰富的维生素C和果胶，能消除紧张情绪，使人产生舒适感。

◎ 3.促进体内代谢废物排除的食品。研究表明，体内代谢垃圾不能顺利排除，也是造成人精神紧张的一个因素。特别是一些考生因饮食的原因造成便秘，肠毒素在体内堆积大多，也会使人的情绪紧张。因此，应多摄入一些新鲜的蔬菜和水果，特别是含果胶较多的食品。

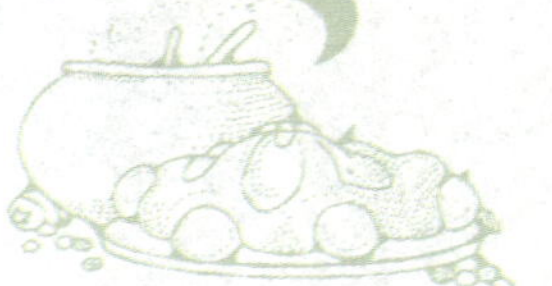

粥类药膳15道

1 冰糖绿豆苋菜粥

药膳配方

粳米100克，绿豆、苋菜各50克，冰糖10克，冷水1500毫升。

【制作程序】

1. 绿豆、粳米淘洗干净，绿豆在冷水中浸泡3小时，粳米浸泡半小时，捞起，沥干水分。
2. 苋菜洗净，切5厘米长的段。
3. 锅中加入约1500毫升冷水，将绿豆、粳米依次放入，置旺火上烧沸，改用小火熬煮40分钟，加入苋菜段、冰糖，再继续煮10分钟，即可盛起食用。

【药膳功效】

清暑解热，除烦止渴，缓解紧张情绪。

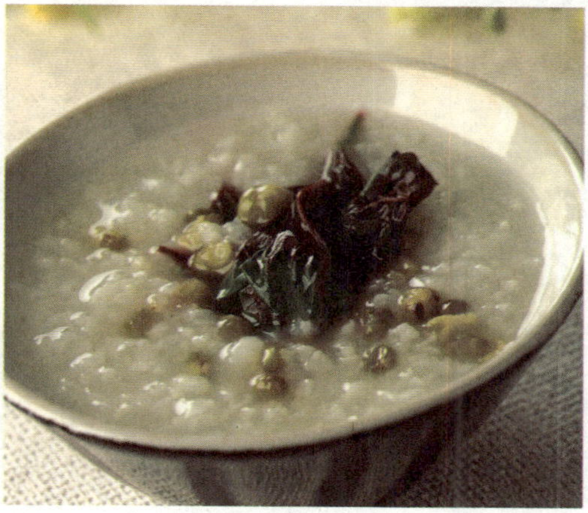

2 菱粉红枣粥

药膳配方

粳米100克，菱粉50克，红枣3颗，白糖10克，冷水1000毫升。

【制作程序】

1. 粳米淘洗干净，用冷水浸泡半小时，捞出，沥干水分。
2. 锅中加入约1000毫升冷水，将粳米、红枣放入，先用旺火煮沸，再改用小火煮至半熟，调入菱粉，继续用小火熬煮。
3. 粥内下入白糖，搅拌均匀，再稍焖片刻，即可盛起食用。

【药膳功效】

清暑解热，除烦止渴，缓解紧张情绪。

3 无花果红枣粥

药膳配方

粳米100克，无花果10个，红枣3颗，冰糖60克，冷水1000毫升。

【制作程序】

1. 粳米淘洗干净，用冷水浸泡半小时，捞出，沥干水分。
2. 无花果、红枣洗净。
3. 锅中加入约1000毫升冷水，放入粳米，先用旺火烧沸，再改用小火熬煮半小时，放入无花果、红枣，以冰糖调好味，续熬至粥成，即可盛起食用。

【药膳功效】

健脾润肺、解毒清咽，缓解紧张情绪。

4 荇菜绿豆粥

药膳配方

粳米100克，绿豆、荇菜各50克，白糖10克，冷水1500毫升。

【制作程序】

1. 绿豆、粳米分别淘洗干净，绿豆以温水浸泡2小时，粳米浸泡半小时，捞出，沥干水分。
2. 荇菜去梗、花柄和杂质，花瓣洗净。
3. 锅中加入约1500毫升冷水，将绿豆放入，用旺火煮至豆开花时，下入粳米，改用小火熬煮至绿豆和粳米熟烂。
4. 荇菜加入粥中，翻拌几下，加入白糖拌匀，再稍焖片刻，即可盛起食用。

【药膳功效】

清暑解热，除烦止渴，缓解紧张情绪。

5 桔梗粥

药膳配方

粳米100克，鲜桔梗50克，冰糖10克，冷水适量。

【制作程序】

1. 将鲜桔梗清洗干净，切细。
2. 粳米淘洗干净，用冷水浸泡半小时，捞出，沥干水分。
3. 取锅加入冷水、桔梗、粳米，先用旺火煮沸，再改用小火熬煮，至粥将成时加入冰糖，待几滚即可。

【药膳功效】

清热解毒，生津止渴，缓解紧张情绪。

6 杨梅绿豆粥

药膳配方

糯米150克，绿豆50克，杨梅10颗，白糖15克，冷水2000毫升。

【制作程序】

1. 糯米、绿豆淘洗干净，用冷水浸泡3小时，捞出，沥干水分。
2. 杨梅漂洗干净。

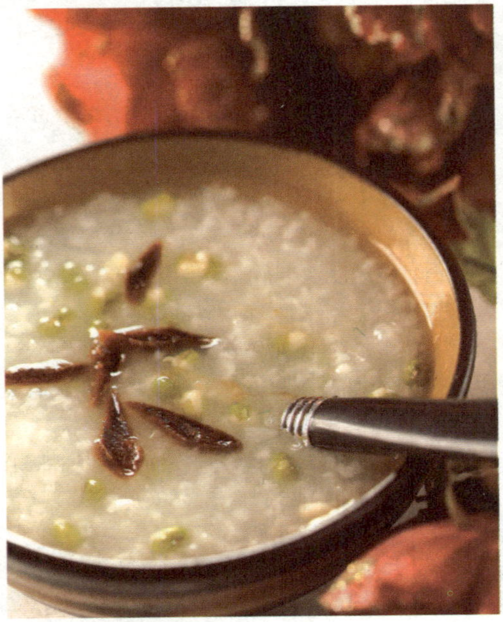

3. 锅中加入约2000毫升冷水，将糯米和绿豆一同放入，先用旺火烧沸，再用小火煮至米花、豆烂，加杨梅、白糖搅拌均匀，盛入碗中即可。

【药膳功效】

清热解毒，生津止渴，降低血压，缓解紧张情绪。

7 菠萝西瓜粥

药膳配方

西米100克，罐头菠萝半瓶，去子西瓜瓤100克，白糖10克，冷水1000毫升。

【制作程序】

1. 菠萝切成细丁；西瓜瓤切块。
2. 西米洗净，放入沸水锅内略氽后捞出，再用冷水反复漂洗。
3. 锅中加入约1000毫升冷水，将西米放入，用旺火烧沸，改用小火熬煮半小时后，放入菠萝丁，续煮10分钟至粥成。
4. 粥内下入白糖、西瓜瓤，再稍焖片刻，即可盛起食用。

【药膳功效】

清热解毒，润肠降压，缓解紧张情绪。

8 西米西瓜粥

药膳配方

西米100克，西瓜皮200克，白糖15克，冷水1000毫升。

【制作程序】

1. 将西瓜皮冲洗干净，刮去瓜皮，去除内瓤，切成丁块。
2. 西米放入沸水锅内，稍滚后捞出，再用冷水浸泡片刻，沥干水分。
3. 取锅加入约1000毫升冷水，烧沸后加入西米、西瓜皮块，先用旺火烧沸，然后改用小火熬煮成粥，再加入白糖调味，即可盛起食用。

【药膳功效】

健脾润肺、解毒清咽，缓解紧张情绪。

9 八宝莲子粥

药膳配方

糯米150克，莲子100克，青梅、桃仁各30克，小枣40克，瓜子仁20克，海棠脯50克，瓜条30克，金糕50克，白葡萄干20克，白糖150克，糖桂花30克，冷水2000毫升。

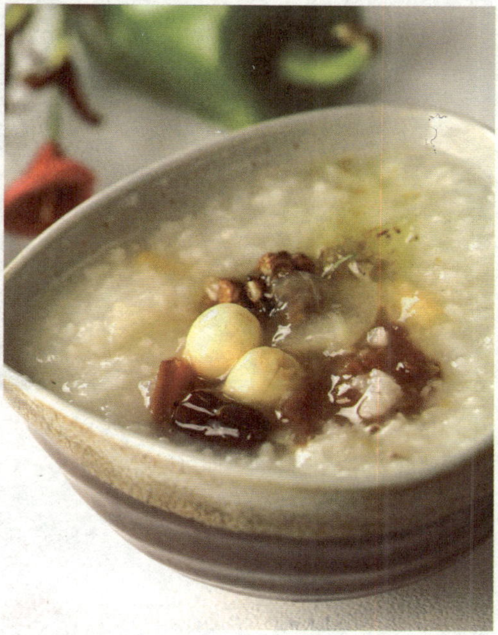

【制作程序】

1. 糯米洗净，用冷水浸泡发胀，放入锅中，加入约2000毫升冷水，用旺火烧沸后，改用小火慢煮成稀粥。
2. 小枣用温水浸泡1小时，洗净；莲子去皮，挑去莲心，放入凉盆中，与小枣一同入笼蒸半小时。
3. 桃仁用开水发开，剥去黄皮，切成小块；青梅切成丝；瓜条切成小片；瓜子仁用冷水洗净沥干；海棠脯切成圆形薄片；白葡萄干用水浸泡后洗净沥干；金糕切成丁。
4. 白糖加冷开水和糖桂花调成汁。
5. 将制成的所有辅料摆在粥面上，入冰箱冷却，盛起食用时将糖桂花汁淋在上面即成。

【药膳功效】

⊙补充营养，清热除烦，缓解紧张情绪。

10 瓠瓜翠衣粥

药膳配方

粳米100克，瓠瓜150克，盐2克，冷水1000毫升。

【制作程序】

1. 将瓠瓜冲洗干净，刮去外皮，切去两端，顺长剖开，批去瓜瓤，再改刀切成小块。
2. 粳米淘洗干净，用冷水浸泡半小时，捞出，沥干水分。
3. 锅中加入约1000毫升冷水，将粳米放入，先用旺火烧沸，然后改用小火熬煮，煮至半熟时，加入瓠瓜块，再续煮至粥成，用盐调味，即可盛起食用。

【药膳功效】

⊙清热解毒，生津止渴，降低血压，缓解紧张情绪。

11 松子芡实粥

药膳配方

粳米100克，芡实粉50克，松子仁15克，白糖8克，冷水适量。

【制作程序】

1. 粳米淘洗干净，用冷水浸泡半小时，捞出，沥干水分。
2. 松子仁洗净切碎；将芡实粉放入碗内，用温水调成糊。
3. 锅中加入冷水，将粳米、松子仁一同放入，先用旺火烧沸，缓缓倒入芡实糊，再改用小火熬煮成粥，加入白糖调好味，再稍焖片刻，即可食用。

【药膳功效】

⊙本方能够安神益智，滋补强身，缓解紧张情绪。

12 嫩莲子粥

药膳配方

嫩莲子20克，粳米100克，冰糖10克，冷水1000毫升。

【制作程序】

1. 粳米淘洗干净，用冷水浸泡半小时，捞起，沥干水分。
2. 嫩莲子用冷水浸泡发胀后，除去莲心，冲洗干净。
3. 嫩莲子放入锅中，注入约400毫升冷水，在火上熬煮至烂熟，盛起备用。
4. 另取一锅，放入粳米，加入约1000毫升冷水，用旺火烧沸，改用小火熬煮成粥，然后掺入莲子，下冰糖拌匀，即可盛起食用。

【药膳功效】

本方能够安神益智，增强记忆力，缓解紧张情绪。

13 菱角薏仁粥

药膳配方

菱角100克，薏仁50克，粳米100克，红糖15克，冷水1500毫升。

【制作程序】

1. 薏仁、粳米分别淘洗干净，薏仁用冷水浸泡3小时，粳米浸泡半小时，捞出，沥干水分。
2. 菱角煮熟去壳，切成米粒大小。
3. 锅中注入约1500毫升冷水，将薏仁、粳米放入，先用旺火烧沸，再改用小火熬煮，然后加入菱米，续熬至粥成。
4. 粥内下入红糖拌匀，再稍焖片刻，即可食用。

【药膳功效】

镇静、催眠，缓解紧张情绪。

14 佛手柑粥

药膳配方

粳米100克，佛手柑30克，白糖5克，冷水1000毫升。

【制作程序】

1. 将佛手柑洗净。
2. 粳米淘洗干净，用冷水浸泡半小时，捞出，沥干水分。
3. 取锅加入约1000毫升冷水，加入佛手柑，煮沸约5分钟，滤去佛手柑，将粳米放入汁中，用旺火煮开，再改用小火熬煮成粥，以白糖调好味，再稍焖片刻，即可盛起食用。

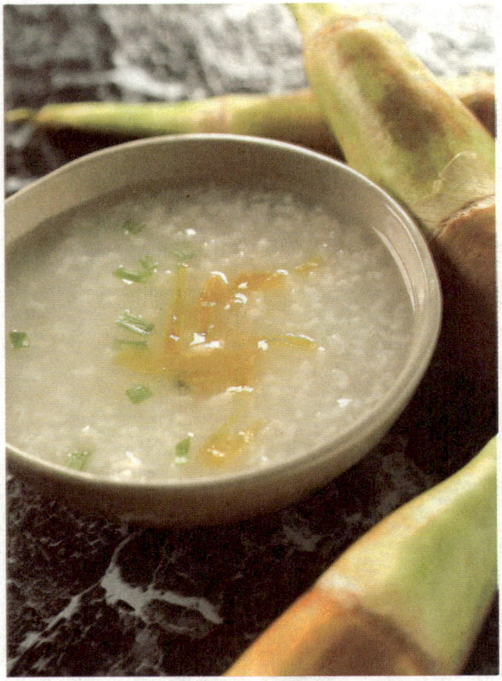

【药膳功效】

杀菌抗病，缓和沮丧、紧张情绪。

15 苜蓿粥

药膳配方

粳米100克，嫩黄花苜蓿200克，盐2克，味精1.5克，大油10克，冷水1000毫升。

【制作程序】

1. 嫩黄花苜蓿摘洗干净，切细。
2. 粳米淘洗干净，用冷水浸泡半小时，捞出，沥干水分。
3. 取炒锅上火，放入大油烧热，下黄花苜蓿略煸炒，起锅装入碗内。
4. 取锅加入约1000毫升冷水，将粳米放入，先用旺火煮开，再改用小火煮至粥将成时，加入炒黄花苜蓿、盐、味精搅匀，再略煮片刻，即可盛起食用。

【药膳功效】

降压解毒，提神健脾，缓解紧张情绪。

汤类药膳10道

1 蘑菇丝瓜汤

药膳配方

蘑菇250克，丝瓜100克，植物油、姜、葱、盐、味精、胡椒粉各少许，冷水1500毫升。

【制作程序】

1. 将丝瓜去皮，切成3厘米见方的块；蘑菇洗净，切薄片；姜切片，葱切段。
2. 将炒锅置武火上烧热，加入油烧六成热时，下入姜葱爆香，加清水1500毫升，烧沸，放蘑菇、丝瓜、胡椒粉、盐、味精即成。

【药膳功效】

清热解毒，润肠降压，缓解紧张情绪。

2 南瓜牛肉汤

药膳配方

南瓜250克，牛肉125克，盐适量，冷水1000毫升。

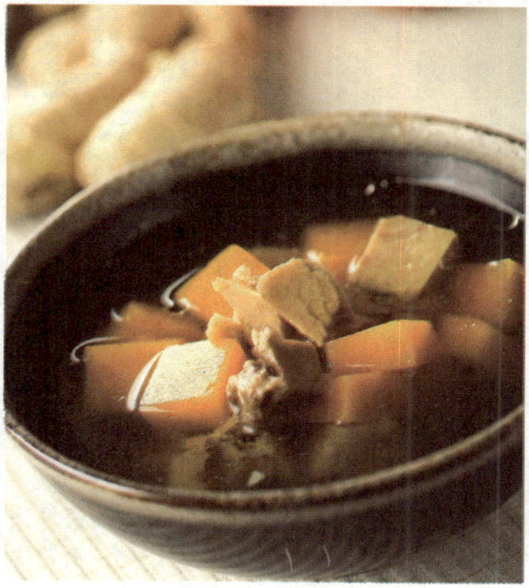

【制作程序】

1. 将南瓜削皮，洗净，切成3厘米左右的方块，放在锅内。
2. 将牛肉剔去筋膜，洗净，切成2厘米见方的块，先在沸水锅内焯一下捞出，放入另一锅内，加入清水约1000毫升，置武火上煮沸后，加入南瓜，以文火同煮约2小时，待牛肉烂熟后加少许盐调味即成。

【药膳功效】

补充营养，清热除烦，缓解紧张情绪。

【注意事项】

南瓜不宜服食过量，否则易致腹胀。

3 豆麦汤

药膳配方

黑豆30克，浮小麦30克，莲子7粒，黑枣7个，冷水适量。

【制作程序】

先煮黑豆、小麦取汁去渣，用豆、麦汁再煮莲子、黑枣至熟。亦可放入冰糖少许。

【药膳功效】

敛汗，益心肾，对因心肾不安而引起的心烦夜寐、盗汗、神疲乏力、精神紧张、健忘等症均有疗效。

4 雪花莲子汤

药膳配方

莲子125克，鸡蛋清125克，冰糖100克。

【制作程序】

1. 将莲子放入容器里，加入少许碱和适量的开水，用竹炊帚反复擦洗，中间要换两次水，直擦至外皮洁白，并去掉莲心。
2. 将莲子用清水洗净，放入碗中，加入适量水，上屉用旺火蒸酥备用；将鸡蛋清置于汤盘中，用竹筷使劲向一个方向搅打（不要间歇），直打到竹筷直立于鸡蛋清中即好。
3. 取锅置于火上，加入清水750毫升，放入冰糖和莲子，烧开后放入打好的鸡蛋清，用手勺将它切成大块，倒入汤碗中即成。

【药膳功效】

安神益智，增强记忆力，缓解紧张情绪。

5 鱿鱼汤

药膳配方

发好鱿鱼200克，盐6克，酱油、料酒、味精、香菜末、胡椒末各少许，汤200克。

【制作程序】

1. 将鱿鱼切成1厘米宽的十字花，剁成2厘米宽、3厘米长的块盛在盘内。
2. 锅内放水，待水开后加调料，待开锅去沫，加入鱿鱼，开锅后盛在盘内即可。

【药膳功效】

益智安神，增强记忆力，缓解紧张情绪。

6 人参当归猪心汤

药膳配方

人参3克，当归5克，猪心1个，盐少许。

【制作程序】

1. 人参、当归分别研成粗末，填入剖开洗净的猪心内。
2. 放在砂锅中加适量水，用文火炖熟，入盐调味即可。

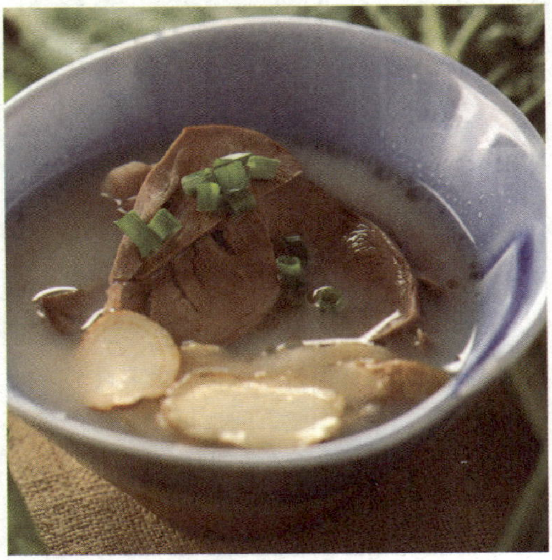

【药膳功效】

镇静、催眠，缓解紧张情绪。

7 绿豆海带汤

药膳配方

绿豆、海带各100克。

【制作程序】

1. 将海带洗净，切丝；绿豆淘净。
2. 以上两料一起放入锅内加水，以文火煮熟即可，可加少量盐调味。

【药膳功效】

清暑解热，除烦止渴，缓解紧张情绪。

8 金银花煮田螺汤

药膳配方

金银花15克，田螺300克，料酒、葱各10克，盐3克，味精2克，姜5克，植物油30克。

【制作程序】

1. 将金银花洗净；姜切片，葱切段。
2. 将田螺去壳及肠杂，洗净，切薄片。
3. 将炒锅置武火上烧热，加入植物油，烧六成热时加入姜、葱爆香，下入螺肉、金银花、料酒，加水1800毫升，用中火煮熟，加入盐、味精即成。

【药膳功效】

健脾润肺，解毒清咽，缓解紧张情绪。

9 女贞子炖海带

药膳配方

女贞子、料酒、葱各10克，海带500克，姜5克，盐3克，味精2克，香油15克，冷水1800毫升。

【制作程序】

1. 将女贞子洗净，去杂质；海带用清水浸泡，发透，反复冲洗几次，捞起，切成细丝；姜切片，葱切段。
2. 将女贞子、海带、姜、葱、料酒同放炖锅内，加水1800毫升，置武火上烧沸，再用文火炖煮45分钟，加盐、味精、香油调味即成。

【药膳功效】

清热解毒，生津止渴，降低血压，缓解紧张情绪。

10 当归天麻羊脑汤

药膳配方

当归20克，天麻30克，桂圆肉20克，羊脑2副，生姜3片，盐5克，热水500毫升。

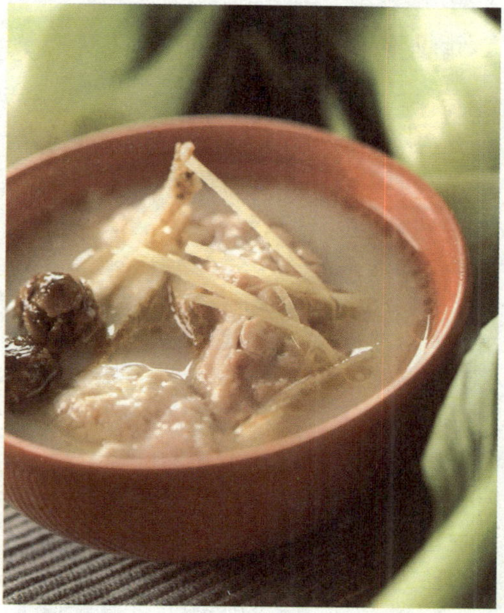

【制作程序】

1. 将当归、天麻、桂圆肉洗净，浸泡。
2. 将羊脑轻轻放入清水中漂洗，去除表面黏液，撕去表面黏膜，用牙签或镊子挑去血丝筋膜，洗净，用漏勺装着放入沸水中稍烫即捞起。
3. 将以上原料置于炖盅内，注入沸水500毫升，加盖，隔水炖3小时，加盐调味。虚寒者可加少许酒调服。

【药膳功效】

清热解毒，生津止渴，降低血压，缓解紧张情绪。

【注意事项】

阴虚阳亢之头痛者慎用。

羹类药膳15道

1 香蕉西米羹

药膳配方

香蕉5只，西米100克，白糖80克，干淀粉15克，玫瑰花瓣3瓣，糖桂花5克，冷水适量。

【制作程序】

1. 西米盛入碗中，用冷水浸泡4小时，捞出，沥干水分。
2. 香蕉去皮，切成指甲大小的片备用。
3. 炒锅加入适量冷水，煮沸后倒入西米，再改用小火煮至无白心时加白糖，待煮沸时撇去浮沫。
4. 干淀粉加入冷水调匀，缓缓入锅勾稀芡，然后下香蕉片搅匀，起锅盛入汤碗中，撒上玫瑰花瓣和糖桂花即成。

【药膳功效】

清暑解热，除烦止渴，缓解紧张情绪。

2 鲜香白菜羹

药膳配方

小白菜150克，虾仁50克，紫菜10克，色拉油5克，鸡精1克，盐1.5克，淀粉10克，香菜3克，香油3克，冷水适量。

【制作程序】

1. 小白菜洗净，切粗丝；紫菜用温水泡开，沥干水分；虾仁洗净，入锅焯水备用。
2. 锅内加入适量冷水，加色拉油煮沸，放入小白菜丝、虾仁炖煮片刻，加入鸡精和盐再煮沸。
3. 淀粉用冷水调匀，倒入锅内勾稀芡，放入紫菜和香菜，淋入香油，即可盛起食用。

【药膳功效】

健脾润肺，解毒清咽，缓解紧张情绪。

3 藕丝羹

药膳配方

嫩藕300克，云片糕、青梅、蜜枣各50克，鸡蛋2只，盐1克，白糖20克，湿淀粉40克，冷水适量。

【制作程序】

1. 嫩藕洗净削皮，切成丝，放入沸水锅内烫一下，捞出。
2. 蜜枣、云片糕、青梅均切成与藕一样的丝。
3. 鸡蛋打入碗内，加盐和少许冷水搅匀，放入蒸笼中，用旺火蒸5分钟，成为蛋羹，然后将各种丝放在蛋羹上，两头为藕丝，中间为云片糕丝、枣丝、梅丝。
4. 在锅内注入适量冷水，倒入白糖，用旺火烧沸后加入湿淀粉，勾兑成白色甜汁，浇到蛋羹、藕丝之上即成。

【药膳功效】

清热解毒，润肠降压，缓解紧张情绪。

4 香菇鸡丝羹

药膳配方

鸡肉300克，韭黄50克，香菇25克，生抽、老抽各5克，色拉油6克，白糖2克，料酒、香油各3克，胡椒粉1克，盐1.5克，荸荠粉20克，姜1片，大葱1根，高汤1200克，冷水适量。

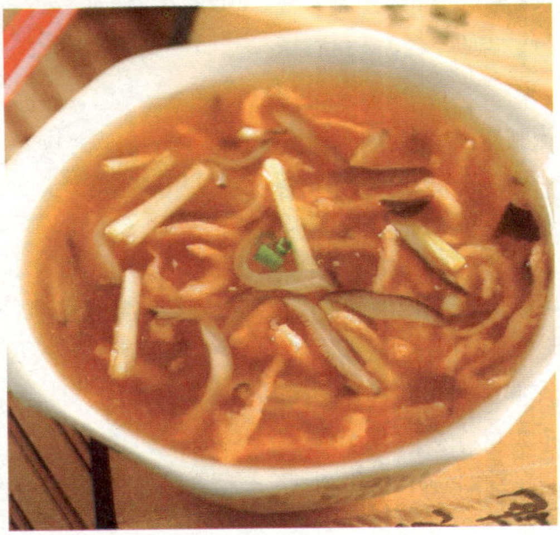

【制作程序】

1. 香菇用冷水浸软，去蒂，挤干水，切丝；韭黄洗净，切短段；大葱切段。
2. 鸡肉洗净，盛盘中，加入姜片、大葱段蒸15分钟至熟，等冷后去皮，鸡肉撕成细条。
3. 锅内入色拉油烧热，洒入料酒，加入高汤、香菇丝、鸡肉条煮滚约5分钟，用生抽、老抽、白糖、盐调好味。
4. 荸荠粉加冷水调成芡汁，倒入锅中勾芡，然后下韭黄段拌匀，淋入香油，撒上胡椒粉，即可盛起食用。

【药膳功效】

清暑解热，除烦止渴，缓解紧张情绪。

5 三鲜冬蓉羹

药膳配方

冬瓜150克，冬笋、香菇、虾仁各30克，鸡蛋2只，鸡精1.5克，盐3克，料酒5克，白胡椒粉1克，淀粉15克，葱姜汁6克，冷水适量。

【制作程序】

1. 将冬瓜洗净去皮，加入葱姜汁打碎，用微波炉加热3分钟，取出备用；冬笋、香菇洗净，切成丝。
2. 虾仁从背部切一刀，加入鸡精、料酒、盐、淀粉上浆；鸡蛋打入碗内，蛋黄捞出，蛋清搅匀备用。
3. 锅内倒入适量开水，将浆好的虾仁焯一下取出，剩余的水撇去浮沫，加入冬瓜蓉、冬笋丝、香菇丝，烧沸后加入盐、鸡精、白胡椒粉调好味。
4. 淀粉用冷水调匀，下入锅内勾稀芡，加蛋清搅匀，最后放入虾仁煮熟，即可盛起食用。

【药膳功效】

清暑解热，除烦止渴，缓解紧张情绪。

6 火腿冬瓜羹

药膳配方

净冬瓜500克，熟火腿50克，火腿骨100克，盐6克，味精2克，清汤750克，冷水适量。

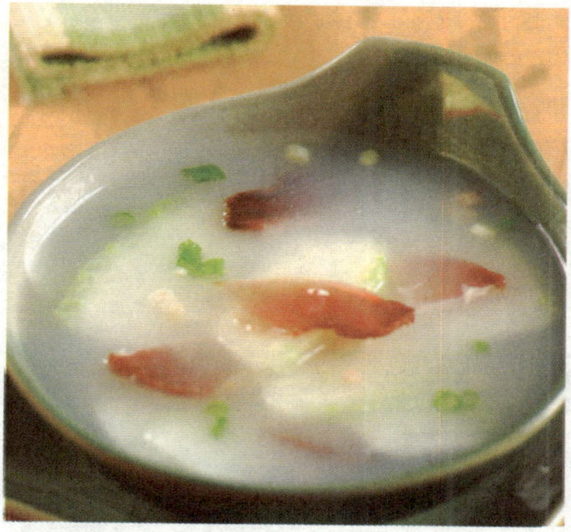

【制作程序】

1. 熟火腿批成薄片10片；冬瓜削皮去子，洗净，切成5厘米长、0.3厘米厚的片。
2. 炒锅放入清汤，置旺火上烧沸，放入火腿骨，煮沸3分钟左右，加入冬瓜片，烧至呈玉白色时，把火腿骨捞出，撇去泡沫。
3. 在羹中加入盐、味精，出锅盛入碗中，整齐地放上熟火腿片即可。

【药膳功效】

⊙清热解毒，生津止渴，降低血压，缓解紧张情绪。

7 杭式果羹

药膳配方

鲜板栗250克，糖桂花5克，白糖150克，藕粉25克，冷水1000毫升。

【制作程序】

1. 先将鲜板栗用刀纵向斩一刀，放在沸水锅内煮5分钟，离火，加入适量冷水，倒入大碗内。
2. 将板栗趁热剥去皮壳，放入盘内，上屉用旺火蒸5分钟左右，取出切成小丁。
3. 炒锅洗净，置于旺火上，加入冷水1000毫升，倒入栗子肉丁和白糖，烧开时撇去浮沫。
4. 锅内放入糖桂花，用藕粉加冷水50毫升调稀勾芡，便成果羹，盛入碗内即可。

【药膳功效】

⊙清热解毒，生津止渴，缓解紧张情绪。

8 蟹黄珍珠羹

药膳配方

湖蟹300克，鱼肉100克，葱段8克，姜片4克，蛋清25克，料酒10克，盐3克，味精1.5克，胡椒粉1克，米醋15克，姜汁10克，色拉油12克，湿淀粉30克，鸡汤500克，冷水适量。

【制作程序】

1. 湖蟹清理干净，上笼蒸熟，剔出蟹肉、蟹黄，分开备用。
2. 鱼肉加入蛋清、姜汁和适量盐，打成厚鱼蓉状，用小汤匙的柄尖挤结成珍珠状的鱼珠，放入冷水锅中，置火上加温灼熟。
3. 另取一锅，入色拉油烧热，投入葱段、姜片煸炒出香味，加入鸡汤、料酒，待滚起，捞出葱段、姜片，下入盐、味精、米醋调好味，用湿淀粉勾起稀芡，然后放入鱼珠及蟹肉，起锅盛在汤锅内，撒上蟹黄、葱末、胡椒粉即可。

【药膳功效】

⊙健脾润肺，解毒清咽，缓解紧张情绪。

9 酸辣蛋花羹

药膳配方

鸡蛋2只，豆腐50克，黑木耳20克，盐1.5克，味精1克，香油3克，葱末2克，淀粉5克，胡椒粉1.5克，生抽6克，醋2克，冷水适量。

【制作程序】

1. 黑木耳放温水中泡发，择去蒂，切碎；豆腐切小片，放入开水中氽烫一下，去除豆腥味。
2. 鸡蛋打入碗中，用筷子搅匀；淀粉与适量冷水混合，调成芡汁。
3. 锅置旺火上，加入适量冷水，将豆腐片、黑木耳放入，烧沸后下入盐、生抽、味精、胡椒粉和醋调好味，下芡汁勾稀芡，将鸡蛋液均匀倒入，稍焖片刻，最后淋入香油、撒上葱末拌匀，即可盛起食用。

【药膳功效】

⊙补充营养，清热除烦，缓解紧张情绪。

10 五丁羹

药膳配方

熟鸡肉50克，水发玉兰片30克，水发口蘑、水发海参各25克，叉烧肉20克，鸡油3克，胡椒粉1克，香菜4克，淀粉10克，料酒5克，味精1克，酱油3克，醋2克，猪骨头汤450毫升，冷水适量。

【制作程序】

1. 将熟鸡肉、水发玉兰片、水发口蘑、水发海参、叉烧肉分别切成小丁；香菜择洗干净，切成碎末；淀粉用适量冷水调成稀芡汁。
2. 猪骨头汤倒入锅内，放在旺火上，把切好的五种小丁和料酒、酱油、醋、味精等一同放入汤内，翻搅几下，加盖焖煮。
3. 汤烧沸以后倒入芡汁，再翻搅几下，撒上胡椒粉、香菜末，倒入汤碗内，滴上鸡油即成。

【药膳功效】

清热解毒，生津止渴，降低血压，缓解紧张情绪。

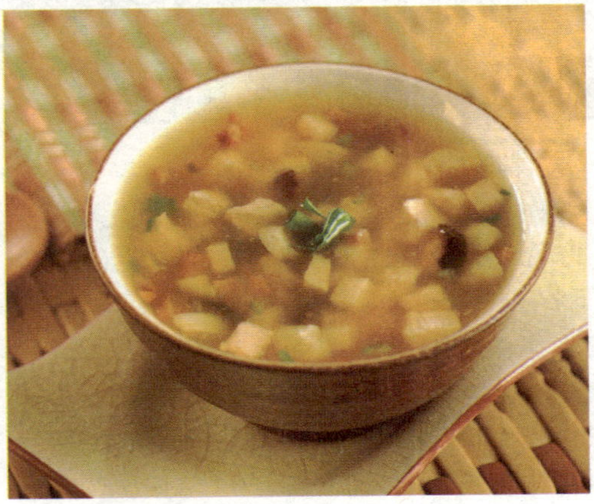

11 蒸蛋羹

药膳配方

鸡蛋3只，海米、干贝各20克，火腿丁、咸肉丁各15克，大油20克，盐2克，味精1克，葱末3克，温水300毫升。

【制作程序】

1. 将鸡蛋敲入大碗中打散，加入海米、干贝、火腿丁、咸肉丁、盐、味精、葱末后调匀。
2. 在碗中徐徐加入300毫升温水，边加边搅动，最后放大油，入锅，隔水蒸约10分钟即可盛起食用。

【药膳功效】

本方能够安神益智，增强记忆力，缓解紧张情绪。

12 鸡肉末鱼肚羹

药膳配方

发好鱼肚80克，鸡脯肉100克，肥膘肉30克，鸡蛋清80克，豌豆苗叶10克，玉米粉5克，盐、味精各3克，料酒15克，清汤1000毫升，冷水适量。

【制作程序】

1. 将发好鱼肚切成薄片，放入开水中汆透，捞出控干水分。
2. 将鸡脯肉片去老皮和筋，与肥膘肉放一起，用刀背砸成细泥，放入碗中，再把鸡蛋清分几次加入鸡泥中搅匀，加玉米粉和少许盐、味精，充分搅打均匀。
3. 锅置火上，加入冷水烧开，将搅好的鸡泥裹匀鱼肚片，一片一片地放入汤锅中汆透，捞出后用冷水投凉，控干后即成鸡肉末鱼肚。
4. 净锅重置火上，加入清汤、料酒、盐、味精，随即放入鸡肉末鱼肚，烧开后撇去浮沫，盛入大汤碗中，撒上豌豆苗叶即可。

【药膳功效】

镇静、催眠，缓解紧张情绪。

13 菊花黄鱼羹

药膳配方

黄鱼1条（约500克），香菇、冬笋各50克，熟火腿20克，豆腐160克，鸡蛋2只。大白菊10克，淀粉15克，色拉油、香菜各5克，香油、盐各3克，胡椒粉1克，酱油6克，料酒、醋各4克，葱段4克，姜2片，鸡汤1000毫升，冷水适量。

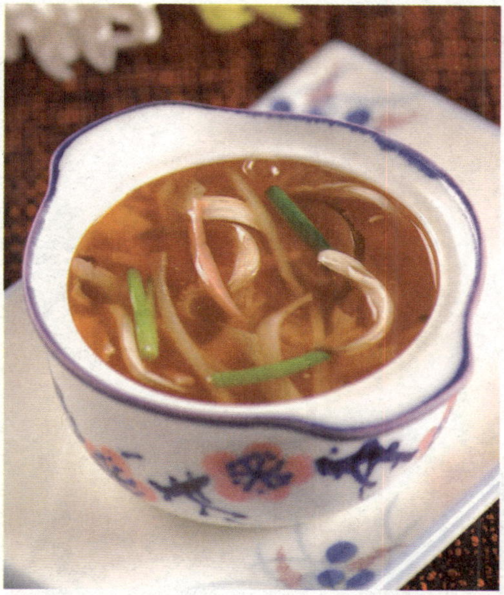

【制作程序】

1. 黄鱼刮去鳞片，去头、尾、内脏，洗净，用葱段、姜片、料酒、盐腌制10分钟，上笼蒸6分钟，取出备用。
2. 香菇泡发回软，去蒂，洗净，切成细丝；冬笋洗净切成丝；熟火腿也切成细丝；鸡蛋打入碗中，用筷子搅匀备用。
3. 豆腐切小丁，放入开水中氽烫一下，去除豆腥味。
4. 炒锅烧热，加色拉油置于旺火上，投入葱段煸炒出香味，加入鸡汤煮沸，加入料酒、冬笋丝、香菇丝、香菜，再次煮沸后，将鱼肉同蛋液、豆腐丁一起下锅，加酱油、盐、香油、醋搅匀，起锅装盘，撒上菊花、熟火腿丝和胡椒粉即可。

【药膳功效】

本方能够安神益智，滋补强身，缓解紧张情绪。

14 鱼肚羹

药膳配方

水发鱼肚150克，熟冬笋20克，熟火腿、干香菇各25克，盐2克，鸡精、料酒各4克，鸡蛋清2个，香油15克，胡椒粉1克，湿淀粉30克，高汤1200毫升。

【制作程序】

1. 干香菇洗净，去蒂，装入盘内，加适量料酒和盐，上笼用旺火蒸35分钟至质地发软，取出，切成小细丝。
2. 冬笋去皮，洗净，入沸水锅中烫熟备用。
3. 水发鱼肚、熟冬笋、熟火腿均切成小细丝，与香菇丝一同入沸水锅氽一下，捞起沥干水分。
4. 鸡蛋清用筷子搅拌至散。
5. 炒锅置火上，加入高汤，下鱼肚丝、熟冬笋丝、熟火腿丝、香菇丝，烧沸后去尽浮沫，烹入盐、料酒、鸡精、胡椒粉，煮至入味后下鸡蛋清搅匀，然后用湿淀粉勾稀芡，淋上香油，起锅装汤碗即可。

【药膳功效】

健脾润肺，解毒清咽，缓解紧张情绪。

15 小米鱼肚羹

药膳配方

沙爆鱼肚150克，小米100克，猪里脊肉80克，鸡蛋1只，蒜2瓣，姜2片，生抽4克，色拉油、料酒各6克，大油5克，盐1克，胡椒粉1.5克，粟粉20克，高汤500毫升，冷水适量。

【制作程序】

1. 沙爆鱼肚放入温水中浸软，用冷水冲净，切成小方粒；猪里脊肉洗净，切成粒，用生抽、粟粉各少许拌匀。
2. 小米洗净，捣烂；鸡蛋打入碗中，用筷子搅匀。
3. 热锅内加入色拉油，下蒜、姜片爆香，加入料酒和适量冷水，倒入鱼肚粒，煮滚约15分钟，捞出，除去蒜头和姜片。
4. 锅内加入高汤，用旺火烧滚，然后下小米，滚起时加入鱼肚粒和猪瘦肉粒，再滚时即下盐、大油调好味，以水溶粟粉勾芡，搅入鸡蛋液，撒上胡椒粉，即可上桌食用。

【药膳功效】

清热解毒，生津止渴，降低血压，缓解紧张情绪。

汁类药膳5道

1 金银山楂汁

药膳配方

金银花10克，山楂5克，冷水适量，白糖10克，凉开水200毫升。

【制作程序】

1. 把金银花洗净，去杂质；山楂洗净，去核，切片。
2. 把金银花、山楂放入炖锅内，加入凉开水，把炖锅置旺火上烧沸，再用小火煎煮10分钟。
3. 待煎好的汁液稍稍冷却后，放入白糖调匀，直接饮用即可。

【药膳功效】

清暑解热，除烦止渴，缓解紧张情绪。

2 红枣北芪汁

药膳配方

红枣10颗，北芪10克，白糖30克，冷水200毫升。

【制作程序】

1. 把红枣洗净，去核，切片；北芪洗净，切片。
2. 将红枣片、北芪片放入炖锅内，加入200毫升冷水，置中火上烧沸，然后改用小火煮20分钟。
3. 将煎好的液汁去渣，倒入杯中，加入白糖拌匀，即可饮用。

【药膳功效】

镇静、催眠，缓解紧张情绪。

3 甘蔗西芹汁

药膳配方

甘蔗500克，西芹2根，菠菜2棵，胡萝卜2根，牛奶300毫升。

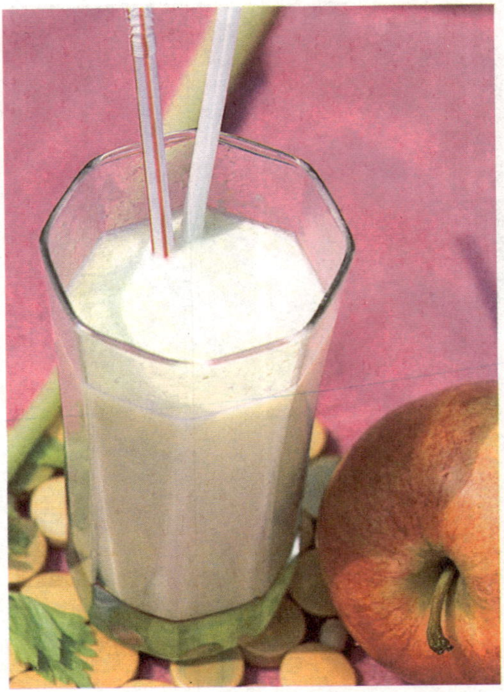

【制作程序】

1. 甘蔗去皮，切成小块，放入榨汁机中搅打，滤渣取汁备用。
2. 胡萝卜洗净，切成小块；西芹、菠菜洗净，切段。
3. 将胡萝卜、西芹、菠菜和榨好的甘蔗汁一起放入榨汁机中，搅打成汁。
4. 将菜汁倒入杯中，注入牛奶拌匀，直接饮用即可。

【药膳功效】

补糖安神，清热除烦，缓解紧张情绪。

4 冰糖莲子汁

药膳配方

莲子50克，冰糖50克，冷水1000毫升。

【制作程序】

1. 将莲子洗净，用温水浸泡回软，去除莲心。
2. 将莲子放入锅中，加入冷水，先用旺火煮开，然后改用小火煎煮1小时。
3. 待莲子汁煎好以后，倒入杯中，放入冰糖拌匀，即可直接饮用。

【药膳功效】

本方能够安神益智，滋补强身，缓解紧张情绪。

5 西红柿苹果汁

药膳配方

西红柿1个，苹果1个，白糖5克，温开水适量。

【制作程序】

1. 将西红柿洗净，用开水烫一下后剥皮，用榨汁机或消毒纱布把汁挤出。
2. 苹果洗净，削皮，放入榨汁机中搅打成汁，兑入西红柿汁中。
3. 果汁中下入白糖调匀，冲入温开水，直接饮用即可。

【药膳功效】

清热解毒，生津止渴，降低血压，缓解紧张情绪。

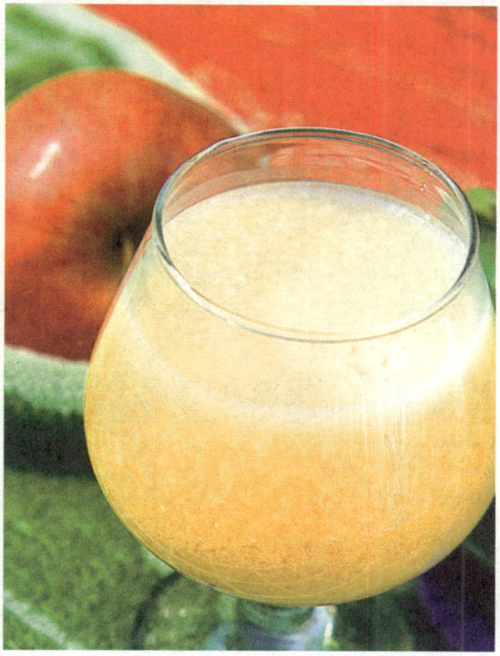

茶类药膳2道

1 红茶冰糕

药膳配方

红茶84千克，奶粉5千克，古巴糖80千克，鲜淀粉20千克，糖精90克，奶油香精少许，冷水500毫升。

【制作程序】

1. 将红茶加沸水冲泡（分2～3次冲泡）约10分钟，过滤取约400毫升茶汁备用。
2. 将锅置火上，放入鲜淀粉、奶粉、糖和糖精，加冷水500毫升，拌匀煮沸，离火冷却，加入茶汁，添加香精，入模冻结即成。

【药膳功效】

清热解毒，生津止渴，降低血压，缓解紧张情绪。

2 枸杞花旗参茶饮

药膳配方

花旗参5克，枸杞30克，白糖30克，冷水2000毫升。

【制作程序】

1. 将花旗参切片；枸杞洗净，用温水浸泡回软。
2. 将参片和枸杞放入锅内，加入冷水2000毫升，置旺火上烧沸，再用小火煎熬20分钟。
3. 将煎煮好的液汁倒入杯中，加入白糖拌匀，即可直接代茶饮用。

【药膳功效】

清热解毒，安神益智，缓解紧张情绪。

蜂产品药膳5道

1 蜂花粉单方饮

药膳配方

蜂花粉300克。

【制作程序】

购买成品蜂花粉即可。

【服食方法】

日服2次，早饭前、晚饭后各1次，每次5克。

【药膳功效】

本方有镇静神经的作用，能够缓解紧张情绪。

2 蜂胶酊花蜜饮

药膳配方

蜂胶酊10～15滴，荆条花蜜30克。

【制作程序】

购买成品蜂胶酊、荆条花蜜，二者混在一起温开水冲服。

【药膳功效】

本方能缓解紧张情绪，放松神经。

3 蜂蜜绿茶饮

药膳配方

蜂蜜20～30克，绿茶适量。

【制作程序】

将绿茶加开水1杯浸泡，泡好后加入蜂蜜搅匀即可饮用。

【服食方法】

经常饮用。

【药膳功效】

本方能安神醒脑，镇静神经，缓解紧张情绪。

4 蜂蜜柠檬

药膳配方

蜂蜜40克，柠檬1只，茶末适量。

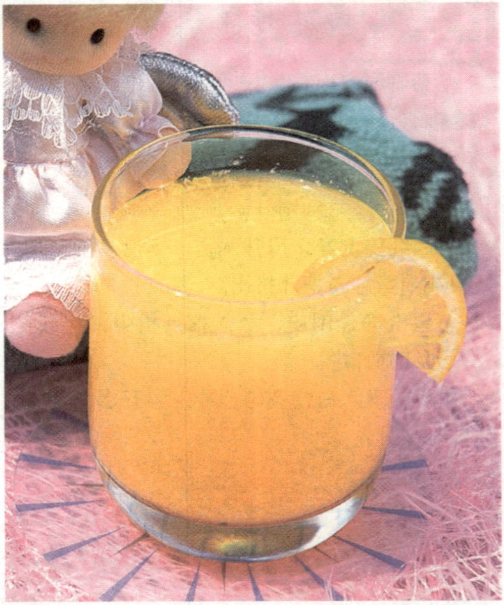

【制作程序】

茶水煮浓汁约500毫升；柠檬洗净，榨汁，倒入温浓茶汁中，搅匀冷却后再加入蜂蜜调匀。

【服食方法】

每日1剂，长期服用。

【药膳功效】

本方有镇定安神作用，能够舒缓神经，放松心情。

5 冰镇蜂蜜

药膳配方

蜂蜜，冰块。

【制作程序】

凉开水1杯，加1～2勺蜂蜜拌匀后放入冰块。

【服食方法】

每日2杯。

【药膳功效】

本方能舒缓神经，放松心情。

提高视力的药膳

近视是屈光不正的一种表现。近视的形成主要有内、外两种原因。内因指的是近视的遗传性和身体素质两方面。外因主要包括工作环境等因素。近视眼的发生，城市比农村多，精工行业比一般行业多，尤其在青少年学生和知识分子当中，近视的发病率更高。

◎ 为防止近视的发生和发展，青少年食疗所选用的食品主要是补充眼内睫状肌与巩膜必须的营养物质，增强睫状肌的肌力，帮其恢复固有功能；加强巩膜的坚韧性，增强它对外界的抵御力量，防止其扩张。得了近视后，要注意多补充蛋白质，如肉、鱼、蛋、奶；补充维生素A、B族维生素，除肉蛋奶外还有动物肝脏和新鲜的蔬菜、水果；补充钙、铬、锌等微量元素，如黄豆、杏仁、紫菜、海带、羊肉、黄鱼、奶粉、茶叶、肉类、牛肉、肝类等。

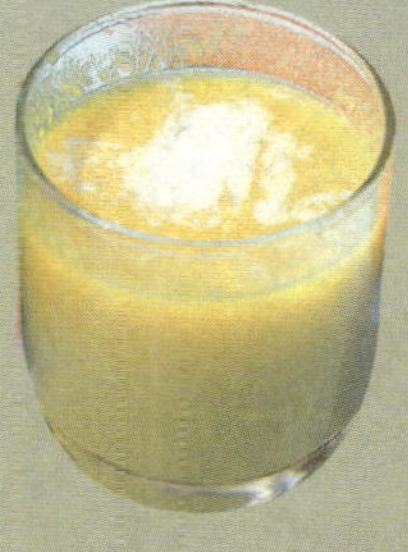

粥类药膳12道

1 猪肝绿豆粥

药膳配方

粳米100克，猪肝尖150克，绿豆50克，葱末3克，料酒5克，盐2克，味精1克，香油4克，冷水1500毫升。

【制作程序】

1. 将猪肝尖洗净，切成薄片，放入碗内，加入料酒、葱末、盐拌腌。
2. 绿豆淘洗干净，用冷水浸泡3小时，粳米淘洗干净，用冷水浸泡半小时，各自捞出，沥干水分。
3. 锅中加入约1500毫升冷水，加入绿豆，用旺火煮沸后，加入粳米，搅拌几下，再改用小火熬煮，粥将成时加入猪肝尖片，用旺火煮两三沸，以盐、味精调味，淋上香油，即可盛起食用。

【药膳功效】

清热消暑，养血益气，补肾健脾，滋肝明目。

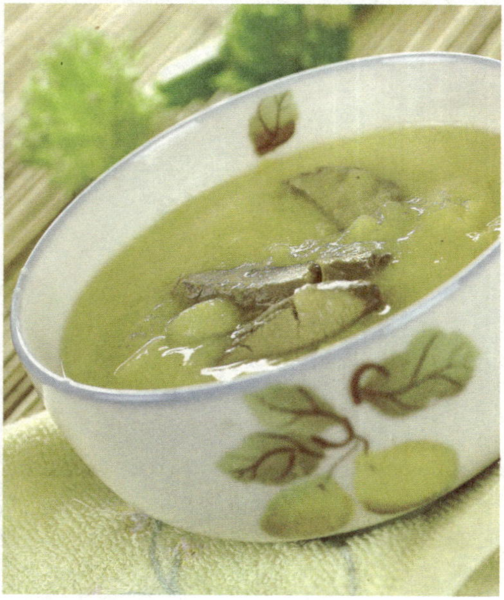

2 鸡肝小米粥

药膳配方

小米100克，雄鸡肝1副，菟丝子15克，盐3克，料酒10克，味精、酱油各2克，冷水1000毫升。

【制作程序】

1. 将雄鸡肝去鸡胆，清洗干净，切成极薄的片，放入碗内，加料酒、酱油拌匀，腌制入味，备用。
2. 菟丝子用冷水洗净，沥干水分，切成碎末。
3. 小米用适量温水浸软，然后用冷水淘洗干净，倒入煮锅，加入约1000毫升冷水，置于旺火上煮沸，然后加入菟丝子末、鸡肝片，用小火慢慢熬煮。
4. 待小米将熟时，放入盐、味精调味，继续煮一两沸，即可盛起食用。

【药膳功效】

补脾养胃，清肝明目。

3 冬虫夏草猪肝粥

药膳配方

粳米100克，冬虫夏草20克，猪肝100克，山药30克，枸杞15克，姜1片，盐1.5克，冷水适量。

【制作程序】

1. 猪肝先放入温水中略汆一下，再捞出洗净外表血污。
2. 冬虫夏草、枸杞、山药用冷水浸泡洗净，放入盘内，加少许冷水，将盘置蒸锅内蒸20分钟。
3. 粳米洗净，浸泡半小时后捞出沥干，放入沸水锅内，先用旺火烧沸，然后改用小火熬煮至八成熟。
4. 锅内放入猪肝、冬虫夏草、枸杞、山药和姜片，再烧沸几分钟，加盐调味，即可盛起食用。

【药膳功效】

明目护肤，提高视力。

4 桂圆枸杞粥

药膳配方

粳米100克，桂圆肉15克，枸杞10克，红枣4颗。冰糖10克，冷水1000毫升。

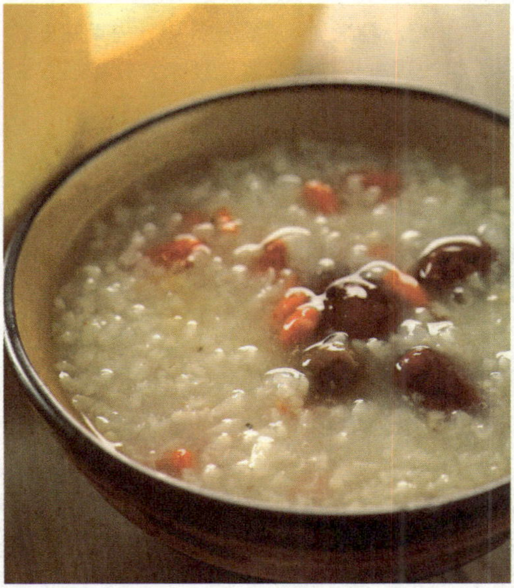

【制作程序】

1. 粳米淘洗干净，用冷水浸泡半小时，捞出，沥干水分。
2. 枸杞用温水泡至回软，洗净捞出，沥干水分；红枣洗净，去核；桂圆肉洗净。
3. 锅中加入约1000毫升冷水，将粳米放入，烧沸10分钟后下入桂圆肉、枸杞、红枣，然后转小火熬煮。
4. 见粥变稠时下入冰糖拌匀，再稍焖片刻，即可盛起食用。

【药膳功效】

⊙滋阴润燥、清肝明目，能够治疗眼结膜炎。

5 鸡肝芡实粥

药膳配方

粳米100克，鸡肝1个，芡实50克，盐1.5克，香油3克，冷水1000毫升。

【制作程序】

1. 粳米、芡实淘洗干净，用冷水浸泡回软，捞出，沥干水分。
2. 鸡肝洗净，切成片状。
3. 锅中加入约1000毫升冷水，放入粳米、芡实，先用旺火烧沸后，搅动几下，放入鸡肝片，再改用小火熬煮成粥。
4. 粥内下入盐拌匀，再稍焖片刻，滴入香油，即可盛起食用。

【药膳功效】

⊙促进上皮组织的生长分化，维持正常视觉。

6 鸡肝粥

药膳配方

粳米100克，鸡肝50克，葱末3克，姜末2克，盐5克，味精1克，胡椒粉1克，香油3克，冷水1000毫升。

【制作程序】

1. 粳米淘洗干净，用冷水浸泡半小时，捞出，沥干水分。
2. 鸡肝清洗干净，切斜刀厚片，焯水烫透备用。
3. 锅内加入约1000毫升冷水，放入粳米，先用旺火烧沸，然后转小火熬煮成粥。
4. 粥内放入鸡肝片、葱末、姜末，稍煮片刻，下盐、味精、胡椒粉、香油，搅拌均匀，即可盛起食用。

【药膳功效】

⊙保护眼睛，提高视力。

7 枸杞豉汁粥

药膳配方

糯米100克，枸杞50克，豉汁30克，冷水1000毫升。

【制作程序】

1. 糯米淘洗干净，用冷水浸泡3小时，捞出，沥干水分。
2. 锅中加入约1000毫升冷水，将洗净的枸杞放入煎煮，去渣取汁，将糯米下入汁内，先用旺火烧沸，改用小火熬煮成粥。
3. 豉汁下入粥内，搅拌均匀，再稍煮片刻，即可盛起食用。

【药膳功效】

具有清热解毒的功效，适用于肝火上炎，目赤疼痛者饮之。

8 南瓜百合粥

药膳配方

粳米100克，南瓜150克，百合75克，盐1克，味精1克，冷水适量。

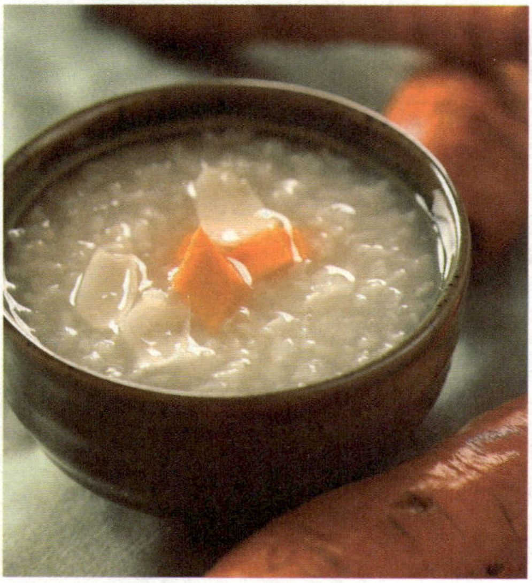

【制作程序】

1. 粳米淘洗干净，用冷水浸泡半小时，捞出，沥干水分。
2. 南瓜去皮、子，洗净切块。
3. 百合去皮，洗净切瓣，焯水烫透，捞出，沥干水分。
4. 锅中加入适量冷水，将粳米放入，用旺火烧沸，再下入南瓜块，转小火煮约半小时，下入百合及盐、味精，煮至粥稠，即可盛起食用。

【药膳功效】

清肝明目，防治夜盲症。

9 枸杞粳米粥

药膳配方

粳米100克，菟丝子、枸杞各20克，白糖15克，温水、冷水适量。

【制作程序】

1. 将粳米淘洗干净，用冷水浸泡半小时，捞出，沥干水分。
2. 枸杞用温水泡至回软。
3. 菟丝子洗净后捣碎，加水煎煮，煮滚后去渣取汁备用。
4. 将枸杞、粳米加入菟丝子汁中，先用旺火煮沸，再改用小火熬煮，煮至粳米熟软，加入白糖调味，稍煮片刻即成。

【药膳功效】

清热养肝，可治疗近视。

10 蒲公英粥

药膳配方

干品蒲公英50克，粳米100克，白糖100克，冷水适量。

【制作程序】

1. 粳米淘洗干净，用冷水浸泡半小时，捞出，沥干水分。
2. 将蒲公英择洗干净。
3. 取锅放入冷水、蒲公英，煮沸后约15分钟，滤去渣滓，加入粳米，续煮至粥成，再加入白糖调味后食用。

【药膳功效】

清热解毒，利尿散结，养肝明目。

11 百合红豆野鸭粥

药膳配方

粳米100克，红豆30克，野鸭肉50克，百合50克，姜10克，白糖20克，冷水1500毫升。

【制作程序】

1. 粳米淘洗干净，用冷水浸泡半小时，捞出，沥干水分。
2. 红豆洗净，用冷水浸泡回软；姜切片备用；百合去皮，洗净切瓣，焯水捞出，沥干水分。
3. 野鸭洗净，放入沸水中焯烫，去除血水，切成小颗粒。
4. 锅中加入约1500毫升冷水，把红豆、粳米、野鸭肉一起放入，先用旺火烧沸，搅拌几下，然后放入姜片，改用小火慢慢熬煮。

5. 待米烂肉熟时放入百合、白糖，再稍焖片刻，即可盛起食用。

【药膳功效】

清肝明目、利咽消肿，适用于内热、咽喉肿痛、肝热目赤等，可用于保护视力。

12 核桃芝麻百合粥

药膳配方

粳米100克，黑芝麻25克，核桃仁40克，干百合20克，冰糖15克，冷水1000毫升。

【制作程序】

1. 粳米淘洗干净，浸泡半小时，沥干水分备用。
2. 黑芝麻淘洗干净；核桃仁洗净。
3. 百合去皮，洗净切瓣，焯水烫透，捞出，沥干水分。
4. 锅中注入约1000毫升冷水，将粳米、百合放入，用旺火烧沸后，放入核桃仁和黑芝麻，改用小火熬成稀粥，然后下入冰糖拌匀，再稍焖片刻，即可盛起食用。

【药膳功效】

本方能够补血益气、清肝明目，改善大脑生理功能，提高视力。

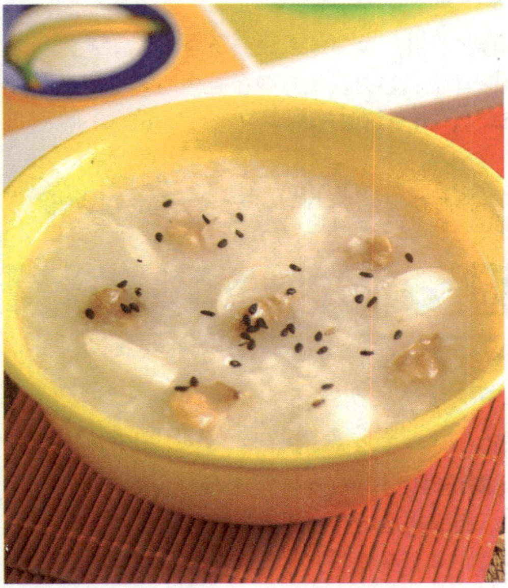

汤类药膳17道

1 生熟地蝉花羊肝汤

药膳配方

生地黄30克，熟地黄30克，蝉花20克，羊肝400克，猪瘦肉200克，盐3克，冷水2000毫升。

【制作程序】

1. 生地黄、熟地黄、蝉花洗净，浸泡。
2. 羊肝、猪瘦肉洗净，切片。
3. 将冷水2000毫升放入瓦煲内，煮沸后加入以上用料，武火煲滚后，改用文火煲3小时，加盐调味即可。

【药膳功效】

清热消暑，养血益气，补肾健脾，滋肝明目。

【注意事项】

外感发热、肝火盛、胃肠功能差者慎用。

2 黑木耳田七猪肝汤

药膳配方

黑木耳20克，田七15克，猪肝500克，蜜枣3颗，盐5克，冷水2000毫升。

【制作程序】

1. 将黑木耳浸泡，洗净；田七打碎，洗净，浸泡；蜜枣洗净。
2. 猪肝洗净，切成厚片。
3. 将冷水2000毫升放入瓦煲内，煮沸后加入以上用料，武火煲滚后，改用文火煲3小时，加盐调味即可。

【药膳功效】

明目护肤，提高视力。

【注意事项】

由于猪肝性温，田七散瘀，故外感发热者和孕妇慎用此汤。

3 牛肝枸杞汤

药膳配方

牛肝200克，枸杞15克，冷水适量。

【制作程序】

1. 将牛肝洗净，去筋膜，切片。
2. 将牛肝与枸杞同入锅内，加水以文火煮汤，煮至肝熟即成。

【药膳功效】

⊙能补肝养血明目，用于血虚所致夜盲、视力下降。

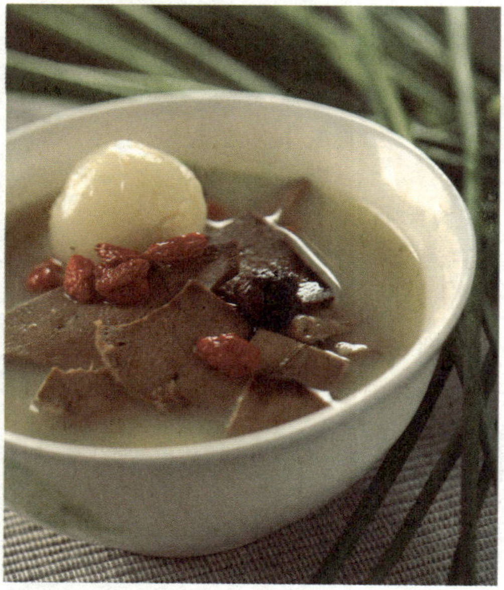

4 珍珠草猪肝汤

药膳配方

鲜珍珠草50克或干品30克，猪肝100克，冷水适量。

【制作程序】

1. 将猪肝洗净去筋膜，切成薄片，放入锅内加水煮熟。
2. 投入洗净切碎的珍珠草，继续煮沸，去珍珠草渣即可。

【药膳功效】

⊙促进上皮组织的生长分化，维持正常视觉。

5 鸡肫心肝划水汤

药膳配方

鸡肫1个，鸡肝1副，鸡心2个，鸡高汤500毫升，枸杞10克，红枣5颗，姜、葱、料酒、盐各少许。

【制作程序】

1. 先将鸡肫清洗干净，切片备用；将鸡肝、鸡心洗净后，对切成半，备用。
2. 将预先准备好的鸡高汤倒入汤锅，煮沸。
3. 加入鸡肫、鸡心、枸杞、红枣和姜丝，再次滚沸后，调文火煮30分钟。
4. 再加鸡肝煮10分钟，加入盐，淋上少许料酒，撒些葱花提香即可盛出。

【药膳功效】

⊙清热解毒，适用于肝火上炎，目赤疼痛者。

6 猪肝鸡蛋

药膳配方

猪肝1个，鸡蛋3只，豆豉适量，葱白1把，冷水适量。

【制作程序】

1. 将豆豉放入锅内，加适量水熬汤。
2. 猪肝洗净，去筋膜切碎；葱白去须，洗净切段。
3. 将猪肝、葱白放入豆豉汤内煎煮。
4. 煮至临熟时，把打散在碗内的鸡蛋倒入汤内调匀，再煮熟即可。

【药膳功效】

⊙补血益气，清肝明目，改善大脑生理功能。

7 枸杞叶紫鱼汤

药膳配方

枸杞枝叶50克，紫鱼片10克，盐、味精少许，鸡骨头1副，冷水1500毫升。

【制作程序】

1. 摘取枸杞嫩芽、叶片及枝条，洗净待用。
2. 将鸡骨头洗净加入1500毫升水；枸杞枝条

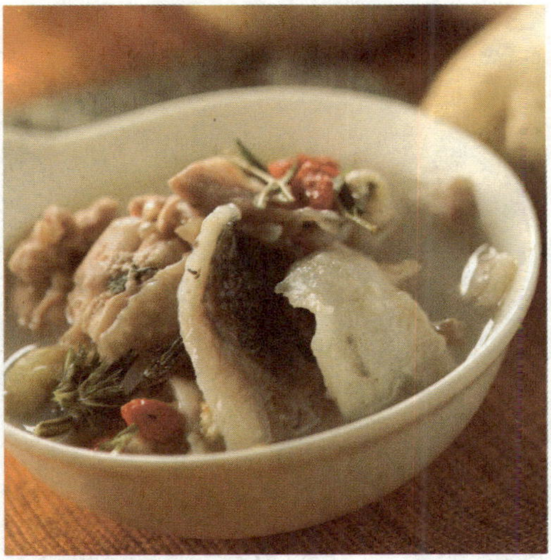

切成小段。

3. 上二味和紫鱼片一起放入锅中，煮至余1200毫升时用纱布过滤为高汤。高汤入锅中煮沸后，加入枸杞嫩叶，以武火煮沸。

4. 加放少许盐、味精调味即可食用。

【药膳功效】

清热解毒，适用于肝火上炎，目赤疼痛者。

【注意事项】

高血压眩晕见神疲乏力、心慌惊悸、面色少华、舌淡、脉细者，不宜服用本方。

8 枸杞肝肉鸡蛋汤

药膳配方

枸杞叶、梗共500克，猪肝200克，猪瘦肉200克，鸡蛋3只，生姜2片，盐、姜汁、料酒、生抽、白砂糖各少许，生粉适量，冷水适量。

【制作程序】

1. 将盐、姜汁、料酒、生抽、白砂糖各少许和生粉适量拌匀，调成腌料。

2. 将猪肝和猪瘦肉，用清水洗净，抹干水，分别切薄片，加入腌料拌匀，使腌透入味。

3. 洗净枸杞叶、梗，把梗捆成一扎；生姜洗净，刮皮切片。

4. 先将枸杞梗和生姜放入煲内，加入适量冷水，用文火煲至水开，然后用中火继续煲片刻；取出枸杞梗，放入猪肝、猪瘦肉，待熟再放入枸杞叶，待再开时将全部用料捞起上碟；然后将鸡蛋逐个去壳，放入汤内文火浸着，至鸡蛋熟时捞起放于菜面，可以蘸生抽、熟油作下饭、下酒菜吃；汤水以少许盐调味，即可佐膳饮用。

【药膳功效】

滋阴润燥，清肝明目，能够治疗眼结膜炎。

9 南瓜猪脚汤

药膳配方

南瓜600克，生姜1片，猪脚1个，生抽、生油、白砂糖、盐各少许，生粉、冷水适量。

【制作程序】

1. 先将生抽、生油、白砂糖和生粉拌匀，调开成腌料。

2. 将猪脚洗干净，切成块，加入腌料拌匀，腌透入味。

3. 南瓜洗净，去皮、核，切成小块。

4. 瓦煲内加入适量冷水和生姜，待水煲开之后放入南瓜，煲至南瓜熟，再放入猪脚，待熟后以少许盐调味即可。

【药膳功效】

保护眼睛，提高视力。

10 银杞明目汤

药膳配方

水发银耳15克，枸杞5克，鸡肝100克，茉莉花24朵，料酒、姜汁、盐、味精、淀粉、清汤适量。

【制作程序】

1. 鸡肝洗净，切成薄片，放入碗内，加淀粉、料酒、姜汁、盐拌匀。

2. 银耳泡发，去蒂洗净，撕成小块；茉莉花去蒂洗净，放入盘内；枸杞烧沸洗净待用。

3. 将汤勺置于火上，放入清汤，加入料酒、姜汁、盐、味精，随即下入银耳、鸡肝、枸杞烧沸，撇去浮沫，待鸡肝刚熟装入碗内，将茉莉花撒入碗内即成。

【药膳功效】

清热解毒，利尿散结，养肝明目。

11 桂圆荔枝枸杞牛肉汤

药膳配方

牛肉125克，桂圆肉、荔枝肉5克，枸杞20克，盐少许。

【制作程序】

1. 将牛肉洗净，切块。
2. 汤锅内注入4～5碗水，煮沸后放进牛肉块和枸杞。
3. 煮至滚沸后，加进桂圆肉、荔枝肉，将炉火调成文火煲煮1小时。待牛肉熟软后，加入适量盐调味即可。

【药膳功效】

补血益气，改善大脑生理功能，提高视力。

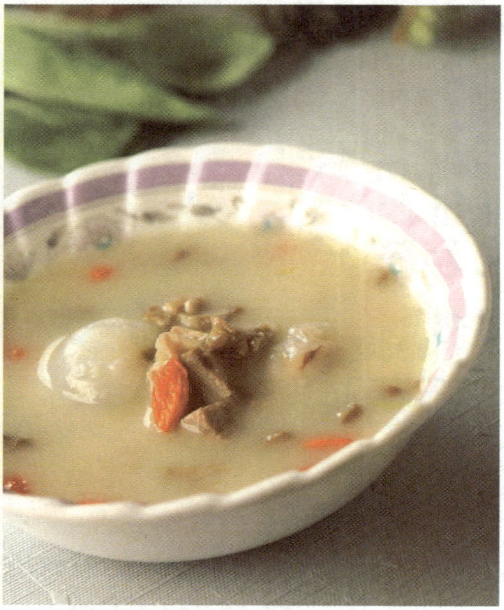

12 枸杞菊花地黄羊肾汤

药膳配方

枸杞、淮山药各10克，杭菊花20克，熟地黄20克，羊肾100克，冷水适量。

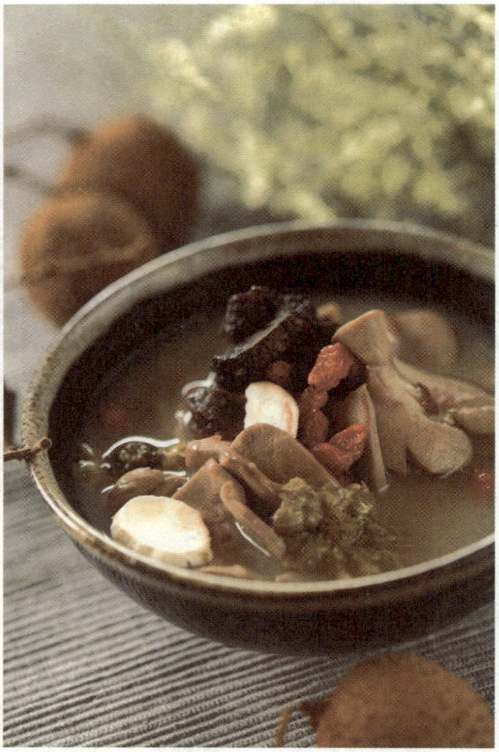

【制作程序】

1. 将羊肾剖开两半，挑去白脂膜，洗净，切片；其他用料洗净。
2. 将上述用料放入锅内，加冷水，文火煮2小时即可。

【药膳功效】

清热养肝，可用于治疗近视。本方对老花眼、肝肾亏损、视物昏朦、腰酸耳鸣、眼睛干涩、夜尿频繁、口干口渴、眩晕眼花等病症均具疗效。

13 桂菊枣仁汤

药膳配方

桂圆肉40克，炒酸枣仁2克，白菊花4朵，蜂蜜5克，热水适量。

【制作程序】

将酸枣仁研末，与桂圆肉、白菊花放杯内，用沸水冲汤，待汤稍温时，调入蜂蜜即可。

【药膳功效】

清热解毒，利尿散结，养肝明目。

14 菊花土鸡汤

药膳配方

干菊花10朵（泡茶用杭白菊），土鸡1/4只（或鸡腿2只），姜、葱花、盐、料酒各少许，冷水适量。

【制作程序】

1. 将土鸡肉先清洗干净，切块备用。
2. 将干菊花以纱布袋装好，备用。
3. 以汤锅烧煮开水，滚沸后，放进鸡肉、菊花包、姜丝、料酒，汤再度滚沸后调成文火，煲煮1小时。
4. 鸡肉熟软后，捞出菊花包，加入适量的盐和葱花即可。

【药膳功效】

补血益气，清肝明目，改善大脑生理功能。

15 蚬肉西红柿南瓜汤

药膳配方

速冻蚬肉100克，西红柿2个，南瓜300克，猪瘦肉100克，姜2片，葱1段，盐适量，冷水适量。

【制作程序】

1. 蚬肉解冻后洗干净。烧滚适量水，放入姜、葱，把蚬肉汆烫后，再洗干净。
2. 西红柿去子后洗干净；南瓜去皮、去子后洗干净，切块。
3. 洗干净猪瘦肉，汆烫后再冲洗干净。
4. 煲滚适量水，放入蚬肉、西红柿、南瓜、猪瘦肉和姜片，水滚后改文火煲约2小时，下盐调味即成。

【药膳功效】

清肝明目，防治夜盲症。

16 蛤蜊汤

药膳配方

带壳蛤蜊250克（蛤蜊肉125克即可），胡萝卜50克，土豆30克，川芎10克，洋葱20克，盐少许，冷水适量。

【制作程序】

1. 将川芎切成薄片备用；洋葱对切两刀，分成四大瓣。
2. 将胡萝卜、土豆削去外皮的1/2（保留1/2的皮，取皮的营养），切成丁块备用。
3. 将带壳蛤蜊洗净，做吐沙处理，备用。
4. 汤锅注水煮沸后，放进川芎、胡萝卜块、土豆块、洋葱瓣，煮30分钟。待蔬菜均熟软后，加进蛤蜊，煮至壳开，在汤里撒进适量盐即可。

【药膳功效】

滋阴明目，化痰。

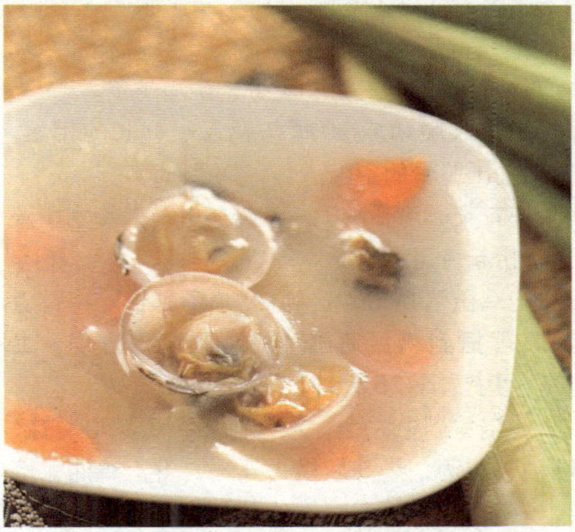

17 女贞子炖鲈鱼

药膳配方

女贞子、料酒、葱各10克，鲈鱼1条（500克），姜5克，盐3克，味精2克，香油15克，胡椒粉适量，冷水1800毫升。

【制作程序】

1. 将女贞子洗净，去杂质；鲈鱼宰杀后，去鳃、鳞及肠杂；姜切片，葱切段。
2. 将女贞子、鲈鱼、姜、葱、料酒同放炖锅内，加水1800毫升，武火烧沸，再用文火炖煮25分钟，加入盐、味精、胡椒粉、香油调味即成。

【药膳功效】

适用于肝肾不足，头晕目眩，视力减退等症。

羹类药膳13道

1 鸡汤鸭舌羹

药膳配方

鸭舌20条，鸡蛋清30克，熟火腿25克，青菜心10条，盐3克，味精2克，料酒8克，鸡油10克，鸡汤750毫升，冷水适量。

【制作程序】

1. 把鸭舌用冷水煮至六成熟，捞起放入冷水中，抽掉鸭舌的气管和脆骨，洗净待用。
2. 把熟火腿切成20根与鸭舌一样长的粗丝，穿入抽出脆骨的空隙。
3. 把青菜心用开水烫一下捞起，放入冷水中浸透，捞起待用。
4. 把鸡蛋清搅匀，盛到20个汤匙里，将鸭舌顺着匙插到鸡蛋清里。将汤匙装到盘里，上笼，用小火蒸25分钟，取出。
5. 炒锅放到中火上，放入鸡汤、青菜心、盐、味精、料酒，烧开后撇去浮沫，淋上鸡油，倒入汤碗里，去掉盛鸭舌的匙子，将鸭舌放入汤碗即可。

【药膳功效】

能补肝养血明目，用于血虚所致夜盲、视力下降。

2 苦瓜黄蟮羹

药膳配方

苦瓜1根，黄鳝1条（约300克），粟粉10克，生抽、红椒丝各5克，盐1.5克，清汤500毫升，冷水适量。

【制作程序】

1. 苦瓜洗净、去瓤及子，切丝，焯水烫透，捞出备用。
2. 黄鳝摔昏，剖开腹部，去掉内脏，剔去骨，切成细丝，放进冷水中漂去血水，用适量粟粉、生抽拌匀。
3. 锅中加入清汤，烧滚后放入苦瓜丝，用旺火烧煮片刻后，放入鳝丝滚熟，下盐调味，再用粟粉加适量冷水拌匀，缓缓倒入锅中勾芡，最后撒下红椒丝，即可盛起食用。

【药膳功效】

养血益气，补肾健脾，滋肝明目。

3 蔬香牛肉羹

药膳配方

牛肉100克，菠菜50克。葱末3克，盐1.5克，味精1克，色拉油3克，湿淀粉25克，清汤500毫升，冷水适量。

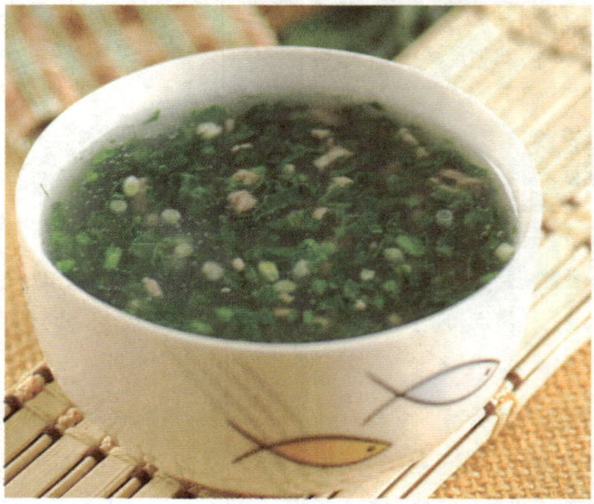

【制作程序】

1. 将牛肉洗净，剁成末，在沸水锅中焯水备用。
2. 菠菜洗净，也剁成末。
3. 锅内加入色拉油烧热，用葱末爆香，倒入清汤，加入牛肉末、菠菜末、盐、味精，同煮2分钟，去掉浮沫，用湿淀粉勾稀芡，即可出锅。

【药膳功效】

促进上皮组织的生长分化，维持正常视觉。

4 竹蔗排骨羹

药膳配方

竹蔗250克，红萝卜和排骨各500克，陈皮1个，盐2克，味精1.5克，胡椒粉1克，冷水适量。

【制作程序】

1. 竹蔗洗净，切段，破开；陈皮洗净、去瓤；红萝卜洗净，去皮，切厚块。
2. 排骨砍成段，用沸水煮5分钟，捞出洗净沥水。
3. 汤煲中放入竹蔗段、陈皮、排骨段、红萝卜块，用大火煮沸后，改小火炖至排骨酥烂，加入盐、味精、胡椒粉调味，即可盛起食用。

【药膳功效】

⊙ 具有清热解毒的功效，适用于肝火上炎，目赤疼痛者。

5 鲜笋香菇黄鳝羹

药膳配方

黄鳝1条（约300克），鲜笋丝100克，香菇30克，蒜头4瓣，姜丝3克，色拉油15克，香油4克，盐1克，老抽6克，粟粉10克，胡椒粉1.5克，高汤500毫升，冷水适量。

【制作程序】

1. 将鳝鱼摔昏，去掉内脏和骨，切成细丝，放进冷水中漂去血水，放碗内，下高汤少许，上笼略蒸片刻。
2. 香菇浸软，洗净，去蒂切丝；蒜头去衣剁蓉。
3. 热锅内加入色拉油，烧滚后加入姜丝、鲜笋丝煸炒，随即加入香菇丝和鳝丝，加入高汤，下入盐、老抽、蒜蓉，煮滚约15分钟，将粟粉加冷水调匀，缓缓倒入锅中勾稠芡，最后撒上胡椒粉，淋入香油，即可盛起食用。

【药膳功效】

⊙ 养血益气，补肾健脾，滋肝明目。

6 核桃栗子羹

药膳配方

核桃100克，栗子50克，冰糖10克，冷水适量。

【制作程序】

1. 将核桃去壳留仁，用小火炒香。
2. 栗子剥壳后用温水浸泡3小时，去皮后用小火炒香，切成两瓣。
3. 核桃仁和栗子同放入锅内，加水适量，置旺火上烧沸，再改用小火煮1小时。
4. 将冰糖打成屑，放入炒锅内，加少许冷水，置火上熬成糖汁，将糖汁倒入核桃栗子羹内，搅匀即成。

【药膳功效】

⊙ 滋阴润燥，清肝明目。

7 鳗鱼羹

药膳配方

海鳗150克，香菇50克，黑木耳25克，芦笋、四季豆各40克，鸡蛋1只，葱末3克，蒜蓉5克，淀粉10克，五香粉6克，盐4克，酱油10克，香油8克，湿淀粉30克，胡椒粉1克，高汤1000毫升，冷水适量。

【制作程序】

1. 鸡蛋打入碗中，用筷子搅散备用。
2. 海鳗处理好后切长条，用五香粉、盐、香油腌渍数分钟后，放入蛋液拌匀，再沾上淀粉，下油锅炸酥。
3. 香菇、黑木耳泡发后洗净切细丝；芦笋去老皮，洗净切段；四季豆择洗干净。
4. 锅中爆香蒜蓉，加入高汤，放香菇、黑木耳丝、芦笋段、四季豆、海鳗条一起煮滚，然后加入盐、酱油，用湿淀粉勾芡，淋上香油，撒上葱末、胡椒粉即可。

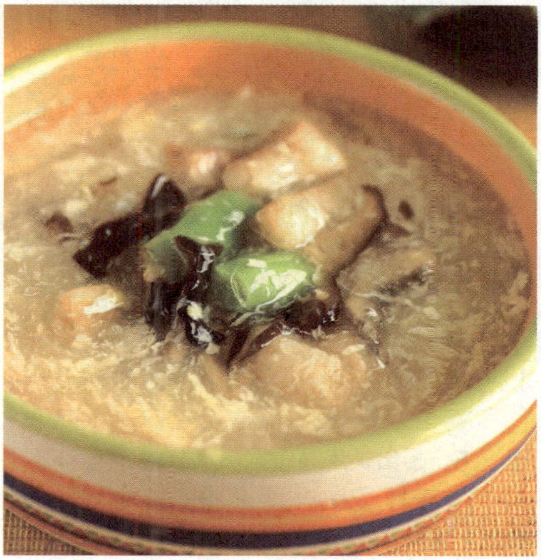

【药膳功效】

保护眼睛，提高视力。

8 莼菜陈皮鲈鱼羹

药膳配方

鲈鱼肉150克，莼菜200克，熟鸡丝25克，熟火腿丝10克，陈皮丝2克，料酒15克，味精2.5克，大油250克（约耗50克），葱段4克，葱丝5克，胡椒粉1克，姜汁水5克，盐4克，湿淀粉25克，熟鸡油10克，鸡蛋清1个，清汤200毫升，冷水适量。

【制作程序】

1. 鲈鱼肉洗净，切成丝，加入蛋清和少量盐、料酒、味精、湿淀粉，拌匀上浆。
2. 莼菜放入沸水锅中焯一下，沥干水分，盛入碗中待用。
3. 炒锅置中火上烧热，下入大油，至四成热时，把浆好的鲈鱼丝倒入锅内，用筷子轻轻划散，呈玉白色时倒入漏勺。
4. 原锅留油25克，放入葱段略煸，加入清汤、冷水和剩余料酒、盐，沸起后取出葱段，放入剩余味精及姜汁水，用湿淀粉勾稀芡。
5. 放入鱼丝和莼菜，转动炒锅，加入火腿丝、鸡丝、葱丝推匀，淋上鸡油，起锅盛入汤碗，撒上陈皮丝、胡椒粉即可。

【药膳功效】

清热养肝，润肺止咳，可治疗近视。

9 蛋液鲫鱼羹

药膳配方

鲫鱼1条（约300克），鸡蛋4只，盐2克，料酒3克，味精1.5克，酱油10克，香油4克，葱末3克，姜末2克，清汤200毫升，冷水适量。

【制作程序】

1. 将鲫鱼去鳞、鳃、内脏，清洗干净，用开水烫一下，捞出，用净布拭干水分。
2. 将鸡蛋打入大碗内，用筷子搅匀，加入盐、料酒、味精和清汤，再搅匀。

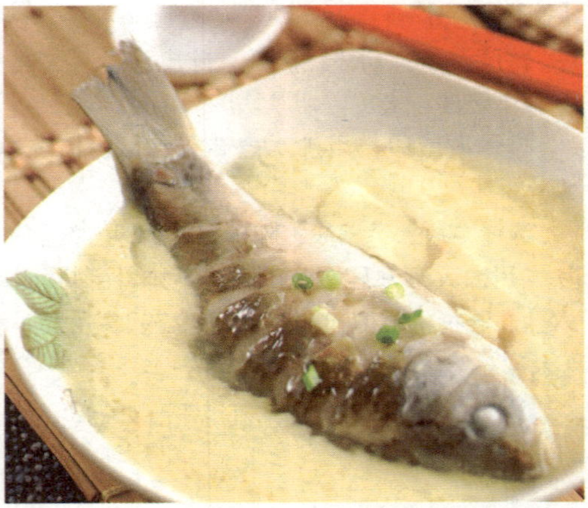

3. 鲫鱼放入蛋液中间，上屉蒸15分钟，待蛋羹定型时，取出。
4. 用酱油、香油、葱末、姜末和剩余清汤调成汁，淋入蛋羹碗内即可。

【药膳功效】

清热解毒，利尿散结，养肝明目。

10 夜香龙鱼羹

药膳配方

九肚鱼肉300克，夜香花20克，冬笋、草菇各40克，鸡肝20克，鸡蛋1只，高汤800克，红辣椒2只，香菜叶5克，高汤1000毫升，冷水适量。

【制作程序】

1. 九肚鱼刮鳞去鳃，去除内脏，洗净，上笼蒸熟后取出，拆除鱼骨，将鱼肉切成小丁。
2. 夜香花摘去花蒂，用盐水洗净，再用冷水冲洗一次；鸡蛋打入碗中，捞出蛋黄，将蛋清搅匀备用。
3. 冬笋、草菇和鸡肝洗净，放入沸水锅中汆水，捞出过凉，分别切成小块；红辣椒洗净，切开去子，切菱形块。
4. 坐锅点火，注入高汤，下冬笋、草菇和鸡肝，以盐调味，加入鱼肉丁，待煮沸后下红辣椒，倒入蛋清推匀，撒上夜香花及香菜叶即成。

【药膳功效】

本方能够补血益气，清肝明目，改善大脑生理功能。

11 宋嫂鱼羹

药膳配方

鳜鱼1条，熟火腿10克，熟笋、水发香菇各25克，鸡蛋黄3个，葱段25克，姜块（拍松）5克，姜丝1克，料酒30克，酱油25克，盐2.5克，醋25克，味精3克，清汤250毫升，大油50克，胡椒粉1克，冷水适量。

【制作程序】

1. 鳜鱼剖洗干净，去头，沿脊背剖成两片，去掉脊骨至腹腔，加入葱段10克、姜块、料酒15克、味精3克、盐1克稍渍后，上蒸笼用旺火蒸5分钟取出，拣去葱段、姜块，卤汁滗在碗中，鱼肉拨碎，除去皮、骨，倒回原卤汁碗中。
2. 熟火腿、熟笋、水发香菇均切成细丝；鸡蛋黄打散。
3. 锅置旺火上，下入大油15克，投入葱段15克爆香，加入清汤煮沸，拣去葱段，加入料酒15克以及熟笋丝、香菇丝，再沸时将鱼肉连同原汁落锅，加入酱油、盐搅匀，羹汁再沸时，加入醋，并洒上八成热的大油35克，起锅装盆，撒上熟火腿丝、姜丝和胡椒粉即成。

【药膳功效】

清肝明目，防治夜盲症。

12 苋菜黄鱼羹

药膳配方

苋菜100克，黄花鱼肉150克，熟火腿20克，熟鸡油30克，盐3克，料酒5克，白糖4克，胡椒粉2克，湿淀粉25克，香油5克，大葱10克，姜、红油各5克，鸡汤800毫升，冷水适量。

【制作程序】

1. 将苋菜择去老茎，黄叶，洗净后沥干水分；大葱、姜洗净，均切成末；熟火腿切丁。
2. 黄花鱼去皮，去刺，切成小丁，放入碗内，加适量料酒搅拌均匀。
3. 炒锅置旺火上烧热，放入熟鸡油化开，烧至五成热时，放入葱末、姜末煸炒出香味，下入苋菜稍加煸炒后，倒出。
4. 用同样的方法将黄花鱼丁煸炒后，倒出。
5. 净锅烧热，加入鸡汤、盐、白糖烧沸，放入鱼丁及火腿丁，待再次烧沸后，撇去浮沫，下入湿淀粉勾芡，随即将苋菜放入，撒上香油、红油、胡椒粉，出锅装碗即可。

【药膳功效】

适用于肝肾不足，头晕目眩，视力减退等症。

13 鱼丝蛋蓉羹

药膳配方

青鱼中段200克，鸡蛋2只，香菇20克，葱段10克，葱末5克，料酒8克，湿淀粉30克，大油12克，盐3克，味精2克，香油3克，胡椒粉1.5克，高汤200毫升，冷水适量。

【制作程序】

1. 将青鱼中段剖开，刮鳞去皮，去内脏、骨刺，批成薄片，再切成细丝。
2. 香菇泡发回软，去蒂，洗净，切成细丝；鸡蛋打入碗内，用筷子搅散。
3. 坐锅点火，入大油烧热，下葱段煸炒出香味，加入高汤，捞出葱段，再放入料酒、盐、味精、鱼丝、香菇丝，用旺火烧沸后，下湿淀粉勾稀芡，再将鸡蛋液淋入锅中，边淋边用菜勺轻轻推动。
4. 蛋液搅匀后，撒上胡椒粉，淋上香油，出锅装碗，再撒上葱末即成。

【药膳功效】

本方能够补血益气，清肝明目，改善大脑生理功能。

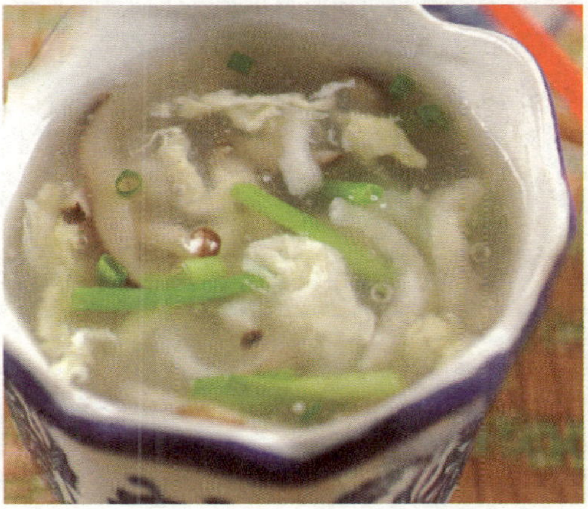

汁类药膳4道

1 甘蔗胡萝卜姜汁

药膳配方

生姜10克，百合15克，甘蔗2节，胡萝卜1根，凉开水80毫升。

【制作程序】

1. 胡萝卜洗净，切块；甘蔗去皮，切块；百合洗净，撕成瓣状。
2. 将胡萝卜、甘蔗、百合一起放入榨汁机中搅打成汁，将汁倒入杯中。
3. 生姜去皮，放入榨汁机中搅碎，将姜汁滴入甘蔗汁中，注入凉开水即可。

【药膳功效】

保护视力，防治近视眼。

2 南瓜西芹汁

药膳配方

南瓜半个，西芹半根，柠檬1个，蜂蜜20克。

【制作程序】

1. 柠檬去皮，果肉切块，放入榨汁机内搅打成汁。
2. 南瓜洗净，去皮切块；西芹去叶，洗净切段。
3. 将南瓜块和西芹段放进榨汁机内榨取汁液，然后加入柠檬汁及蜂蜜，直接饮用即可。

【药膳功效】

降压安神，养肝明目，净化肌肤，祛除青春痘。

3 西芹菠萝汁

药膳配方

西芹100克，菠萝80克，胡萝卜、西红柿各50克，蜂蜜15克。

【制作程序】

1. 将西芹及胡萝卜洗净，切成小丁；菠萝、西红柿洗净，切成块。
2. 西芹丁、胡萝卜丁、菠萝块、西红柿块一起放入榨汁机中搅打，榨取汁液。
3. 将蔬果汁倒入杯中，加入适量蜂蜜调匀，直接饮用即可。

【药膳功效】

清暑解热，降压除烦，保护视力。

4 胡萝卜菠菜汁

药膳配方

胡萝卜2根，菠菜4棵，柠檬1/2个，蜂蜜15克，凉开水50毫升。

【制作程序】

1. 胡萝卜洗净，切成块；菠菜洗净，切段；柠檬去皮，果肉切块。
2. 将胡萝卜块、菠菜段、柠檬块放入榨汁机中，搅打成汁后倒入杯中。
3. 汁中加蜂蜜拌匀，倒凉开水，即可直接饮用。

【药膳功效】

防治近视眼。

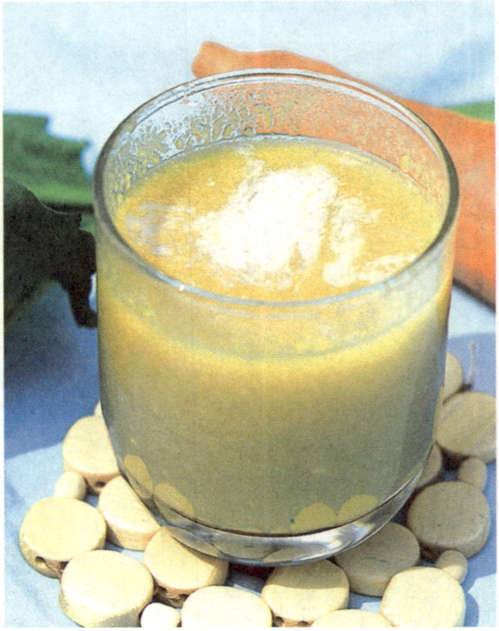

茶类药膳5道

1 茉莉花甜茶

药膳配方

茉莉花5克，白砂糖10克，冷水500毫升。

【制作程序】

将茉莉花、白砂糖加水500毫升煎，去渣饮用。

【药膳功效】

适宜于肝气郁结引起的胸肋疼痛、视物不清患者。

2 白菊枸杞绿茶

药膳配方

绿茶3克，枸杞10克，白菊花10克，热水适量。

【制作程序】

以沸水冲泡盖浸10分钟，代茶不拘时频频服饮。

【药膳功效】

疏风、清热、明目，可保护视力。

3 菊花茶

药膳配方

黄连（酒炒）、天花粉、菊花、川芎、薄荷叶、连翘各30克，黄柏（酒炒）180克，茶叶350克，热水适量。

【制作程序】

上药共制粗末，和匀，用滤泡纸袋包装，每袋5克。每日3次，每次取1袋，以沸水泡焖10分钟，饮服。

【药膳功效】

清热泻火，祛风明目。适用于两眼赤痛，紧涩羞明，赤眩贯睛、大便秘结等症状。

4 菊花龙井茶

药膳配方

菊花10克，龙井茶3克。

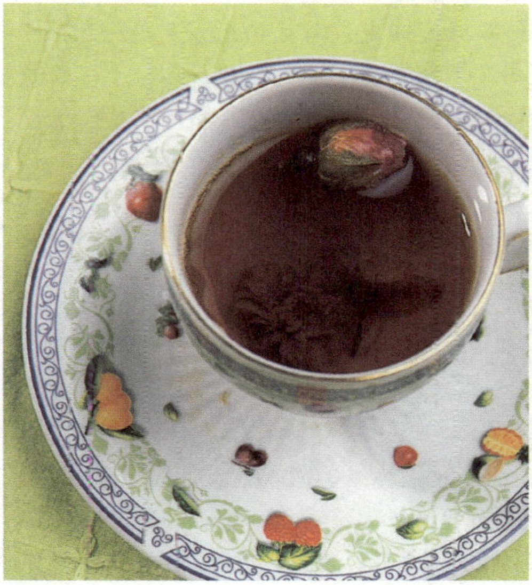

【制作程序】

上二味用沸水冲泡5～10分钟即可。

【药膳功效】

疏风、清热，明目。适用于肝火盛所引起的赤眼病，羞明怕光等症（包括急性结膜炎）。

5 芽茶饮

药膳配方

芽茶、白芷、附子各3克，细辛、防风、羌活、荆芥、川芎各1.5克，盐少许，冷水适量。

【制作程序】

将以上各味加盐少许，清水煎服。

【药膳功效】

治目中赤脉，可提高视力。

蜂产品药膳5道

1 菊花麦冬蜂蜜饮

药膳配方

蜂蜜50克，菊花40克，麦冬20克，冷水2000毫升。

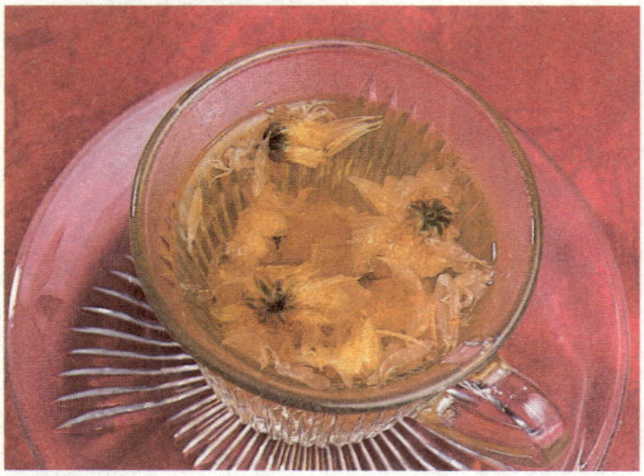

【制作程序】

冷水加入菊花、麦冬，煮沸后保温30分钟，过滤后加入蜂蜜搅匀。

【服食方法】

每日2次。

【药膳功效】

本方能够清热祛火，平肝潜阳，保护视力。

2 鸡肝蜂蜜羹

药膳配方

蜂蜜25克，鸡肝2～3个。

【制作程序】

将鸡肝用清水冲洗干净，捣碎，与蜂蜜拌匀，放入锅中隔水蒸熟，顿服。

【服食方法】

隔日1次。

【药膳功效】

本方能够改善肝功能，保护视力。

3 玉竹薄荷蜜饮

药膳配方

白蜜5克，玉竹3克，薄荷叶2片，生姜1片，冷水适量。

【制作程序】

以上各味共同煎汤。

【服食方法】

每日1剂，饭后临睡前饮用。

【药膳功效】

本方能够清热祛火，平肝潜阳，提高视力。

4 枸杞猪肝蜜汤

药膳配方

蜂蜜100克，枸杞50克，猪肝200克，冷水适量。

【制作程序】

先将枸杞洗净，加水炖20分钟后，再将洗净切片的猪肝放入炖烂，稍凉后兑入蜂蜜，调匀即可。

【服食方法】

每周2次。

【药膳功效】

本方能够清热祛火，平肝潜阳，保护视力。

5 猪血炖蜂蛹

药膳配方

雄蜂蛹100克，花旗参15克，鲜猪血250克，猪瘦肉200克，生姜2片，盐适量，冷水适量。

【制作程序】

将以上后4味切片加适量的水，隔水猛火煮沸后，用慢火再煮1小时，将雄蜂蛹研碎后加入煮沸，加盐调味即可食。

【服食方法】

每周1次。

【药膳功效】

本方能够补血健脑，提高视力。

促进骨骼发育的药膳

据调查显示，我国有95%的青少年不同程度的缺钙，北京、上海、广州地区中小学生钙的摄入量分别只有标准量的33%、55%和69%。可见，我国青少年缺钙的现象比较普遍。

◎ 钙是人体中最主要的矿物质之一，人每天必须摄入足够的钙，才能保证血液中钙浓度的稳定，维持神经细胞的正常生理功能。当钙不能满足身体需要时，少年儿童的骨骼发育会受到严重影响。人体血钙含量下降，会造成肌肉抽搐、腰背酸疼及骨质增生。血钙浓度偏低时，通过人体的调节系统，骨骼中的钙就会溶解出来，补充到血液里。这样就会使骨密度降低，骨质变得疏松，容易发生骨折。

◎ 营养专家们主张，从膳食中摄取每日所需的钙是最理想的。青少年要做到食物多样化，不挑食、不偏食、不厌食，多吃牛奶、豆制品、深色蔬菜、动物骨骼及海产品等含钙丰富的食品。另外，常吃点含柠檬酸的水果（如柠檬、柑橘、梅子等）有助于钙的吸收。如果每天能够均衡饮食、不挑食，大致就可以获得300毫克的钙质，不足的部分可以喝牛奶来补充，一般250毫升牛奶可供钙250～300毫克。

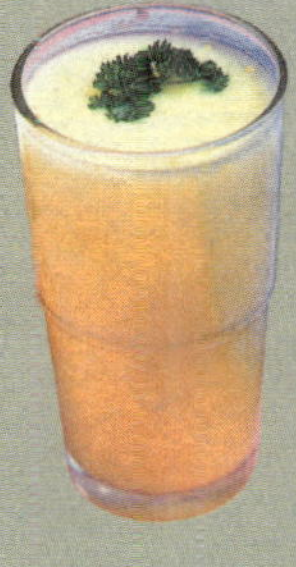

粥类药膳13道

1 赤小豆小米粥

药膳配方

赤小豆、小米各30克。

【制作程序】

1. 赤小豆洗净，泡软；小米洗净。
2. 将二者放入同一水锅中煮成粥。

【服食方法】

每日2次。

【药膳功效】

⊙滋阴养胃，补钙壮骨，促进骨骼发育，防止骨折。

2 白扁豆粥

药膳配方

粳米100克，鲜白扁豆120克，冰糖10克，冷水1500毫升。

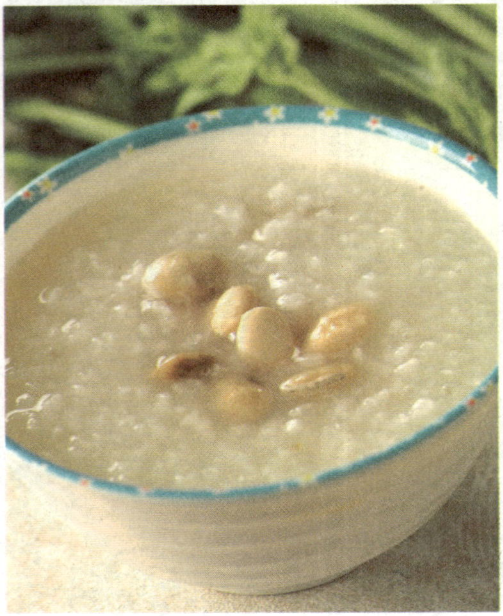

【制作程序】

1. 粳米淘洗干净，用冷水浸泡半小时，捞出，沥干水分。
2. 鲜白扁豆冲洗干净。
3. 取锅加入约1500毫升冷水，放入粳米，先用旺火煮沸，再下入鲜白扁豆，改用小火熬煮成粥。
4. 粥内加入冰糖，搅拌均匀，稍焖片刻，待冰糖溶化，即可盛起食用。

【药膳功效】

⊙补钙壮骨，促进骨骼发育。

3 红扁豆粥

药膳配方

粳米、红扁豆各100克，陈皮1片，白糖20克，冷水2000毫升。

【制作程序】

1. 粳米、红扁豆淘洗干净，红扁豆用冷水浸泡3小时，粳米浸泡半小时，分别捞起，沥干水分。
2. 陈皮用水发软后刮洗干净。
3. 锅中加入约2000毫升冷水，烧沸，依次放入红扁豆、粳米和陈皮，转小火熬煮成粥，然后下入白糖拌匀，再稍焖片刻，即可盛起食用。

【药膳功效】

⊙补钙补铁，促进骨骼发育。

4 鲮鱼黄豆粥

药膳配方

粳米150克，鲮鱼（罐头）100克，黄豆50克，豌豆粒20克，葱末3克，姜末2克，盐1.5克，味精、胡椒粉各1克，冷水2000毫升。

【制作程序】

1. 黄豆洗净，浸泡3小时，捞出，用沸水焯烫，除去豆腥味。
2. 粳米洗净，用冷水浸泡半小时，捞出，沥干水分。
3. 豌豆粒洗净，焯水烫透备用。

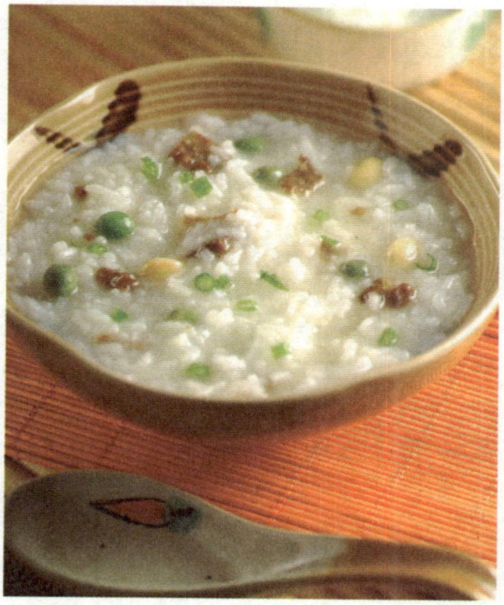

④ 锅中放入粳米、黄豆和约2000毫升冷水，上旺火煮沸，转小火慢煮1小时，待粥黏稠时，下入鲮鱼、豌豆粒及盐、味精、胡椒粉，搅拌均匀，撒上葱、姜末，出锅装碗即可。

【药膳功效】

⊙补钙益智，促进骨骼发育。

5 芝麻牛骨粥

药膳配方

糯米100克，牛骨250克，黑芝麻25克，糖桂花10克，白糖5克，冷水适量。

【制作程序】

① 糯米淘洗干净，用冷水浸泡3小时，捞出，沥干水分。

② 黑芝麻下入锅中，用小火炒香，研成粉末，备用。

③ 牛骨洗净，放入冷水锅内，煮沸45分钟后捞出；将糯米放入，先用旺火烧沸，搅拌几下，再改用小火熬煮，待粥浓稠时，加入白糖稍煮，撒上糖桂花和芝麻粉，即可盛起食用。

【药膳功效】

⊙补血益气，益智安神，补钙壮骨，促进骨骼发育，防治骨质疏松。

6 白果腐竹猪肚粥

药膳配方

粳米150克，腐竹50克，猪小肚1个，白果50克，荸荠2个，盐2克，葱末5克，淀粉10克，冷水1500毫升。

【制作程序】

① 粳米洗净、用冷水浸泡好，放入锅中，加入约1500毫升冷水，先用旺火烧沸后，再改用小火慢慢熬煮。

② 白果去壳、去衣及去心，荸荠去皮切片，腐竹洗净弄碎，一同放入粥内熬煮。

③ 猪小肚除去油脂，剖开，用少许盐、淀粉揉搓后，冲洗干净，放在沸水内烫一烫，捞出放在冷水中洗过，切小件。

④ 待粥用小火煮至15分钟时，将猪小肚放入粥内，继续煮半小时至熟透，然后在粥上撒些葱末，即可盛起食用。

【药膳功效】

⊙强筋壮骨，增长智力，防治老年骨质疏松，促进儿童生长发育。

7 水鲜壮骨粥

药膳配方

粳米100克，鱼肉、蛤蜊、鲜鱿鱼、大虾各50克，牡蛎30克，芹菜50克，盐、胡椒粉各少许，冷水适量。

【制作程序】

① 粳米洗净入锅，加适量冷水，用大火烧开，改小火熬粥。

② 虾剪净须、足，抽去泥肠后洗净；鱼肉切片；蛤蜊洗净；鲜鱿鱼切花，牡蛎用盐抓洗去黏液；芹菜洗净切末。

③ 烧热半锅水，先烫鱿鱼，再烫虾，最后将牡蛎入锅焯水后捞出。

④ 待粥熬至米粒开始软化时，加入所有水鲜同煮，并加盐、胡椒粉调味，待所有水鲜已熟时，关火，撒入芹菜末即可。

【服食方法】

每周1～2次。

【药膳功效】
营养丰富，补血补铁，促进骨骼发育。

8 花生猪骨粥

药膳配方

粳米100克，花生仁100克，猪骨300克，香菜50克，大油20克，胡椒粉2克，香油5克，盐3克，开水、冷水各适量。

【制作程序】

1. 粳米淘洗干净，用冷水浸泡半小时，捞出，沥干水分。
2. 猪骨洗净，敲断成小块。
3. 花生仁放入碗内，用开水浸泡 20 分钟，剥去外皮；香菜择洗干净，切成小段。
4. 把锅置火上，放入猪骨块、大油和适量水，用旺火烧沸后，继续烧煮约 1 小时，至汤色变白时，捞出猪骨，下粳米和花生仁，用旺火烧沸，改小火继续熬煮约 45 分钟。
5. 煮至米粒开花、花生仁酥软时，放盐搅拌均匀，淋入香油，撒上胡椒粉、香菜段，即可盛起食用。

【药膳功效】
补钙壮骨，促进骨骼发育。

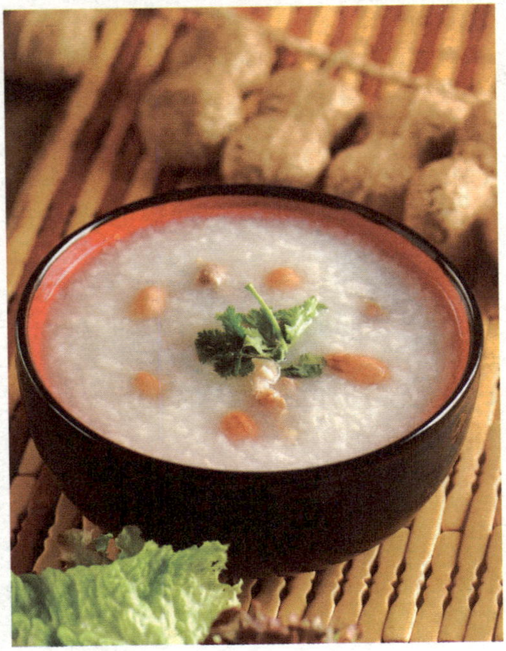

9 野鸡粥

药膳配方

粳米100克，净野鸡脯肉150克，葱末、姜末各5克，盐4克，味精2克，料酒6克，白糖3克，酱油10克，胡椒粉2克，干淀粉5克，香油3克，冷水适量。

【制作程序】

1. 将净野鸡脯肉洗净，切成片，放入冷水中漂去血水，捞出沥干，放入碗内，加入干淀粉、盐、白糖、料酒、酱油、胡椒粉调拌均匀，再加入香油拌匀。
2. 粳米淘洗干净，用冷水浸泡半小时，捞出，沥干水分。
3. 取锅加入冷水、粳米，先用旺火煮滚，然后改用小火熬煮，粥将成时加入鸡片，至鸡熟，用盐、味精调好味，撒上姜末、葱末，即可盛起食用。

【药膳功效】
滋补健身，强筋壮骨，促进儿童骨骼发育。

10 草鱼肠干贝粥

药膳配方

粳米200克，鲜草鱼肠100克，干贝20克，红枣5颗，油条1根，腐竹60克，香菜5克，葱末3克，姜汁6克，盐2克，味精、胡椒粉各1克，白醋8克，白酒5毫升，香油3克，冷水适量。

【制作程序】

1. 将鲜草鱼肠中发黑的部分去除，白色鱼肠剖开，冲洗干净，用白醋腌约 10 分钟，然后用冷水将醋漂洗干净，再加姜汁、白酒拌匀。
2. 粳米淘洗干净，用冷水浸泡半小时，捞出，沥干水分。
3. 干贝用温水泡开，撕成细条；腐竹用温水浸软，撕碎；红枣洗净，剔去枣核；油条切碎。
4. 取锅放入冷水，烧沸后加入粳米、干贝、腐竹、红枣，再用小火煮至粥成，然后加入鱼肠、盐、味精，待两三沸，下香菜、葱末，撒上油条粒、胡椒粉，淋上香油，即可盛起食用。

【药膳功效】

调理肠胃，益智安神，强筋壮骨。

11 赤小豆鲤鱼粥

药膳配方

粳米150克，赤小豆100克，鲤鱼1条（约500克），陈皮1片，姜2片，料酒6克，葱段5克，味精1克，盐2克，花生油10克，香油3克，冷水适量。

【制作程序】

1. 将赤小豆、粳米淘洗干净，用冷水浸泡充分后捞出沥干；陈皮用温水浸软，洗净。
2. 鲤鱼去鳃，剖腹去内脏，不去鳞，冲洗干净。
3. 取炒锅上火，放入花生油烧热，下葱段、姜片煸炒至香，烹入料酒，加入冷水、赤小豆、鲤鱼、陈皮，用小火煨煮至鲤鱼熟烂，捞出鲤鱼，再加入粳米，续煮至粥成。
4. 将鲤鱼去鳞，去净骨刺，鱼肉再放回粥内，加入味精、盐调味，淋上香油，即可盛起食用。

【药膳功效】

清热安神，润肺止咳，补钙壮骨。

12 鸡肉白薯粥

药膳配方

粳米100克，白薯200克，鸡肉75克，青豆30克，胡萝卜30克，海米20克，荸荠3个，蒜头2个，盐2克，胡椒粉1.5克，味精1克，冷水1500毫升。

【制作程序】

1. 鸡肉洗净，切成粒；荸荠洗净去皮，切成粒；白薯、胡萝卜洗净切粒。
2. 海米洗净，涨发回软；蒜头捣碎备用。
3. 坐锅点火，下入蒜头和海米爆香。
4. 锅内加入约1500毫升冷水，放入粳米，用旺火煮沸，下入海米、鸡肉粒、白薯粒和胡萝卜粒，用小火熬煮约半小时。
5. 粥内加入青豆和荸荠粒，再烧沸一会儿，用盐、胡椒粉、味精调好味，即可盛起食用。

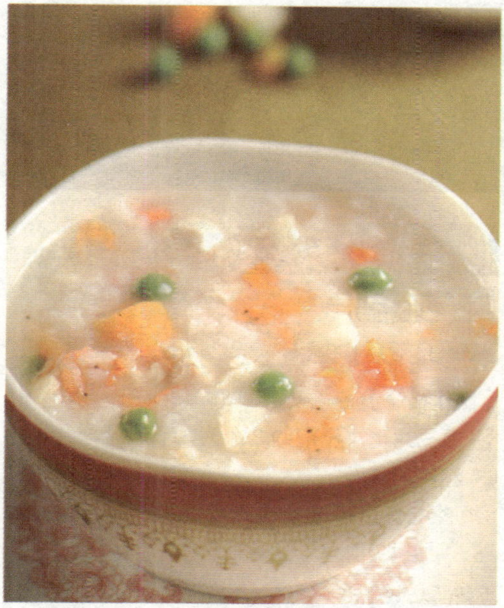

【药膳功效】

补血补钙，强筋壮骨，促进儿童生长发育。

13 干贝鸡肉粥

药膳配方

干贝25克，籼米100克，净鸡肉50克，荸荠50克，水发香菇50克。大油5克，料酒10克，盐2克，葱花3克，姜末2克，胡椒粉1克，冷水1500毫升。

【制作程序】

1. 将干贝洗净，撕碎，鸡肉切丝，两者一起放入盘内，加入料酒，上蒸锅蒸至烂熟。
2. 籼米洗净，用冷水浸泡1小时，捞出，沥干水分。
3. 香菇泡发回软，去蒂，洗净，切小丁；荸荠剥皮洗净，也切成小丁。
4. 锅中注入约1500毫升冷水，把籼米放入，用旺火烧沸后加入香菇丁、荸荠丁、干贝和鸡肉，然后改用小火熬煮。
5. 粥将成时放入盐、大油、葱花、姜末、胡椒粉，再稍煮片刻，即可盛起食用。

【药膳功效】

补钙益智，强筋壮骨。

汤类药膳10道

1 猪蹄筋黄豆汤

药膳配方

猪蹄筋180克，黄豆250克，盐适量。

【制作程序】

1. 黄豆用清水浸泡约3小时。
2. 猪蹄筋洗净。
3. 将所有用料一齐放入炖锅内，炖至黄豆烂熟，调味即可。

【药膳功效】

滋阴养胃，补钙壮骨。

2 赤小豆猪瘦肉汤

药膳配方

赤小豆250克，猪瘦肉500克，料酒10克，姜5克，葱10克，盐3克，鸡精3克，鸡油30克，胡椒粉3克，冷水2500毫升。

【制作程序】

1. 将赤小豆去泥沙，洗净；猪瘦肉洗净，切3厘米见方的块；姜切片，葱切段。
2. 将赤小豆、猪瘦肉、姜、葱、料酒同放炖锅内，加水2500毫升，武火烧沸，再用文火炖煮35分钟，加入盐、鸡精、鸡油、胡椒粉即成。

【药膳功效】

强筋壮骨，防治老年骨质疏松，促进儿童生长发育。

3 花生鸡脚节瓜汤

药膳配方

新鲜荷叶1块，花生20克，鸡脚8只，节瓜500克，红枣4颗，生姜1片，猪骨数块，盐少许。

【制作程序】

1. 将鸡脚在滚水浸透，去黄衣，切去爪尖，洗净；节瓜去皮，洗净切块；荷叶、花生、红枣、生姜和猪骨洗干净；花生保留花生衣；红枣去核；生姜去皮。
2. 瓦煲加入清水，放花生、生姜和红枣，用文火煲至水滚后放鸡脚、节瓜和猪骨，改用中火继续煲3小时，放荷叶和少许盐调味即可。

【药膳功效】

温中益气，滋阴补肾，促进骨骼发育，防治骨质疏松。

4 雪蛤牛奶汤

药膳配方

雪蛤5克，牛奶250毫升，冰糖15克。

【制作程序】

1. 将雪蛤用温水发透，去筋膜、黑仔；冰糖打碎成屑。
2. 将雪蛤放入炖锅，加入牛奶，用中火煮沸，再用文火炖煮25分钟，加入冰糖屑即成。

【药膳功效】

补钙补铁，促进骨骼发育。

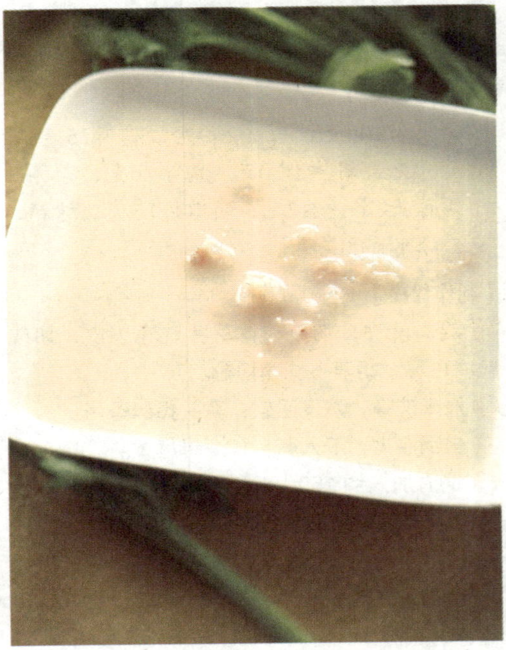

5 二豆猪胫骨汤

药膳配方

赤小豆150克，绿豆150克，猪胫骨500克，料酒10克，姜5克，葱10克，盐3克，鸡精3克，鸡油30克，胡椒粉3克，冷水2500毫升。

【制作程序】

1. 将赤小豆、绿豆去泥沙，洗净；猪胫骨洗净，锤破；姜切片，葱切段。
2. 将赤小豆、绿豆、猪胫骨、料酒、姜、葱同放炖锅内，加水2500毫升，置武火上烧沸，再用文火炖煮45分钟，加入盐、鸡精、鸡油、胡椒粉即成。

【药膳功效】

⊙补血益气，益智安神，添钙壮骨。

6 芡实蚕蛹汤

药膳配方

芡实30克，蚕蛹300克，料酒10克，姜5克，葱10克，盐3克，鸡精3克，鸡油30克，胡椒粉3克，冷水1500毫升。

【制作程序】

1. 将芡实去杂质洗净；蚕蛹洗净；姜切片，葱切段。
2. 将芡实、蚕蛹、料酒、姜、葱同放锅内，加水1500毫升，置武火烧沸，再用文火煮35分钟，加入盐、鸡精、鸡油、胡椒粉即成。

【药膳功效】

⊙滋补健身，强筋壮骨。

7 芡实小龙虾汤

药膳配方

芡实30克，小龙虾300克，料酒10克，姜5克，葱10克，盐3克，鸡精3克，鸡油30克，胡椒粉3克，冷水1500毫升。

【制作程序】

1. 将芡实去杂后，洗净；小龙虾洗净，去肠杂及头；姜切片，葱切段。
2. 将芡实放入炖锅内，加水1500毫升，置武火烧沸，再用文火炖煮30分钟，加入小龙虾，煮熟，加入盐、鸡精、鸡油、胡椒粉即成。

【药膳功效】

⊙补血补钙，强筋壮骨。

8 田鸡猪腰汤

药膳配方

田鸡腿30克，猪腰1副，鱼鳔胶6克，枸杞7克，香油、盐适量。

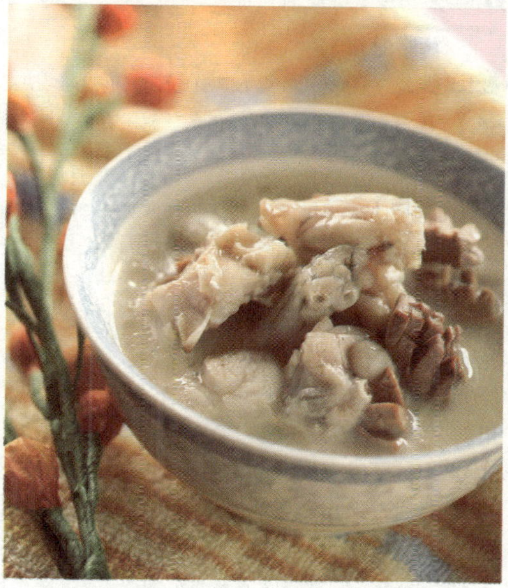

【制作程序】

1. 将田鸡腿洗净，起肉去骨。
2. 将猪腰、鱼鳔胶和枸杞洗净。
3. 将以上用料一起放进煲内，加清水5碗，煮约2小时，加香油、盐调味即成。

【药膳功效】

⊙补钙益智，强筋壮骨。

9 木瓜牛骨汤

药膳配方

木瓜、水发木耳、油菜、海米各20克，鲜牛骨300克，葱白、姜片、香油、味精、胡椒粉、香醋、盐、生粉各适量。

【制作程序】

1. 将木瓜焙干，研成细末；把牛骨洗净，放入锅内，加入清水上火烧开，撇去汤上浮沫，再加入葱白、姜片继续煎煮。

2. 见牛骨表面成灰白色、发涩时捞出牛骨，汤中加入木耳、油菜、海米、味精、盐、木瓜末，开锅后用生粉勾芡，再加入胡椒粉、香醋、香油即可。

【药膳功效】

调理肠胃，益智安神，强筋壮骨。

10 木瓜花生猪尾汤

药膳配方

猪尾750克，木瓜750克，花生仁50克，莲子25克，芡实50克，香油、盐适量，冷水3000毫升。

【制作程序】

1. 将猪尾去毛，刮洗干净，斩成中段，用开水煮约 5 分钟后漂净。

2. 选用半生熟的木瓜，削皮去瓤，切成大块；花生仁、莲子、芡实分别淘洗干净。

3. 煲内倒入 3000 毫升清水烧至水开，将以上用料放入。先用武火煲 30 分钟，再用中火煲 60 分钟，后用小火煲 90 分钟即可。

4. 煲好后，取出药渣，放香油、盐调味。

【药膳功效】

清热安神，润肺止咳，补钙壮骨。

【注意事项】

孕妇慎用。

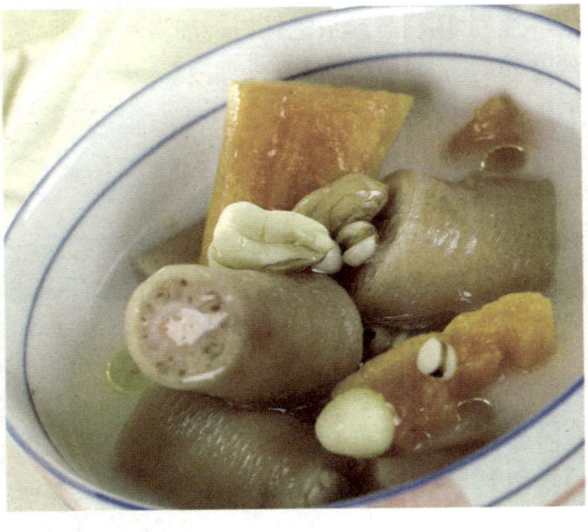

羹类药膳5道

1 冬笋海参羹

药膳配方

水发海参4只，香菇8个，猪肚1副，粉丝40克，熟冬笋3根，陈皮1片，姜1片，葱1根，冷水适量。

【制作程序】

1. 熟冬笋洗净，切滚刀小块；水发海参洗净，用姜、葱滚水焯过，沥干切小件；香菇浸软，洗净去蒂；粉丝剪开两段，用温水浸软。

2. 猪肚翻转，彻底洗净，用烧红的白镬煎过，再放入滚水中汆烫，洗净切细条。

3. 瓦煲内加入冷水，下入陈皮，用旺火烧滚，再把猪肚和海参放入，煲约一个半小时，加入熟冬笋块、香菇，煲约 40 分钟，下粉丝再煲 20 分钟即成。

【药膳功效】

补钙壮骨，促进骨骼发育。

2 冬瓜干贝羹

药膳配方

冬瓜500克，干贝75克，芹菜50克，盐2克，味精1.5克，胡椒粉1克，香油3克，熟大油10克，水淀粉50克，高汤500毫升，冷水适量。

【制作程序】

1. 先将冬瓜去皮洗净，刨成细丝状；芹菜洗净去叶，用刀切成细粒备用。

2. 干贝先用冷水洗净，然后用温水浸泡 1 小时，用手捏碎，成自然丝状。

3. 将砂锅洗净，注入高汤，倒入干贝丝，待煮滚时，放入冬瓜丝，再次煮滚后撇去浮沫，加入盐、味精、胡椒粉搅匀，再把水淀粉缓缓倒入锅内，边倒边搅拌，最后加入熟大油、香油搅匀，盛在大汤碗里，再用芹菜粒撒在面上即成。

【药膳功效】
⊙利水消种，降压安神，补钙补铁，促进骨骼发育。

3 多味果羹

药膳配方

苹果丁、香蕉丁、鸭梨丁、柿饼丁、海棠丁、菠萝丁、橘子丁、樱桃丁各100克，荔枝丁、山楂糕丁各50克，葡萄干25克，白糖100克，藕粉50克，糖桂花5克，冷水适量。

【制作程序】

1. 锅置火上，加入白糖和适量冷水，待水烧开后，加入苹果丁、香蕉丁、鸭梨丁、柿饼丁、海棠丁、菠萝丁、橘子丁、荔枝丁、葡萄干烧煮。
2. 待锅内的糖水烧开，用手勺撇去浮沫，用藕粉加水勾稀芡，出锅盛入汤碗内，撒下樱桃丁、山楂糕丁、糖桂花即可。

【药膳功效】
⊙调理肠胃，益智安神，强筋壮骨。

4 鲜梅鱿鱼羹

药膳配方

鲜梅花15朵，干鱿鱼200克，鸡脯肉100克，盐2克，味精1.5克，胡椒粉1克，料酒5克，食碱3克，鸡油15克，高汤750毫升。

【制作程序】

1. 鲜梅花取花瓣洗净，控干水分；鸡脯肉砸成泥。
2. 鱿鱼放入温水中泡1小时，去头尾，切成极薄的片，放入盆内，用热水洗净，然后用食碱拌匀，放入开水，焖泡至水温不烫手时，水倒出一半，再倒入滚开水盖上焖泡，如此重复3～4次，至鱿鱼颜色发白，透明，质软，泡入冷水内待用。
3. 炒锅上火，注入高汤烧沸，鸡泥用汤冲入锅内，待鸡泥凝固，用小眼漏勺捞出鸡泥，倒入鱿鱼浸3分钟后滗去汤，再重复操作一次，将鱿鱼盛入汤碗中。
4. 汤内加入料酒、盐、胡椒粉、味精，撇去浮沫，倒入梅花瓣，淋上鸡油，盛入汤碗内即可。

【药膳功效】
⊙滋阴养胃，补钙壮骨，促进骨骼发育，防止骨折。

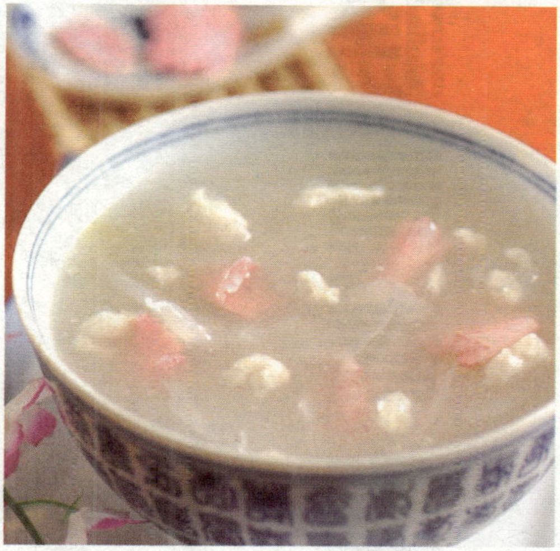

5 云腿鸽子羹

药膳配方

活乳鸽2只，云腿片、鸡肉各50克，盐3克，味精2克，料酒20克，葱、姜各15克，高汤500毫升，冷水适量。

【制作程序】

1. 将乳鸽宰杀后用热水烫透，煺净毛，去除内脏洗净，再下开水锅烫一下捞出，洗净沥干水，盛入盘内，加入料酒和适量葱、姜，上屉蒸至七成熟。
2. 将乳鸽取出，滗出原汁留用，拆净大小骨头，将鸽肉放在汤碗一边，另一边放上云腿片。
3. 将鸡肉斩成蓉，放入碗内，加入冷水、葱、姜，挤出血水；将高汤倒入锅内，加入乳鸽原汁、鸽骨、鸡肉末、盐、味精，待汤吊清后，过筛滤净汤渣，将清汤倒入盛鸽肉的汤碗内，加盖后再上屉蒸烂，取出食用即可。

【药膳功效】
⊙滋补健身，强筋壮骨，促进儿童骨骼发育。

祛除青春痘的药膳

青春痘又名“痘痘”，亦名“粉刺”“痤疮”。青春期人体内新陈代谢旺盛，性激素分泌过多，毛囊皮脂的分泌亢进，分泌物超过了皮脂腺的排出量。分泌物在皮脂腺处潴留堆积，引发毛囊周围发炎，于是就出现了“痘痘”。青春痘一般多见于青年男女面部，严重的常累及上胸和肩背部。其典型为针头大小，顶端呈黑色丘疹，称为“黑头粉刺”，常于感染后发生脓或脓肿。

◎ 1.富含维生素A的食物：维生素A可调节上皮细胞的代谢，对毛囊皮脂分泌有一定的调节作用，同时能调节皮肤汗腺功能，减少酸性代谢产物对表皮的侵袭，有利于青春痘患者的康复。

◎ 2.富含维生素B类的食物：维生素B_2能促进细胞内的生物氧化过程，参与糖、蛋白质和脂肪的代谢。各种动物性食品中均含有丰富的维生素B_2，如动物内脏、瘦肉、乳类、蛋类及绿叶蔬菜等。维生素B_6参与不饱和脂肪酸的代谢，对本病防治大有益处。

◎ 3.富含锌的食物：锌有一定的控制皮脂腺分泌和减轻细胞脱落与角化作用。

◎ 4.具有清凉祛热作用的食品：青春痘患者大多数有内热。故饮食应多选用具有清凉祛热、生津润燥作用的食品。

◎ 总之，为治青春痘，饮食应以清淡食品为主。另外，我们所说的常食是指适量多食，不等于偏食、嗜食，青少年正处于全面发育成长阶段，必需的营养是不可缺少的，偏食同样可导致营养不良，对身体不利。

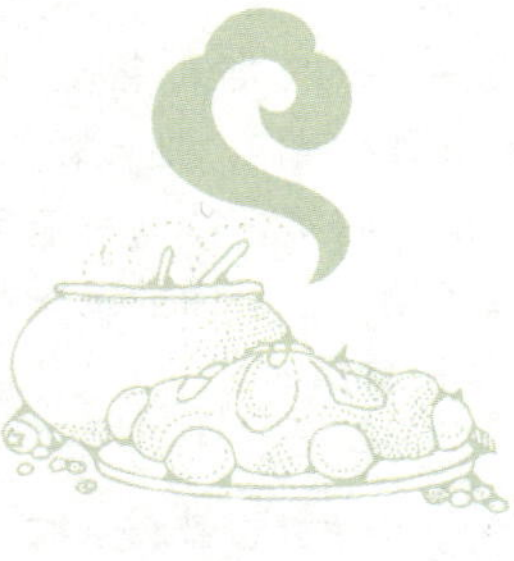

粥类药膳12道

1 百合粥

药膳配方

粳米、鲜百合各100克，冰糖10克，冷水1000毫升。

【制作程序】

1. 将鲜百合冲洗干净，逐瓣掰开，放入沸水锅内略汆后捞出，再用冷水浸泡半小时。
2. 粳米淘洗干净，用冷水浸泡半小时，捞出沥干水分。
3. 锅中加入约1000毫升冷水，将粳米放入，用旺火烧沸后下入百合，改用小火熬煮成粥。
4. 粥内下入冰糖调匀，再稍焖片刻，即可盛起食用。

【药膳功效】

⊙清热解毒，养颜祛痘。

2 芡实白果粥

药膳配方

糯米100克，芡实、白果各50克，冰糖20克，冷水2000毫升。

【制作程序】

1. 糯米淘洗干净，用冷水浸泡3小时，捞出，沥干水分备用。
2. 芡实淘洗干净，煮熟去壳。
3. 白果剥去外壳，放入锅中煮熟，剥去外皮，切掉两头，捅出白果心。
4. 锅中加入约2000毫升冷水，放入芡实、糯米，先用旺火烧沸，再改用小火熬煮成粥，放入白果，以白糖调好味后，继续煮5分钟，即可盛起食用。

【药膳功效】

⊙润肤美白，排毒养颜，祛除青春痘。

3 百合绿豆粥

药膳配方

粳米60克，绿豆50克，百合20克，冰糖10克，冷水1200毫升。

【制作程序】

1. 将绿豆、粳米淘洗干净，绿豆用冷水浸泡3小时，粳米浸泡半小时。
2. 百合去皮，洗净切瓣。
3. 把粳米、百合、绿豆放入锅内，加入约1200毫升冷水，先用旺火烧沸，然后转小火熬煮至米烂豆熟，加入冰糖调好味，即可盛起食用。

【药膳功效】

⊙清热、解毒、明目、养颜、祛痘。

4 山药红枣粥

药膳配方

糯米100克，山药50克，薏仁75克，荸荠粉25克，红枣5颗，冰糖20克，冷水适量。

【制作程序】

1. 糯米、薏仁分别淘洗干净，用冷水浸泡3小时，捞出，沥干水分。
2. 山药去皮，洗净，捣成粉末；红枣去核，洗净备用。

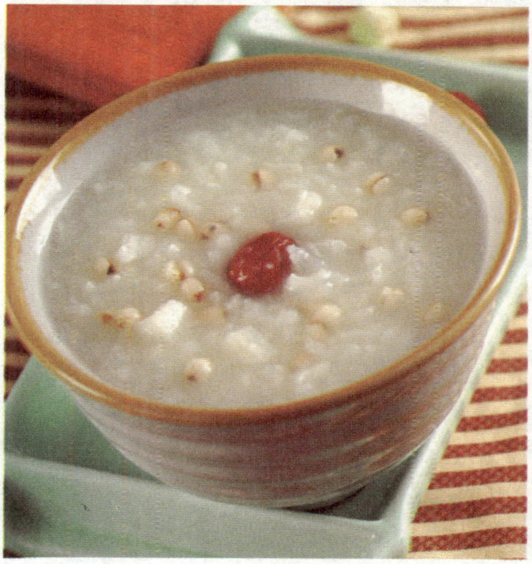

3. 薏仁、糯米下入锅内，加入适量冷水，置旺火上煮至米粒开花时，将红枣下入锅内，转小火熬煮成粥。
4. 待糯米软烂时，边搅拌边将山药粉洒入锅内，约煮20分钟，将荸荠粉和冰糖入锅搅匀，即可盛起食用。

【药膳功效】

排毒养颜，祛除青春痘。

5 西红柿山药粥

药膳配方

西红柿20克，粳米100克，山药100克，山楂10克，冰糖15克，冷水1000毫升。

【制作程序】

1. 山药刮洗干净，切成小薄片；西红柿洗净，切牙状；山楂洗净，去核，切片。
2. 粳米淘洗干净，用冷水浸泡备用。
3. 锅中注入约1000毫升冷水，将粳米、山药、山楂一起放入，先置旺火上烧沸，再改用小火煮半小时，加入西红柿，然后继续用小火熬煮，待粥成时下入冰糖，搅拌均匀，再稍焖片刻，即可盛起食用。

【药膳功效】

抑制皮脂过旺分泌，排毒祛痘。

6 花生山药粥

药膳配方

粳米100克，山药、花生仁各50克，冰糖10克，冷水适量。

【制作程序】

1. 将花生仁、粳米淘洗干净，用冷水分别浸透。
2. 山药洗净，去皮，切成细丁。
3. 锅中加入约1000毫升冷水，将花生仁、粳米放入，用旺火烧沸，加入山药丁，然后改用小火熬煮成粥，加入冰糖，再略煮片刻，即可盛起食用。

【药膳功效】

排毒养颜，祛除青春痘。

7 白果麦片粥

药膳配方

粳米150克，白果仁50克，麦片20克，盐1克，冷水2000毫升。

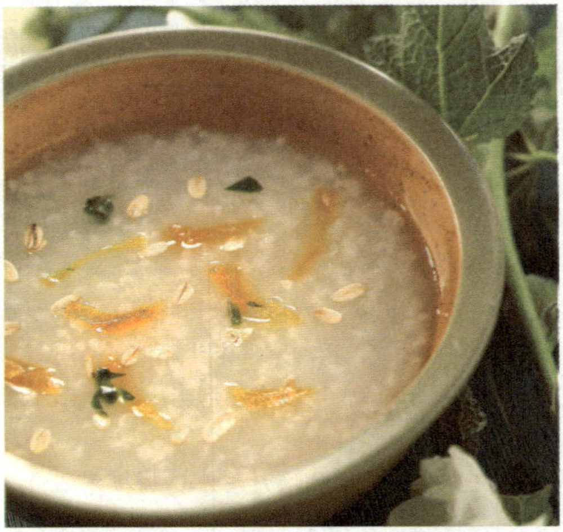

【制作程序】

1. 粳米洗净，用冷水浸泡半小时，捞起，沥干水分。
2. 白果仁洗净，浸泡回软，焯水烫透备用。
3. 锅中加入约2000毫升冷水，下入粳米和白果，旺火煮沸后，改用小火煮半小时后，用干净纱布包住麦片，放进粥锅里再煮半小时。
4. 见粥体浓稠时，取出麦片渣包，加入盐拌匀，即可盛起食用。

【药膳功效】

润肤美白，排毒养颜，祛除青春痘。

8 白果养颜粥

药膳配方

薏仁100克，白果50克，冰糖20克，冷水1500毫升。

【制作程序】

1. 将白果及薏仁洗净后，放入冷水中浸泡2～3小时，捞出，沥干水分。
2. 锅中加入约1500毫升冷水，将薏仁及白果放入，先用旺火煮滚，然后改用小火熬煮1小时。
3. 待锅内米烂白果熟时，下入冰糖煮溶，即可盛起食用。

【药膳功效】

⊙ 润肤养颜，祛除青春痘。

9 木槿花粥

药膳配方

木槿花5朵，粳米100克，冰糖20克，冷水适量。

【制作程序】

1. 粳米淘洗干净，用冷水浸泡半小时，捞出，沥干水分。
2. 木槿花拣去杂质，再用冷水漂洗干净。
3. 取锅放入冷水、粳米，先用旺火煮开，然后改用小火熬煮，至粥将成时加入木槿花、冰糖，待两三沸，即可盛起食用。

【药膳功效】

⊙ 清热、解毒、明目、养颜、祛痘。

10 覆盆子粥

药膳配方

粳米100克，覆盆子30克，蜂蜜15克，冷水适量。

【制作程序】

1. 将覆盆子洗净，用干净纱布包好，扎紧袋口。
2. 粳米淘洗干净，用冷水浸泡半小时，捞出，沥干水分。
3. 取锅放入冷水、覆盆子，煮沸后约15分钟，拣去覆盆子，加入粳米，用旺火煮开后改小火，续煮至粥成，下入蜂蜜调匀即可。

【药膳功效】

⊙ 净化肌肤，祛除青春痘。

11 椰汁黑糯米粥

药膳配方

黑糯米200克，椰汁120克，冰糖10克，冷水适量。

【制作程序】

1. 黑糯米淘洗干净，用冷水浸泡3小时，取出，沥干水分。
2. 将黑糯米放入锅中，加入适量冷水烧沸，然后转小火熬煮约半小时至米粒软烂。
3. 粥内加入冰糖，继续煮2分钟，待冰糖完全溶化后离火，待糯米粥温度稍降，加入椰汁调匀，即可盛起食用。

【药膳功效】

⊙ 补血养颜，美白皮肤，预防青春痘。

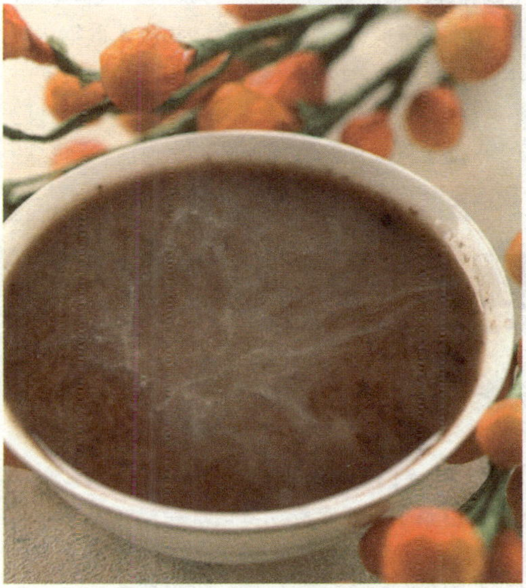

12 薄荷粥

药膳配方

粳米100克，干薄荷15克（鲜品30克），银花10克，白糖10克，冷水适量。

【制作程序】

1. 粳米淘洗干净，浸泡半小时，沥干水分。
2. 薄荷、银花分别去杂质，淘洗干净，一起放入锅内，加适量冷水煎熬10分钟，滤渣取汁。
3. 将粳米放入药汁中，加冷水适量，先用旺火烧沸，然后改小火煮至米烂粥稠，食用前调入白糖拌匀即可。

【药膳功效】

⊙ 清热解毒，祛痘净螨。

汤类药膳14道

1 荷叶山楂汤

药膳配方

荷叶1张，山楂15克，冷水适量。

【制作程序】

将荷叶洗净剪碎，山楂洗净，共放入砂锅内加水，浸泡片刻，以文火煎取浓汤。

【药膳功效】

止烦渴，润大肠，通血脉、降血压，清热散瘀，适用于治疗青春痘。

2 菜干腐皮红枣汤

药膳配方

白菜干100克，豆腐皮50克，红枣10颗，香油、盐各少许，冷水适量。

【制作程序】

1. 将白菜干、豆腐皮切碎，洗净；红枣洗净。
2. 将白菜干、豆腐皮、红枣一起放入锅内，加适量水煨熟，加入香油、盐调味即成。

【药膳功效】

清热解毒，养颜祛痘。

3 芦笋丝瓜肉片汤

药膳配方

鲜芦笋75克，丝瓜150克，胡萝卜30克，草菇3个，猪瘦肉75克，姜1片，盐、冷水适量。

【制作程序】

1. 将鲜芦笋削去硬节皮洗净，斜切成小段；胡萝卜去皮洗净，切块；草菇洗干净，切片；丝瓜削去外皮冲洗干净，切块；猪瘦肉洗干净，切片。
2. 煲滚适量水，下鲜芦笋、丝瓜、胡萝卜块、草菇片、猪瘦肉片、姜片，煲滚后改中火滚约1小时，下盐调味即成。

【药膳功效】

净化肌肤，祛除青春痘。

4 枸杞菊花排骨汤

药膳配方

枸杞、菊花各20克，排骨100克，姜1片，盐少许，冷水适量。

【制作程序】

1. 将洗净的排骨切成约3厘米大小备用；将枸杞、菊花用冷水洗净。
2. 放约8碗水烧开，加入排骨、姜及枸杞，武火煮开后改用中火煮约30分钟。
3. 在汤快煲好前放入菊花，加盐调味即可。

【药膳功效】

清热、解毒、明目、养颜、祛痘。

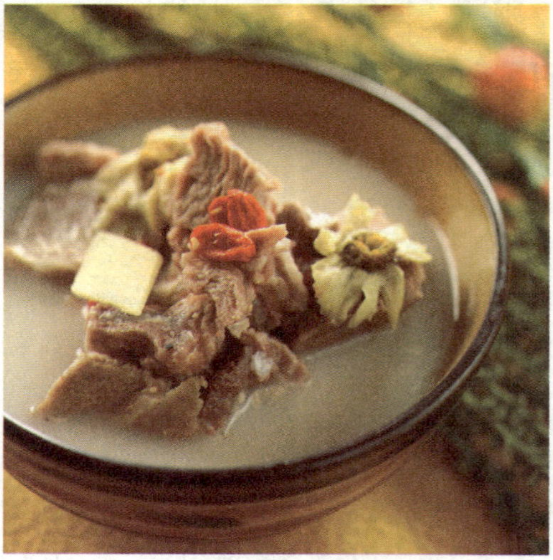

5 木瓜西红柿土豆汤

药膳配方

木瓜900克，西红柿4个，土豆300克，猪瘦肉225克，姜2片，盐适量，冷水适量。

【制作程序】

1. 木瓜去皮、去核后切厚块；西红柿切块去子后，清洗干净；土豆去皮，洗净；猪瘦肉洗净切大块，汆烫后再冲洗干净。

2. 煲滚适量水，下木瓜、西红柿、土豆、猪瘦肉和姜片，煲滚后再以文火煲约2小时，下盐调味即成。

【药膳功效】
清热、解毒、明目、养颜、祛痘。

6 海带清热汤

药膳配方

海带50克，绿豆50克，红糖50克，冷水适量。

【制作程序】
1. 海带洗净切段，绿豆洗净。
2. 海带、绿豆加水一碗，煲至豆烂后下红糖，搅匀，可饮汤食豆、海带。

【药膳功效】
清热解毒，祛痘净螨。

【注意事项】
海带性寒，不能大量食用。

7 黑鱼冬瓜汤

药膳配方

活黑鱼1条（约200克），冬瓜300克，赤豆50克，葱头3个，冷水适量。

【制作程序】
1. 将黑鱼刮鳞去内脏；冬瓜去瓤和子，洗净切块；赤豆淘净；葱头洗净。
2. 将上述食材一同放入汤锅内，加适量水以文火煮至豆酥鱼熟即可，不要加盐。

【药膳功效】
清热解毒，消脂减肥，祛痘。

8 冰糖百合汤

药膳配方

冰糖30克，百合30克，绿豆50克，冷水适量。

【制作程序】
1. 冰糖打碎成屑；百合、绿豆洗净。

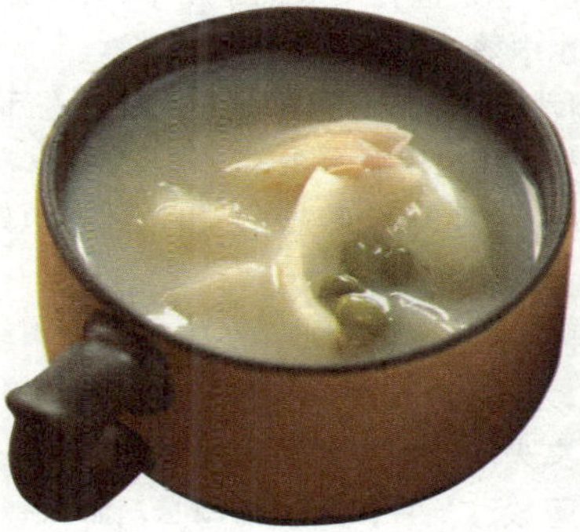

2. 百合、绿豆放入炖锅内，加水适量，置武火上烧沸，再用文火炖煮30分钟，加入冰糖屑即成。

【药膳功效】
对痤疮有显著疗效。

9 夏枯草黄豆脊骨汤

药膳配方

夏枯草20克，黄豆50克，猪脊骨700克，蜜枣5颗，盐5克，冷水1500毫升。

【制作程序】
1. 将夏枯草洗净，浸泡30分钟；黄豆洗净，浸泡1小时。
2. 将猪脊骨斩件，洗净，飞水；蜜枣洗净。
3. 将冷水1500毫升放入瓦煲内，煮沸后加入以上用料，武火煲滚后，改用文火煲2小时，加盐调味即可。

【药膳功效】
本方适用于痈疮肿毒、粉刺、痤疮、红眼病、高血压等症。

【注意事项】
本方寒凉，胃寒者慎用。

10 水鸭银花汤

药膳配方

水鸭1只，银花9克，生地、熟地各5克，猪瘦肉120克，葱段、姜片、香油各适量，热水、冷水适量。

【制作程序】

1. 将水鸭用水洗净，剁成约3厘米见方的块，入烧沸的水中烫一烫，捞出用温水洗净。
2. 将猪肉洗净，切成3厘米见方的块，入沸水锅中烫一烫，捞出用温水洗净。
3. 将银花、生地、熟地洗净，用洁纱布包好，扎成药包。
4. 锅洗净，加入适量冷水，放入鸭块、肉块、药包、葱段、盐、姜片，用武火烧沸，撇去浮沫，改用文火炖约4小时，待鸭肉烂熟后，拣去药包、葱段、姜片，加味精调味，滴入香油即成。

【药膳功效】

润肤养颜，排毒，祛除青春痘。

11 节瓜薏仁核桃汤

药膳配方

节瓜150克，薏仁15克，核桃肉30克，白果15克，猪瘦肉100克，陈皮1小块，盐、冷水适量。

【制作程序】

1. 节瓜去皮，清洗干净后切厚块；洗干净薏仁和核桃肉；白果去壳、去衣及去白果心；陈皮浸软后刮去瓤。
2. 猪瘦肉洗净，氽烫后再冲洗干净。
3. 烧滚适量水，放入节瓜、薏仁、核桃肉、白果、猪瘦肉和陈皮，水滚后改文火煲约2小时，下盐调味即成。

【药膳功效】

润肤美白，排毒养颜，祛除青春痘。

12 益母草黑豆鸡蛋汤

药膳配方

益母草30克，黑豆50克，鸡蛋3只，蜜枣3颗，冷水1200毫升。

【制作程序】

1. 益母草、黑豆洗净，浸泡；蜜枣、鸡蛋洗净。
2. 将冷水1200毫升与以上原料一同放入瓦煲内，待鸡蛋煮熟后，取出去壳，再放回煲内，

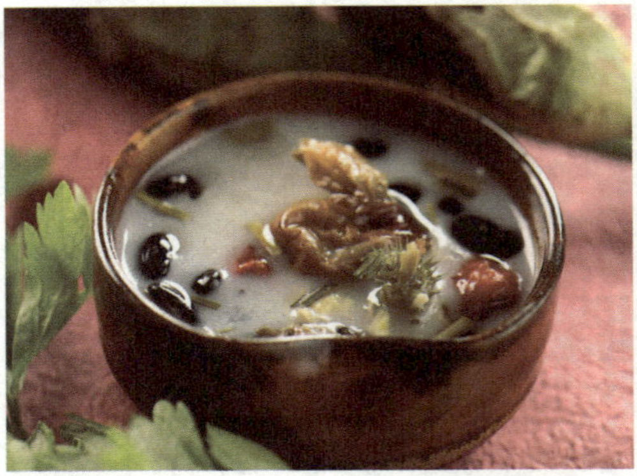

文火煲1小时即可。

【药膳功效】

活血行瘀，润泽肌肤，治青春痘。

13 菊花苹果素汤

药膳配方

杭菊花12克，苹果4个，蜜枣5颗，无花果4颗，冷水适量。

【制作程序】

1. 洗净杭菊花；洗干净蜜枣和无花果；苹果洗净切块。
2. 煲滚适量水，放入苹果、蜜枣和无花果，水滚后改文火煲约90分钟，下杭菊花再滚10分钟即成。

【药膳功效】

润肠排毒，净化肌肤，祛除青春痘。

14 佛手柑败酱草汤

药膳配方

佛手柑干品15克，败酱草每岁1克（按年龄计，10岁以上每2岁增加1克），白糖3克，冷水适量。

【制作程序】

1. 将佛手柑洗净切片；败酱草洗净切段，共入一砂锅内，加适量水以文火煎汤。
2. 汤成后去药渣，以白糖调味即可。

【药膳功效】

清热解毒，凉血消肿散结，祛除青春痘。

羹类药膳5道

1 茉莉花鸡粒羹

药膳配方

鸡肉150克，鲜平菇150克，茉莉花30朵，蛋清20克，瑶柱15克，姜1片，盐4克，淀粉10克，色拉油5克，香油3克，白糖2克，高汤500毫升，冷水适量。

【制作程序】

1. 瑶柱洗净，用冷水浸泡2小时，撕细，放入盘中，加入适量冷水和姜片，蒸半小时后盛起备用。
2. 茉莉花择去蒂，用盐水清洗，再用冷水冲洗干净；蛋清用筷子搅匀；平菇洗净，切片。
3. 鸡肉洗净，切小粒，加3克盐、5克淀粉腌10分钟左右，放入沸水锅中汆水，捞起沥干水分。
4. 锅内加入色拉油烧热，先下盐、白糖及瑶柱煮滚，再下鸡肉粒、平菇片煮至鸡肉熟烂，用5克淀粉加水勾芡，并下蛋清拌匀，淋入香油，撒上茉莉花，即可盛起食用。

【药膳功效】

净化肌肤，祛除青春痘。

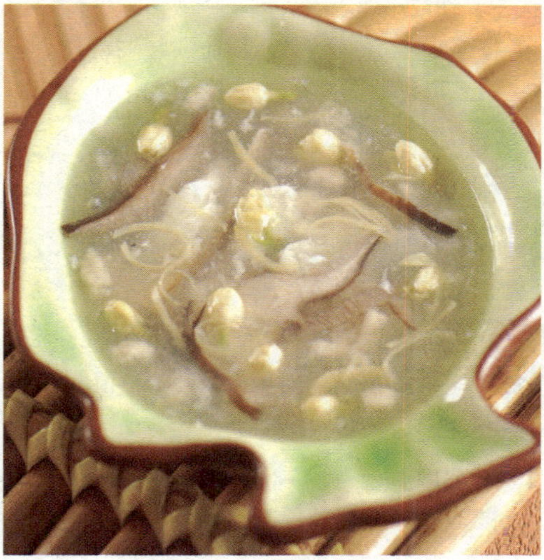

2 枇杷鲜藕百合羹

药膳配方

枇杷50克，鲜百合50克，鲜藕50克，淀粉3克，桂花2克，冷水适量。

【制作程序】

1. 将枇杷去支和核，取肉备用；鲜百合洗净，撕成瓣状；鲜藕洗净，切成小块。
2. 将枇杷、百合、鲜藕同放入锅中，加入约500毫升冷水，用中火熬煮，将熟时调入淀粉勾芡，煮沸成羹。
3. 盛起食用时调入桂花即可。

【药膳功效】

清热、解毒、明目、养颜、祛痘。

3 五果冰糖羹

药膳配方

葡萄200克，枸杞10克，桂圆肉15克，香蕉1只，红枣5颗，冰糖25克，冷水适量。

【制作程序】

1. 红枣去核，洗净切碎；桂圆肉洗净。
2. 枸杞用温水泡至回软，洗净捞出，沥干水分。
3. 红枣、枸杞、桂圆肉同入锅中，加入适量冷水，以小火熬煮片刻。
4. 将香蕉去皮，切丁；葡萄洗净，去皮、子，一起投入汤羹内拌匀，最后以冰糖调好味，即可盛起食用。

【药膳功效】

润肤美白，排毒养颜，祛除青春痘。

4 百合酸枣羹

药膳配方

银耳10克，桂圆肉20克，酸枣仁10克，百合30克，枸杞20克，冰糖50克，冷水200毫升。

【制作程序】

1. 将百合、银耳洗净，撕成瓣状；枸杞用温水泡至回软，洗净捞出，沥干水分；桂圆肉洗净备用。

2. 酸枣仁洗净，炒香，放入锅内，加入冷水200毫升，煎煮半小时后滤去酸枣仁，留其汁液。

3. 将银耳、百合、桂圆肉、枸杞、酸枣仁汁放入炖锅内，加入适量冷水，置中火上煎煮1小时，加入冰糖拌匀，即可盛起食用。

【药膳功效】

清热解毒，补脾养胃，养颜祛痘。

5 甜杏仁羹

药膳配方

甜杏仁200克，平菇10个，黑木耳10个，淀粉20克，香油3克，白糖2克，味精1克，盐1.5克，冷水适量。

【制作程序】

1. 平菇、黑木耳洗净，分别撕成瓣。

2. 甜杏仁用冷水浸泡，剥皮、捣碎磨细，将杏仁浆盛入纱布袋，挤压出浓汁。

3. 杏仁汁加水烧沸，熄火，放入淀粉拌匀，盛入深盘中，待冷却凝固后，切成数方块。

4. 锅中加入适量冷水，煮沸后倒入平菇、黑木耳，再沸时下入杏仁块，加盐调味煮透，再放白糖、味精拌匀，淋上香油，即可盛起食用。

【药膳功效】

清热解毒，祛痘净螨。

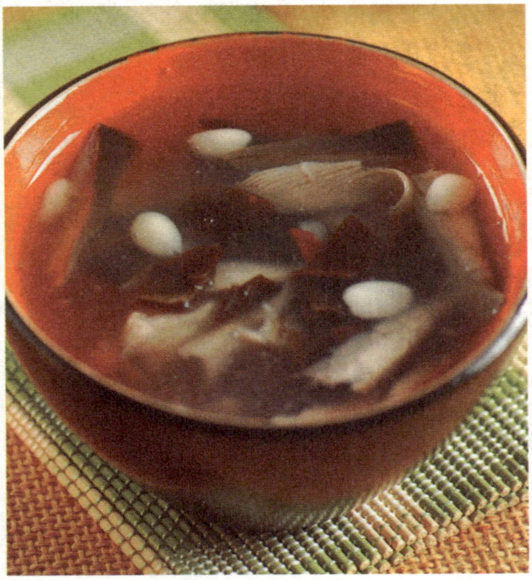

汁类药膳4道

1 芦荟蜜汁

药膳配方

新鲜芦荟200克，蜂蜜20克，冷水适量。

【制作程序】

1. 将新鲜芦荟洗净，去除绿色部分的叶皮，取透明的叶肉切小丁。

2. 将芦荟入锅中，加冷水煮滚，放凉后滤取芦荟汁。

3. 在芦荟汁中加入蜂蜜，搅拌均匀，直接饮用即可。

【药膳功效】

本方能够排毒养颜，抑制皮脂分泌，祛除青春痘。

2 苦瓜萝卜汁

药膳配方

苦瓜1个，白萝卜100克，蜂蜜20克。

【制作程序】

1. 苦瓜洗净，去瓤，切成小块；白萝卜洗净，去皮，切成小块。

2. 将苦瓜块和白萝卜放入榨汁机中，搅打成汁。

3. 将苦瓜汁倒入杯中，加入蜂蜜拌匀，即可饮用。

【药膳功效】

清热解毒，补脾养胃，养颜祛痘。

3 芦荟苹果汁

药膳配方

芦荟20克，苹果1个，凉开水50毫升，冰块4块。

【制作程序】

1. 芦荟洗净后切成小块；苹果洗净，去皮去

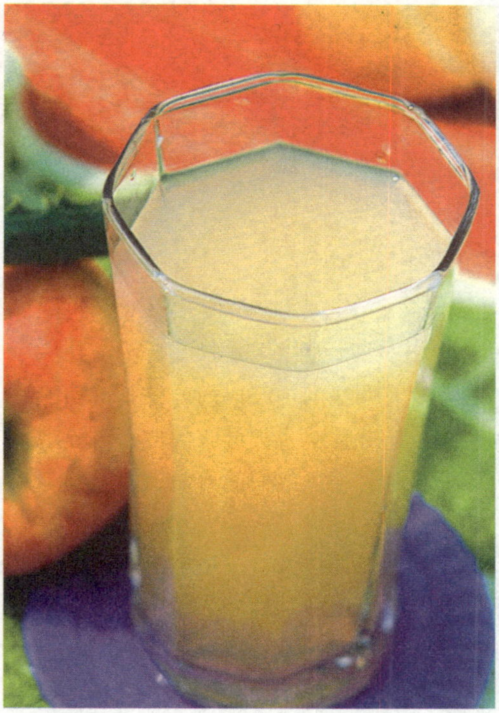

核，切成小块。

2. 将芦荟块和苹果块倒入榨汁机中，加入凉开水，搅打成汁。

3. 杯中放入冰块，将芦荟苹果汁倒入其中即可。

【药膳功效】

⊙ 消炎除螨，祛除青春痘。

4 卷心菜芦荟汁

药膳配方

卷心菜50克，芦荟1段，苹果1个，菠萝1/4个，蜂蜜15克，凉开水80毫升。

【制作程序】

1. 芦荟洗净后切成小块；卷心菜洗净后切成小片；苹果去皮去核后切块；菠萝切小块。

2. 将上述蔬菜、水果放入榨汁机中，搅打成汁。

3. 将果菜汁倒入杯中，冲入凉开水，加入蜂蜜调匀即可。

【药膳功效】

⊙ 本方能够润肠通便，排毒养颜，祛除青春痘。

蜂产品药膳3道

1 蜜制菊花

药膳配方

蜂蜜500克，鲜菊花瓣1000克。

【制作程序】

将鲜菊花瓣捣烂，加水煎煮半小时，滤除残渣，连续两次等量提取汁液，合并两次提取液，小火浓缩至500毫升，待凉至50℃后加入蜂蜜，调匀即可。

【服食方法】

每日饭前服用，每次20毫升。

【药膳功效】

⊙ 本方能够清热去火，祛痘养颜。

2 蜜醋饮

药膳配方

蜂蜜20克，醋20克，温开水适量。

【制作程序】

蜂蜜和醋混合用温开水冲服。

【服食方法】

每日服2～3次。

【药膳功效】

⊙ 本方能够排毒养颜，祛除青春痘。

3 蜂蜜西红柿汁

药膳配方

蜂蜜40克，西红柿100克，温开水适量。

【制作程序】

将西红柿榨汁，兑入蜂蜜搅匀。

【服食方法】

早晚空腹分2次用温开水冲服。

【药膳功效】

⊙ 本方能够清热去火，排毒清肠，祛痘养颜。

防止肥胖的药膳

肥胖症是人体内脂肪贮存过多引起的，如体重超过标准体重的15%～20%即为肥胖。肥胖症分为单纯性和继发性两类，前者没有明显的神经或内分泌系统功能变化，临床最为常见。肥胖症对人类健康的危害十分严重，肥胖症最可怕的害处是缩短人们的寿命，引发动脉硬化、冠心病、高血压等心脑血管疾病。它还能导致各种身心不良、肠胃病、性无能以及自卑情结等，给人们带来极大的痛苦。因此，有肥胖的青少年切不可“心宽体胖”“放任自流”，否则后果不堪设想。

◎ 青少年肥胖症通常是指单纯性肥胖症，除了与活动过少和遗传因素有关外，大多由于饮食因素所致，即摄入大于消耗，使体内脂肪过度积聚，体重超过一定的范围。但减肥不等于节食，而应通过一定的药膳食疗调理身体，最终达到瘦身健体的目的。一般只要坚持进行药膳治疗，都可以收到一定效果。

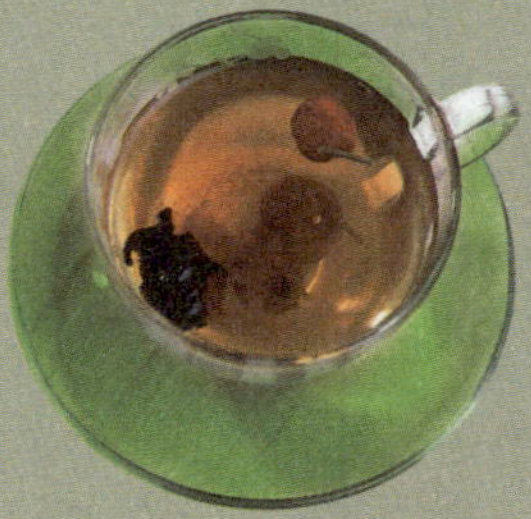

粥类药膳11道

1 竹荪玉笋粥

药膳配方

粳米100克，竹荪50克，玉米笋（罐装）75克，盐1克，味精1.5克，冷水1000毫升。

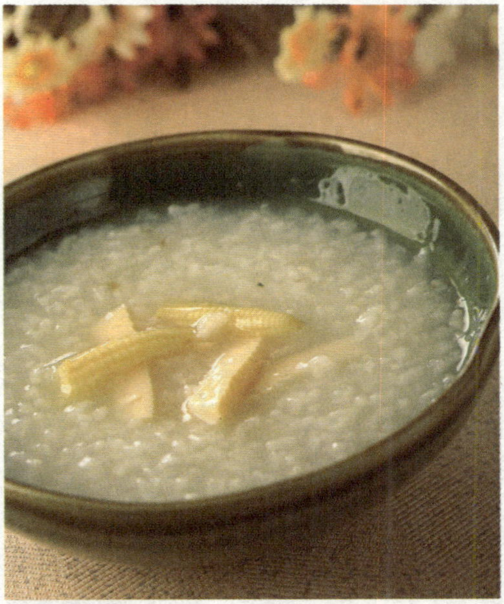

【制作程序】

1. 粳米淘洗干净，用冷水浸泡半小时，捞出，沥干水分。
2. 竹荪用温水泡至回软，洗涤整理干净，改刀切段。
3. 玉米笋洗净，改刀切小段备用。
4. 锅中加入1000毫升冷水，将粳米放入，先用旺火烧沸，然后转小火慢煮。
5. 粥再次烧沸以后，加入竹荪和玉米笋，用盐和味精调好味，搅拌均匀，再煮约20分钟，即可盛起食用。

【药膳功效】

⊙减肥降脂，解暑清热，健脾止泻，提高免疫力。

2 淡竹叶粥

药膳配方

淡竹叶30克，粳米100克，白糖10克，冷水适量。

【制作程序】

1. 将淡竹叶洗净。
2. 粳米淘洗干净，用冷水浸泡半小时，捞出，沥干水分。
3. 取锅放入冷水、淡竹叶，煮沸10分钟后，滤去渣质，加入粳米，用旺火烧沸，再用小火续煮至粥成，下入白糖调匀，即可盛起食用。

【药膳功效】

⊙清热润肠，防止便秘，治疗肥胖症。

3 石膏竹叶粥

药膳配方

粳米100克，生石膏50克，竹叶10克，白糖30克，冷水适量。

【制作程序】

1. 粳米淘洗干净，用冷水浸泡半小时，捞出，沥干水分。
2. 竹叶洗净。
3. 生石膏捣碎，放入砂锅内，煮半小时，随即入竹叶煎10分钟，去渣取汁。
4. 粳米放入锅中，注入竹叶汁和适量冷水，先用旺火烧沸，再改用小火熬煮成粥，加适量白糖，搅拌均匀即可。

【药膳功效】

⊙润肠通便，防治肥胖症。

4 绿豆竹叶粥

药膳配方

粳米100克，绿豆30克，银花露、鲜荷叶、鲜竹叶各10克，冰糖15克，冷水1500毫升。

【制作程序】

1. 先将鲜荷叶、鲜竹叶用冷水洗净，放入锅内，加入适量冷水，煮开，去渣取汁。

2. 绿豆、粳米淘洗干净，用冷水浸泡发胀，放入锅中，加入约1500毫升冷水，用旺火煮沸后兑入银花露及竹叶荷叶汁，改用小火缓熬至粥熟。

3. 粥内调入冰糖，搅拌均匀，即可盛起食用。

【药膳功效】

⊙清热润肠，降暑安神，防止肥胖。

5 荷叶糯米粥

药膳配方

糯米200克，鲜荷叶2张，白糖30克，白矾5克，冷水适量。

【制作程序】

1. 糯米洗净，用冷水浸泡2小时，然后入锅加适量冷水，先用旺火烧沸，再改用小火熬至八成熟。

2. 白矾加少许水溶化。

3. 另用一锅，锅底垫1张荷叶，上面洒少许白矾水，将糯米粥倒入锅内，上面再盖1张荷叶，用旺火煮沸，加入白糖调味，即可盛起食用。

【药膳功效】

⊙减肥降脂，解暑清热，健脾止泻。

6 枇杷叶粥

药膳配方

枇杷叶30克（鲜品50克），粳米100克，冰糖10克，冷水适量。

【制作程序】

1. 将枇杷叶用干净纱布包好放入适量水中。，煮沸后去渣取汤，或鲜枇杷叶刷去叶背面的绒毛，细切煮汤后滤去渣。

2. 粳米淘洗干净，用水浸泡半小时，捞出，沥干水分。

3. 取锅放入枇杷叶汤和粳米，先用旺火煮沸，再改用小火熬煮，待粳米软烂后加入冰糖，搅拌均匀，再略煮片刻即成。

【药膳功效】

⊙化痰止咳，和胃降逆，瘦身保健。

7 胭脂菜粥

药膳配方

胭脂菜100克，粳米100克，盐1.5克，冷水适量。

【制作程序】

1. 粳米淘洗干净，用冷水浸泡半小时，捞出，沥干水分。

2. 将胭脂菜择洗干净，细切。

3. 取锅放入冷水、粳米、胭脂菜，先用旺火煮沸，再改用小火熬煮至粥成，调入盐后即可食用。

【药膳功效】

⊙清热、滑肠、凉血、解毒，防止肥胖。

8 山药羊肉粥

药膳配方

粳米100克，山药150克，净羊肉50克，葱末3克，姜末2克，盐1.5克，胡椒粉1克，冷水适量。

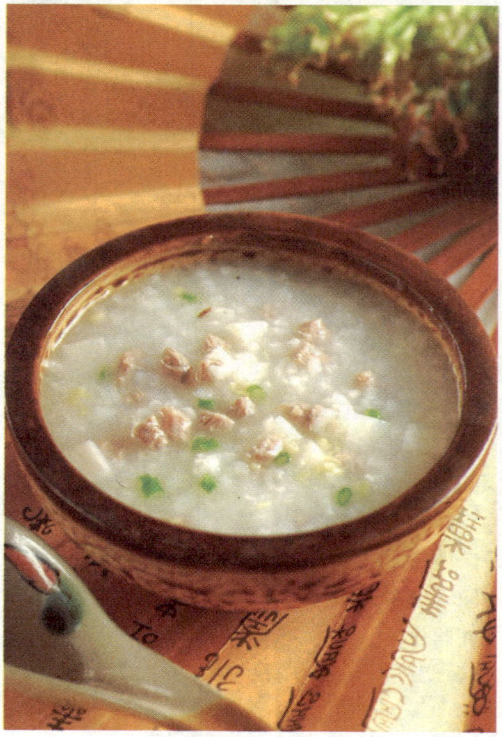

【制作程序】

1. 粳米淘洗干净，用冷水浸泡半小时，捞出，沥干水分。
2. 山药冲洗干净，刮去外皮，切成丁块。
3. 净羊肉漂洗干净，放入开水锅内煮至五成熟时捞出，切成丁块。
4. 取锅放入冷水、粳米，先用旺火煮开，然后改用小火熬煮，至粥将成时，加入羊肉块、山药丁、葱末、姜末、盐，待几滚，撒上胡椒粉，即可盛起食用。

【药膳功效】

⊙ 润肠通便，抑制脂肪吸收，防止肥胖。

9 山药五味子粥

药膳配方

粳米50克，山药100克，桂圆肉、荔枝肉各10克，白糖20克，五味子5克，冷水1000毫升。

【制作程序】

1. 粳米淘洗干净，泡好备用；山药刮洗干净，切成小薄片。
2. 桂圆肉、荔枝肉、五味子均洗净备用。
3. 锅中加入约1000毫升冷水，将粳米、山药片、桂圆肉、荔枝肉、五味子一起放入，用小火煎煮，待米烂粥稠时，用白糖调好味，稍焖片刻即可。

【药膳功效】

⊙ 排毒养颜，消脂减肥。

10 银耳绿豆粥

药膳配方

绿豆100克，银耳15克，西瓜半个，蜜桃1个，冰糖30克，冷水适量。

【制作程序】

1. 绿豆淘洗干净，用冷水浸泡3小时；银耳用冷水浸泡回软，洗净。
2. 西瓜去皮、子，切块；蜜桃去核，切瓣备用。
3. 取锅加入适量冷水和泡好的绿豆，上旺火烧沸，转小火慢煮40分钟，再下入银耳及冰糖，

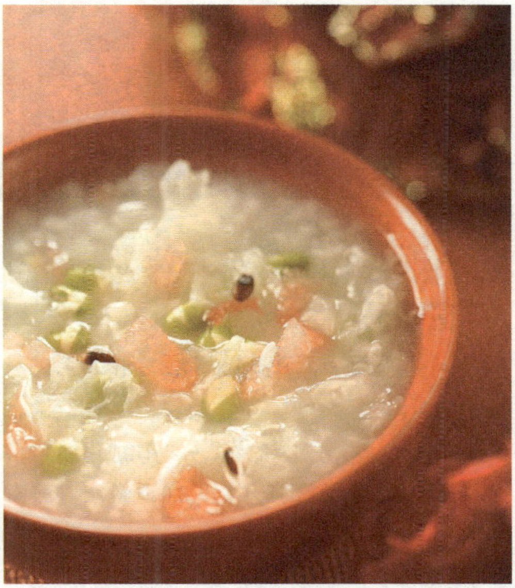

搅匀煮约20分钟，下入西瓜块和蜜桃瓣，煮3分钟离火。
4. 粥自然冷却后，装入碗中，用保鲜膜密封，放入冰箱，冷冻20分钟即可食用。

【药膳功效】

⊙ 促进胃肠蠕动，减少脂肪吸收，防止肥胖。

11 山药枸杞粥

药膳配方

粳米、面粉各50克，山药100克，枸杞5克，冰糖10克，冷水500毫升。

【制作程序】

1. 粳米淘洗干净，用冷水浸泡半小时，捞出，沥干水分。
2. 枸杞用温水泡至回软，沥干备用。
3. 山药洗净，去皮，磨成泥，放入碗中，加入面粉拌匀成面团，放入滚水中煮至浮起，捞出备用。
4. 锅中加入约500毫升冷水，将粳米放入，先用旺火烧沸，然后转小火熬煮成粥。
5. 粥内加入枸杞、煮熟的山药丸子及冰糖，稍煮片刻，即可盛起食用。

【药膳功效】

⊙ 明目降压，润肠除脂，防止肥胖。

汤类药膳17道

1 青苹果芦荟汤

药膳配方

青苹果两个，芦荟100克，冰糖20克。

【制作程序】

1. 将苹果削皮，芦荟洗净，分别切成小块。
2. 将苹果、芦荟一齐入锅，加适量水，煎煮15分钟，调入冰糖即可。

【药膳功效】

润肠通便，防治肥胖症。

2 苦瓜炖蛤汤

药膳配方

苦瓜25克，文蛤500克，香油、料酒、生姜、盐各少许。

【制作程序】

1. 文蛤洗净；苦瓜洗净，切片。
2. 将文蛤入沸水锅内煮至壳张，去壳挖肉，除净内脏，入热油锅内爆炒，加料酒、生姜、盐拌匀。
3. 将苦瓜片铺入砂锅底，上面放蛤肉，加适量水，炖至蛤肉熟透入味，淋上香油即成。

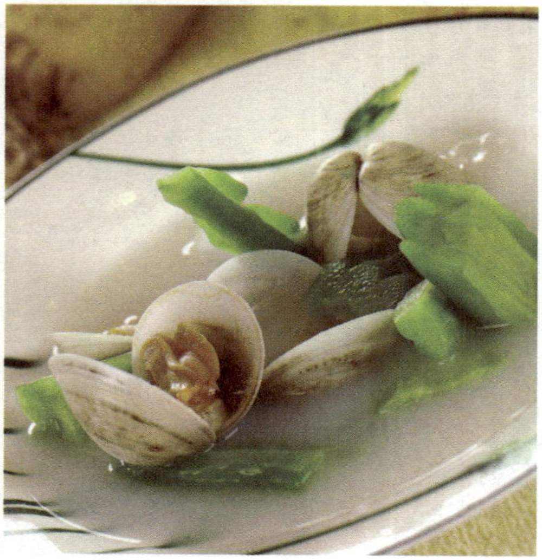

【药膳功效】

清热润肠，防止便秘，治疗肥胖症。

3 玉米豆苗汤

药膳配方

青嫩玉米2个，豌豆苗100克，白糖、盐各少许，冷水适量。

【制作程序】

1. 将玉米剥去苞叶摘去须，洗净切成丁，放沸水内煮2分钟，捞出加清汤蒸熟。
2. 将豆苗洗净用沸水烫后，再投入沸滚清汤内，倒入玉米丁，加白糖、盐调味即可。

【药膳功效】

健脾开胃、生津止呕。尤适宜于肥胖人、食欲不振者常食。

4 冬菇葫芦汤

药膳配方

冬菇（浸软）8个，葫芦450克，木耳（水发）20克，莲子75克，猪瘦肉150克，姜2片，盐适量，冷水适量。

【制作程序】

1. 葫芦去皮洗净，切厚块；莲子洗净；猪瘦肉洗净，汆烫后再冲洗干净。
2. 煲滚适量水，下冬菇、葫芦、木耳、莲子、猪瘦肉、姜片，沸滚后改文火煲2小时，下盐调味即成。

【药膳功效】

减肥降脂，解暑清热，健脾止泻。

5 冬瓜虾仁桃花汤

药膳配方

冬瓜300克，虾仁20克，鸡肉30克，桃花（鲜品）30克，料酒10克，姜5克，葱10克，盐3克，味精2克，胡椒粉2克，香油2克，冷水1800毫升。

【制作程序】

1. 将冬瓜洗净，连皮切成小块；虾仁洗净；桃花洗净，用水泡2小时，捞起；鸡肉切丁；姜切片，葱切段。
2. 将冬瓜、虾仁、鸡丁、料酒、姜、葱同放炖锅内，加水1800毫升，置武火上烧沸，用文火炖煮35分钟，加桃花、盐、味精、胡椒粉、香油即成。

【药膳功效】

清热、滑肠、补血、解毒，防止肥胖。

6 酸菜冬瓜猪瘦肉汤

药膳配方

咸酸菜200克，冬瓜500克，猪瘦肉250克，夜香花50克，姜5克，冷水适量。

【制作程序】

1. 咸酸菜用清水浸120分钟，榨干水分，切成细丝；夜香花洗净。
2. 冬瓜洗净，去皮切粒；猪瘦肉洗净，亦切粒状；姜片洗净。
3. 将除夜香花外的全部用料放入沸水中煲120分钟，加入夜香花再煲10分钟，即可调味饮用。

【药膳功效】

化痰止咳，和胃降逆，瘦身保健。

7 双冬木耳汤

药膳配方

冬瓜750克，冬菇（水发）8个，木耳（水发）19克，猪瘦肉150克，姜2片，盐适量，冷水适量。

【制作程序】

1. 冬瓜洗净，切厚块；冬菇去蒂，洗净；木耳洗净；猪瘦肉洗净汆烫后再冲洗干净。
2. 煲滚适量水，放入冬瓜、冬菇、木耳、猪瘦肉、姜片，煲滚后改文火煲2小时，下盐即成。

【药膳功效】

排毒养颜，消脂减肥。

8 黄豆银耳鲫鱼汤

药膳配方

黄豆75克，白果3克，银耳19克，鲫鱼1条，姜2片，盐适量，冷水适量。

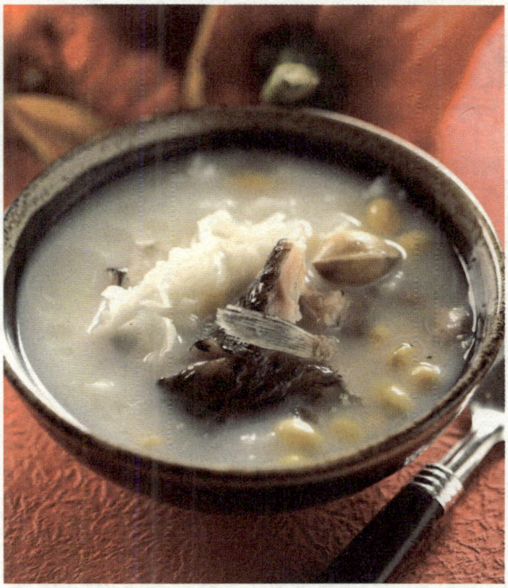

【制作程序】

1. 黄豆洗干净；白果去壳、衣心，清洗干净；银耳用水浸20分钟，冲洗干净，然后剪碎。
2. 鲫鱼去鳞、内脏，清洗干净，用油把鲫鱼略煎，盛起。
3. 烧滚适量水，下黄豆、白果、银耳、鲫鱼和姜片，水滚后改文火煲约90分钟，下盐调味即成。

【药膳功效】

清热润肠，降暑安神，防止肥胖。

9 莲藕冬瓜扁豆汤

药膳配方

莲藕380克，冬瓜450克，扁豆75克，猪瘦肉150克，姜2片，盐适量，冷水适量。

【制作程序】

1. 莲藕去皮洗净，切块；冬瓜洗净，切厚块；扁豆洗净；猪瘦肉洗净，汆烫后再冲洗干净。

2. 煲滚适量水，下莲藕、冬瓜、扁豆、猪瘦肉、姜片，煲滚后改文火煲2小时，下盐调味即成。

【药膳功效】

⊙利水消肿，清热排毒，防止肥胖。

10 冬瓜豆腐蛤蜊汤

药膳配方

蛤蜊肉（鲜）250克，绿豆芽500克，豆腐5块，冬瓜（带皮）1000克，冷水适量。

【制作程序】

1. 冬瓜、蛤蜊肉洗净，放入锅内，加冷水适量，煮沸后文火煲半小时；绿豆芽洗净，备用。
2. 豆腐下油锅稍煎香，与绿豆芽一齐放入冬瓜汤内，煮沸片刻，调味后即可食用。

【药膳功效】

⊙清热解暑，利水消肿，减肥。

11 海带豆腐汤

药膳配方

海带100克，豆腐200克，植物油、葱花、姜末、盐少许，冷水适量。

【制作程序】

1. 将海带入温水泡发后，洗净切片；豆腐切大块，入沸水滚后捞出搁凉，切成小方丁。
2. 将葱花、姜末入热油锅内煸香，投入海带、豆腐加水烧沸，改为文火续煮，加盐煮至海带、豆腐入味即可。

【药膳功效】

⊙安神益智，润肺止咳，减肥。

12 莲子菠菜银耳汤

药膳配方

菠菜350克，银耳75克，素高汤3000毫升（也可用一般高汤），新鲜莲子150克，姜2片，葱1根，料酒、盐少许。

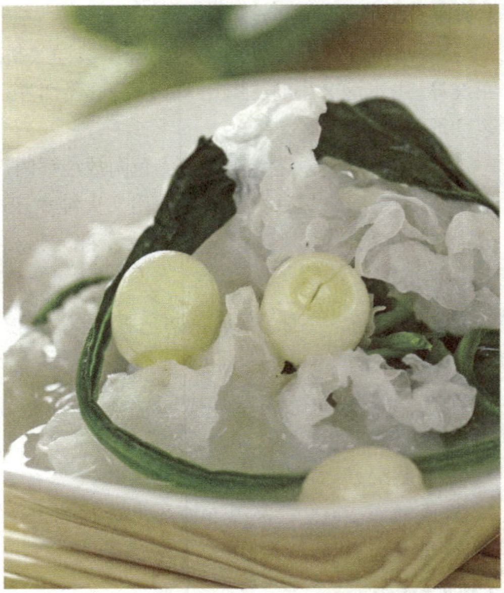

【制作程序】

1. 银耳洗净沥干，放入碗中加料酒浸泡至变软；菠菜洗净（根部可留下，因为菠菜根部的铁含量很丰富），切段；莲子洗净、去心，泡软；葱、姜片洗净，切丝。
2. 锅中倒入素高汤煮滚，放入莲子煮5分钟，加入菠菜、银耳、葱、姜丝及盐，待汤汁再滚即可关火盛出。

【药膳功效】

⊙明目降压，润肠除脂，防止肥胖。

13 三稔芥菜汤

药膳配方

三稔5个，大芥菜500～750克，冷水适量。

【制作程序】

1. 三稔洗净，削去边，横切星形或直切条状；大芥菜洗净，切短度。
2. 把三稔、大芥菜放入开水锅内，武火煮沸后，文火煲半小时，调味供用（一般不加油）。

【药膳功效】

⊙健胃减肥，疏散风热。适于肥胖症、高血压病或风热感冒轻证。症见头痛发热，咳嗽痰黄，口干舌燥；或咽喉炎、食积、消化不良等。

14 山楂决明瘦肉汤

药膳配方

猪瘦肉100克，山楂30克，草决明30克，冷水适量。

【制作程序】

1. 山楂、草决明洗净；猪瘦肉洗净，切片。
2. 把全部用料放入锅内，加冷水适量，武火煮沸后，文火煲至山楂、草决明灿，调味供用。

【药膳功效】

⊙ 健胃清肝，消积减肥。适用于饮食积滞、肥胖多脂者，或肥胖之人属肝经郁热，症见目赤，头痛目眩者。亦可用于高血压、高脂血病人有上症者。

15 草决明丹参瘦肉汤

药膳配方

猪瘦肉150克，枸杞15克，首乌20克，草决明15克，山楂15克，丹参10克，冷水适量。

【制作程序】

1. 猪瘦肉洗净，切块；其余药物洗净。
2. 把全部用料放入锅内，加冷水适量，武火煮沸后，文火煲2小时，调味供用。

【药膳功效】

⊙ 活血降脂，减肥健美。肥胖属肝肾不足者，症见疲乏无力，气短多汗，头晕目眩，时有胸闷心烦失眠；或肝阳上亢之面赤，头痛，目眩；瘀血阻滞之心胸翳痛，肢体疼痛，面部色斑等，本方对以上诸多症状皆有很好的疗效。

16 冬瓜车前草汤

药膳配方

冬瓜500克，鲜车前草100克，冷水适量。

【制作程序】

1. 冬瓜洗净，留皮和瓜仁，切厚件；车前草洗净，去头。
2. 把全部用料放入锅内，加冷水适量，武火煮沸后，文火煲半小时，调味供用。

【药膳功效】

⊙ 利水减肥，除烦止渴。适用于肥胖，水湿内停，水肿，烦渴，小便不利或小便涩痛等症。

17 海米糙米萝卜丝汤

药膳配方

海米2小匙，煮熟的糙米饭1/2碗，白萝卜100克，盐少许，嫩姜丝少许，葱2根，香菜末、植物油少许，冷水适量。

【制作程序】

1. 先将海米以开水洗净，沥干备用。
2. 将白萝卜洗净，切成丝条状，投入滚沸水中氽烫1～2分钟，使之半熟。
3. 炒菜锅内加少许植物油，将葱、姜丝爆香后，加进萝卜丝和海米翻炒几下，加入3～4碗热开水，把预先煮熟的1/2碗糙米饭倒进锅里，一起文火炖煮约20分钟。萝卜熟软且糙米吸收了海米和萝卜的香气后，撒上少许香菜及盐即可盛出。

【药膳功效】

⊙ 促进胃肠蠕动，减少脂肪吸收，防止肥胖。

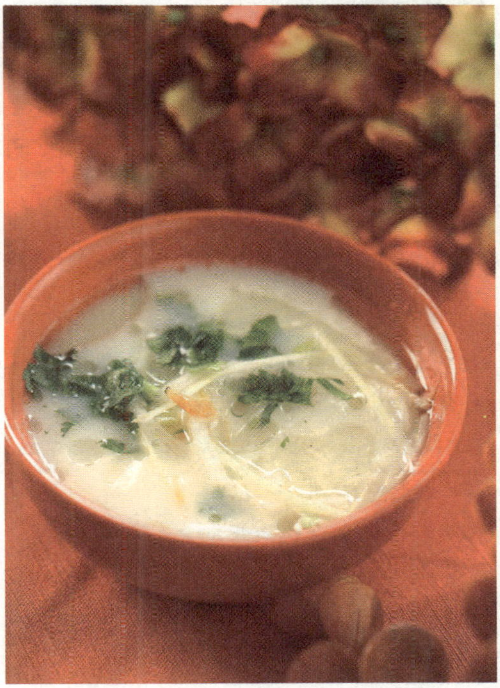

汁类药膳4道

1 小黄瓜西瓜汁

药膳配方

小黄瓜5根，西瓜200克，冰块4块。

【制作程序】

1. 将小黄瓜洗净，切成条状；西瓜去皮、去子，将瓜瓤切成小块。
2. 将小黄瓜条和西瓜块放入榨汁机中榨取汁液。
3. 将冰块放入杯中，并将榨汁机中的蔬果汁倒入杯中，搅匀后即可饮用。

【药膳功效】

⊙本方能够安神益智，增强记忆力，消除多余脂肪，防止肥胖。

2 西瓜汁

药膳配方

西瓜瓤500克，白糖少许。

【制作程序】

1. 将西瓜瓤去子，放入碗中，用汤匙捣烂，再用消毒纱布过滤取汁。
2. 将西瓜汁倒入杯中，加入白糖搅拌均匀，直接饮用即可。

【药膳功效】

⊙通利二便，防止肥胖。

3 三味汁

药膳配方

山楂10个，西瓜皮50克，鲜藕50克，蜂蜜20克。

【制作程序】

1. 山楂洗净，去核，切片，放入碗中备用。
2. 鲜藕、西瓜皮分别去外皮，切成小块，入沸水锅中焯一下水。
3. 将山楂、鲜藕、西瓜皮放入榨汁机中榨取汁液，倒入杯中，加入蜂蜜调匀，即可直接饮用。

【药膳功效】

⊙本方具有提高记忆力、开胃健脾、防止肥胖的作用。

4 葡萄芦笋苹果汁

药膳配方

葡萄20颗，芦笋2根，苹果1/2个，冰块4块。

【制作程序】

1. 葡萄洗净，去皮去子；苹果洗净后去核去皮，切成小块；芦笋洗净，切段。
2. 上述蔬果放进榨汁机中榨取汁液。
3. 将冰块放入杯中，倒入蔬果汁调匀，即可直接饮用。

【药膳功效】

⊙清热解毒，润肠通便，防止肥胖。

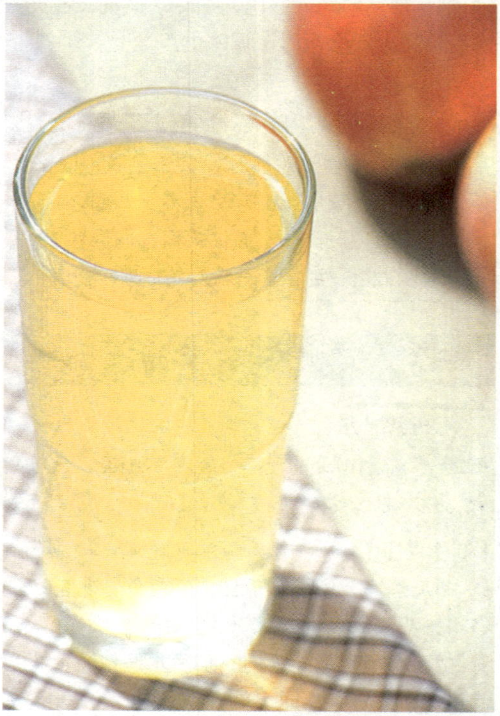

茶类药膳6道

1 消脂茶

药膳配方

茶叶、生姜、诃子皮各等份。

【制作程序】

先将茶叶、诃子皮加水1碗，令其沸热后，再加生姜煎服。

【药膳功效】

治宿滞，减肥。

2 雀舌茶

药膳配方

雀舌茶、枸杞各等份。

【制作程序】

文火煎服。

【药膳功效】

消食、化气、壮阳、减肥。

3 何首乌茶

药膳配方

绿茶、何首乌、泽泻、丹参各10克，冷水适量。

【制作程序】

加水共煎，去渣饮用，每日1剂，随意分次饮完。

【药膳功效】

美容、降脂、减肥。

4 山楂纤体茶

药膳配方

山楂5克，丁香3粒，柠檬香茅3克，冰糖适量，开水500毫升。

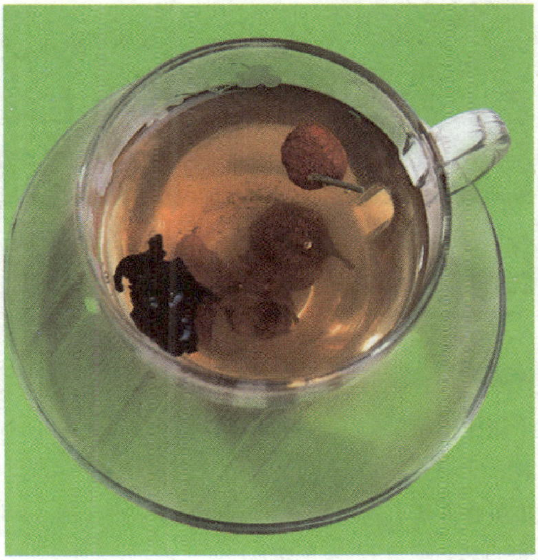

【制作程序】

先将所有茶材放入壶中，注入热开水，静置5分钟，再加入适量冰糖调味后即可饮用。

【药膳功效】

促进脂肪代谢，减肥健体。

5 葡萄茶

药膳配方

葡萄100克，绿茶5克，白糖适量，凉开水50毫升。

【制作程序】

绿茶用沸水冲泡；葡萄去皮加入适量白糖，加凉开水50毫升，与绿茶汁混合饮用。

【药膳功效】

日常保健，有减肥、美容的作用。

6 荷叶瓜皮绿茶

药膳配方

绿茶3克，荷叶10克，冬瓜皮6克，热水适量。

【制作程序】

以沸水冲泡，代茶频饮。每日1剂。

【药膳功效】

消食、利水、减肥。

蜂产品药膳4道

1 南瓜蜂蜜汁

药膳配方

蜂蜜，南瓜汁。

【制作程序】

南瓜汁1杯，加蜂蜜2汤匙。

【服食方法】

每日夜间饮用2～3次。

【药膳功效】

⊙ 本方能够排毒消脂，防止肥胖。

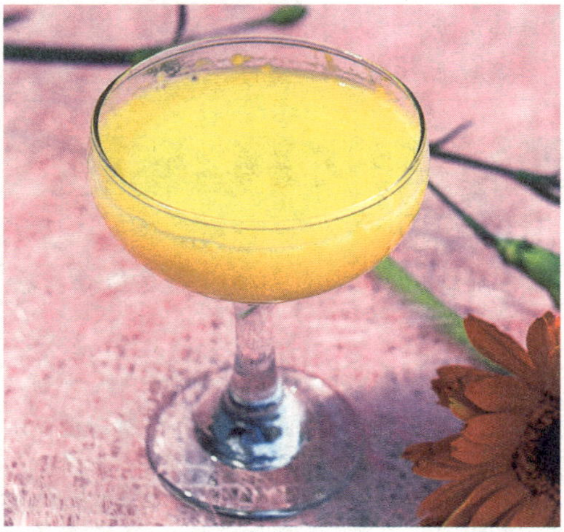

2 芹菜蜂蜜汁

药膳配方

蜂蜜，芹菜。

【制作程序】

芹菜榨汁后加等量蜂蜜。

【服食方法】

每日服2～3次，每次1汤匙，饭前饮用。

【药膳功效】

⊙ 本方能够排毒降压，防止肥胖。

3 蜂蜜茯苓减肥丸

药膳配方

蜂蜜300毫升，白茯苓1500克，酒300毫升。

【制作程序】

白茯苓去皮切片，晒干后蒸熟，以热水淋去苦味，焙干研磨成细末，用酒、蜜调和搅拌均匀，密封勿使泄气，冬50日夏25日，酥油自浮出酒上，掠取沉淀物，做成手掌大块，空室中阴干，色赤如枣，分成大小均匀的丸即可。

【服食方法】

每日每次饭前服，每次15克，以酒送下。

【药膳功效】

⊙ 本方能消脂，防止肥胖。

4 茶汤减肥蜜

药膳配方

蜂蜜、茶叶各3克。

【制作程序】

将蜂蜜、茶叶放入杯中，以温开水冲泡。

【服食方法】

每日饮1杯，长期坚持饮用。

【药膳功效】

⊙ 本方具有补肝益肾、消脂减肥的作用。

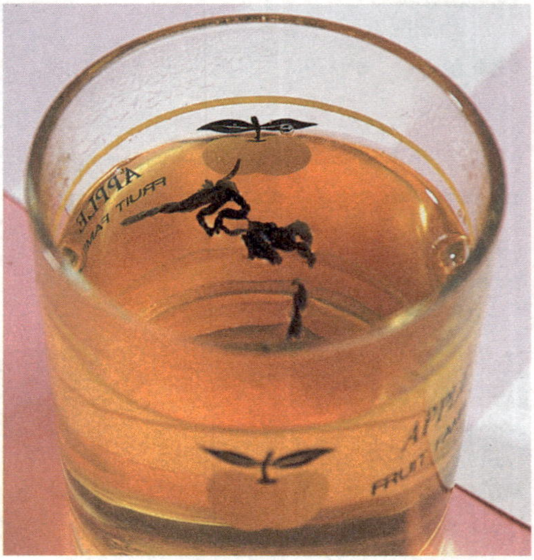

提高免疫力的药膳

人们通常把人体对外来侵袭、识别和排除异物的抵抗力称为“免疫力”。当人体免疫功能失调，或者免疫系统不健全时，下列问题就会发生，即出现免疫力低下的症状：感冒、扁桃体炎、哮喘、支气管炎、肺炎、腹泻等疾病反复发作，尤其是体质虚弱者、儿童、老年人等情况更为严重，所以千万不可小视。对于这些情况，我们必须给予足够的注意，不可掉以轻心。

◎ 人体的免疫力好坏大多取决于遗传基因情况，但是饮食、睡眠、运动、压力等因素对其影响也很大。其中饮食具有决定性的影响力，因为有些食物的成分能够协助刺激免疫系统，增强免疫能力。如果缺乏这些重要营养素成分，身体的免疫系统机能就会受到严重影响。一时出现免疫力低下的症状，一定要及时就诊。治疗期间，在医生指导下最好同时进行药膳食疗，多进食几类食物：深绿色蔬菜，如菠菜、油菜、西洋菜、十字花科蔬菜、西蓝花等；含硒的食物，如蒜、姜等；含维生素A的食物，如胡萝卜等；抗氧化的食物，如虾仁、柴鱼、甜椒等；菇蕈类食物以及豆类食物等。

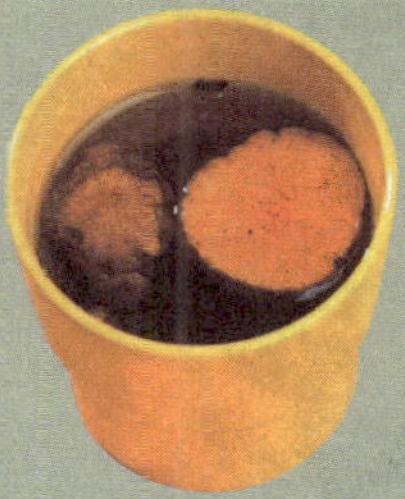

粥类药膳9道

1 白芷粥

药膳配方

粳米100克，白芷10克，白糖5克，冷水适量。

【制作程序】

1. 粳米淘洗干净，用冷水浸泡半小时，捞出，沥干水分。
2. 将白芷研成细末。
3. 取锅放入冷水、粳米，先用旺火煮开，然后改用小火煮至粥成，调入白芷末和白糖搅匀，再略煮片刻，即可盛起食用。

【药膳功效】

清热抗感，增强自身免疫功能，改善微循环及新陈代谢。

2 陈皮牛肉蓉粥

药膳配方

粳米150克，牛肉200克，干米粉50克，陈皮1片，大头菜2片，香菜5克，葱末3克，盐2克，白糖5克，酱油15克，淀粉10克，色拉油3克，冷水适量。

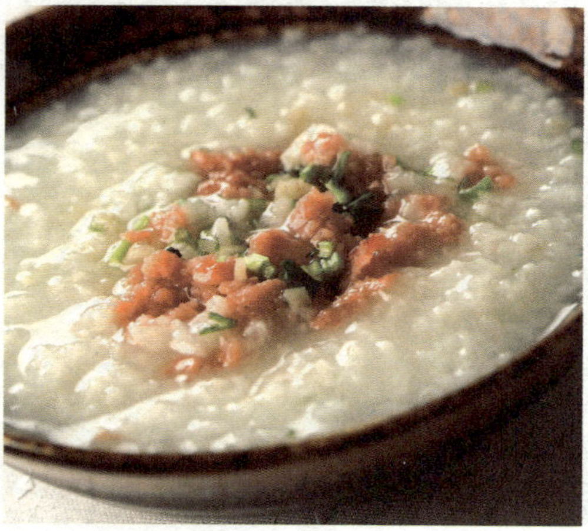

【制作程序】

1. 粳米洗净，浸泡半小时后捞起沥干，加入沸水锅内和陈皮同煮。
2. 牛肉洗净切碎、剁烂成蓉，并用淀粉、盐、白糖、色拉油、酱油拌匀。
3. 干米粉用烧沸的油炸香，捞起备用；粥煮25分钟后，净牛肉蓉下锅，待再煮沸时加入香菜、葱末、大头菜粒和炸香的米粉，即可盛起食用。

【药膳功效】

益气止渴、强筋壮骨、滋养脾胃，提高免疫力。

3 荆芥粥

药膳配方

粳米100克，荆芥苗100克，盐1.5克，冷水适量。

【制作程序】

1. 粳米淘洗干净，用冷水浸泡半小时，捞出，沥干水分。
2. 将荆芥苗择洗干净，细切。
3. 取锅放入冷水、粳米，先用旺火煮开，然后改小火熬煮，至粥将成时，加入荆芥苗、盐，待两三沸，即可盛起食用。

【药膳功效】

滋肾养血，祛风化斑，调整机体免疫。

4 紫苏叶粥

药膳配方

粳米100克，紫苏叶50克，红糖20克，冷水适量。

【制作程序】

1. 粳米淘洗干净，用冷水浸泡半小时，捞出，沥干水分。
2. 将紫苏叶择洗干净。
3. 取锅放入冷水、粳米，先用旺火煮开，然后改用小火熬煮，至粥将成时，加入紫苏叶，待两三沸，调入红糖拌匀，即可盛起食用。

【药膳功效】

净化排毒，补气血，调节免疫系统。

5 瑶柱窝蛋牛肉粥

药膳配方

粳米150克，牛肉100克，鸡蛋2只，瑶柱2粒，腐竹15克，陈皮1片，色拉油3克，盐2克，生抽、白糖各3克，淀粉5克，胡椒粉1.5克，冷水适量。

【制作程序】

1. 粳米洗净，浸泡半小时后捞出，沥干水分，加入腌米料拌匀，待米发胀并呈乳白色时，用汤匙压碎。
2. 牛肉洗净切片，用盐、生抽、白糖、色拉油、淀粉、胡椒粉拌匀。
3. 陈皮浸软，刮去瓤，切丝；瑶柱用冷水浸透。
4. 锅内注入适量冷水，先放入腐竹和瑶柱煲半小时，接着加入粳米，用旺火煮20分钟，然后下入牛肉片，改小火慢慢熬煮。
5. 粥将成时打进鸡蛋，加入盐，撒上陈皮丝，再稍焖片刻，即可盛起食用。

【药膳功效】

提高免疫力，促进新陈代谢，使营养物质转化的能量最大限度地存于体内。

6 强身蔬菜粥

药膳配方

粳米100克，胡萝卜50克，小西红柿、花椰菜各30克，海带结20克，姜末5克，盐1克，味精1克，高汤200毫升，冷水适量。

【制作程序】

1. 粳米淘洗干净，用冷水浸泡半小时，捞出，沥干水分。
2. 油条切段；小西红柿洗净，一切两瓣。
3. 花椰菜切朵，胡萝卜切条，与海带结一起焯水烫透备用。
4. 锅中加入适量冷水，将粳米放入，先用旺火烧沸，转小火熬煮成稠粥，盛起备用。
5. 锅中放入高汤，下入姜末，用旺火煮沸，再下入稠粥、油条、小西红柿、花椰菜、胡萝卜、海带结及盐、味精，搅拌均匀，见粥黏稠，即可食用。

【药膳功效】

提高人体免疫力，促进肝脏解毒功能。

7 山药蛋黄粥

药膳配方

糯米粉100克，山药150克，鸡蛋3只，白糖15克，温水、冷水1000毫升。

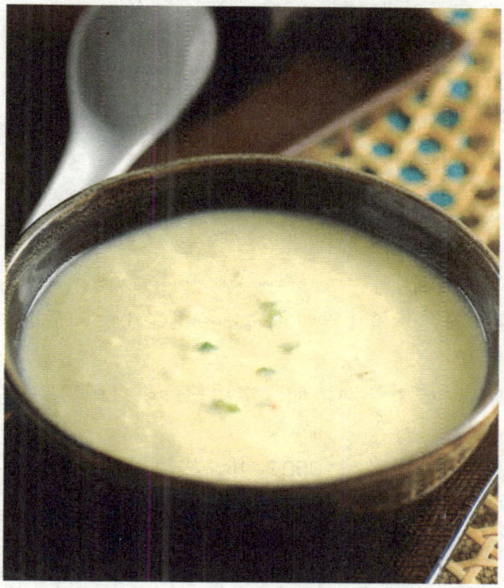

【制作程序】

1. 糯米粉用温水搅拌成浆。
2. 山药去皮，洗净，剁细过筛。
3. 鸡蛋打入碗内，捞出蛋黄，用冷水调匀。
4. 锅中加入约1000毫升冷水，放入山药末，煮沸两三次后将鸡蛋黄均匀加入，等待再次煮沸，加入糯米粉浆调匀煮熟，然后加入白糖，搅拌均匀，即可盛起食用。

【药膳功效】

具有较高的抗菌免疫活性，能增强机体防病抗病能力。

8 荜拨粥

药膳配方

粳米100克，荜拨5克，胡椒粉1克，冷水适量。

【制作程序】

1. 粳米淘洗干净，用冷水浸泡半小时，捞出，沥干水分。
2. 荜拨研成细末。
3. 取锅加入冷水、粳米，先用旺火煮开，加入荜拨末、胡椒粉，搅拌均匀，再改用小火续煮至粥成，即可盛起食用。

【药膳功效】

⊙调节血管舒缩，安神补脑，调节免疫力。

9 蜜饯胡萝卜粥

药膳配方

粳米100克，蜜饯50克，胡萝卜2根，冰糖15克，冷水1000毫升。

【制作程序】

1. 粳米淘洗干净，用冷水浸泡半小时，捞出，沥干水分。
2. 胡萝卜洗净，加冷水用榨汁机打碎，制成蓉、汁备用。
3. 锅中加水约1000毫升，将粳米放入，先用旺火烧沸，转小火熬煮成粥。
4. 粥中加胡萝卜蓉、汁，用旺火烧沸，再加入蜜饯及冰糖，转小火慢煮20分钟至粥黏稠，即可盛起食用。

【药膳功效】

⊙增强机体的特异性及非特异性免疫功能。

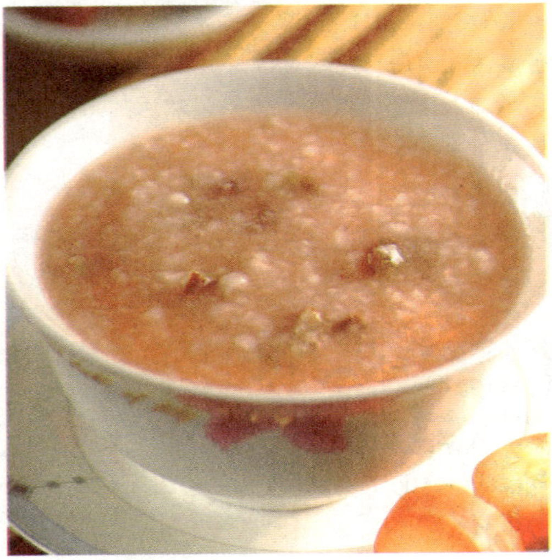

汤类药膳15道

1 百合啤梨白藕汤

药膳配方

百合100克，莲藕100克，梨1个，啤酒半瓶，盐少许，冷水适量。

【制作程序】

1. 将鲜百合洗净，撕成小片状；将莲藕洗净去节，切成小块，煮约10分钟；将梨切成小块。
2. 把啤酒、梨与莲藕放入冷水中煲2小时，再加入鲜百合片，煮约10分钟，下盐调味即成。

【药膳功效】

⊙滋阴降火，泻热化痰，润肺止渴，提高免疫力。

2 金花蜂蜜汤

药膳配方

金银花30克，蜂蜜30克，冷水适量。

【制作程序】

1. 将金银花洗净后放入锅内，加适量水，煎煮成汤。
2. 将金银花汤去渣，冷却，然后加入蜂蜜调匀即成。

【药膳功效】

⊙滋肾养血，祛风化斑，提高机体免疫力。

3 菊花白菜豆腐汤

药膳配方

鲜菊花75克，大白菜150克，嫩豆腐2块，葱白、植物油、盐少许，冷水适量。

【制作程序】

1. 将白菜、豆腐洗净切块；菊花洗净；葱白切碎。
2. 将上述各物共置大瓦煲，加水6碗，煮沸后改文火煲至出味，将菊花捞去，加葱花、油、盐调味即可。

【药膳功效】

⊙改善血循环，安神补脑，调节免疫功能。

4 归精黑豆煲鸡汤

药膳配方

当归50克，黄精50克，黑豆50克，红枣4颗，生姜2片，嫩鸡1只，盐少许，冷水适量。

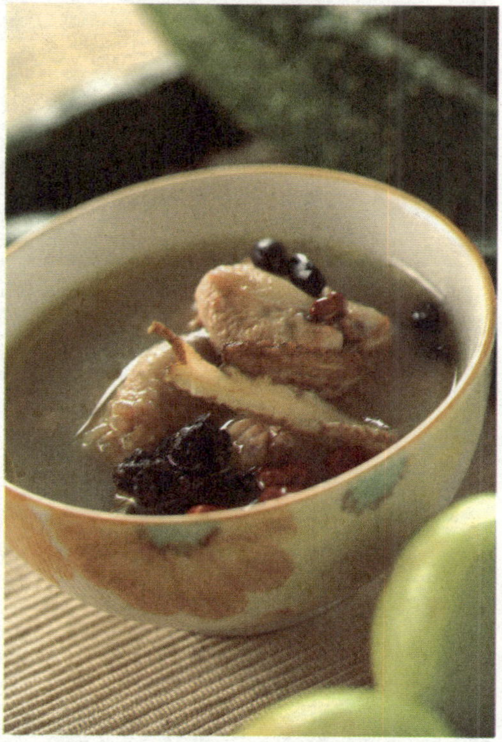

【制作程序】

1. 将鸡洗净，去毛、去内脏、去肥膏，放入滚水中煮8分钟，捞起沥干。
2. 将黑豆放入炒锅中，不加油，炒至豆衣裂开，洗净，沥干水。
3. 当归、黄精洗净，当归切片；红枣、生姜洗净，红枣去核，生姜去皮切片。
4. 瓦煲内加入冷水，用文火煲至水滚，放入用料，候水再滚时用中火煲3小时，以少许盐调味，即可饮用。

【药膳功效】

⊙净化排毒，补气血，调节免疫功能。

【注意事项】

伤风感冒发热、燥热咳嗽未愈者不宜饮用。

5 葱白大蒜汤

药膳配方

葱白500克，大蒜250克，冷水2000毫升。

【制作程序】

1. 葱白洗净，切段；大蒜去皮，砸碎。
2. 将两者置入锅中，加水2000毫升煮沸15分钟即可。

【药膳功效】

⊙净化排毒，补气血，提高免疫力。

【注意事项】

属阴虚火旺者，如口咽干燥、尿黄、舌红无苔者，不宜服用本方。

6 大蒜姜葱汤

药膳配方

大蒜、生姜、葱白各15克，冷水适量。

【制作程序】

1. 将大蒜、生姜、葱白洗净后，一同放入砂锅内，加冷水适量。
2. 武火煮沸后，以文火煎煮片刻即成。

【药膳功效】

⊙清热抗感，增强免疫力，改善微循环及新陈代谢。

7 绿豆茶叶冰糖汤

药膳配方

绿豆50克，绿茶5克，冰糖15克，冷水适量。

【制作程序】

1. 将绿豆洗净、捣碎，放入砂锅加水3碗煮至 1 碗半。

2. 加入茶叶煮 5 分钟，纳入冰糖拌化，待温分 2 次服食。

【药膳功效】

改善血循环，安神补脑，增强抵抗病能力。

8 芥菜生姜汤

药膳配方

鲜芥菜500克，生姜10克，盐少许，冷水适量。

【制作程序】

1. 将芥菜洗净切段，生姜切片，一同放入砂锅内，加冷水适量。
2. 武火煮沸后，以文火煎煮 15 分钟，加适量盐调味即成。

【药膳功效】

益气止渴，强筋壮骨，滋养脾胃，提高免疫力。

9 银花山楂汤

药膳配方

银花30克，山楂10克，蜂蜜20克，冷水适量。

【制作程序】

1. 先把银花、山楂放入砂锅内，加水 4 碗煎至 2 碗。
2. 去渣取汁，加入蜂蜜拌匀即成。分 3 次温服。

【药膳功效】

具有较高的抗菌免疫活性，能增强机体防病抗病能力。

10 菠菜洋葱牛肋骨汤

药膳配方

牛筋125克，带肉牛肋骨500克，菠菜50克，洋葱20克，盐、胡椒粉少许。

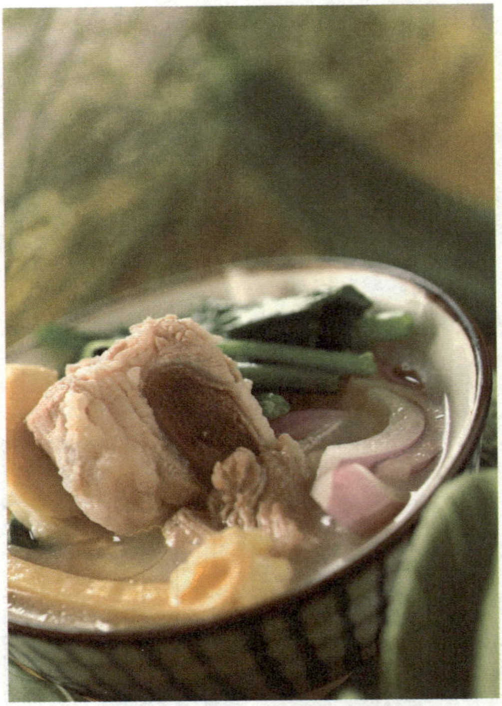

【制作程序】

1. 牛筋、牛肋骨洗净，将牛筋切成长条备用。
2. 洋葱对切成 4 大瓣；菠菜洗净后切段备用。
3. 以汤锅烧开水，滚沸后放进牛肋骨、牛筋和洋葱，待再次滚沸将炉火调成文火，再煮 40 分钟，放进菠菜，加适量盐调味，菠菜烫熟即可熄火，撒上少许胡椒粉来提增香气。

【药膳功效】

清热抗感，增强自身免疫功能，改善微循环及新陈代谢。

11 野菊白芷葱须汤

药膳配方

野菊花15克，白芷10克，连须葱白3～4根，冷水适量。

【制作程序】

1. 将连须葱白洗净，和野菊花、白芷一起放入砂锅中，加水 3 碗煎至 1 碗，取汁后留渣，再加 1 碗水煎至半碗。
2. 将头煎、二煎混合，分 2 次温服。

【药膳功效】

提高免疫力，促进新陈代谢，使营养物质转化的能量最大限度地存于体内。

12 粉葛鱼片汤

药膳配方

粉葛300克，鲩鱼100克，香菜少许，盐、冷水适量。

【制作程序】

1. 将粉葛去皮洗净，切纵横片；将香菜洗净。
2. 将鲩鱼洗净、切片。
3. 先将粉葛置瓦煲内，加水5碗，煲透后放入鲩鱼片及香菜续煮片刻，加盐调味即成。

【药膳功效】

提高免疫力，增强肝脏解毒功能，增强抗病能力。

13 桑菊甘草薄荷汤

药膳配方

桑叶、菊花、甘草、薄荷各10克，开水适量。

【制作程序】

1. 将桑叶、菊花、甘草、薄荷洗净备用。
2. 汤锅内加适量清水烧沸。
3. 将桑叶、菊花、甘草、薄荷一起投入开水中，滚数沸即成汤液。

【药膳功效】

增强机体的特异性及非特异性免疫功能。

14 白菜牛百叶汤

药膳配方

白菜1000克，牛百叶500克，生姜6片，香油、盐、冷水适量。

【制作程序】

1. 牛百叶浸透，洗净切片；生姜、白菜洗净。
2. 牛百叶下油锅用姜爆过，加清水适量，武火煮涨后，加入白菜，文火煲1～2小时，用香油、盐调味供用。

【药膳功效】

提高人体免疫力，增强肝脏解毒功能，增强体质。

15 椰子黄豆牛肉汤

药膳配方

椰子1个，黄豆150克，牛腱子肉225克，红枣4颗，姜2片，盐适量，冷水适量。

【制作程序】

1. 将椰子肉切块；洗干净黄豆；红枣去核，洗净；把牛腱子肉洗净，氽烫后再冲洗干净。
2. 煲滚适量水，放入椰子肉、黄豆、牛腱子肉、红枣和姜片，水滚后改文火煲约2小时，下盐调味即成。

【药膳功效】

益气止渴，强筋壮骨，滋养脾胃，提高免疫力。

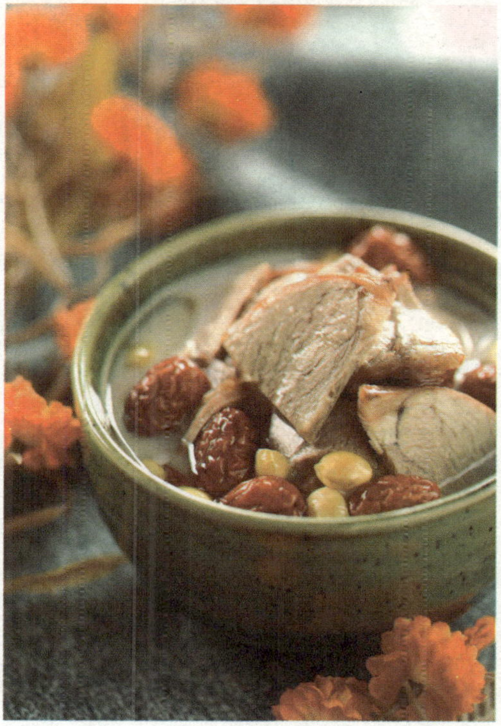

茶类药膳2道

1 首乌生地绿茶

药膳配方

绿茶、何首乌（切片蒸后晒干）、大生地（酒洗）各等份，冷水适量。

【制作程序】

煎水（用砂锅煎，忌沾铁器），取汁服饮。

【药膳功效】

⊙ 滋肾养血，祛风化斑，提高机体免疫力。

【注意事项】

服用本品时忌吃鱼、萝卜、葱蒜和各种血；若出现伤风咳嗽或消化不良、腹泻等症状也应暂停服用。

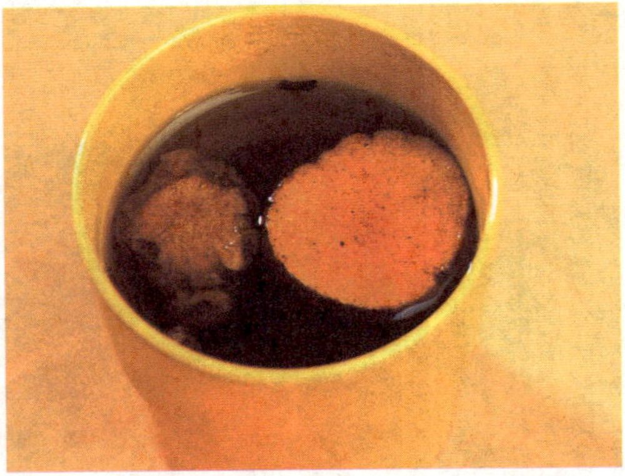

2 银杏绿茶

药膳配方

绿茶2～3克，银杏叶（洗净）5克，沸水适量。

【制作程序】

以沸水冲泡代茶服饮。

【药膳功效】

⊙ 降血脂、降血压、降血糖、防治老年性痴呆，提高免疫力。

蜂产品药膳2道

1 糯米蜜粥

药膳配方

蜂蜜20克，糯米50克，冷水适量。

【制作程序】

将糯米加适量水煮粥，待温凉后加入蜂蜜，1次服下。

【服食方法】

每周1次。

【药膳功效】

⊙ 本方能够补虚益气，强身健体，提高免疫力。

2 苹果皮蜂蜜汁

药膳配方

蜂蜜50克，苹果皮1碗，冷水适量。

【制作程序】

苹果皮加水煎汁，入蜂蜜稍煮，趁热徐徐服下。

【服食方法】

日服1次。

【药膳功效】

⊙ 本方具有补虚益气、强身健体之功效，可有效提高免疫力，防治感冒。

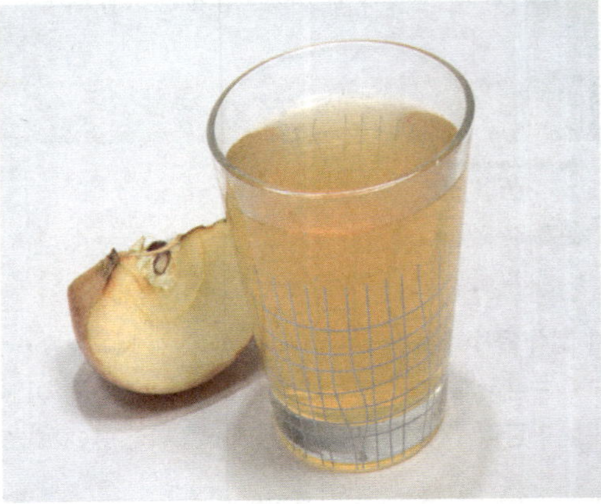

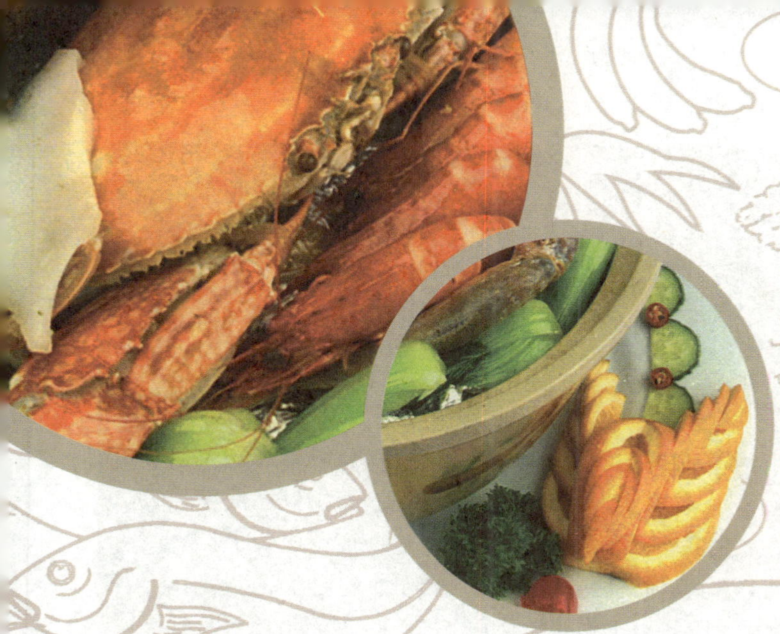

最适合中年人的营养药膳

- 防治贫血
- 调治肾虚
- 祛斑养颜
- 增加食欲
- 改善睡眠
- 抗疲劳
- 缓解压力

中年时期是人身体由盛而衰的转折点。这个时期脏腑功能逐渐由强而弱，而许多人又肩负工作、生活两副重担，往往抓紧时间拼命工作，自恃身体好而忽视了必要的保养。

中年时的补养不但使人身体强壮，防止早衰，而且可以补血养颜。通过药膳选用具有益气、补肾、健脾、舒肝等功效的食物，可达到这些目的。

针对中年人的身体特点，食疗的侧重点应集中在防治贫血、调治肾虚、祛斑养颜、抗疲劳、改善睡眠等方面。

防治贫血的药膳

贫血症一般表现为发色黯淡、头昏眼花、心悸失眠等症状。此症长期不治，将形成恶性循环，引起机体免疫力下降，许多疾病也会趁虚而入，人的健康将受到严重威胁。与男性相比，中年女性更容易患贫血症，这主要是由于女性特殊的生理特点决定的。如生产、引产、流产、刮产、放环、月经过多及崩漏等，皆可使女性时时处于血虚状态，从而出现面色苍白干黄、头昏眼花、心慌少寐、四肢麻木、大便干燥、脱发白发、耳鸣耳聋、足后跟痛、皱纹过多、面部色斑、月经后期量少色淡、乳汁不足等一系列症状。因此，中年女性应十分注意日常的饮食保养，有效防止贫血症状的发生。

◎ 若进行药膳食疗，可在药膳中搭配以下食物：富含优质蛋白质的食物，如蛋类、乳类、鱼虾类、瘦肉类、豆类等；富含维生素C的食物，新鲜的水果和绿色蔬菜，如酸枣、杏、橘子、山楂、西红柿、苦瓜、青柿椒、生菜、青笋等；富含铁的食物，如鸡肝、猪肝、牛羊肾脏、海带、黑芝麻、芝麻酱、黑木耳、蘑菇、红糖、油菜、芹菜等；富含铜的食物，如畜肉、动物肝脏、鱼虾、草菇、花生、橄榄、蜂蜜、全麦食品、坚果、豆类等。

◎ 上述食物日常饮食中应注意调配，尽量做到食物的多样化。另外注意，在贫血期间如服用铁剂时，不要喝茶，以免妨碍铁的吸收。

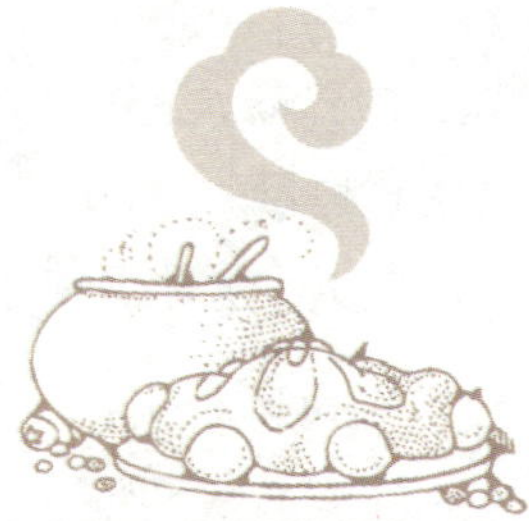

粥类药膳16道

1 荔枝红枣粥

药膳配方

粳米100克，荔枝7枚，红枣10颗，冰糖10克，冷水1000毫升。

【制作程序】

1. 荔枝去皮；红枣洗净，去核。
2. 粳米淘洗干净，用冷水浸泡半小时，捞出，沥干水分。
3. 锅中加入约1000毫升冷水，将荔枝肉和粳米放入，用旺火烧沸后放入红枣，再改用小火熬煮成粥，下入冰糖拌匀，再稍焖片刻，即可食用。

【药膳功效】

⊙益气补血，促进血液循环，防治贫血。

2 红枣黑豆粥

药膳配方

糯米150克，黑豆40克，红枣10颗，红糖30克，冷水1500毫升。

【制作程序】

1. 将黑豆、糯米淘洗干净，用冷水浸泡3小时，捞起，沥干水分。
2. 红枣洗净，去核。
3. 锅中加入约1500毫升冷水，将黑豆、糯米放入，用旺火烧沸，然后改用小火熬煮10分钟。
4. 将红枣加入粥中，继续熬煮约半小时，待米烂豆熟时，调入红糖，再稍焖片刻，即可盛起食用。

【药膳功效】

⊙生血乌发，补肾强身，除湿利水，抗老延年，防治贫血症。

3 猪红鱼片粥

药膳配方

粳米100克，熟猪红（猪血）300克，鲩鱼肉100克，瑶柱15克，腐竹20克，酱油10克，姜丝2克，葱末3克，胡椒粉1克，盐1.5克，冷水适量。

【制作程序】

1. 粳米洗净，用少许盐、酱油拌匀，与腐竹、瑶柱一起放入沸水锅中，用小火同煮。
2. 熟猪红洗净，用刀削去上层浮沫和下层的沉淀，切成小方块。
3. 鲩鱼肉切成薄片，用酱油、姜丝拌匀。
4. 粥约煮40分钟后，将猪红块、姜丝放入，用盐调味，烧沸时放入鲩鱼片，待再烧沸时即可盛起，食用时加入胡椒粉、葱末等调味即可。

【药膳功效】

⊙补血、明目、润燥，防治贫血症。

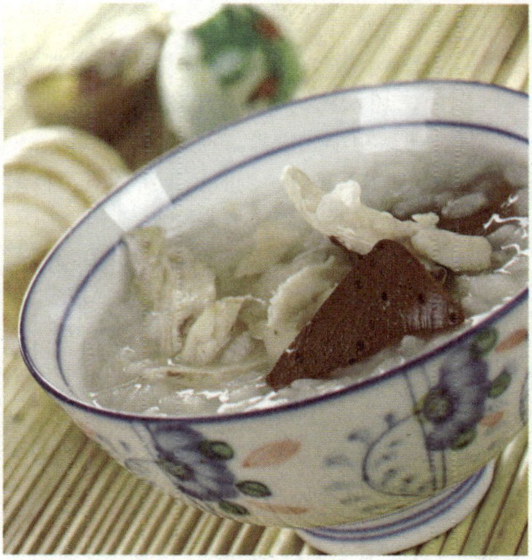

4 鲤鱼阿胶粥

药膳配方

糯米100克，鲤鱼200克，阿胶20克，葱末、姜丝各3克，桂皮2克，盐1克，冷水1000毫升。

【制作程序】

1. 糯米淘洗干净，用冷水浸泡3小时，捞出，沥干水分。
2. 鲤鱼刮鳞去鳃，去除内脏，洗净后切块，放入锅中，加入适量冷水煎汤。
3. 糯米放入锅中，加入冷水约1000毫升，用旺火烧沸，放入阿胶、鱼汤和桂皮，用小火慢煮，等糯米熟烂、汤汁浓稠时，放入葱末、姜丝、盐调味，即可盛起食用。

【药膳功效】

补血止血，滋阴润肺，常用于治疗贫血、吐衄崩漏、阴虚燥咳等症。

5 阿胶白皮粥

药膳配方

糯米100克，阿胶、桑白皮各15克，红糖10克，冷水1000毫升。

【制作程序】

1. 将桑白皮用冷水洗净，放入砂锅，加冷水适量，煎浓汁，取汁两次，备用。
2. 糯米洗净，用冷水浸泡3小时后沥干水分，放入锅中，加入约1000毫升冷水，先用旺火烧沸后，再改用小火慢煮。
3. 粥将成时倒入药汁、阿胶，继续熬煮至糯米软烂，以红糖调味，即可盛起食用。

【药膳功效】

补血止血，滋阴润肺，常用于治疗血虚证、阴虚证及吐衄崩漏等出血证。

6 黑芝麻红枣粥

药膳配方

粳米150克，黑芝麻粉20克，红枣8颗，白糖30克，冷水1500毫升。

【制作程序】

1. 黑芝麻下入锅中，用小火炒香，研成粉末，备用。
2. 粳米淘洗干净，用冷水浸泡半小时，捞出，沥干水分；红枣洗净去核。

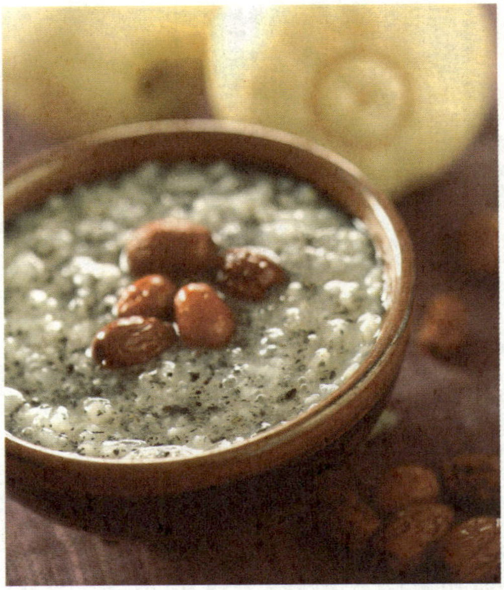

3. 锅中加入约1500毫升冷水，放入粳米和红枣，先用旺火烧沸，然后改用小火熬煮，待米粥烂熟时，调入黑芝麻粉及白糖，再稍煮片刻，即可盛起食用。

【药膳功效】

养肤、乌发、补血、明目、补肝肾、祛风、润肠、生津、通乳。

7 芝麻蜂蜜粥

药膳配方

粳米100克，黑芝麻30克，蜂蜜20克，冷水1000毫升。

【制作程序】

1. 黑芝麻下入锅中，用小火炒香，出锅后趁热擂成粗末。
2. 粳米淘洗干净，用冷水浸泡半小时，捞起，沥干水分。
3. 锅中加入约1000毫升冷水，放入粳米，先用旺火烧沸，然后转小火熬煮至八成熟时，放入黑芝麻末和蜂蜜，再煮至粳米烂熟，即可盛起食用。

【药膳功效】

护肝排毒，补血养心。

8 芝麻小米粥

药膳配方

小米150克，黑芝麻粉30克，白糖20克，冷水1000毫升。

【制作程序】

1. 小米淘洗干净，用冷水浸泡半小时，捞起，沥干水分。
2. 将小米放入锅内，加入约1000毫升冷水，先用旺火烧沸，然后转小火熬煮。
3. 小米烂熟以后加入白糖调味，缓缓下入黑芝麻粉，搅拌均匀，即可盛起食用。

【药膳功效】

⊙补血养心，补中养神，可以帮助大脑获得充分休息。

9 黑芝麻甜奶粥

药膳配方

粳米100克，鲜牛奶250毫升，熟黑芝麻30克，白糖10克，冷水1000毫升。

【制作程序】

1. 粳米洗净，用冷水浸泡半小时，捞出放入锅中，加入约1000毫升冷水，先用旺火烧沸后，再改用小火慢慢熬煮。
2. 粥将成时加入鲜牛奶，上中火烧沸，再加入白糖搅匀，最后撒上熟黑芝麻，出锅装碗即可。

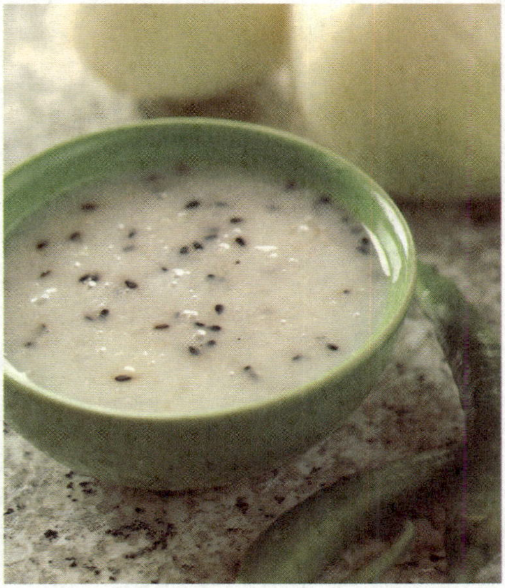

【药膳功效】

⊙补血补钙，润肺益胃，安神益智，生津润肠。

10 米糕红糖粥

药膳配方

糯米100克，葡萄干50克，红糖50克，肉桂粉10克，冷水1000毫升。

【制作程序】

1. 糯米淘洗干净，用冷水浸泡3小时，捞起，沥干水分。
2. 葡萄干洗净备用。
3. 锅中加入约1000毫升冷水，将糯米放入，先用旺火烧沸，然后转小火熬煮约45分钟。
4. 待糯米粥烂熟时，加入葡萄干、红糖及肉桂粉搅拌均匀，稍焖片刻，即可盛起食用。

【药膳功效】

⊙补血悦色，适用于贫血、妇女月经过多及功能性子宫出血等症。

11 乌鸡糯米粥

药膳配方

净乌鸡1只，糯米150克，葱段5克，姜2片，盐2克，味精1.5克，料酒10克，冷水适量。

【制作程序】

1. 糯米淘洗干净，用冷水浸泡2～3小时，捞出，沥干水分。
2. 将乌鸡冲洗干净，放入开水锅内汆一下捞出。
3. 取锅放入冷水、乌鸡，加入葱段、姜片、料酒，先用旺火煮沸，再改用小火煨煮至汤浓鸡烂，捞出乌鸡，拣去葱段、姜片，加入糯米，用旺火煮开后改小火，续煮至粥成。
4. 把鸡肉拆下撕碎，再放入粥内，用盐、味精调好味，即可盛起食用。

【药膳功效】

滋阴壮阳，养气补气，养血补血，可用于治疗贫血症。

12 黄芪红糖粥

药膳配方

粳米100克，黄芪30克，红糖30克，陈皮6克，冷水适量。

【制作程序】

1. 将黄芪洗净切片，放入锅中，加入适量冷水煎煮，去渣取汁。
2. 陈皮用冷水润透，切丝。
3. 将粳米淘洗干净，浸泡半小时后捞出，与陈皮丝一起放入锅中，再倒入黄芪汁，加冷水适量，煮至粳米烂熟，下入红糖拌匀即成。

【药膳功效】

补血调经，行气益血，适用于贫血症。

13 大蓟粥

药膳配方

粳米、大蓟各100克，葱末3克，盐2克，味精1克，香油2克，冷水适量。

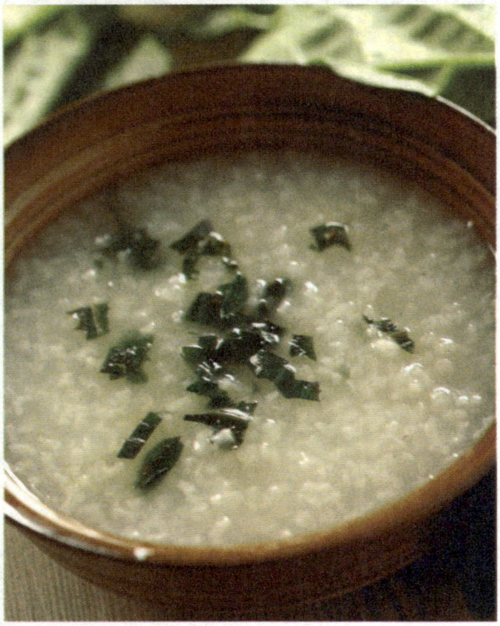

【制作程序】

1. 将大蓟摘洗干净，入沸水锅焯一下水，再用冷水浸去苦味，捞出切细。
2. 粳米淘洗干净，用冷水浸泡半小时，捞出。
3. 取砂锅加入冷水、粳米，先用旺火煮沸，再改用小火煮，至粥将成时加入大蓟，待滚，用盐、味精调味，撒上葱末、淋上香油，即可食用。

【药膳功效】

清热解毒，活血散瘀，止血治带，适用于血热出血，如吐血、呕血、尿血及贫血症等。

14 小麦豆角粥

药膳配方

小麦米150克，豆角50克，白糖50克，冷水1500毫升。

【制作程序】

1. 将小麦米淘洗干净，用冷水浸泡2小时，捞出，沥干水分。
2. 豆角择洗干净。
3. 取锅加入约1500毫升冷水，放入小麦米，用旺火煮沸，打去浮沫，放入豆角，改用小火熬煮约1小时，并用手勺不断搅动以防小麦米粘锅糊底。
4. 待小麦米开花、豆角熟烂时下入白糖，再稍焖片刻，即可盛起食用。

【药膳功效】

祛瘀止血，可防治高血压、浮肿、贫血等症。

15 石榴花粥

药膳配方

粳米100克，石榴花5朵，白糖60克，冷水适量。

【制作程序】

1. 粳米淘洗干净，用冷水浸泡半小时，捞出。
2. 将石榴花脱下花瓣，择洗干净。
3. 取锅放入冷水、粳米，先用旺火煮开，然后改用小火熬煮，至粥将成时加入石榴花、白糖，再略煮片刻，即可盛起食用。

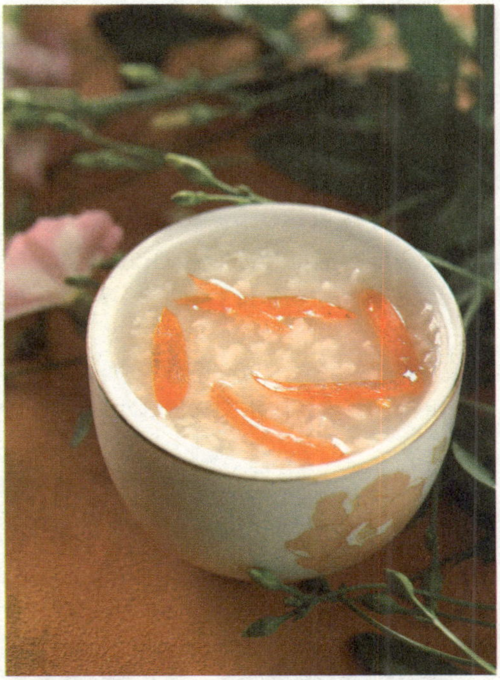

【药膳功效】
生血乌发，可防治贫血、便血、脱肛、带下、崩漏、滑精、肠炎、细菌性痢疾。

16 益母草粥

药膳配方

粳米、益母草嫩茎叶各100克，葱末5克，盐2克，味精1克，香油6克，冷水适量。

【制作程序】

1. 将益母草择洗干净，入沸水锅内焯过，再用冷水漂洗干净，细切。
2. 粳米淘洗干净，用冷水浸泡半小时，捞出，沥干水分。
3. 取炒锅上火，放入香油烧热，下葱末煸香，再放入益母草煸炒，起锅待用。
4. 取锅放入冷水、粳米，先用旺火煮开，然后改用小火熬煮，至粥将成时加入益母草，候再沸，用盐、味精调味即可。

【药膳功效】
补血调经，活血祛瘀，可用于防治贫血。

汤类药膳14道

1 黑芝麻当归汤

药膳配方

黑芝麻、当归各250克，红糖少许。

【制作程序】
黑芝麻、当归分别炒熟，研成细末，加红糖拌匀，贮存备用。每次取1匙，用沸水冲成汤汁服用。

【药膳功效】
益气补血，促进血液循环，防治贫血。

2 莲藕枣栗鸭架汤

药膳配方

鸭肉125克，红枣10克，莲子10克，莲藕50克，栗子20克，香菇3个，鸭骨架高汤500毫升，姜、盐、料酒各少许。

【制作程序】

1. 将莲藕洗干净，切成片状；莲子若买干的，要先泡水2小时；干香菇和栗子先泡水30分钟。
2. 先以鸭骨架熬煮出高汤，加热至滚沸，加入其他配料一起煮。待再次滚沸后调文火继续煲煮1小时。
3. 鸭肉熟软后，加入盐和料酒来提香调味即可。

【药膳功效】
生血乌发，补肾强身，除湿利水，抗老延年，防治贫血症。

3 甘蔗梢红花汤

药膳配方

甘蔗梢1把，红花5克，料酒适量。

【制作程序】

1. 将甘蔗梢洗净切碎，与红花一起放入锅内，加水以文火熬汤。

2. 汤成后去药渣留汤，将料酒调入汤内即可。

【药膳功效】

滋阴凉血，调经祛瘀，防治贫血。

4 节瓜小豆煲鸭汤

药膳配方

鸭肉600克，鱿鱼干50克，节瓜1000克，赤小豆100克，白果50克，蜜枣5颗，香油、盐适量，冷水3000毫升。

【制作程序】

1. 鸭1只宰杀干净，取其肉，斩成大块，用开水烫煮后漂净；鱿鱼干浸透洗净，切成中块。
2. 节瓜刮皮后洗净，切成中块；白果去壳、去衣、去心后和赤豆、蜜枣分别淘洗干净。
3. 煲内放进3000毫升冷水，置于炉火上，待水开后将所有用料倒进煲内。先用武火煲30分钟，再用中火煲60分钟，后用文火煲90分钟即可。
4. 煲好后，取出药渣，放香油、盐调味，咸淡随意。

【药膳功效】

补血止血，滋阴润肺，常用于治疗贫血、吐衄崩漏、阴虚燥咳、浮肿等症。

5 金针鸡丝汤

药膳配方

鸡肉150克，金针菜60克，冬菇3个，木耳30克，葱白1根，植物油、盐少许。

【制作程序】

1. 金针菜、木耳、冬菇用清水浸软，洗净，冬菇切成丝。
2. 鸡肉洗净，切丝，用油拌过；葱洗净，切葱花。
3. 把金针菜、冬菇、木耳放入开水锅内，文火煲沸几分钟，再放入鸡肉丝煲至熟，放葱花调味食用。

【药膳功效】

养肤、乌发、补血、明目、补肝肾、祛风、润肠、生津、通乳。

6 红枣归圆猪皮汤

药膳配方

红枣15颗，猪皮500克，当归20克，桂圆肉30克，盐少许，冷水2000毫升。

【制作程序】

1. 红枣去核，洗净；当归、桂圆肉洗净。
2. 尽量剔除黏附在猪皮上的脂肪，切块，洗净，飞水。
3. 瓦煲内注入冷水2000毫升，煮沸后加入以上用料，煲滚后改用文火煲3小时，加盐调味即可。

【药膳功效】

补血、明目、润燥，防治贫血症。

【注意事项】

高脂血症、高血压、冠心病患者不宜多用。

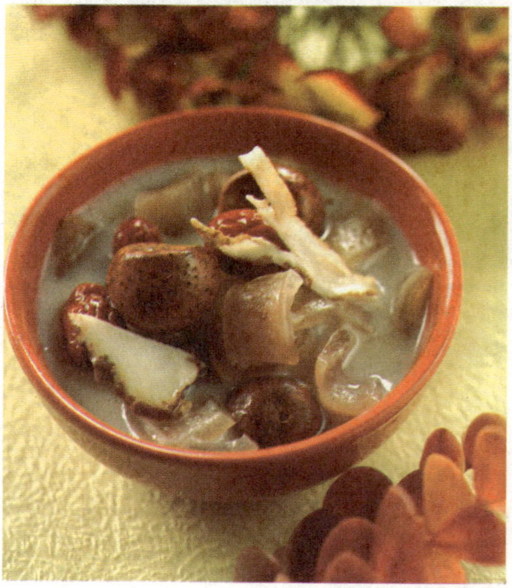

7 沙参玉竹节瓜汤

药膳配方

沙参10克，玉竹10克，节瓜250克，猪骨200克，花生30克，红枣4颗，姜2片，盐适量，冷水适量。

【制作程序】

1. 洗干净沙参、玉竹和花生；红枣去核后洗干净；节瓜去皮洗干净，切厚块。

2. 洗干净猪骨，氽烫后再冲洗干净。

3. 煲滚适量水，放入沙参、玉竹、节瓜、猪骨、花生、红枣和姜片，水滚后改文火煲约2小时，下盐调味即成。

【药膳功效】

补血补钙，润肺益胃，安神益智，生津润肠。

8 白果冬瓜汤

药膳配方

白果50克，冬瓜500克，猪棒子骨500克，料酒10克，姜5克，葱10克，盐3克，味精2克，胡椒粉2克，冷水2500毫升。

【制作程序】

1. 将白果去壳、去心，洗净；猪棒子骨洗净，敲破；冬瓜洗净，连皮切2厘米宽、4厘米长的块；姜切片，葱切段。

2. 将白果仁、猪棒子骨、冬瓜、料酒、姜、葱同放炖锅内，加水2500毫升，武火烧沸，再用文火炖煮35分钟，加入盐、味精、胡椒粉即成。

【药膳功效】

补血养心、补中养神，可以帮助大脑获得充分休息。

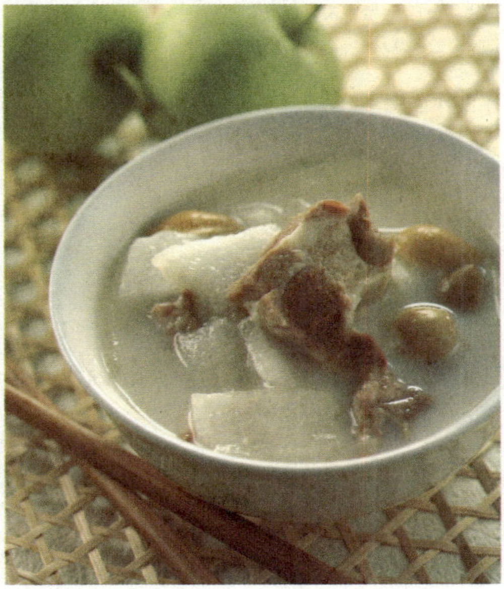

9 橘皮鹌鹑汤

药膳配方

橘皮6克，白瓜子6克，桃花（鲜品）30克，鹌鹑2只，料酒10克，姜5克，葱10克，盐3克，味精2克，胡椒粉2克，香油20克，冷水1800毫升。

【制作程序】

1. 将橘皮去白，洗净，切成细丝；白瓜子洗净，去杂质；桃花洗净，用水泡1小时，捞起，沥干水分；鹌鹑宰杀后，去毛、内脏及爪；姜切片，葱切段。

2. 将橘皮、白瓜子、桃花、鹌鹑、料酒、姜、葱同放炖锅内，加水1800毫升，置武火上烧沸，再用文火炖煮35分钟，加入盐、味精、胡椒粉、香油调味即成。

【药膳功效】

益气补血，促进血液循环，防治贫血。

10 红枣百合凤翅汤

药膳配方

鸡翅4只，百合30克，红枣10颗，鸡高汤、姜、葱、料酒、盐各适量。

【制作程序】

1. 将鸡翅洗干净，每只剁成2～3节。

2. 将预先准备好的鸡高汤加热煮沸，加入鸡翅百合、红枣、姜片等。汤再度滚沸后，调成文火继续煲煮1小时。待鸡翅熟软后，加进盐、料酒和葱花即可。

【药膳功效】

补血悦色，适用于治疗贫血、妇女月经过多及功能性子宫出血等症。

11 赤小豆驴胫骨汤

药膳配方

赤小豆230克，驴胫骨300克，料酒10克，姜3克，葱10克，盐3克，鸡精3克，鸡油30克，胡椒粉3克，冷水2800毫升。

【制作程序】

1. 将赤小豆去泥沙，洗净；驴胫骨洗净，锤破；姜切片，葱切段。
2. 将赤小豆、驴胫骨、料酒、姜、葱同放炖锅内，加入冷水2800毫升，置武火烧沸，再用文火炖煮43分钟，加入盐、鸡精、鸡油、胡椒粉即成。

【药膳功效】

⊙滋阴壮阳，养气补气，养血补血，可用于治疗贫血症。

12 红枣莲子鸡腿汤

药膳配方

红枣10颗，鸡腿2只，薏仁20克，莲子15克，姜、盐少许，开水适量。

【制作程序】

1. 将薏仁泡水4小时，备用；若用干的莲子，也需先泡水2小时（新鲜莲子则不必泡水），莲心应去除，避免苦涩。
2. 鸡腿洗净，剁成块状。
3. 以汤锅将开水煮沸，加进薏仁、莲子、红枣、鸡腿、姜片，炖煮30分钟至1小时。待鸡肉熟软后，在汤里加进适量盐调味即可。

【药膳功效】

⊙补血调经，行气益血，适用于贫血症。

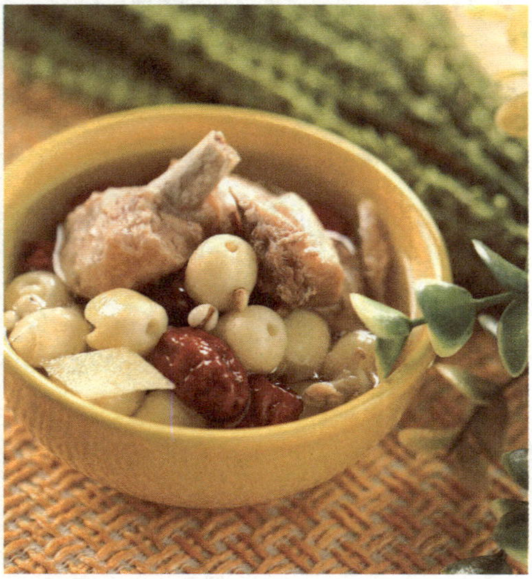

13 猪肋骨天门冬汤

药膳配方

带肉的猪肋骨（或排骨）250克，老豆腐50克，天门冬15克，葱、盐、胡椒粉少许，冷水适量。

【制作程序】

1. 将天门冬切成薄片。
2. 将带肉的猪肋骨冲洗干净，去掉凝结的油脂块，豆腐切块。
3. 以汤锅烧煮开水，沸腾后加入天门冬、猪肋骨。水再度滚沸后，调文火煲煮约1小时。先将天门冬的残渣捞除，查看猪肋外肉是否已熟软，待熟软再加入豆腐块、盐，继续炖煮30分钟后添加葱花和胡椒粉即可。

【药膳功效】

⊙补血调经，行气益血，适用于贫血症。

14 女贞首乌汤

药膳配方

女贞子12克，旱莲草15克，何首乌25克，熟地黄5克，山萸肉10克，炙甘草5克，当归、白芍、细辛各6克，黑芝麻30克，黑豆20克，羊头1只，羊肉500克，羊骨1000克，姜、葱各10克，料酒15克，盐、味精各5克，冷水适量。

【制作程序】

1. 将贞子、旱莲草等9味中药用纱布袋装好扎紧口；羊肉洗净，切4厘米见方的块；羊头、羊骨打破；黑豆炒熟，黑芝麻炒香；姜切片，葱切段。
2. 将羊肉、羊骨、羊头、药包、黑豆、黑芝麻、姜、葱、料酒同时放入炖锅内，加水适量，置武火上烧沸，再用文火炖煮50分钟，加入盐、味精即成。

【药膳功效】

⊙本方具有滋补肝肾、添精止血的功效，可用于治疗贫血、崩漏带下等症。

羹类药膳16道

1 核桃豆腐羹

药膳配方

核桃仁100克，豆腐2块，酱油6克，香油2克，高汤200毫升，开水适量。

【制作程序】

1. 核桃仁洗净，下入锅内，用小火干炒，炒熟后用汤匙压碎。
2. 豆腐切小丁，放入开水中焯一下水，入锅，加高汤炖煮约 15 分钟，然后加入酱油，再煮约 5 分钟。
3. 起锅前淋入香油，撒下核桃屑，拌匀即可。

【药膳功效】

⊙本方具有益气、补血、壮骨之功效，可防治贫血和骨质疏松。

2 白发齐眉羹

药膳配方

水发发菜100克，水发粉丝50克，熟冬笋丝25克，韭黄段20克，鸡蛋清50克，猪瘦肉丝80克，水发香菇丝20克,味精1克，盐4克，料酒6克，胡椒粉1克，葱花、姜末各3克，水淀粉10克，熟大油15克，鸡汤500毫升，冷水适量。

【制作程序】

1. 炒锅置旺火上，下入适量熟大油烧热，加入葱花、姜末煸炒出香味，加入适量冷水、盐，烧沸后去掉葱、姜，加入发菜和少许料酒稍煮片刻，取出发菜沥干水分。
2. 笋丝、香菇丝、粉丝放入沸水锅中煮 1 分钟，取出沥干。
3. 猪肉丝用少许水淀粉拌匀。炒锅洗净，重新置旺火上，加入熟大油烧至六成热，加入猪肉丝划散，取出沥干油分。
4. 炒锅内留少许油烧热，加入料酒、鸡汤、发菜、笋丝、香菇丝、粉丝、猪肉丝，烧沸后用水淀粉勾芡，加入鸡蛋清、盐、味精、胡椒粉、韭黄，再稍焖片刻，即可盛起食用。

【药膳功效】

⊙生血乌发，补肾强身，除湿利水，抗老延年，防治贫血症。

3 鸭血荠菜羹

药膳配方

鸭血100克，荠菜30克，熟冬笋10克，熟火腿10克，胡椒粉2克，鸡蛋清2个，盐3克，鸡精2克，香油5克，水淀粉20克，高汤1000毫升，冷水适量。

【制作程序】

1. 荠菜洗净泥沙，入沸水锅余至断生，捞起沥干水分后切成颗粒；鸭血切成 5 厘米长、2 毫米宽的丝；熟冬笋、熟火腿均切成 4 厘米长、2 毫米宽的丝，入沸水锅余一下去腥味，捞起沥干水分。
2. 炒锅置火上，注入高汤，下熟火腿丝、冬笋丝、鸭血丝，烧沸去尽浮沫后调入盐、鸡精、

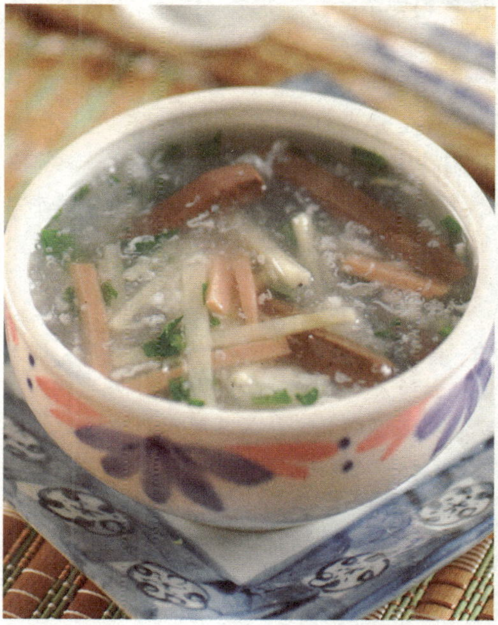

胡椒粉，下荠菜粒、鸡蛋清，拌匀后用水淀粉勾芡，淋上香油，起锅装汤碗内即可。

【药膳功效】

补血、明目、润燥，防治贫血症。

4 猪血归蓉羹

药膳配方

猪血150克，当归6克，肉苁蓉15克，熟大油4克，葱白5克，盐2克，味精1.5克，香油3克，冷水适量。

【制作程序】

1. 将当归、肉苁蓉洗净，放入锅内，注入适量冷水，煮取药液。
2. 将猪血整理干净，切成块，加入药液中煮熟，放入熟大油、葱白、盐、味精拌匀，食用时淋上香油即可。

【药膳功效】

补血止血，滋阴润肺，常用于治疗贫血、吐衄崩漏、阴虚燥咳、浮肿等症。

5 肉末鸭血羹

药膳配方

鸭血400克，猪里脊肉60克，姜末2克，蒜末1克，葱末2克，盐1克，酱油4克，胡椒粉1克，料酒8克，味精2克，色拉油40克，湿淀粉25克，高汤800毫升。

【制作程序】

1. 鸭血洗净，切成3厘米见方的块，入沸水锅氽一下去腥味，捞起沥干水分。
2. 猪里脊肉去筋膜，洗净，剁成肉末待用。
3. 炒锅置火上，加色拉油烧至五成热，下肉末、姜末、蒜末煸炒至香并呈金黄色后，加入高汤，放入鸭血块，下盐、酱油、胡椒粉、味精、料酒调味，烧熟入味后用湿淀粉勾芡收汁，起锅装煲，撒上葱末即可。

【药膳功效】

养肤、乌发、补血、明目、补肝肾、祛风、润肠、生津、通乳。

6 黑芝麻山药羹

药膳配方

黑芝麻、山药各50克，白糖10克，冷水适量。

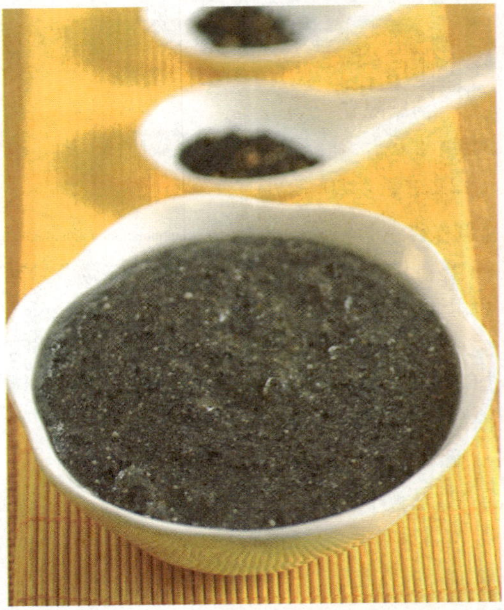

【制作程序】

1. 将黑芝麻去杂质，洗净，放锅内用小火炒香，研成细粉。
2. 山药放入干锅中烘干，打成细粉，与黑芝麻粉混匀备用。
3. 锅内加入适量冷水，置旺火上烧沸，将黑芝麻粉和山药粉缓缓加入沸水锅内，同时放入白糖，不断搅拌，煮5分钟即成。

【药膳功效】

补血补钙，润肺益胃，安神益智，生津润肠。

7 南瓜花瘦肉羹

药膳配方

南瓜花100克，猪瘦肉150克，生姜2片，淀粉5克，料酒4克，味精2克，酱油6克，盐1.5克，香油3克，冷水适量。

【制作程序】

1. 将雄蕊南瓜花连柄一起采摘，去花萼，花柄，洗净。

2. 猪瘦肉切片，加入淀粉、料酒、味精腌渍15分钟。

3. 锅内加入适量冷水，置于火上，下入猪瘦肉片与姜片，共煮至熟烂。

4. 南瓜花入锅，再煮20分钟，加入盐、香油、酱油调匀，即可盛起食用。

【药膳功效】

补血养心，补中养神，可以帮助大脑获得充分休息。

8 百合花鸡蛋羹

药膳配方

鲜百合花25克，鸡蛋4只，菠菜叶30克，水发玉兰片、水发银耳、水发黑木耳均20克，香油3克，色拉油8克，湿淀粉30克，料酒10克，盐4克，味精2克，葱末3克，胡椒粉2克，素高汤200毫升，冷水适量。

【制作程序】

1. 鲜百合花择洗干净，用开水烫一下捞出；蛋清、蛋黄分别打入两个碗里，每碗内放入适量盐、味精、胡椒粉，腌拌均匀。

2. 炒锅上火，放入适量冷水烧沸，下入鸡蛋

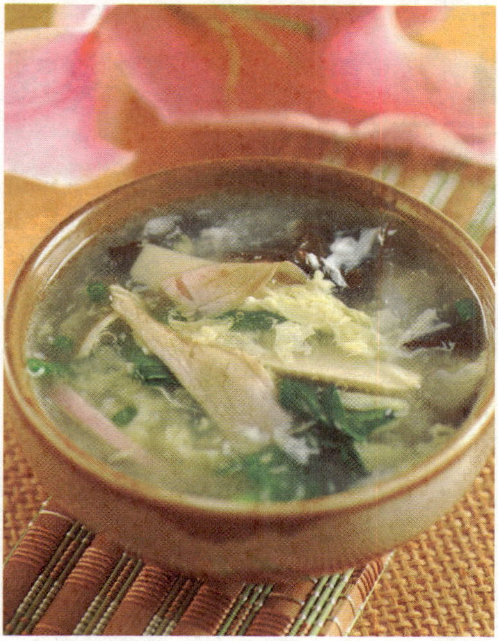

清，待浮起时捞出控水，再放入鸡蛋黄，待熟后也捞出控水。

3. 坐锅点火，下色拉油烧至五成热时，放葱末炒香，加入素高汤、玉兰片、银耳、黑木耳、百合花烧沸，加入料酒、盐、味精调味，放入蛋清、蛋黄、菠菜叶，用湿淀粉勾芡，最后淋上香油，出锅即成。

【药膳功效】

滋阴润燥，补气养血，健脑益智，可用于治疗贫血症。

9 银耳瘦肉羹

药膳配方

银耳25克，猪瘦肉150克，冬菇10克，鸡蛋1只，香菜1棵，姜1片，盐2克，生抽6克，白糖3克，湿淀粉25克，色拉油10克，高汤1000毫升，冷水适量。

【制作程序】

1. 将银耳用温水浸泡1小时，去蒂，撕成小朵，放入开水中煮2分钟，捞起，沥干水分；猪瘦肉洗净剁碎；鸡蛋打入碗内，用筷子搅匀；冬菇浸软洗净，切粒；香菜择洗干净，切末。

2. 锅置火上，下色拉油烧热，放入姜片爆香，加入高汤煮开，下银耳、冬菇粒煮10分钟，放入猪瘦肉，下盐、生抽、白糖调味，然后用湿淀粉勾芡，加入打好的鸡蛋液拌匀，盛入汤碗中，撒上香菜末即成。

【药膳功效】

清热润燥，补血止血，能够防治贫血。

10 紫菜竹荪羹

药膳配方

紫菜20克，竹荪6棵，水发香菇3个，盐1.5克，白糖2.5克，鸡精1克，淀粉5克，白醋2克，色拉油6克，胡椒粉1克，香油3克，鸡汤400毫升，冷水适量。

【制作程序】

1. 紫菜洗净，用冷水浸泡去腥，捞起备用；

香菇用冷水浸软，去蒂，切丝；竹荪洗净，放入滚水中氽烫，过一下冷水，捞起，放入稀释的白醋中浸泡约半小时，然后用冷水冲去醋味，再捞起切碎。

2. 炒锅入色拉油烧热，放入竹荪碎、香菇丝及紫菜，加入鸡汤煮滚，再加入盐、白糖、鸡精等调味，倒入煲内再煨约10分钟。

3. 将淀粉加适量冷水调匀，入锅勾稀芡，然后撒上胡椒粉、淋入香油即成。

【药膳功效】

补血悦色，适用于贫血、妇女月经过多及功能性子宫出血。

11 草原牛奶羹

药膳配方

嫩玉米粒50克，麦片40克，葡萄30克，西瓜50克，猕猴桃1个，橙子1个，鲜牛奶250毫升，白糖15克，湿淀粉30克，蜂蜜10克，冷水适量。

【制作程序】

1. 猕猴桃、葡萄、西瓜、橙子分别切成丁备用。
2. 把鲜牛奶倒入锅中，加白糖搅拌，置于火上，放入玉米粒和麦片，边搅动边用湿淀粉勾芡，调成羹状。
3. 出锅后将切好的水果丁摆在上面，滴几滴蜂蜜，即可盛起食用。

【药膳功效】

滋补肝肾，添精止血，清热补钙，可治疗贫血、肾虚遗精等症。

12 香菇白菜羹

药膳配方

香菇6个，大白菜150克，魔芋球10粒。盐1.5克，湿淀粉25克，味精1克，姜末3克，色拉油5克，冷水适量。

【制作程序】

1. 香菇用温水泡发回软，去蒂，洗净，抹刀切片备用；魔芋球洗净，对半切开；大白菜洗

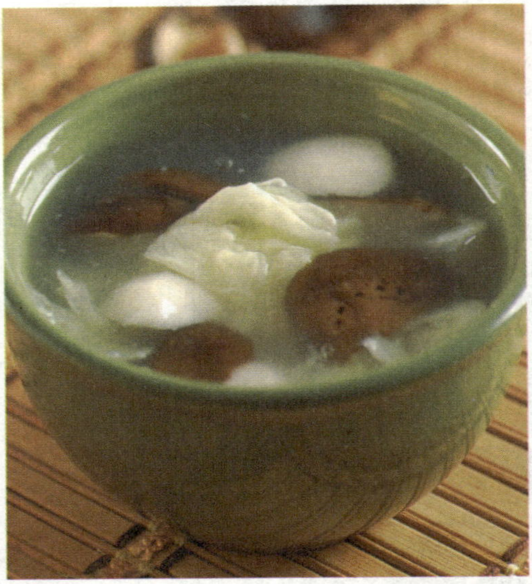

净，撕成小块。

2. 炒锅上火下色拉油烧热，倒入香菇片和魔芋球略炸片刻，捞起沥干油分；大白菜块倒入热油锅内炒软。
3. 白菜锅中加入适量冷水，加盐和姜末煮沸，放入香菇片、魔芋球，烧沸约2分钟，加味精调味，以湿淀粉勾稀芡，即可盛起食用。

【药膳功效】

养胃健脾，壮腰补肾，活血止血，用于防治贫血。

13 芡实蒸蛋羹

药膳配方

芡实50克，鸡蛋4只，鸡肉100克，青虾10只，香菇5个，柚子、芹菜各20克，料酒5克，盐2克，酱油6克，鸡汤300毫升，冷水适量。

【制作程序】

1. 芡实洗净，用温水浸泡2小时，放入锅中，加入鸡汤，再用小火煎煮约1小时，离火备用。
2. 青虾剥壳，去泥肠，鸡肉切成细丁，共放入一只大碗内，用料酒、柚子汁、少许盐浸渍备用；香菇泡发回软，去蒂，洗净切丁，也放同一碗内。
3. 芹菜切成3厘米的长条，下入沸水锅中烫熟。
4. 鸡蛋打入另一碗内，搅散后与芡实汤混合均

匀，加盐、酱油等调好味，将其中八成倒入大碗内，留下两成备用。

5. 将大碗放入蒸笼内，用小火蒸至蛋液有凝结现象时，将留下的两成蛋汁浇在上面，并放上芹菜条，继续蒸5分钟即成。

【药膳功效】

⊙生血乌发，可防治贫血、便血、脱肛、带下、崩漏、滑精、肠炎、细菌性痢疾。

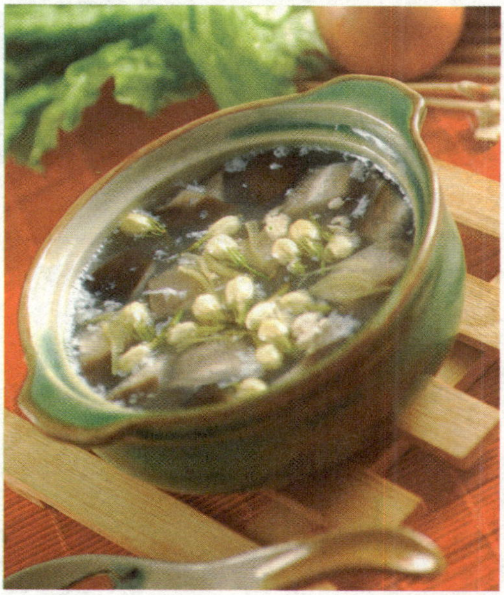

14 虾仁节瓜蓉羹

药膳配方

节瓜200克，草菇40克，虾仁80克，净蟹肉20克，蛋清15克，姜1片，葱1根，盐1.5克，白糖3克，粟粉5克，料酒2克，胡椒粉1克，高汤200毫升，冷水适量。

【制作程序】

1. 节瓜洗净去皮，切成块，用搅拌器搅成蓉状；草菇、葱洗净切粒；虾仁去泥肠，洗净。
2. 将高汤、节瓜蓉、草菇粒、虾仁、蟹肉、姜片同放深碗内，盖上盖子，放入微波炉中，用高火煮5分钟后取出。
3. 碗内加入盐、白糖、料酒、胡椒粉、水溶粟粉，搅拌均匀，高火再煮3分钟，取出搅入蛋清，撒上葱粒，即可食用。

【药膳功效】

⊙本方具有补肝肾、滋阴、润肠通便、防贫血、抗早衰等功效。

15 望月羹

药膳配方

袋装日本豆腐4袋，鸡蛋2只，黑木耳、银耳各20克。鸡肉末蘑菇汤料1包，盐1.5克，冷水适量。

【制作程序】

1. 黑木耳、银耳分别放温水中泡发，择去蒂，除去杂质，切成丝；鸡蛋打入碗中，用筷子搅散；日本豆腐切成圆片。
2. 锅内加入约200毫升冷水，倒入鸡肉末蘑菇汤料，搅拌均匀，先用旺火煮沸，放入黑木耳丝和银耳丝，再改用中火煮约3分钟。
3. 把日本豆腐片放入锅中，不要搅拌，待再度煮滚时将鸡蛋液均匀倒入羹中，鸡蛋成形后加入盐调味，即可盛起食用。

【药膳功效】

⊙补血、明目、润燥，防治贫血症。

16 田七薏枣肚羹

药膳配方

猪小肚6个，田七片15克，薏仁75克，蜜枣5颗，腐竹50克，白果100克，盐4克，冷水适量。

【制作程序】

1. 薏仁洗净，用冷水浸泡半小时，捞起沥干。
2. 把田七片清洗干净；腐竹、蜜枣分别洗净；白果去壳，用滚水稍煮，去衣，去心。
3. 小肚清洗去异味，放入以上滚水中煮10分钟，出水过冷后沥干水分。
4. 锅中加入适量冷水煮滚，放入全部材料，再改小火炖煮3小时，下盐调味即可。

【药膳功效】

⊙补血止血，滋阴润肺。

汁类药膳5道

1 红萝卜西芹汁

药膳配方

红萝卜1根，西芹4根，橙子、苹果各1个，蜂蜜10克。

【制作程序】

1. 红萝卜、芹菜洗净，切粒；橙子去皮去子，苹果去皮去核，均切粒备用。
2. 上述蔬果倒入榨汁机中，榨取汁液后滤去渣子。
3. 将蔬果汁倒入杯中，加入蜂蜜调匀，即可直接饮用。

【药膳功效】

⊙益气补血，促进血液循环，防治贫血。

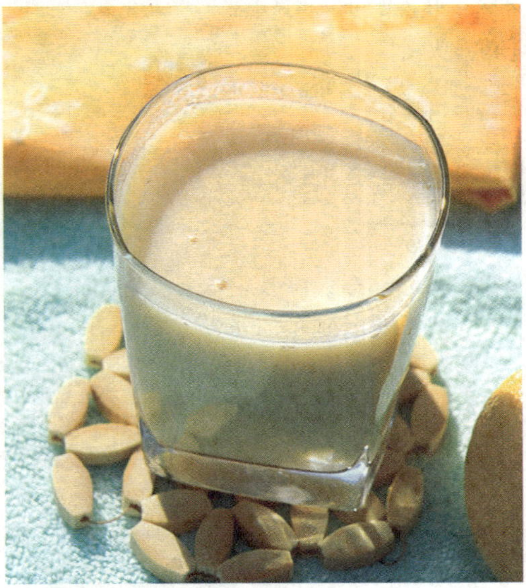

2 桑葚红枣汁

药膳配方

桑葚15克，红枣4颗，白糖10克，冷水200毫升。

【制作程序】

1. 把桑葚洗净，去杂质；红枣去核，洗净。
2. 把桑葚、红枣放入炖锅内，加入冷水，置旺火上烧沸，再用小火煮25分钟。
3. 将液汁倒入杯中，加入白糖调匀，即可饮用。

【药膳功效】

⊙生血乌发，补肾强身，除湿利水，抗老延年，防治贫血症。

3 草莓西瓜汁

药膳配方

草莓50克，西瓜瓤300克，桑叶、菊花各15克，沸水200毫升，淡盐水适量。

【制作程序】

1. 草莓洗净，去蒂，用淡盐水浸泡片刻；西瓜瓤去子，切成小块。
2. 将草莓和西瓜瓤一起放入榨汁机中，打成汁备用。
3. 桑叶、菊花洗净，加入沸水，泡10分钟后倒入草莓西瓜汁，搅拌均匀，即可直接饮用。

【药膳功效】

⊙补血、润燥，防治贫血症。

4 木瓜菠萝汁

药膳配方

木瓜1/4个，菠萝1/4个，苹果1/2个，柳橙2个，白糖5克，凉开水50毫升。

【制作程序】

1. 木瓜去皮去子，切成小块；菠萝切成小块；苹果洗净后去核去皮，切成小块；柳橙洗净、去子后对切。
2. 上述水果全部放入榨汁机中，榨取汁液，滤去渣子。
3. 将滤净的果汁倒入杯中，冲入凉开水，加入白糖调匀，即可直接饮用。

【药膳功效】

⊙补血养心，补中养神，可以帮助大脑获得充分休息。

5 草莓菠菜汁

药膳配方

草莓10颗，菠菜4棵，葡萄20颗，蜂蜜10克，凉开水100毫升，淡盐水适量。

【制作程序】

1. 草莓洗净，放入淡盐水中略泡。
2. 菠菜洗净，切4厘米长的段；葡萄去皮去子。
3. 将草莓、菠菜段、葡萄放入榨汁机中，搅打成汁后倒入杯中，加入蜂蜜和凉开水拌匀，即可直接饮用。

【药膳功效】

⊙补血、明目、润燥，防治贫血症。

茶类药膳4道

1 慈禧珍珠茶

药膳配方

珍珠、茶叶各适量，沸水适量。

【制作程序】

珍珠研细粉，沸水冲泡茶叶，以茶汤送服珍珠粉。

【服食方法】

每日1剂。

【药膳功效】

⊙润肌泽肤，益气，补血，健脾。

2 首乌松针茶

药膳配方

何首乌18克，松针（花更佳）30克，乌龙茶5克，冷水适量。

【制作程序】

先将首乌、松针或松花用冷水煎沸20分钟左右，去渣，以沸烫药汁冲泡乌龙茶5分钟即可。

【服食方法】

每日1剂，不拘时饮服。

【药膳功效】

⊙补精益血，扶正祛邪。适用于肝肾亏虚者，从事农药制造、核技术工作及矿下作业等人员以及放疗、化疗后白细胞减少病人。

3 芝麻养血茶

药膳配方

黑芝麻6克，茶叶3克，冷水适量。

【制作程序】

前味炒黄，与茶加水煎煮10分钟。饮茶并食芝麻与茶叶。

【药膳功效】

⊙滋补肝肾，养血润肺。治肝肾亏虚、皮肤粗糙、毛发黄枯或早白、耳鸣等。

4 当归玫瑰茶

药膳配方

当归、桂圆、枸杞各2克，小枣5颗，绿茶3克，玫瑰花适量，沸水适量。

【服食方法】

以沸水冲泡代茶服饮，每日1剂。

【药膳功效】

⊙补血益气，润肤美白。

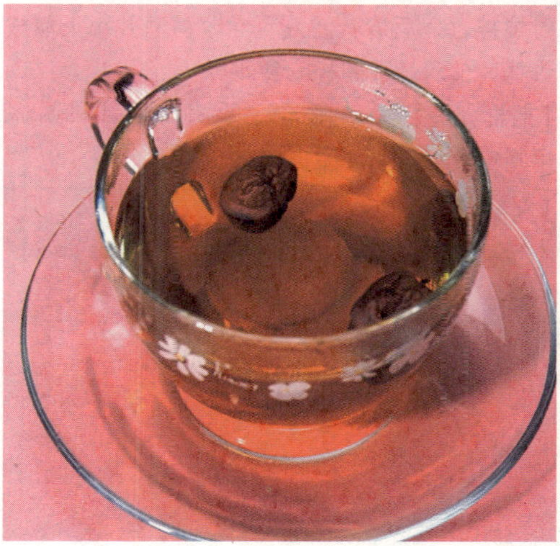

蜂产品药膳2道

1 养颜蜂王浆

药膳配方

鲜蜂王浆100克，蜂花粉250克，蜂蜜500克。

【制作程序】

将蜂王浆研碎后兑入蜂蜜中，拌匀使其充分软化，15日后加入蜂花粉搅匀，并装入深色瓶中。

【服食方法】

日服2次，早晚空腹服1汤匙，长期坚持服用。

【药膳功效】

⊙具有补血养颜的作用，能够防治贫血、润泽肌肤。

2 蜂蜜枸杞膏

药膳配方

蜂蜜、枸杞各500克，60度白酒750毫升。

【制作程序】

将枸杞捣烂，用白酒浸泡提取，浸提中注意定时搅拌，之后取其滤液，回收白酒并小火熬成膏状，加入蜂蜜调和成膏即可。

【服食方法】

早晚空腹温开水冲服，每次20克。

【药膳功效】

⊙本方具有平肝潜阳、补血益气的作用，能够防治贫血。

酒类药膳1道

1 八珍酒

药膳配方

全当归26克，炒白芍18克，生地黄15克，云茯苓20克，炙甘草20克，五加皮25克，肥红枣36克，胡桃肉36克，白术26克，川芎10克，人参15克，白酒1500毫升。

【制作程序】

1. 将所有的药用水洗净后研成粗末，装进用三层纱布缝制的袋中，将口系紧。
2. 将纱布袋浸泡在白酒坛中，封口，在火上煮1小时。
3. 药冷却后，埋入净土中，5天后取出来。
4. 再静置3~7天，开启酒坛，去掉药渣包，将酒装入瓶中备用。

【服食方法】

每次10～30毫升，每日服3次，饭前将酒温热服用。

【药膳功效】

⊙此酒有气血双补的功效，用以治疗因气血亏损而引起的面黄肌瘦、心悸怔忡、精神萎靡、脾虚食欲不振、气短懒言、劳累倦怠、头晕目眩等症。

调治肾虚的药膳

现实生活中，中年人无论男女，都极易肾虚。肾的精、气虚衰不足，即可称为肾虚。肾虚又可分为肾阴虚和肾阳虚。肾阴指的是肾的本质，肾阳指的是肾的功能。肾阴虚的主症是腰膝酸软、五心烦热，更会有以下诸症：眩晕耳鸣，形体消瘦，失眠多梦，颧红潮热，盗汗，咽干，尿短黄，男子阳强易举、遗精早泄，妇女经少、经闭、崩漏、不孕。肾阳虚的主症为腰膝酸软，畏寒肢冷，诸症为：精神不振，头晕目眩，耳鸣耳聋，小便清长，夜间多尿，小便点滴不爽，小便不通，下利清谷，男子阳痿早泄、遗精、精冷不育，妇女宫寒不孕，带下清冷。

◎ 无论阴虚还是阳虚，都会导致人免疫能力的下降。肾虚发生时，肾脏的微循环系统亦会出现阻塞，即肾络会呈现不通。因此，肾虚是肾病及性功能障碍发生的病理基础。

◎ 预防和治疗肾虚，要常吃一些有效补肾的食物，如动物肾脏、海参、虾、芡实等。此外，肉类、鸡蛋、骨髓、黑芝麻、樱桃、桑葚、山药等也有不同程度的补肾功效。中医补肾是很讲究的，要求做到“善补阴者，阳中求阴；善补阳者，阴中求阳”。补肾阳的食物有狗肉、鹿肉、牛尾、韭菜；补肾阴的食物有乌鸡、鳖甲、龟板、枸杞等。要想肾功能正常，身体强壮，更重要的是要坚持不懈地做到生活有规律、心情舒畅。此外，还要多活动、多锻炼。

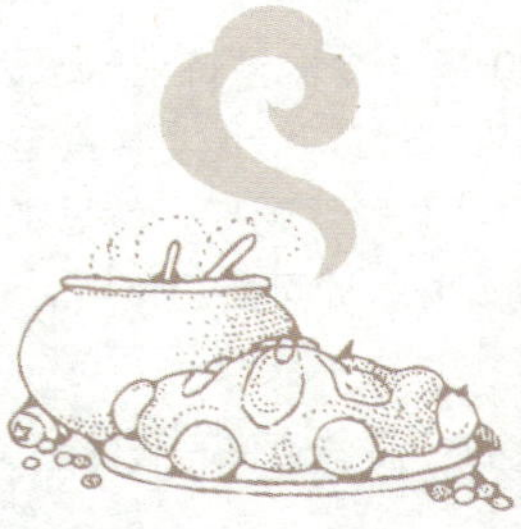

粥类药膳17道

1 韭菜子粥

药膳配方

韭菜子20克，粳米100克，盐1.5克，冷水1000毫升。

【制作程序】

1. 将韭菜子洗净，研为细末。
2. 粳米淘洗干净，用冷水浸泡半小时，捞出，沥干水分。
3. 锅中注入约1000毫升冷水，将粳米放入，用旺火煮沸后加入韭菜子，改用小火熬煮成粥。
4. 粥内调入盐，搅拌均匀，再稍焖片刻，即可盛起食用。

【药膳功效】

本方具有固精、助阳、补肾、治带的功能，适用于阳痿、早泄、遗精、多尿等症。

2 鳝丝油菜粥

药膳配方

粳米、小油菜各100克，活鳝鱼1条（约200克），料酒6克，醋3克，葱、姜、香菜各5克，盐2克，味精、胡椒粉各1克，色拉油5克，冷水1000毫升。

【制作程序】

1. 将小油菜择去老叶，洗净，切成碎末；葱、姜洗净，拍松，用适量冷水浸泡出葱姜汁；香菜洗净，切成小段。
2. 粳米淘洗干净，用冷水浸泡半小时，捞起沥干备用。
3. 将活鳝鱼摔昏，剖腹，去掉内脏，剔去骨，切成细丝，放进冷水中漂去血水，捞出鳝丝，沥掉水分，加料酒、盐、姜葱汁、醋拌匀。
4. 粳米放入锅中，加入约1000毫升冷水，用旺火烧沸，再用小火煮至米烂粥成，下鳝丝与油菜末，煮沸后加盐、味精、香菜和色拉油调好味，撒上胡椒粉，即可盛起食用。

【药膳功效】

本方具有补五肠、疗虚损、除风湿、强筋骨的功效，可治气血两亏、体弱消瘦、肾虚腰痛、虚痨咳嗽、湿热身痒等症。

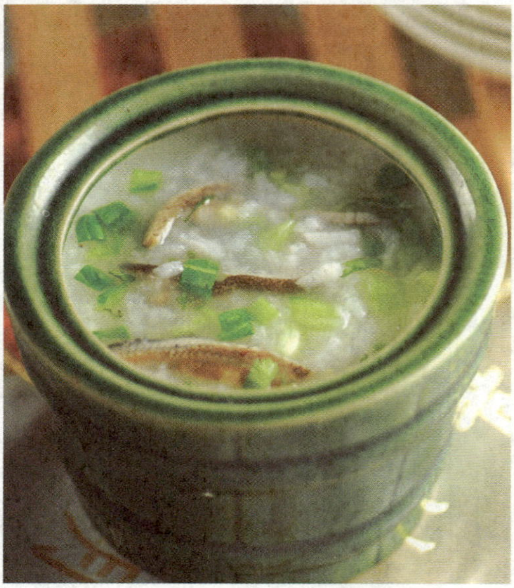

3 猪髓粥

药膳配方

粳米100克，猪脊髓150克，盐2克，味精1克，料酒5克，胡椒粉1克，冷水1000毫升。

【制作程序】

1. 将猪脊髓放入冷水中，撕去外层筋膜，漂洗干净，用料酒、盐拌腌。
2. 粳米淘洗干净，用冷水浸泡半小时，捞出，沥干水分。
3. 取锅加入约1000毫升冷水，将粳米放入，用旺火烧沸，搅拌几下，改用小火熬煮至半熟时，加入猪脊髓，再续煮至粥成，然后加入盐、味精、胡椒粉调好味，即可盛起食用。

【药膳功效】

本方可治疗肾虚腰痛、骨髓败伤、腰膝酸痛、阳痿遗精等症。

4 牛髓地黄粥

药膳配方

粳米100克，牛骨髓20克，地黄汁15克，蜂蜜30克，料酒5克，味精2克，鲜姜3片，冷水1000毫升。

【制作程序】

1. 用牛的棒骨8根，捶破后入锅，加入冷水熬取牛骨髓，再加入姜片、料酒，待水分熬去后，将牛骨髓装入瓷罐内保存。
2. 粳米淘洗干净，用冷水浸泡半小时，捞出沥干。
3. 粳米放入锅内，加入约1000毫升冷水，先用旺火烧沸，加入牛骨髓、地黄汁，再改用小火煎煮成粥，再加入味精、蜂蜜调匀，即可盛起食用。

【药膳功效】

⊙温补肾阳、壮腰益精，用于治疗肾虚腰酸、阳痿遗精、阳虚泄泻等症。

5 豆苗猪肾粥

药膳配方

粳米100克，猪肾1副，猪肝60克，瑶柱60克，豆苗150克，葱末3克，盐2克，色拉油5克，冷水适量。

【制作程序】

1. 猪肾洗净切开，去白膜，切薄片；猪肝洗净，切薄片；把猪肾和猪肝一起用葱末、色拉油、盐拌匀。
2. 粳米洗净，用冷水浸泡半小时，捞出，沥干水分。
3. 豆苗洗净，切短段；瑶柱浸软，撕细丝。
4. 把粳米和瑶柱放入沸水锅内，用旺火煮沸后，改用小火煮至粳米熟烂，放入猪肾、猪肝，再煮沸5分钟，最后放入豆苗煮沸，加入盐，即可盛起食用。

【药膳功效】

⊙本方可用以治疗肾虚腰痛，遗精盗汗，精子量少、存活率低、活动力差，耳鸣耳聋等症。

6 泥鳅黑豆粥

药膳配方

黑豆、黑芝麻各60克，泥鳅200克，料酒10克，葱末5克，姜末3克，味精、盐各1克，冷水1000毫升。

【制作程序】

1. 黑豆淘洗干净，用冷水浸泡2小时以上，捞出，沥干水分；黑芝麻淘洗干净。
2. 泥鳅洗净，放入碗内，加入料酒、葱末、姜末、味精、盐，上笼蒸至熟透，去骨刺备用。
3. 锅中加入约1000毫升冷水，将黑豆、黑芝麻放入，先用旺火烧沸，搅拌几下，然后改用小火熬煮，粥熟时放入泥鳅肉，再稍煮片刻，加入葱末、姜末调味即可。

【药膳功效】

⊙补中益气，补肾壮阳，利湿。适宜脾胃虚弱，消瘦乏力，消渴多饮及肾虚阳痿者服用。

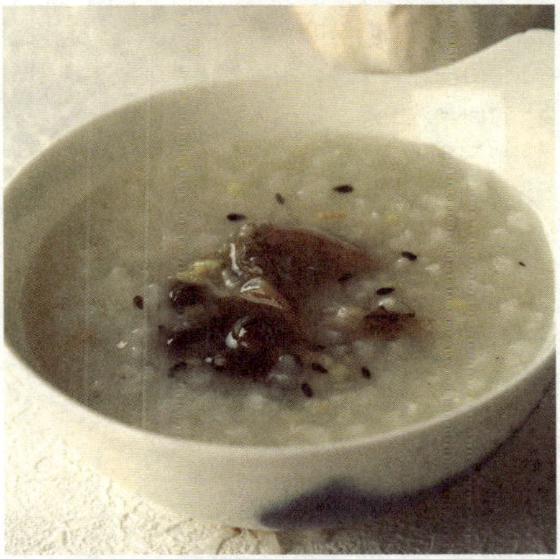

7 黄狗肾粥

药膳配方

粳米100克，干品黄狗肾1副，葱段10克，姜片5克，料酒8克，盐2克，味精1克，冷水适量。

【制作程序】

1. 将干品黄狗肾洗净，放入水锅，加入葱段、姜片、料酒，煮至熟透后捞出，撕去外皮，剖开扯去尿管，冲洗干净，再改刀切成块。

2. 粳米淘洗干净，用冷水浸泡半小时，捞出，沥干水分。

3. 取锅加入冷水、粳米，用旺火煮沸后，加入黄狗肾丁，再熬煮至粥成，用盐、味精调味后食用。

【药膳功效】

温补肾阳，壮腰益精，用于治疗肾虚腰酸、阳痿遗精、阳虚泄泻等症。

8 山药芡实瘦肉粥

药膳配方

粳米100克，山药100克，芡实50克，猪瘦肉150克，葱末5克，盐2克，冷水2000毫升。

【制作程序】

1. 芡实洗净，用冷水浸泡回软；粳米淘洗干净，用冷水浸泡半小时后沥干水分，备用。
2. 将山药冲洗干净，削去外皮，切成丁块。
3. 猪肉漂洗干净，切成丁块。
4. 取锅加入约2000毫升冷水，下入粳米、芡实，用旺火烧沸，搅拌几下，改用小火熬煮至半熟时，加入山药丁和肉丁，续煮至粥成，最后加入盐调味，即可盛起食用。

【药膳功效】

补脾养胃、生津益肺、补肾涩精，用于治疗脾虚食少、久泻不止、肺虚喘咳、肾虚遗精、带下、尿频、虚热消渴等症。

9 羊肉淡菜粥

药膳配方

粳米100克，干淡菜45克，羊肉150克，酱油、料酒各5克，味精、胡椒粉各1克，盐2克，姜丝3克，冷水1000毫升。

【制作程序】

1. 将干淡菜用热水泡软，剪洗干净，备用。
2. 羊肉洗净，放入沸水锅中汆一下，捞出，用冷水冲洗，切成小块，盛入盆内，加料酒、胡

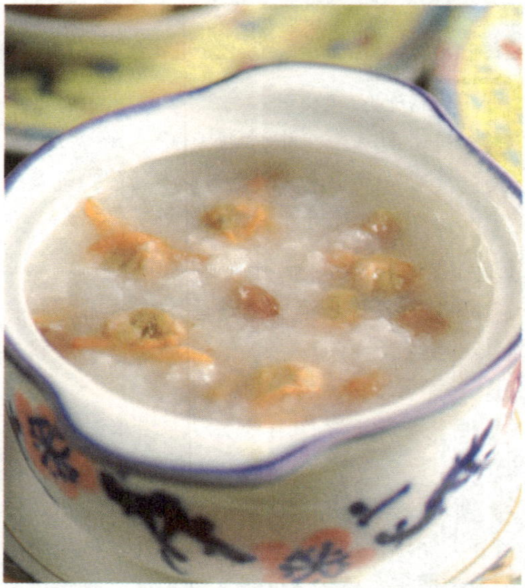

椒粉、酱油、姜丝拌匀，腌制入味，备用。

3. 粳米用冷水淘洗干净，浸泡半小时后捞出，放入锅内，加入约1000毫升冷水，置旺火上煮沸，倒入羊肉块、干淡菜等，再改用小火熬煮至粥熟，加入盐、味精调味，即可盛起食用。

【药膳功效】

益气补虚、温中暖下，治虚劳羸瘦、腰膝疲软、产后虚冷、腹痛寒疝、中虚反胃。

10 羊杂粥

药膳配方

粳米150克，羊杂1副，荸荠3个，陈皮1片，大头菜粒15克，香菜10克，盐1.5克，胡椒粉1克，葱末3克，冷水适量。

【制作程序】

1. 粳米洗净，用冷水浸泡半小时，捞起，沥干水分。
2. 羊杂洗净，焯水备用。
3. 荸荠去皮切粒。
4. 锅中加入约2000毫升冷水，放入粳米烧沸后，将荸荠粒、陈皮、羊肚、羊肠等一起放入，继续用旺火烧沸，然后改用小火熬煮。
5. 羊肝、腰、胰切成小片，待粥将好时放入，等再沸后加入大头菜粒、胡椒粉、香菜、盐、葱末等调好味，即可盛起食用。

【药膳功效】

补肾气、益精髓，治肾虚劳损、腰脊疼痛、足膝瘦弱、耳聋、消渴、阳痿尿频。

11 苁蓉羊腿粥

药膳配方

粳米100克，肉苁蓉30克，羊后腿肉150克，葱末5克，姜末3克，盐2克，胡椒粉1.5克，冷水1000毫升。

【制作程序】

1. 将肉苁蓉洗净，用冷水浸泡片刻，捞出细切。
2. 羊后腿肉剔净筋膜，漂洗干净，横丝切成薄片。
3. 粳米淘洗干净，用冷水浸泡半小时，捞出，沥干水分。
4. 取砂锅加入冷水、肉苁蓉、粳米，先用旺火烧沸，然后改用小火煮至粥成，再加入羊肉片、葱末、姜末、盐，用旺火滚几滚，待米烂肉熟，撒上胡椒粉，即可盛起食用。

【药膳功效】

益气补虚、温中暖下，治虚劳羸瘦、腰膝疲软、产后虚冷、腹痛寒疝、中虚反胃。

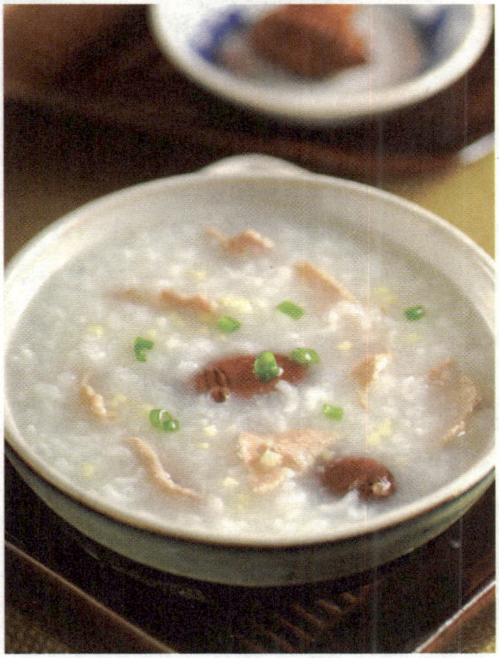

12 海参粥

药膳配方

糯米100克，水发海参200克，盐、冷水各适量。

【制作程序】

1. 糯米淘洗干净，用冷水浸泡6～8小时，捞出沥干水分。
2. 将在冷水中涨发好的海参剖开洗净，切成片，放入锅中加水煮烂后备用。
3. 糯米入锅，加入适量冷水，用大火烧开，加入海参片，转小火煮至米烂汤稠，下盐调味即可。

【药膳功效】

本方具有补肾阳、益精血、润肠燥之功效，治虚劳羸瘦、腰膝酸痛、肾虚遗精等症。

13 金樱子粥

药膳配方

糯米100克，金樱子30克，蜂蜜10克，冷水适量。

【制作程序】

1. 糯米淘洗干净，用冷水浸泡2～3小时，捞出，沥干水分。
2. 将金樱子剖开取仁，洗净捣碎。
3. 取锅放入冷水、金樱子，煮沸约20分钟，过滤去渣，加入糯米，先用旺火煮沸，再改用小火熬煮至粥成，以蜂蜜调好味，即可盛起食用。

【药膳功效】

补肝肾、益筋髓、壮筋骨。可治阳痿、遗精、滑精以及肝肾两虚引起的腰膝冷痛、软弱无力等症。

14 牛腩板栗粥

药膳配方

粳米100克，牛腩200克，熟板栗（罐装）50克，牛肉卤料1包，色拉油15克，冰糖2克，酱油5克，料酒5克，盐1.5克，鸡粉3克，冷水1000毫升。

【制作程序】

1. 粳米洗净，用冷水浸泡半小时，捞出沥干，放入锅中，加入约1000毫升冷水，先用旺火烧沸后，再改用小火慢煮成粥底。
2. 牛腩洗净，放入砂锅中，加入色拉油、冰糖、酱油、料酒、牛肉卤料，熬煮约2小时至熟透，取出，切厚片。
3. 锅中倒入粥底及牛腩片、熟板栗，旺火烧沸，再加入盐、鸡粉调好味，即可盛起食用。

【药膳功效】

⊙养胃健脾，壮腰补肾，活血止血。

15 红枣羊骨糯米粥

药膳配方

糯米100克，羊胫骨1条，红枣5颗，葱末3克，姜末2克，盐1克，冷水适量。

【制作程序】

1. 糯米淘洗干净，用冷水浸泡3小时，捞出，沥干水分。
2. 红枣洗净，剔除枣核。
3. 羊胫骨冲洗干净，敲成碎块。
4. 取锅注入适量冷水，放入羊胫骨块，先用旺火煮沸，再改用小火熬煮约1小时，滤去骨头，然后加入糯米、红枣，继续熬煮至糯米熟烂。
5. 粥内下入葱末、姜末、盐调好味，再稍焖片刻，即可盛起食用。

【药膳功效】

⊙本方具有滋补肝肾、添精止血的功效，可用于治疗虚劳羸弱、腰膝酸痛、肾虚遗精、崩漏带下等症。

16 首乌粥

药膳配方

粳米100克，何首乌30克，红枣5颗，冰糖10克，冷水1000毫升。

【制作程序】

1. 粳米淘洗干净，用冷水浸泡半小时，捞出，沥干水分。
2. 红枣洗净，去核，切片；何首乌洗净，烘干捣成细粉。
3. 粳米放入锅内，加入约1000毫升冷水，用旺火烧沸后加入何首乌粉、红枣片，转用小火煮约45分钟。
4. 待米烂粥熟时，下入冰糖调好味，再稍焖片刻，即可盛起食用。

【药膳功效】

⊙本方具有补肝肾、滋阴、润肠通便、益精血、抗早衰的功效。

17 银鱼苋菜粥

药膳配方

粳米200克，小银鱼100克，苋菜25克，高汤200毫升，盐、料酒、胡椒粉、冷水适量。

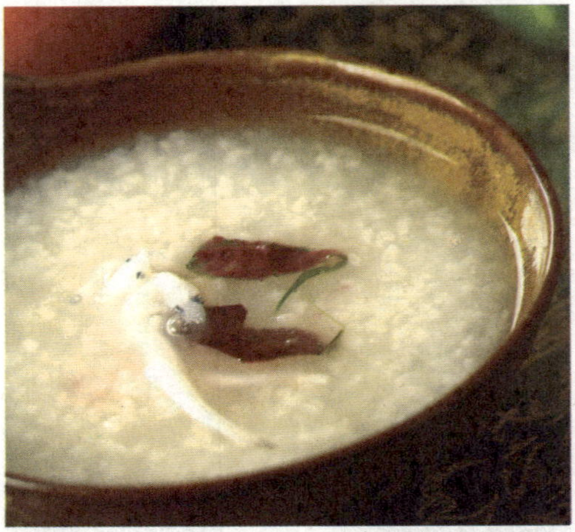

【制作程序】

1. 粳米洗净，用冷水浸泡半小时，捞出沥干水分，放入锅中，加入高汤和适量冷水煮沸后，再转入小火熬煮。
2. 苋菜洗净，焯水烫透，捞出，立即浸入冷开水中泡凉，再捞出沥干水分，切小段。
3. 小银鱼泡水，洗净备用。
4. 粥煮至软烂黏稠之后，放入苋菜及小银鱼煮熟，加入盐、料酒、胡椒粉，调拌均匀，出锅即可。

【药膳功效】

⊙本方具有补肾益气、清热解毒、滋阴润肺之功效。

汤类药膳23道

1 党参黄芪炖鸡汤

药膳配方

党参、黄芪各15克，母鸡半只，红枣5颗，姜1片，料酒、味精、盐少许，冷水适量。

【制作程序】

1. 将母鸡下沸水锅中焯去血水，捞出洗净；将红枣洗净去核；将党参、黄芪用清水洗净切段。
2. 将鸡放入炖盅内，加适量水，放入党参、黄芪、红枣、料酒、味精、盐、姜片，放入笼内蒸至鸡肉熟烂入味，取出即成。

【药膳功效】

⊙ 本方可治肾虚腰痛、遗精盗汗、耳鸣耳聋。

2 小麦石膏竹叶汤

药膳配方

小麦、生石膏各50克，竹叶20克，冷水1200毫升。

【制作程序】

1. 将生石膏置于1200毫升水内，以文火熬半小时。
2. 投入淘净的小麦及切细的竹叶，熬至汤浓缩为700毫升，去渣取汤饮用。

【药膳功效】

⊙ 温补肾阳，壮腰益精，用于治疗肾虚腰酸、阳痿遗精、阳虚泄泻等症。

3 黑豆花生羊肉汤

药膳配方

羊肉750克，黑豆50克，花生仁50克，木耳25克，南枣10颗，生姜2片，香油、盐适量，冷水3000毫升。

【制作程序】

1. 将羊肉洗净，斩成大块，用开水煮约5分钟，漂净；将黑豆、花生仁、木耳、南枣用温水稍浸后淘洗干净，南枣去核，花生仁不用去衣。
2. 煲内倒入3000毫升冷水烧至水开，放入以上用料和姜用小火煲3小时。
3. 煲好后，把药渣捞出，用香油、盐调味，喝汤吃肉。

【药膳功效】

⊙ 本方具有补肾益气、祛虚活血、益脾润肺等功效。

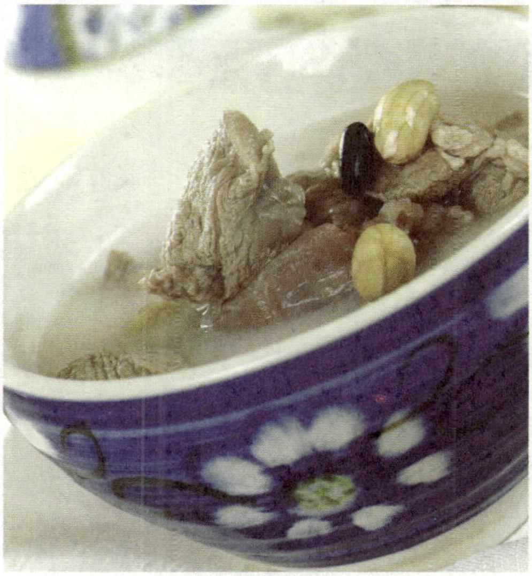

4 荠菜双根汤

药膳配方

鲜荠菜、芦根、白茅根各100克，冷水适量。

【制作程序】

1. 将荠菜洗干净，切碎；芦根洗净，切段；白茅根去杂质，洗净，切段。
2. 将上述食材一同放入砂锅内，加适量水，以文火煎30分钟即成。

【药膳功效】

⊙ 补脾养胃，生津益肺，补肾固精。治脾虚久泻、肺虚喘咳、肾虚遗精、带下。

5 乌梅红枣汤

药膳配方

乌梅7颗，蚕茧壳1个，红枣5颗，冷水适量。

【制作程序】

将上述食材放入锅中，加水共煎，即可。

【药膳功效】

滋补肝肾，添精止血，可治疗腰膝酸痛、肾虚遗精、崩漏带下等症。

【注意事项】

尿黄、尿痛者不宜服用。

6 紫河红枣炖鸡汤

药膳配方

紫河车1副，红枣10颗，鸡腿2只，盐少许，冷水适量。

【制作程序】

1. 先将紫河车轻轻冲洗干净，剥碎备用。
2. 将鸡肉冲洗干净，除去结块的脂肪组织，切成块状备用。
3. 将水烧至滚沸，锅内放进鸡肉、紫河车、红枣，滚煮30分钟。调文火，继续煲煮1小时。熄火前，加入适量盐调味即可。

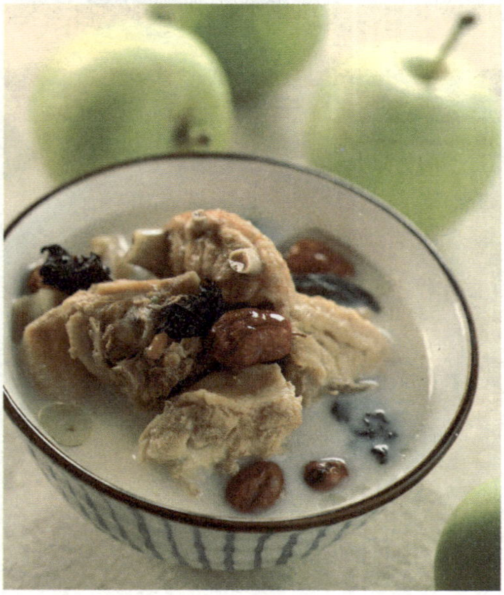

【药膳功效】

本方具有滋补肝肾、添精止血的功效，可用于治疗虚劳羸弱、腰膝酸痛、肾虚遗精、崩漏带下等症。

7 猪腰荸荠汤

药膳配方

猪腰1副，荸荠100克，冰糖30克，冷水适量。

【制作程序】

1. 将荸荠洗净，去皮切成两半。
2. 将猪腰剖开洗净，去白色臊腺，切成腰花。
3. 将上述两料同放入一锅内，加适量水用武火烧沸。
4. 投入打碎的冰糖，转文火煮30分钟即成。

【药膳功效】

补肝肾，益筋髓，壮筋骨。可治阳痿，遗精，滑精以及肝肾两虚引起的腰膝冷痛、软弱无力等症。

8 泽泻益肾乌发汤

药膳配方

泽泻10克，熟地黄15克，淮山药15克，牡丹皮6克，山茱萸15克，何首乌20克，当归6克，红花6克，菟丝子50克，天麻15克，侧柏叶6克，黑豆60克，黑芝麻50克，核桃肉5个，羊肉500克，羊头1个，羊骨500克，生姜10克，葱白20克，胡椒粉6克，味精3克，盐4克，料酒15克，冷水3000毫升。

【制作程序】

1. 将羊肉、羊头（敲破）、羊骨（敲破）用清水洗净；羊肉片去筋膜，入沸水锅内汆去血水，同羊头、羊骨一起放入锅中（羊骨垫底）。
2. 将熟地黄、泽泻等11味中药用纱布袋装好，扎紧口放入锅中；生姜拍松，葱切段，二者同时下锅，加入冷水3000毫升；再放入料酒。
3. 将炖锅置武火上烧沸，打去浮沫，捞出羊肉，切2厘米宽、4厘米长的块，再放入锅中，用文火炖1小时。捞出药袋不用，在汤内加入盐、味精、胡椒粉，搅匀即成。

【药膳功效】

温补肾阳，壮腰益精，用于治疗肾虚腰酸、阳痿遗精、阳虚泄泻等症。

9 鹌鹑枸杞杜仲汤

药膳配方

鹌鹑1只，枸杞30克，杜仲15克，冷水适量。

【制作程序】

1. 将鹌鹑去毛及内脏，洗净；枸杞、杜仲洗净。
2. 将上述食材一同放入砂锅内加适量水以武火煮，沸后转用文火煨熟即可。

【药膳功效】

温补肾阳、壮腰益精，用于治疗肾虚腰酸、阳痿遗精、阳虚泄泻等症。

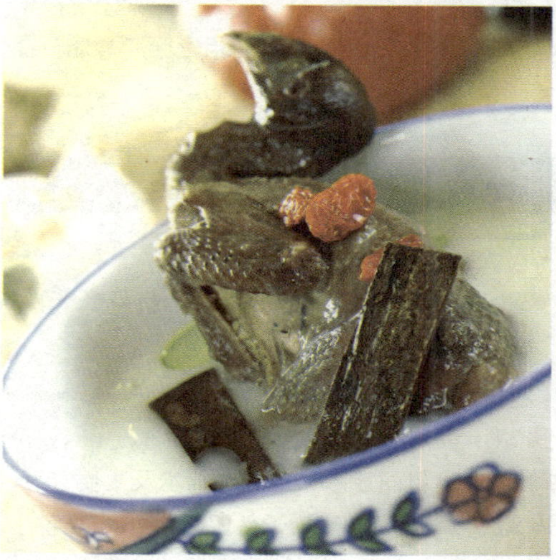

10 银耳鸽蛋汤

药膳配方

银耳50克，鸽蛋20个，冰糖250克，大油少许，冷水适量。

【制作程序】

1. 将银耳放入冷水中浸泡后，去蒂、洗净、撕成小朵，放入锅内加适量水熬烂。
2. 将鸽蛋分别打入抹过大油的酒盅内，上笼蒸熟。取出蒸熟的鸽蛋，倒在清水内洗干净。
3. 再将银耳汤烧沸，放入冰糖煮至溶化，随即投入鸽蛋一同煮滚即可。

【药膳功效】

益气补虚，温中暖下，治虚劳羸瘦、腰膝疲软、中虚反胃。

11 冬莲荷叶鹌鹑汤

药膳配方

鹌鹑4只，猪瘦肉150克，冬瓜1000克，莲子50克，赤小豆50克，嫩荷叶2块，蜜枣5颗，香油、盐适量，冷水3000毫升。

【制作程序】

1. 将鹌鹑宰杀后洗干净，去其头、爪、内脏，每只斩成两半，连同猪瘦肉一起用开水烫煮，漂净。
2. 冬瓜洗净，连皮切成大块；莲子、赤小豆、嫩荷叶分别淘洗干净，莲子去莲心，荷叶最好清早摘取未展开的嫩荷叶。
3. 煲内倒入3000毫升清水烧至水开，放入以上用料及蜜枣。先用武火煲30分钟，再用中火煲60分钟，后用小火煲90分钟即可。
4. 煲好后，放香油、盐调味，咸淡随意。

【药膳功效】

补五脏、疗虚损、除风湿、强筋骨，可治气血两亏、肾虚腰痛、虚痨咳嗽等症。

12 猪腰刀豆汤

药膳配方

猪腰1副，刀豆250克。

【制作程序】

1. 将猪腰剖开洗净，去臊腺后切成腰花。
2. 刀豆淘净稍浸，捞出与腰花同放一锅内，加适量水用文火煮熟即可。

【药膳功效】

补中益气，补肾壮阳，利湿，可治脾胃虚弱、消瘦乏力、消渴多饮、肾虚阳痿等症。

13 黄鳝金针菜汤

药膳配方

黄鳝250克，金针菜15克，植物油60克，盐少许，冷水适量。

【制作程序】

1. 将黄鳝去内脏，洗净切段。
2. 将黄鳝入热油锅内稍煸，投入已清理好的金针菜，加水以文火煮熟，以盐调味即可。

【药膳功效】

补肾养肝，温脾助胃，具有益精髓、坚筋骨、止遗泄之作用。

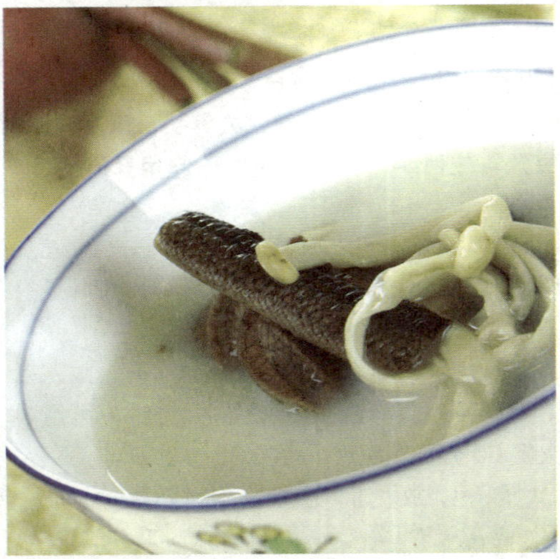

14 枸杞海参汤

药膳配方

枸杞20克，海参（水发）300克，香菇50克，料酒20克，酱油10克，白糖10克，盐3克，味精2克，姜3克，葱6克，植物油35克。

【制作程序】

1. 海参用水发透，切2厘米宽、4厘米长的块；枸杞洗净，去果柄、杂质；香菇洗净，切成3厘米见方的块；姜切片，葱切段。
2. 将炒锅置武火上烧热，加入植物油，烧六成热时加入姜、葱爆香，下入海参、香菇、料酒、酱油、白糖，加水适量，武火烧沸，文火焖煮，煮熟后加入枸杞、盐、味精即成。

【药膳功效】

补肝肾，益筋髓，壮筋骨。可治阳痿，遗精、滑精以及肝肾两虚的腰膝冷痛、软弱无力等症。

15 清润响螺汤

药膳配方

响螺（连壳）1个（约1000克），淮山药25克，枸杞15克，猪骨250克，姜、料酒、盐适量。

【制作程序】

1. 新鲜响螺用开水浸泡，去壳取肉后将螺肉拖至热水，使之坚实后切块待用。
2. 猪骨置煲内加水1500毫升，待煲开后下螺肉、淮山药、枸杞，再煲2小时后加入适量姜、料酒、盐即成。

【药膳功效】

滋补肝肾，添精止血，可治疗腰膝酸痛、肾虚遗精、崩漏带下等症。

16 甲鱼猪脊汤

药膳配方

甲鱼1只，猪脊髓200克，胡椒粉、生姜、葱、盐各少许，冷水适量。

【制作程序】

1. 取甲鱼肉洗净切块；猪脊髓斩块。
2. 以上食材同放入一锅内，加水及生姜、葱，用文火煮熟，以胡椒粉、盐调味即可。

【药膳功效】

本方有固精、助阳、补肾、治带的功能。适用于阳痿、早泄、遗精、多尿等症。

17 猪瘦肉海参汤

药膳配方

猪瘦肉250克，水发海参250克，红枣5颗，开水适量。

【制作程序】

1. 海参洗净，切丝；猪瘦肉洗净，切丝；红枣（去核）洗净。
2. 把全部用料放入炖盅内，加开水适量，炖盅加盖，文火隔开炖2～3小时，调味后即可食用。

【药膳功效】

本方具有滋补肝肾、添精止血的功效，可用于治疗虚劳羸弱、腰膝酸痛、肾虚遗精、崩漏带下等症。

18 枸杞洋参白糖汤

药膳配方

枸杞30克，西洋参6克，白糖30克，冷水适量。

【制作程序】

1. 西洋参切片；枸杞洗净。
2. 以上两料共入一锅内，加水以武火煮沸，再用文火煎20分钟，投入白糖，搅匀即成。

【药膳功效】

温补肾阳，壮腰益精，用于治疗肾虚腰酸、阳痿遗精、阳虚泄泻等症。

19 塘鲤鱼子汤

药膳配方

塘鲤鱼子适量，盐少许。

【制作程序】

1. 准备若干新鲜塘鲤鱼子，洗净。
2. 锅内加水，放入塘鲤鱼子，以文火煮熟，加少许盐调味即成。

【药膳功效】

温补肾阳、壮腰益精，用于治疗肾虚腰酸、阳痿遗精、阳虚泄泻等症。

20 北芪鲈鱼汤

药膳配方

鲈鱼一尾（250～500克），北芪30克，盐少许，冷水适量。（孕妇若有畏寒肢冷者，方中可加橘皮6克共炖服）

【制作程序】

1. 鲈鱼去鳞、鳃、肠杂，洗净。
2. 北芪洗净，与鲈鱼放在同一炖盅内，加入水和盐，炖熟服食。

【药膳功效】

本方具有补肾益气、祛虚活血、益脾润肺等功效。

21 首乌核桃牛腱汤

药膳配方

何首乌50克，黑芝麻50克，牛腱肉300克，核桃10个，南枣6颗，生姜2片，盐少许，沸水适量。

【制作程序】

1. 将核桃去壳取肉，保留核桃衣；黑芝麻放锅中，文火炒香；生姜去皮，切两片，与何首乌、南枣和牛腱洗净。
2. 将上述材料放入沸水中，用中火煲至牛腱肉熟透，以少许盐调味，即可饮汤吃肉。

【药膳功效】

本方有固精、助阳、补肾、治带的功能。适用于阳痿、早泄、遗精、多尿等症。

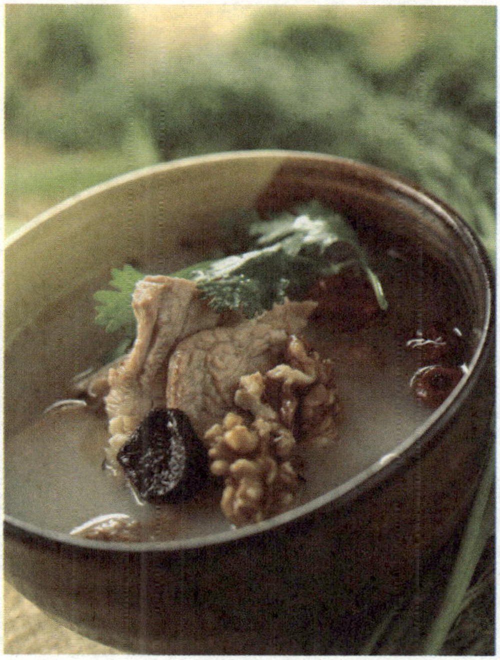

22 墨鱼蛤蜊鲜虾汤

药膳配方

墨鱼30克，蛤蜊10克，鲜虾15克，姜5克，盐少许，冷水适量。

【制作程序】

1. 墨鱼表皮撕去，清洗干净，从内侧切花刀备用；蛤蜊、鲜虾洗净。
2. 汤锅内加水，放入以上材料和姜，以文火煮熟，以盐调味即可。

【药膳功效】

益气补虚，温中暖下。治虚劳羸瘦、腰膝疲软、产后虚冷、腹痛寒疝。

23 蛤蟆油煮猪胰汤

药膳配方

蛤蟆油5克，猪胰25克，冰糖15克，冷水300毫升。

【制作程序】

1. 将蛤蟆油用温水发透，除去筋膜、杂质、黑仔；猪胰洗净，切成小块；冰糖打碎。
2. 将蛤蟆油、猪胰同放炖锅内，加水300毫升，武火烧沸，再用文火炖煮35分钟，加入冰糖屑即成。

【药膳功效】

本方可治肾虚腰痛、遗精盗汗、精子量少、耳鸣耳聋等症。

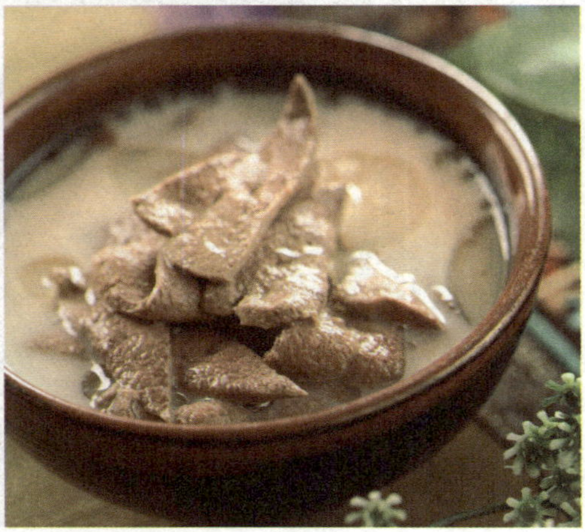

羹类药膳8道

1 青豆萝卜豆腐羹

药膳配方

嫩白豆腐150克，胡萝卜50克，青豆粒、白萝卜各10克，盐1.5克，味精1克，白糖2克，湿淀粉25克，熟鸡油3克，清汤200毫升，冷水适量。

【制作程序】

1. 嫩白豆腐切成块，放入开水中氽烫一下；青豆粒焯水烫透，捞出，沥干水分备用；胡萝卜去皮，切成豆腐块大小的块；白萝卜去皮，切成青豆粒大小的粒。
2. 锅内加入适量冷水，烧沸后投入胡萝卜块，煮至熟透时，加入嫩豆腐块稍煮片刻，倒入碟中。
3. 另取一锅，加入清汤烧沸，加入嫩豆腐块、胡萝卜块、白萝卜粒、青豆粒，调入盐、味精、白糖，烧透入味，用湿淀粉勾芡，淋入熟鸡油即可。

【药膳功效】

温补肾阳，壮腰益精，用于治疗肾虚腰酸、阳痿遗精、阳虚泄泻等症。

2 平菇莲子鸭羹

药膳配方

鸭肉250克，平菇50克，鲜莲子100克，丝瓜30克，火腿20克，料酒6克，味精2克，盐3克，大油10克，葱段12克，姜片6克，胡椒粉2克，淀粉15克，蛋清25克，鸡汤500毫升，冷水适量。

【制作程序】

1. 将鸭肉洗净，切成粒，放入碗内加入蛋清、淀粉拌匀，下沸水锅略氽一下捞起（不宜过熟），放入炖锅内，加入鸡汤、盐、料酒、姜片、葱段，上笼蒸半小时后取出，撇去浮沫备用。

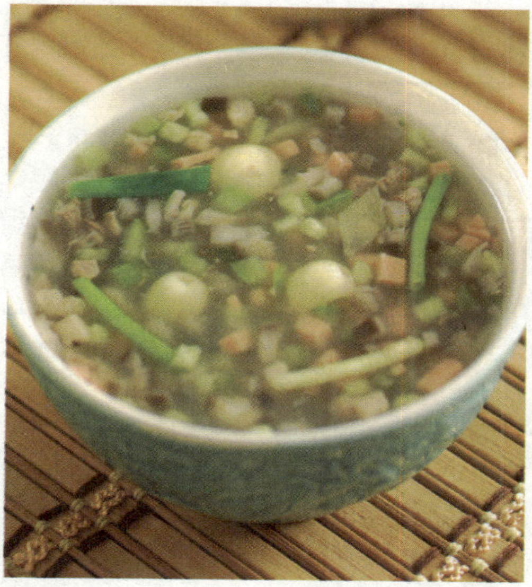

2. 鲜莲子去壳，下沸水锅中焯一下，去莲衣，捅去莲心；丝瓜刮去外衣，洗净切成粒；平菇去杂质，洗净切成粒；火腿切成粒。

3. 炒锅放大油烧热，烹入料酒，加入鸡汤、鸭肉、火腿、莲子、平菇、盐、味精、胡椒粉烧沸，再入丝瓜烧至入味，即可出锅装碗。

【药膳功效】

本方可治肾虚腰痛、遗精盗汗、精子量少、耳鸣耳聋等症。

3 鱼蓉银耳羹

药膳配方

净鱼肉150克，银耳25克，蛋清1个，盐2克，味精1克，香油3克，料酒8克，色拉油8克，胡椒粉1克，荸荠粉10克，高汤1500毫升，冷水适量。

【制作程序】

1. 将净鱼肉上笼蒸熟，去除骨刺，用刀背砸成鱼蓉备用。

2. 银耳用温水浸发，洗净，用煮沸的淡盐水滚过，捞起切碎。

3. 坐锅点火，下入色拉油、料酒，加入高汤1500毫升，将鱼蓉烧滚，放入银耳，然后加入盐、味精调味，用荸荠粉加水勾芡，再推入蛋清拌匀，最后淋入香油，撒上胡椒粉，即可盛起食用。

【药膳功效】

本方具有补肾、益气力、降血压、强心、防龋、防辐射损伤、抗癌、抗衰老之功效。

4 银鱼笋丝羹

药膳配方

太湖银鱼100克，莴笋50克，香菜10克，料酒8克，盐3克，味精1.5克，胡椒粉1克，高汤800毫升，湿淀粉40克，大油15克，冷水适量。

【制作程序】

1. 太湖银鱼用冷水稍加浸泡，洗净备用。

2. 莴笋去皮，洗净，切成丝，放入沸水锅中烫熟。

3. 香菜择洗干净，切段备用。

4. 炒锅置旺火上，下高汤、料酒、盐、味精烧沸，放入银鱼、莴笋丝，再沸后下湿淀粉推匀，淋入大油，盛入大汤碗里，撒入香菜及各种调料即可。

【药膳功效】

本方具有补肾益气、补虚活血、益脾润肺等功效。

5 韭菜虾羹

药膳配方

小虾300克，韭菜40克，嫩豆腐2块，叉烧80克，姜1片，盐4克，淀粉、香油各5克，白糖1克，粟粉20克，色拉油10克，料酒3克，冷水适量。

【制作程序】

1. 韭菜洗净，切1.5厘米长的段；叉烧切小薄片；嫩豆腐洗净切粒，放入沸水锅中烫3分钟，捞起，沥干水分。

2. 小虾去头（虾头留用），去壳，挑除泥肠，加淀粉和适量盐、香油腌渍10分钟，放入沸水锅中汆熟。

3. 坐锅点火，入色拉油烧热，爆香姜片，下虾头爆炒片刻，烹入料酒，加入适量冷水，煮滚约15分钟，捞起虾头不要，撇去浮沫。

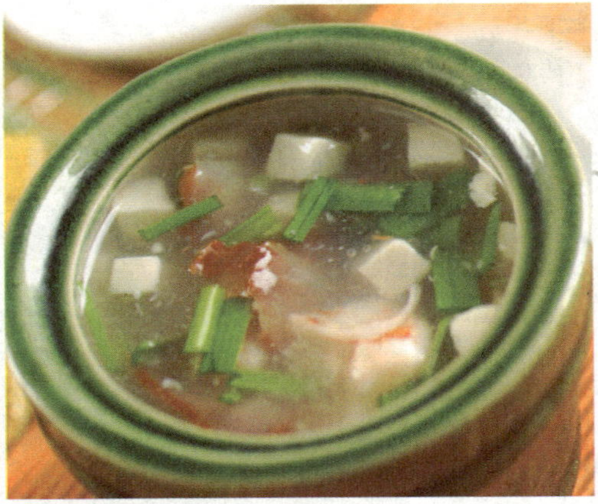

4. 将叉烧片、小虾、豆腐粒放入虾头汤内煮滚，用水溶粟粉勾稀芡，用盐、香油、白糖调好味，放入韭菜段兜匀，即可盛起食用。

【药膳功效】

本方具有固精、助阳、补肾、治带的功能。适用于阳痿、早泄、遗精、多尿等症。

6 羊脏羹

药膳配方

羊肝、羊肚、羊肾、羊心、羊肺各1副，荜拨50克，草果2个，陈皮10克，胡椒50克，姜10克，大油50克，葱10克，豆豉150克，盐5克，料酒10克，味精2克，冷水适量。

【制作程序】

1. 将羊肝、羊心、羊肺、羊肾洗净，除去血水，切成2厘米见方的小块，放入羊肚内。
2. 将荜拨、草果、陈皮、葱、胡椒、姜、豆豉装入干净纱布袋内，扎紧袋口，也装入羊肚内，用线将羊肚缝合。
3. 将装有药物、羊杂的羊肚放入锅内，加入冷水适量，置旺火上烧沸，放入大油、盐、料酒、味精，然后移小火上炖熬至烂熟。
4. 捞起羊肚，拆去缝线，取出药包和羊杂，将羊肚也切成小块，再放入汤中烧沸，即可盛起食用。

【药膳功效】

本方可治肾虚腰痛、遗精盗汗、精子量少、耳鸣耳聋等症。

7 雪梗珍珠羹

药膳配方

大虾400克，火腿50克，雪菜梗30克，盐3克，味精1.5克，胡椒粉1克，料酒5克，湿淀粉30克，香油2克，香菜末5克，高汤800毫升，冷水适量。

【制作程序】

1. 大虾去壳，挑除沙线，洗净后切丁；雪菜梗、火腿均切丁，备用。
2. 坐锅点火，加入高汤烧沸，投入虾仁、雪菜梗丁稍煮，下盐、味精、胡椒粉、料酒调味，候再沸，用湿淀粉勾稀芡，撒上火腿丁、香菜末，淋上香油即成。

【药膳功效】

本方有固精、助阳、补肾、治带的功能。适用于阳痿、早泄、遗精、多尿等症。

8 芦荟白果鸡肉羹

药膳配方

白果20克，鸡肉50克，芹菜20克，鸡蛋3个，鱼丸4个，香菇2个，芦荟汁30克，米酒10克，酱油10克，盐3克，高汤500毫升，冷水适量。

【制作程序】

1. 白果去壳，洗净，去除果心；香菇去蒂，用温水浸泡后洗净、切片；芹菜洗净，切末。

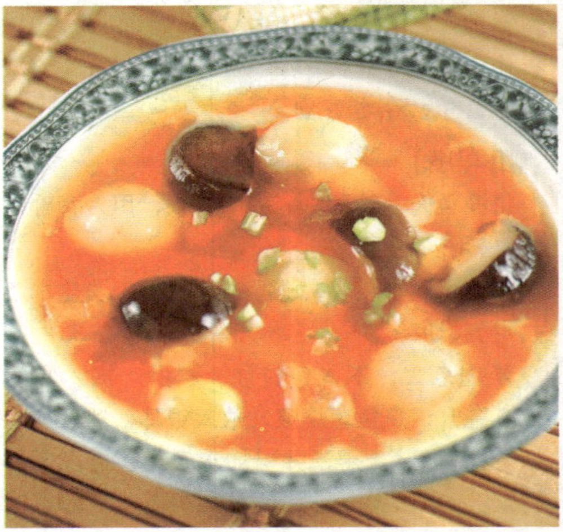

2. 鸡肉切块，加入酱油、米酒、香菇片，盛于蒸碗中，将高汤、鱼丸、白果、盐加入碗中拌匀。
3. 鸡蛋打入碗中，用筷子搅散。
4. 将蛋液与芦荟汁混合，倒入蒸碗中，上笼蒸25 分钟左右，熄火前加入芹菜末即可。

【药膳功效】
本方具有补肾益气、补虚活血，益脾润肺等功效。

茶类药膳4道

1 菟丝茶

药膳配方

菟丝子50克，红糖60克，冷水适量。

【制作程序】
将菟丝子捣碎，加红糖 60 克，加水煎服。

【药膳功效】
适宜于肾虚所致精液异常、精液量不足、早泄、腰膝酸软等症。

2 硫黄茶

药膳配方

硫黄、诃子皮、紫笋茶各9克，冷水适量。

【制作程序】
将硫黄研为细末，用净布袋包，与诃子皮、紫笋茶共加水适量，煎沸 10 ~ 15 分钟，过滤取汁用。

【药膳功效】
温肾壮阳，敛涩止泻。适用于肾阳虚衰（命门火衰）、五更泄泻、腹部冷痛、四肢不温、久泻不止等症。

【注意事项】
阴虚阳亢者或孕妇忌用。

3 白术甘草茶

药膳配方

白术15克，甘草、绿茶各3克，冷水600毫升。

【制作程序】
将白术、甘草加水 600 毫升，煮沸 10 分钟，加入绿茶即可。

【服食方法】
分 3 次温饮，再泡再服，日服 1 剂。

【药膳功效】
健脾补肾，益气生血。

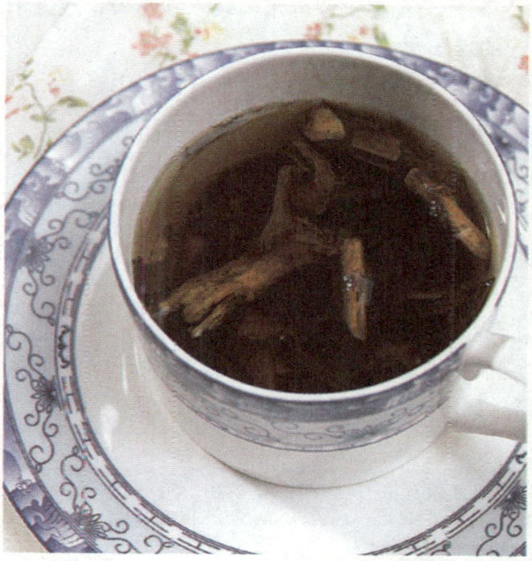

4 人参茶

药膳配方

茶叶15克，五味子20克，人参10克，桂圆肉30克，沸水适量。

【制作程序】
五味子、人参捣烂，桂圆肉切细丝，共茶叶拌匀，用沸水冲泡 5 分钟。

【服食方法】
随意饮。

【药膳功效】
健脑强身，补中益气，强肾壮腰。

酒类药膳2道

1 人参固本酒

药膳配方

何首乌、枸杞、生地黄、熟地黄、麦门冬、天门冬、人参、当归各60克，茯苓30克，白酒6000毫升。

【制作程序】

1. 将所有药材捣成碎末，装入纱布袋，放进干净的坛子里。
2. 倒入白酒浸泡，加盖再放在文火上煮沸，约1小时后离火，冷却后将坛子密封。
3. 7天后开启，将药渣除去，装瓶备用。

【服食方法】

每次10～20毫升，每日早晚2次，将酒温热空腹服用。

【药膳功效】

⊙补肝肾，填精髓，益气血。适用于中老年腰膝酸软、体乏无力、精神萎靡等症。

2 乌须酒

药膳配方

何首乌、白首乌各500克，胡桃肉、莲子肉、蜂蜜各90克，枸杞、全当归各60克，生姜汁20克，细曲300克，生地120克，麦冬30克，糯米5千克，白酒适量。

【制作程序】

1. 先将两种首乌洗净，用水煮过，捣烂。
2. 除生姜汁、蜂蜜外，其余药材捣为粗末与首乌一起装入白布袋，封口备用。
3. 将细曲捣成细末，备用。
4. 生地用白酒洗净，放入煮首乌的水中去煮，等水渐干时，再用文火煨，待水汁尽后，取出捣烂备用。
5. 将糯米放入锅中，加水3000毫升，放在文火上熬成粥状，然后倒入干净的坛子里。冷后加入细曲末，用柳枝拌匀，加盖密封，放在保温处酿制，待有酒浆时开封。
6. 将生地黄倒入酒糟中，用柳枝拌匀，加盖密封，3～5日后开封。
7. 压榨去糟渣，贮入干净的坛子里，再将药袋悬入酒中，加盖。
8. 将坛放入锅中，隔水加热约80分钟后取出，埋入土中。
9. 过5日将酒坛取出，开封，去掉药袋，将蜂蜜炼过，倒入药酒中，再细滤一遍，装瓶备用。

【服食方法】

每次10～20毫升，每日3次，将酒温热空腹服用。

【药膳功效】

⊙补肾养肝，益精血。主治中老年腰膝酸软、体乏无力、精神萎靡等症。

蜂产品药膳12道

1 参姜蜜汁

药膳配方

蜂蜜30克，姜汁30克，人参片10克。

【制作程序】

将蜂蜜、人参片放入杯中，用沸水冲泡，调入姜汁即可。

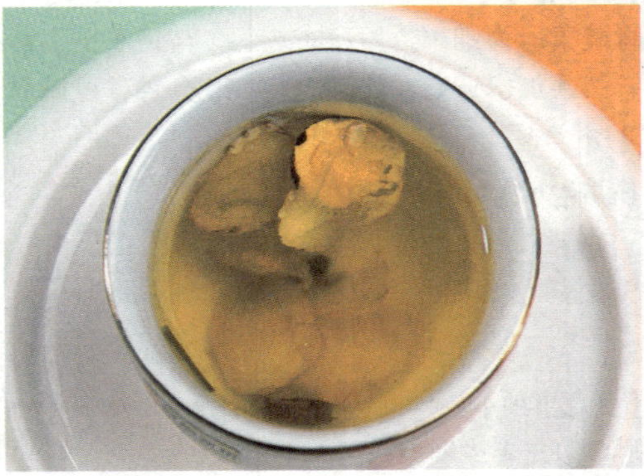

【服食方法】

代茶饮，每日 1 ~ 2 次。

【药膳功效】

⊙本方具有补肾益气的作用，能够调治肾虚所致的腰背疼痛。

2 蜂蜜洋葱汁

药膳配方

蜂蜜45克，洋葱150克。

【制作程序】

榨取洋葱汁，兑入蜂蜜搅匀。

【服食方法】

早晚空腹温开水送服。

【药膳功效】

⊙滋阴壮阳，调治肾虚，对性功能障碍有一定的治疗效果。

3 蜜制花粉

药膳配方

蜂花粉100克，蜂蜜200克，白糖50克。

【制作程序】

将蜂花粉去杂，磨碎，与白糖拌和均匀，然后再加蜂蜜搅拌均匀，放入锅内隔水快速加热到95℃，半分钟左右取出装瓶即成。

【服食方法】

日服 2 次，每次 20 克，可直接食用或放在点心上食用。

【药膳功效】

⊙具有滋阴补肾、调虚壮阳的作用，能够调治肾虚。

4 蜂蜜参芪益气膏

药膳配方

蜂蜜、党参、黄芪各100克，冷水适量。

【制作程序】

党参、黄芪切片，煎取浓汁，用蜂蜜收膏。

【服食方法】

每日早晚空腹各服 1 次，每次 15 克，温开水送服。

【药膳功效】

⊙本方具有补肾益气的作用，能够强身健体。

5 蜂蜜核桃羹

药膳配方

蜂蜜、核桃肉各1000克。

【制作程序】

核桃肉捣烂，调入蜂蜜，和匀。

【服食方法】

每次服食 1 匙，每日 2 次，温开水送服。

【药膳功效】

⊙本方具有提神醒脑、调治肾虚的作用。

6 蜂蜜参地膏

药膳配方

蜂蜜、人参各100克，熟地125克，冷水适量。

【制作程序】

人参、熟地煎煮浓缩汁至 200 毫升，加蜂蜜收膏。

【服食方法】

日服 3 次，每次 20 克，温开水冲服。

【药膳功效】

⊙本方能够强身体健体、提高免疫力，可调治肾虚。

7 蜂蜜甘草膏

药膳配方

蜂蜜80克，陈皮100克，甘草100克，冷水适量。

【制作程序】

将陈皮、甘草放锅中加适量水煎三次，滤除残渣，用文火或减压浓缩器浓缩成膏状，加蜂蜜调匀。

【服食方法】

每日早晚空腹服用，每次 10 ~ 15 克。

【药膳功效】

本方具有滋阴润肺、益气健脾的作用，能够化痰止咳、调治肾虚。

8 蜂蜜黄芪膏

药膳配方

蜂蜜适量，黄芪100克，冷水适量。

【制作程序】

将黄芪切片，煎汁浓缩，以蜂蜜调匀为膏状。

【服食方法】

早晚空腹服用，每次 10 ~ 15 克，温开水送服。

【药膳功效】

本方具有强身健体、提高免疫力的作用，可调治肾虚。

9 车前草蜜汁

药膳配方

蜂蜜100克，车前草、荔枝草各50克，冷水500毫升。

【制作程序】

将后 2 味加水 500 毫升，煎汤去渣取汁，加入蜂蜜调匀。

【服食方法】

日服 3 次，每次 10 克。

【药膳功效】

本方益肾健脾，可调治肾虚。

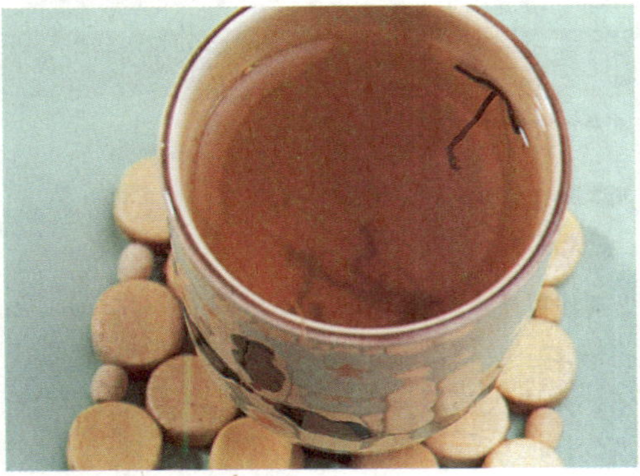

10 金樱子补肾蜜膏

药膳配方

蜂蜜、金樱子各200克。

【制作程序】

金樱子剖开去核，洗净，煎煮后去渣，煎液小火浓缩后加入蜂蜜。

【服食方法】

日服 2 次，每次 10 ~ 15 克，温开水冲服。

【药膳功效】

本方能够补益肝肾，调治肾虚。

11 蜂花粉补肾单方

药膳配方

蜂花粉（如蒲公英花粉、欧石南花粉等）。

【制作程序】

购买成品蜂花粉。

【服食方法】

口服，1 日 2 次，每次 5 ~ 8 克，温开水送服或拌入蜂蜜中服用。

【药膳功效】

本方益肾保肝，可调治肾虚。

12 熟地山药蜜饮

药膳配方

蜂蜜100克，熟地、山药各15克，冷水适量。

【制作程序】

将后 2 味加冷水 1000 毫升，文火煎煮滤取药液 2 次，合并 2 次药液，倒入盆中，加入蜂蜜，加盖不让水蒸气进入，用旺火隔水蒸 2 小时，离火待冷装瓶。

【服食方法】

日服 2 次，每次服 10 克，饭后温开水送服。

【药膳功效】

本方具有益气补肾的作用。

祛斑养颜的药膳

皮肤衰老是全身器官衰老的一部分，随着年龄增长，最容易看到衰老迹象的就是皮肤。皮肤衰老最明显的变化是皱纹增多，另外，还可伴随出现疣、黄褐斑、皮赘等，而其中黄褐斑最为常见。黄褐斑又名肝斑，是发生于面部的黄褐或深褐色斑片。其大小不定，形状不规则，边界清楚，常分布于额、颈、鼻或口周，无任何自觉症状，但可影响美观。黄褐斑多见于女性，部分男性也会发生。黄褐斑可以由各种不同的原因引起，如痛经、慢性盆腔炎、长期口服避孕药、妊娠期营养不良、贫血、内分泌障碍或慢性疾病等。

◎ 若在中年时就注意全面的身体保健，再通过饮食保养，是可以达到消斑养颜、延缓肌肤衰老的效果的。在天然食品中，具有保养皮肤和消除雀斑功效的食物有许多类，如富含硒的食物，如谷类、奶类、芝麻、各种肉类及动物的眼睛；富含核酸的食物，如鱼类、动物肝、酵母、藻类；富含谷胱甘肽的食物，如西红柿、葱类、藻类、大蒜。

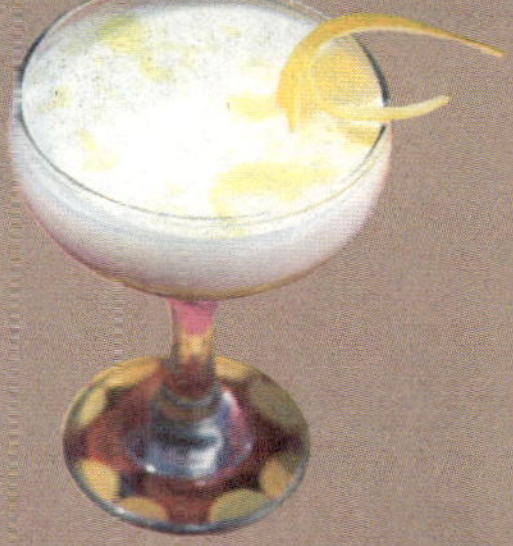

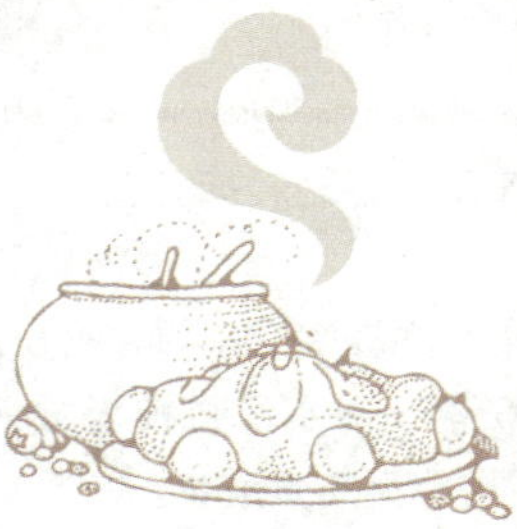

粥类药膳16道

1 桂花粥

药膳配方

桂花10克，粳米100克，白糖15克，冷水适量。

【制作程序】

1. 粳米淘洗干净，用冷水浸泡半小时，捞出，沥干水分。
2. 将桂花中杂质拣去，用冷水漂洗干净。
3. 取锅放入冷水、粳米，先用旺火煮开，然后改用小火熬煮，至粥成时加入桂花、白糖搅匀，候再沸，即可盛起食用。

【药膳功效】

美白肌肤，排解体内毒素，止咳化痰。

2 芍药花粥

药膳配方

粳米100克，白芍药花2朵，红糖10克，冷水适量。

【制作程序】

1. 粳米淘洗干净，用冷水浸泡半小时，捞出，沥干水分。

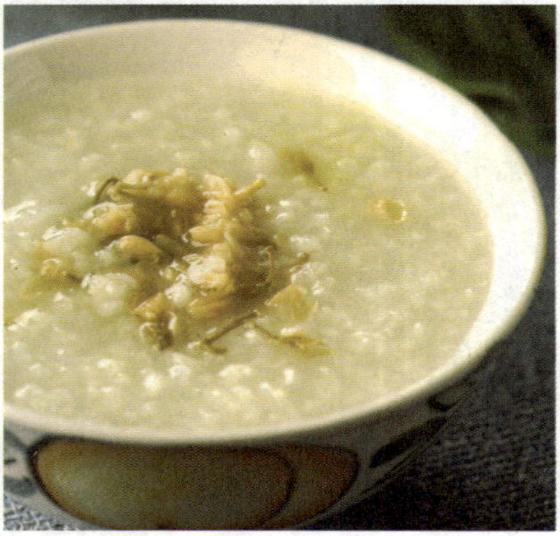

2. 将白芍药花花瓣漂洗干净。
3. 取锅加入冷水、芍药花，煮沸约10分钟，滤取浓汁。
4. 将锅洗净，加入冷水、粳米，先用旺火煮开，然后改用小火熬煮，至粥将成时加入芍药浓汁、红糖，续煮至粥成即可。

【药膳功效】

养血柔肝，祛除面斑，使气血充沛、容颜红润。

3 辣椒粥

药膳配方

粳米100克，辣椒1个，猪肉末50克，色拉油10克，盐1.5克，冷水1000毫升。

【制作程序】

1. 粳米淘洗干净，用冷水浸泡半小时，捞出，沥干水分。
2. 辣椒去蒂、子，冲洗干净，切成粒。
3. 坐锅点火，下色拉油烧至五成热，将辣椒粒与猪肉末一起下锅，煸炒后取出。
4. 另取一锅，加入约1000毫升冷水，放入粳米，先用旺火煮开，再改用小火煮，至粥将成时加入辣椒肉末，再煮5分钟，放入盐拌匀，即可盛起食用。

【药膳功效】

美容养颜，调节经血，减肥健体。

4 玫瑰花粥

药膳配方

粳米100克，樱桃50克，玫瑰花5朵，白糖50克，冷水1000毫升。

【制作程序】

1. 将未全开的玫瑰花采下，轻轻摘下花瓣，用冷水漂洗干净。
2. 粳米淘洗干净，用冷水浸泡半小时，捞出。
3. 锅中加入约1000毫升冷水，将粳米放入，先用旺火烧沸，然后用小火熬煮成粥。
4. 粥内放入玫瑰花瓣、樱桃、白糖，再煮5分钟，即可盛起食用。

【药膳功效】

清热、解酒、解暑、养颜、祛斑。

5 月季花粥

药膳配方

粳米100克，桂圆肉50克，月季花5朵，蜂蜜50克，冷水1000毫升。

【制作程序】

1. 粳米淘洗干净，用冷水浸泡半小时，捞出。
2. 桂圆肉切成末。
3. 月季花瓣用水洗净，撕成小块。
4. 锅中加入约1000毫升冷水，将粳米、桂圆肉末放入，用旺火烧沸，然后改用小火熬煮成粥，放入蜂蜜、月季花，搅拌均匀，即可盛起食用。

【药膳功效】

排毒养颜，调节内分泌，调经止带。

6 枇杷粥

药膳配方

西米100克，枇杷6枚，白糖10克，冷水1000毫升。

【制作程序】

1. 将枇杷冲洗干净，撕去外皮，剔去枇杷核。
2. 西米洗净，入沸水锅略汆后捞出，再用冷水反复漂洗。
3. 取锅加入约1000毫升冷水，加入西米，用旺火烧沸后下入枇杷，改用小火熬煮成粥，以白糖调味即成。

【药膳功效】

防癌、润肺、健胃、养颜、祛斑。

7 茉莉花粥

药膳配方

糯米100克，葡萄干10克，茉莉花10朵，冰糖50克，冷水1000毫升。

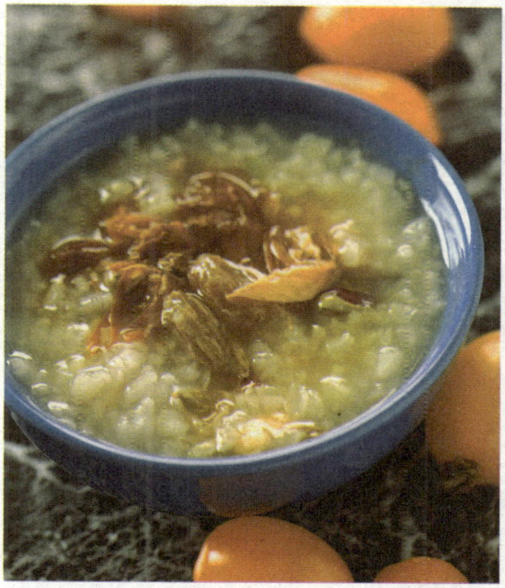

【制作程序】

1. 糯米淘洗干净，用冷水浸泡3小时，捞出，沥干水分。
2. 葡萄干、茉莉花均洗净备用。
3. 锅中加入约1000毫升冷水，将糯米放入，用旺火煮至米粒开花，加入葡萄干、茉莉花和冰糖，继续煮至米烂粥稠，即可盛起食用。

【药膳功效】

本方具有疏肝明目、润肤祛斑、生津止渴、祛痰治痢、通便利水、祛风解表、疗痿、坚齿、益气力、降血压、强心、防龋、防辐射损伤、抗癌、抗衰老之功效。

8 白兰花粥

药膳配方

糯米100克，红枣50克，白兰花4朵，蜂蜜30克，白糖15克，冷水1000毫升。

【制作程序】

1. 将白兰花在含苞待放时采下，择洗干净。
2. 糯米淘洗干净，用冷水浸泡3小时，沥干水分。
3. 红枣洗净、去核，切丝备用。
4. 锅中加入约1000毫升冷水，将糯米放入，先用旺火烧沸，再改用小火熬煮成粥，加入红

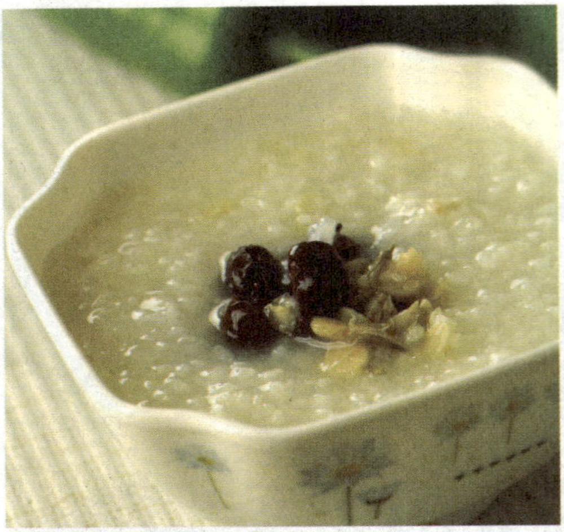

枣丝、白糖、蜂蜜、白兰花，再煮约5分钟，即可盛起食用。

【药膳功效】

清除肺热，补肾健胃，益智养颜，祛斑。

9 二花粥

药膳配方

粳米100克，红花5克，菊花5克，白糖10克，冷水1000毫升。

【制作程序】

1. 粳米淘洗干净，用冷水浸泡半小时，捞出，沥干水分。
2. 红花、菊花洗净，去杂质。
3. 把粳米放入锅内，加入约1000毫升冷水，置旺火上烧沸，再用小火煮熬至八成熟时，加入红花、菊花、白糖，搅拌均匀，继续煮至粥熟，即可盛起食用。

【药膳功效】

排毒养颜，调节内分泌，祛斑美容。

10 山药扁豆粥

药膳配方

粳米100克，鲜山药30克，白扁豆20克，白糖15克，冷水1200毫升。

【制作程序】

1. 粳米淘洗干净，用冷水浸泡半小时，捞出，沥干水分。
2. 鲜山药刮洗干净，切成小块备用。
3. 白扁豆洗净备用。
4. 锅中加入约1200毫升冷水，放入白扁豆、粳米，用旺火烧沸，搅拌几下，然后将山药块加入，改用小火熬煮，待米烂成粥时加入白糖，搅拌均匀，再稍煮片刻即可。

【药膳功效】

补血养颜，丰肌泽肤，消斑祛色素，补益脾胃，调中固肠。

11 西米橘子粥

药膳配方

橘子3个，西米150克，白糖100克，山楂糕20克，冷水1500毫升。

【制作程序】

1. 橘子剥皮，撕去筋络，逐瓣分开，用竹签捅出橘核，切成小块。
2. 西米淘洗干净，用冷水浸泡发好；山楂糕切成细丁。
3. 取锅放入约1500毫升冷水，加入西米，用旺火煮沸，再加入白糖、橘子，待煮沸后装入碗内，撒上山楂糕丁即成。

【药膳功效】

理气润肺，醒酒止痢，美容护肤，祛斑养颜。

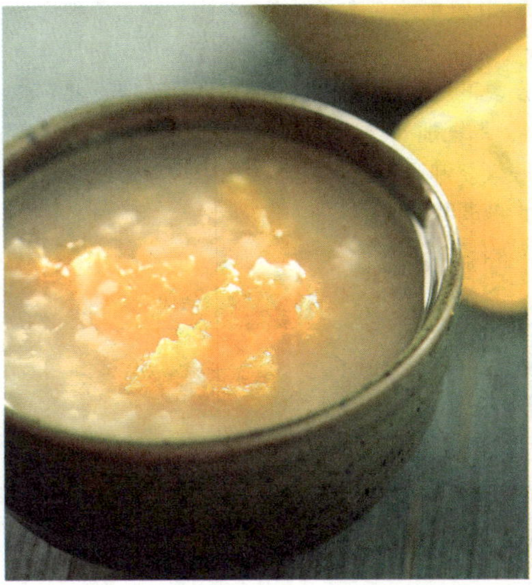

12 加味四君粥

药膳配方

人参、白术、白茯苓、麦冬、炙甘草、车前子各3克，桂心1.5克，粳米100克，红糖少许，冷水适量。

【制作程序】

1. 以上 7 味放入砂锅内，水煎，去渣取汁。
2. 砂锅洗净倒原药汁，再加入洗净的粳米煮成粥，加入红糖调味即成。

【服食方法】

每日 1 次，空腹食。

【药膳功效】

⊙理气润肺，醒酒止痢，美容护肤，祛斑养颜。

13 木耳红枣粥

药膳配方

粳米100克，黑木耳15克，红枣5颗，冰糖10克，冷水1000毫升。

【制作程序】

1. 粳米淘洗干净，用冷水浸泡半小时，捞出，沥干水分。
2. 黑木耳放冷水中泡发，择去蒂，除去杂质，撕成瓣状。
3. 红枣洗净，去核备用。
4. 锅中加入约 1000 毫升冷水，将粳米放入，用旺火烧沸，下入黑木耳、红枣，改用小火熬煮约 45 分钟。
5. 黑木耳、红枣熟烂、粳米成粥后，加入冰糖调好味，再稍焖片刻，即可盛起食用。

【药膳功效】

⊙补血养颜，丰肌泽肤，消斑祛色素，补益脾胃，调中固肠。

14 莲枣薏仁粥

药膳配方

薏仁150克，莲子50克，红枣5颗，冰糖15克，冷水1000毫升。

【制作程序】

1. 薏仁淘洗干净，用冷水浸泡 3 小时，捞出，沥干水分。
2. 莲子去莲心，用冷水洗净；红枣洗净去核。
3. 锅中加入约 1000 毫升冷水，放入薏仁，用旺火烧沸，然后加入莲子和红枣，一起焖煮至熟透，最后调入冰糖，稍煮片刻，即可盛起食用。

【药膳功效】

⊙润泽肌肤、美白补湿，行气活血，调经止痛，可消除粉刺、雀斑、老年斑、妊娠斑、蝴蝶斑、脱屑、痤疮、皲裂等。

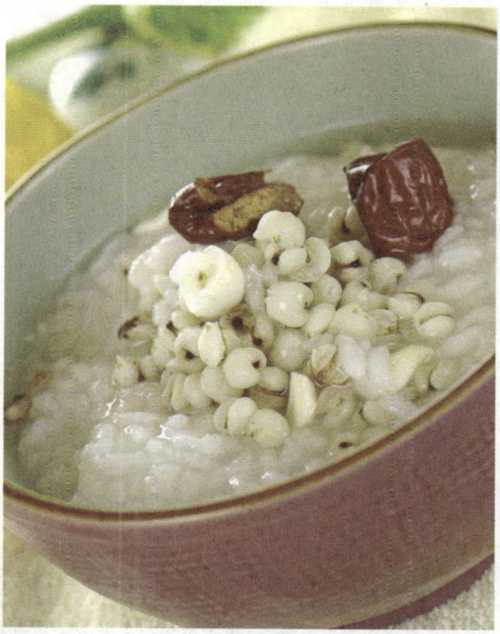

15 首乌百合粥

药膳配方

糙米100克，百合25克，何首乌、黄精各20克，白果10克，红枣10颗，蜂蜜30克，冷水1000毫升。

【制作程序】

1. 何首乌、黄精均洗净，放入纱布袋中包好；糙米洗净，用冷水浸泡 4 小时，捞出沥干水分。
2. 百合去皮，洗净切瓣，焯水烫透，捞出沥干水分；白果去壳，切开，去掉果中白心；红枣洗净备用。

3. 锅中加入约1000毫升冷水，先将糙米放入，用旺火烧沸后放入其他食材，然后改用小火慢煮成粥。

4. 待粥凉以后加入蜂蜜调匀，即可盛起食用。

【药膳功效】

清热生津、解暑消烦、利咽润肠、祛斑美白，适用于便秘、干咳、心烦口渴、面色无华等病症。

16 白茄首乌粥

药膳配方

粳米100克，白茄子50克，绿豆30克，何首乌10克，白糖8克，冷水适量。

【制作程序】

1. 粳米、绿豆分别洗净，捞出，沥干水分；何首乌、白茄子洗净，白茄子去蒂、去皮，切成小块。

2. 将粳米、绿豆放入锅中，加入适量冷水煮开，将白茄子块、何首乌入锅，转小火继续熬煮。

3. 待米、豆、茄子熟烂后，下入白糖拌匀，再稍焖片刻，即可盛起食用。

【药膳功效】

散瘀血，消肿痛，治疗寒热，祛风通络，止血，祛除老年斑，润肤养颜。

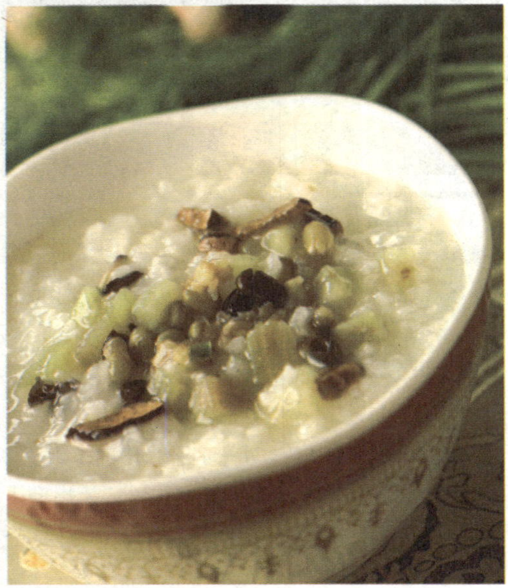

汤类药膳20道

1 红枣泥鳅汤

药膳配方

红枣（去核）3颗，泥鳅200克，生姜3片，盐少许，冷水适量。

【制作程序】

1. 将泥鳅开膛洗净；红枣洗净去核。

2. 泥鳅加水与红枣、姜片一起煮熟，加入少许盐调味，即可饮汤，食泥鳅、红枣。

【药膳功效】

补肾益肝，去黑增白。本方适用于肝肾虚损、皮肤粗糙、皮肤发黑等症。

2 柏子仁炖猪心汤

药膳配方

柏子仁10克，猪心1个，料酒10克，姜3克，葱6克，盐3克，味精2克，香油20克，胡椒粉2克，冷水1500毫升。

【制作程序】

1. 柏子仁洗净，碎成粉状；猪心洗净，切薄片；姜切片，葱切段。

2. 将猪心、柏子仁、料酒、姜、葱同放炖锅内，加水1500毫升，置武火上烧沸，再用文火炖煮28分钟，加入盐、味精、胡椒粉、香油即成。

【药膳功效】

生血、活血、养颜。

3 养颜美容汤

药膳配方

橄榄、桂圆肉各5克，枸杞5克，冰糖15克，沸水适量。

【制作程序】

1. 将橄榄、桂圆肉、枸杞洗净备用。
2. 将上述食材同时放入沸水锅内，再次滚沸后加入冰糖，冰糖融化后即可食用。

【药膳功效】

养血柔肝，祛除面斑，使气血充沛、容颜红润。

4 辣椒叶鸡蛋汤

药膳配方

辣椒叶250克，鸡蛋3只，生姜3片，花生油10克，盐5克，沸水800毫升。

【制作程序】

1. 辣椒叶洗净。
2. 热锅下花生油、姜片，将鸡蛋去壳，两面煎至金黄色，加入沸水800毫升，煮沸15分钟后，放入辣椒叶，滚至辣椒叶熟，加盐调味即可。

【药膳功效】

生血、活血、养颜。

5 银耳冰糖汤

药膳配方

银耳（水发）30克，冰糖30克，冷水500毫升。

【制作程序】

1. 将银耳用温水发透，撕成瓣状；冰糖打碎。
2. 将银耳放入锅内，加水500毫升，武火烧沸，改用文火炖45分钟，加入冰糖即成。

【药膳功效】

本方适用于皮肤不润、面黑等症。

6 丝瓜木耳汤

药膳配方

丝瓜250克，黑木耳（水发）30克，白芷15克，料酒10克，姜5克，葱10克，盐3克，味精2克，胡椒粉2克，香油20克，冷水1800毫升。

【制作程序】

1. 丝瓜去皮，切3厘米见方的片；黑木耳洗净；将白芷润透，切片；姜切片，葱切段。
2. 将丝瓜、黑木耳、白芷、姜、葱、料酒同放炖锅内，加水1800毫升，武火烧沸，再用文火炖煮30分钟，加入盐、味精、胡椒粉、香油即成。

【药膳功效】

本方适用于阴虚火旺、肌肤不润、面色无华、眼角鱼尾纹多等症。

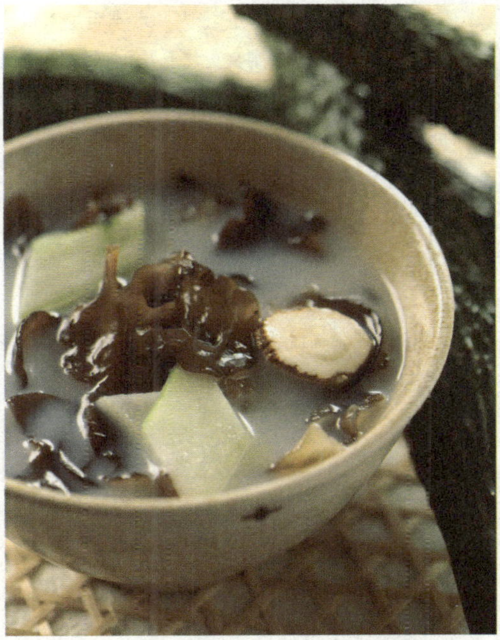

7 扁豆木耳冬瓜汤

药膳配方

扁豆75克，黄豆75克，木耳19克，冬瓜750克，姜2片，盐适量，冷水适量。

【制作程序】

1. 木耳用清水浸软，洗净；扁豆和黄豆洗干净；冬瓜洗净，切厚块。
2. 煲滚适量水，下扁豆、黄豆、冬瓜、木耳、姜片，沸滚后改文火煲2小时，下盐调味即成。

【药膳功效】

美白肌肤，排解体内毒素，止咳化痰。

8 红萝卜豆腐烧猪骨汤

药膳配方

红萝卜400克，豆腐200克，烧猪骨400克，蜜枣3颗，植物油10克，盐5克，冷水1600毫升。

【制作程序】

1. 将红萝卜去皮，洗净，切成块状；蜜枣洗净。
2. 豆腐用盐水浸泡3小时，沥干水。热锅下植物油，将豆腐两面煎至金黄色。
3. 将冷水1600毫升放入瓦煲内，煮沸后加入前4种用料，武火煲滚后改用文火煲2小时，加盐调味即可。

【药膳功效】

⊙本方具有疏肝明目、润肤祛斑、生津止渴、祛痰治痢、通便利水、祛风解表、疗痿、坚齿、益气力、降血压、强心、防龋、防辐射损伤、抗癌、抗衰老之功效。

【注意事项】

脾胃虚弱者慎用。

9 丝瓜芽菜豆腐鱼尾汤

药膳配方

丝瓜200克，绿豆芽150克，豆腐2块，鲩鱼尾400克，姜2片，花生油10克，盐5克，沸水800毫升。

【制作程序】

1. 将丝瓜刨去绿色棱边，切成块状，洗净；绿豆芽洗净；豆腐放入冰柜急冻30分钟；鲩鱼尾去鳞，洗净。
2. 热锅下花生油、姜片，将鲩鱼尾两面煎至金黄色，加入沸水800毫升，煮30分钟后加入豆腐、丝瓜、绿豆芽，滚熟以上用料，加盐调味即可。

【药膳功效】

⊙防癌、润肺、健胃、养颜、祛斑。

【注意事项】

本方寒凉，脾胃虚寒者慎用。

10 甲鱼木耳汤

药膳配方

甲鱼1只，银耳50克，料酒、姜、葱、盐、味精、胡椒粉、香油各少许，冷水2800毫升。

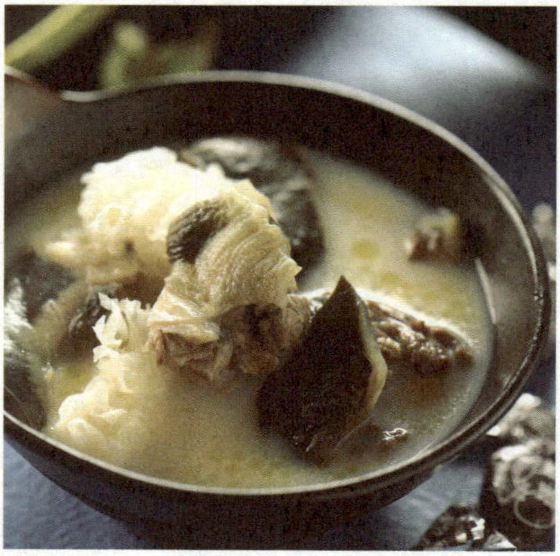

【制作程序】

1. 将甲鱼宰杀后，去头、尾、内脏及爪，将银耳用温水发透，去蒂头，撕成瓣；姜切片，葱切段。
2. 将甲鱼和银耳同放炖锅内，加入料酒、姜、葱、水2800毫升，用武火烧沸，再用文火煮35分钟，加入盐、味精、胡椒粉、香油即成。

【药膳功效】

⊙本方适用于阴虚火旺、肌肤不润、面色无华、眼角鱼尾纹多等症。

11 蔬菜山楂汤

药膳配方

西洋菜300克，西红柿2个，豆腐2块，干红椒4个，蒜3瓣，橄榄油1大匙，山楂7克，甘草3克，盐适量，冷水适量。

【制作程序】

1. 西洋菜洗净，切段；豆腐洗净，切长条；西红柿洗净，切成半月形小块；红辣椒和蒜切片。
2. 锅中放入橄榄油，将干红椒和蒜爆香，倒入适量水，加入豆腐、西红柿、山楂、甘草，煮滚，再加入西洋菜续煮2分钟，加入盐调味即可。

【药膳功效】

既有润肤、乌发、美容作用，又有清暑泻火的功能，还可防癌抗癌。

12 腐竹银杏排骨汤

药膳配方

腐竹1块，排骨500克，银杏10粒，蜜枣4颗，冷水适量。

【制作程序】

1. 腐竹用清水漂洗干净，撕成小块备用；银杏去壳取肉，去外层薄膜，去心，洗干净备用；蜜枣洗净备用。
2. 排骨斩件洗净，放入沸水中煮数分钟，捞起沥干水分。
3. 煲中加入适量冷水，把全部用料放入煲中，武火煲开，再用文火煲120分钟，即可调味饮用。

【药膳功效】

清除肺热，补肾健胃，益智养颜，祛斑。

13 柠檬薏仁汤

药膳配方

薏仁225克，柠檬1个，绿豆30克，冷水1800毫升。

【制作程序】

1. 柠檬洗净，剖开，切小块；薏仁、绿豆均洗净。
2. 薏仁、绿豆放入锅中，加入1800毫升清水煮滚，煮到绽开，再加入柠檬片浸泡即可食用。

【药膳功效】

补血养颜，丰肌泽肤，消斑祛色素，补益脾胃，调中固肠。

14 芦根汤

药膳配方

芦根50克，鲜萝卜200克，葱白20克，青橄榄7颗，冷水适量。

【制作程序】

1. 将芦根、葱白洗净切段；萝卜洗净切小块；青橄榄砸碎。
2. 将上述各料一起放入砂锅中，加水4碗煮至1碗半即可。分2次温服，也可同时吃汤中萝卜、橄榄。

【药膳功效】

理气润肺，醒酒止痢，美容护肤，祛斑养颜。

15 菊花雪梨淡奶汤

药膳配方

淡牛奶500毫升，白菊花4朵，雪梨4个，白果20克，蜜糖适量，冷水适量。

【制作程序】

1. 将白菊花洗净，摘花瓣用；雪梨削皮，取梨肉，切粒；白果去壳，热水烫去衣、去心。
2. 把白果、雪梨放入锅内，加冷水适量，武火煮沸后文火煲至白果熟，加菊花瓣、牛奶煮沸，熄火稍降温，再加蜜糖调匀即可。

【药膳功效】

排毒养颜，祛斑，调节内分泌。

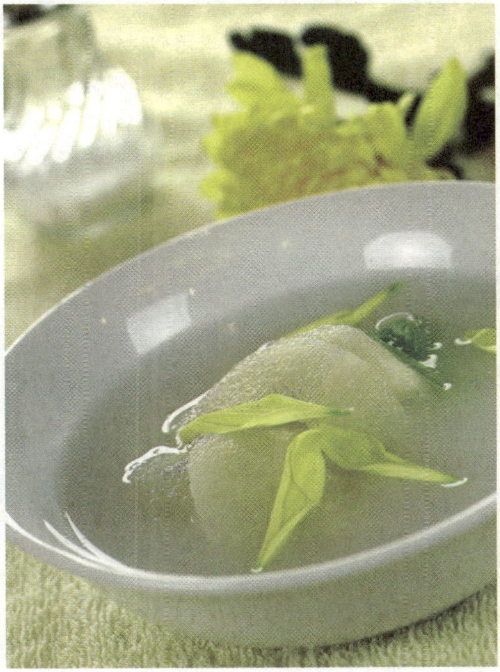

16 七味润肤汤

药膳配方

丝瓜络、白僵蚕、白茯苓、白菊花各10克，珍珠母20克，玫瑰花30克，红枣10颗，冷水适量。

【制作程序】

将各料去杂洗净，放入锅内加水，用文火煮沸即成。

【药膳功效】

散瘀血，消肿痛，治疗寒热，祛风通络，止血，祛除老年斑，润肤养颜。

17 樱桃甜汤

药膳配方

鲜樱桃350克，白糖、水淀粉、姜末、香油各适量，冷水750毫升。

【制作程序】

1. 将鲜樱桃洗净，挖去核，除掉蒂把，用刀剁成碎末。
2. 锅洗净，加入冷水约750毫升，倒入樱桃末及白糖，用武火烧沸，撇去浮沫，改用文火煮约15分钟，放入姜末，再用武火烧沸。
3. 用水淀粉勾成米汤芡，淋入香油，盛入大汤碗内即成。

【药膳功效】

补血润肤，祛斑美白。

18 蜂蜜冬瓜汤

药膳配方

蜂蜜50克，冬瓜500克，冷水1500毫升。

【制作程序】

1. 将冬瓜洗净，连皮、瓤、子放入炖锅内，加水1500毫升，置武火上烧沸，再用文火炖煮35分钟。
2. 将蜂蜜加入冬瓜汤内，用中火煮45分钟即成。

【药膳功效】

清热、解酒、解暑、养颜、祛斑。

19 鹿脚筋花生汤

药膳配方

梅花鹿脚筋50～100克，赤皮花生100克，猪骨250克，生姜适量，冷水1500毫升。

【制作程序】

1. 将鹿脚筋斩断，浸温水4小时以上；花生洗净；猪骨、生姜洗净。
2. 将猪骨、生姜、花生与鹿筋共置大煲，加水1500毫升，煲至熟透，饮汤食鹿筋、花生。

【药膳功效】

润肤养颜，补血益气。

20 牡蛎粉煮鸽蛋汤

药膳配方

牡蛎粉10克，鸽蛋6个，冰糖15克，冷水3000毫升。

【制作程序】

1. 将冷水1500毫升放进锅内，将鸽蛋放入，烧沸。煮熟鸽蛋，用漏勺捞起，冷却后剥皮待用；将冰糖打碎成屑，待用。
2. 在锅内加水1500毫升，投入牡蛎粉烧沸，加入冰糖、鸽蛋即成。

【药膳功效】

补血养颜，丰肌泽肤，消斑祛色素，补益脾胃，调中固肠。

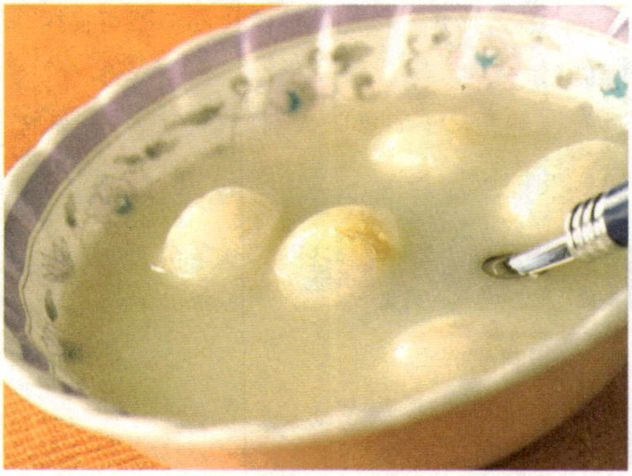

羹类药膳10道

1 山药红枣羹

药膳配方

山药100克，松仁、瓜子仁各10克，红枣5颗，白糖10克，淀粉5克，冷水适量。

【制作程序】

1. 山药洗净去皮，切成小丁；红枣去核，洗净备用。
2. 锅中加入约1000毫升冷水，加入山药丁、红枣、松仁和瓜子仁，用中小火熬煮至熟。
3. 淀粉加入适量冷水调匀，缓缓下入锅中，勾芡调成羹，最后下入白糖，搅拌均匀，即可盛起食用。

【药膳功效】

补肾益肝，去黑增白。本方适用于肝肾虚损、皮肤粗糙、皮肤发黑等症。

2 三丝火腿羹

药膳配方

大白菜丝200克，素鲍鱼丝、香菇丝各30克，火腿丝50克，金针菇20克，发菜10克，盐4克，味精2克，白胡椒粉2克，色拉油12克，素高汤300毫升，淀粉、冷水适量。

【制作程序】

1. 发菜洗净放入碗内，加入适量盐，用热水浸泡半小时，再充分清洗干净。
2. 坐锅点火，放入色拉油烧至六成热时，加入素高汤，加入大白菜丝、火腿丝、香菇丝、金针菇，同煮5分钟。
3. 汤内加入盐、味精、白胡椒粉调味，放入发菜、素鲍鱼丝再煮2分钟，最后加入水溶淀粉勾好芡，即可盛起食用。

【药膳功效】

养血柔肝，祛除面斑，使气血充沛、容颜红润。

3 芦荟汁白果羹

药膳配方

白果20克，鸡肉50克，芹菜20克，鸡蛋3只，鱼丸4个，香菇2个，芦荟汁30克，米酒10克，酱油10克，盐3克，高汤500毫升，冷水适量。

【制作程序】

1. 白果去壳，洗净，去除果心；香菇去蒂，用温水浸泡后洗净、切片；芹菜洗净，切末。
2. 鸡肉切块，加入酱油、米酒、香菇片，盛于蒸碗中，将高汤、鱼丸、白果、盐加入碗中拌匀。
3. 鸡蛋打入碗中，用筷子搅散。
4. 将蛋液与芦荟汁混合，倒入蒸碗中，上笼蒸25分钟左右，熄火前加入芹菜末即可。

【药膳功效】

清热生津，解暑消烦，利咽润肠，祛斑美白，适用于便秘、干咳、心烦口渴、面色无华等病症。

4 太极金笋羹

药膳配方

胡萝卜400克，鸡胸肉100克，熟火腿末15克，鸡蛋清50克，盐4克，味精2克，香油3克，湿淀粉25克，色拉油6克，鸡汤800毫升，鸡油30克，冷水适量。

【制作程序】

1. 先将胡萝卜洗净，用刀切成薄片，下沸水锅中煮约1分钟捞起，放进搅拌器内，加入少许鸡汤，搅成泥状备用。
2. 将鸡胸肉去筋皮，切成薄片，盛在冷水碗内，浸泡20分钟后捞出晾干，剁成泥，盛在碗里，加入鸡蛋清，用手勺慢慢搅匀，调成稀浆鸡肉末。

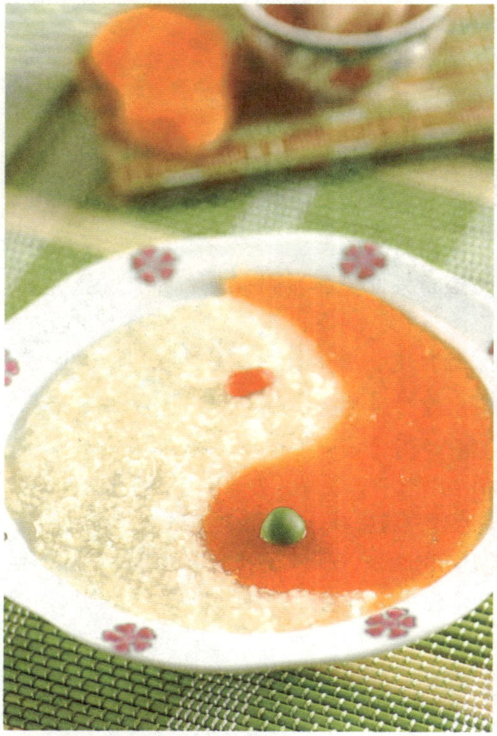

3. 炒锅加入鸡汤100毫升，烧至五六成热时，加入湿淀粉和鸡肉末煮至微沸，调入盐、味精、香油，拌匀备用。

4. 炒锅下入色拉油，放入胡萝卜泥略炒，加入剩余鸡汤和火腿末煮沸，调入盐、味精、鸡油推匀，即可装入汤碗中，把煮好的鸡肉末点缀在胡萝卜羹上面即成。

【药膳功效】

既有润肤、乌发、美容的作用，又有清暑泻火的功能，还可防癌抗癌。

5 瓠子猪蹄羹

药膳配方

猪蹄1只（约400克），瓠子250克，盐2克，味精1克，酱油8克，冷水适量。

【制作程序】

1. 将猪蹄刮去毛，刷洗干净，放入沸水锅中焯熟，捞出划开出骨，同时将汤汁滤清备用。
2. 瓠子洗净，剥皮对劈，切成块。
3. 将猪蹄放入砂锅内，加入原汤，加入酱油、盐，用中火烧沸后放入瓠子块，再用小火炖至猪蹄烂熟入味，下味精拌匀，即可盛起食用。

【药膳功效】

补血养颜，丰肌泽肤，消斑祛色素，补益脾胃，调中固肠。

6 水果什锦奶羹

药膳配方

苹果1个，梨1个，香蕉1只，菠萝1块，猕猴桃1个，草莓4个，甜奶粉20克，淀粉5克，白糖10克，冷水适量。

【制作程序】

1. 将苹果、梨、香蕉、菠萝、猕猴桃、草莓整理干净，切丁备用。
2. 锅内加入适量冷水，放入所有水果丁，用中火熬煮。
3. 待水果丁烧沸后，放入甜奶粉以及淀粉、白糖，不停搅拌成糊状，即可盛起食用。

【药膳功效】

清热生津，解暑消烦，利咽润肠，祛斑美白，适用于便秘、干咳、心烦口渴、面色无华等病症。

7 西米牛肉羹

药膳配方

牛肉末50克，水发小西米150克，鸡蛋1只，料酒8克，盐1.5克，味精1克，湿淀粉30克，大油20克，高汤600毫升，冷水适量。

【制作程序】

1. 水发西米放入锅内，加入沸水半锅，置小火上再沸时离火，待涨发半小时后用冷水浸泡。
2. 将锅重新上火，再加半锅冷水烧沸，将西米回锅，煮沸时即离火，如此连续煮3次，至西米中心无白心即可。
3. 炒锅置旺火上，下大油、牛肉末炒散，加入高汤、盐、味精、料酒、西米烧沸，下湿淀粉推匀后，淋入打散的鸡蛋，边淋边用勺推动使蛋液结成桂花状，盛出装大汤锅里即可。

【药膳功效】

开胃消食，补血益血，润肤养颜。

8 山药羊奶羹

药膳配方

山药50克，鲜羊奶300毫升，蜂蜜20克。

【制作程序】

1. 山药洗净、去皮，在锅中炒至微黄，轧碎为细末。
2. 坐锅点火，倒入鲜羊奶，用中火烧煮，待沸时加入山药末拌匀，最后用蜂蜜调好味，即可盛起食用。

【药膳功效】

补血润肤，祛斑美白。

9 鸡肉末豆花羹

药膳配方

香菇片35克，鸡脯肉25克，鸡蛋4只，熟火腿末10克，虾仁30克，笋片30克，鱼片25克，盐4克，料酒25克，味精2克，湿淀粉20克，高汤1000毫升，冷水适量。

【制作程序】

1. 将鸡脯肉洗净，剔去粗筋，剁成极细的蓉泥，盛放碗内，加少许冷水、料酒、盐、味精、湿淀粉，用筷子搅拌均匀。
2. 将鸡蛋清打入碗中，用筷子按同一方向搅拌成糊状，倒入鸡肉末碗中拌匀待用。
3. 炒锅上火烧热，倒入高汤烧沸，放入笋片、香菇片、虾仁、鱼片和料酒、盐、味精，烧沸后撇去浮沫。
4. 原锅改用中火，鸡肉末糊慢慢拖放入汤水中，见凝聚并浮起，呈豆花形时，用漏勺捞起，将汤水先出锅盛装在汤碗中，然后放入鸡肉末豆花，撒上火腿末即可。

【药膳功效】

润肤养颜，补血益气。

10 黄鱼豆腐羹

药膳配方

黄鱼肉200克，豆腐250克，熟火腿末、豌豆各少许，高汤300毫升，干淀粉、湿淀粉、蛋青、盐、色拉油、葱末、香油、胡椒粉、味精、冷水各适量。

【制作程序】

1. 豆腐切小块，焯水；黄鱼蒸熟，切丁，倒在盛有蛋清的碗内，加入盐和干淀粉上浆。
2. 鱼丁入热油锅炒至呈白色时倒入漏勺，沥油。
3. 黄鱼丁、豆腐丁、豌豆入锅，加高汤，放盐、胡椒粉、料酒等，烧滚，湿淀粉勾稀芡，淋上香油，撒上味精、火腿末即可。

【药膳功效】

适用于肝肾虚损、视物不清、皮肤无弹性等症。

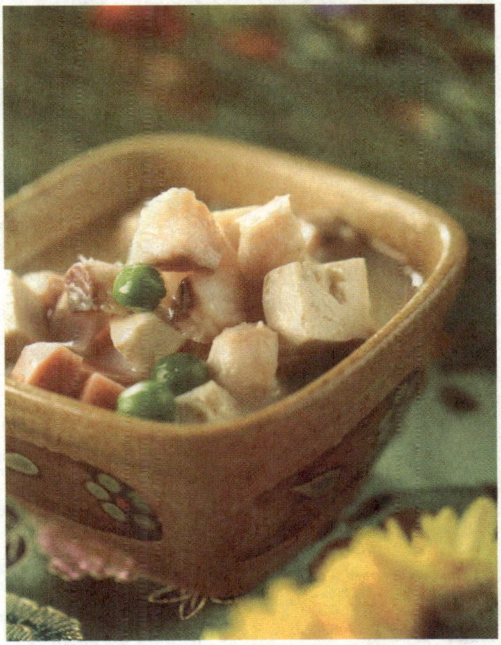

汁类药膳4道

1 西红柿荸荠汁

药膳配方

荸荠、西红柿各200克，白糖30克。

【制作程序】

1. 荸荠洗净，去皮，切碎，放入榨汁机中榨取汁液。
2. 西红柿洗净，切碎，也用榨汁机榨成汁。
3. 将西红柿、荸荠的汁液倒在一个杯中混合，加入白糖搅匀即成。

【药膳功效】

⊙补血养颜，丰肌泽肤，消斑祛色素，补益脾胃，调中固肠。

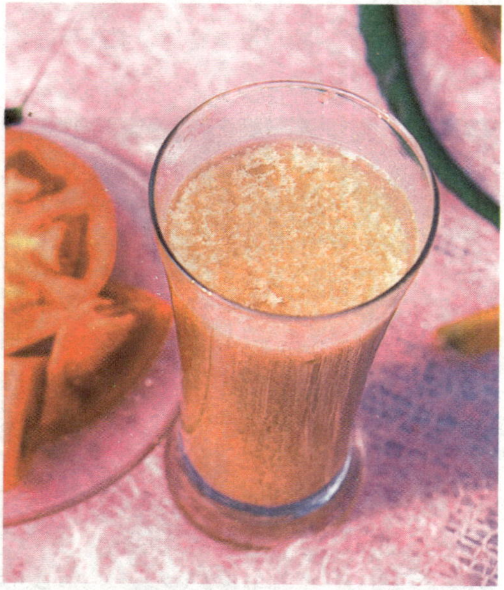

2 西红柿黄瓜汁

药膳配方

西红柿3个，小黄瓜1根，洋葱1个，西芹1根，凉开水50毫升。

【制作程序】

1. 西红柿洗净，去蒂，切成小块；小黄瓜洗净，和洋葱一同切成小块；西芹洗净，切成小段。
2. 将上述材料分别放入榨汁机中榨取汁液。
3. 将榨汁机中的蔬菜汁倒入杯中，加入凉开水调匀即可。

【药膳功效】

⊙本方具有疏肝明目、润肤祛斑、生津止渴、降血压、强心、防辐射损伤、抗癌、抗衰老之功效。

3 西红柿甜椒汁

药膳配方

西红柿1000克，红甜椒1个，罗勒叶3片，咖啡20克，盐3克，胡椒粉1克。

【制作程序】

1. 西红柿去皮，洗净，切成块；红甜椒洗净去子，切成小丁。
2. 将西红柿块和红甜椒丁放入榨汁机内打成汁，然后加入咖啡，搅拌均匀。
3. 将盐和胡椒粉加入汁中拌匀，然后置于冰箱里冰镇，取出饮用时将罗勒叶放在面上即成。

【药膳功效】

⊙养血柔肝，祛除面斑，使气血充沛，容颜红润。

4 甜瓜柠檬汁

药膳配方

甜瓜1个，柠檬1/4个，凉开水80毫升，冰块3块。

【制作程序】

1. 甜瓜洗净，去子，切成小块；柠檬去皮，果肉切块。
2. 把甜瓜块、柠檬块放到榨汁机中榨取汁液，搅打均匀后倒入杯子中，加入凉开水和冰块即可。

【药膳功效】

⊙美容养颜，减肥健体。

蜂产品药膳5道

1 蜂蜜女贞丸

药膳配方

蜂蜜、女贞子、旱莲草各100克，冷水500毫升。

【制作程序】

将女贞子炒干研制成粉末；旱莲草浸水4小时后加水500毫升，文火煎熬浓缩成膏，加入女贞子粉，调入蜂蜜，炼至100℃成浓膏，制成丸，每丸5克。

【服食方法】

每日早晚各服1丸，淡盐水冲服。

【药膳功效】

本方能够提高免疫力、祛斑养颜。

2 胡麻红枣蜜羹

药膳配方

白蜜200克，胡麻300克，红枣100克。

【制作程序】

红枣去核加水熬成膏。胡麻淘净略蒸，晒干，用水淘去沫再蒸，如此重复9次后炒香研为末，加入白蜜、红枣膏混匀。

【服食方法】

每次服5～10克，每日2次。

【药膳功效】

补血安神，祛斑养颜。

3 芹菜蜜饮

药膳配方

鲜芹菜100～150克，冷水、蜂蜜各适量。

【制作程序】

芹菜洗净捣烂绞汁，加适量水，与蜂蜜同炖温服。

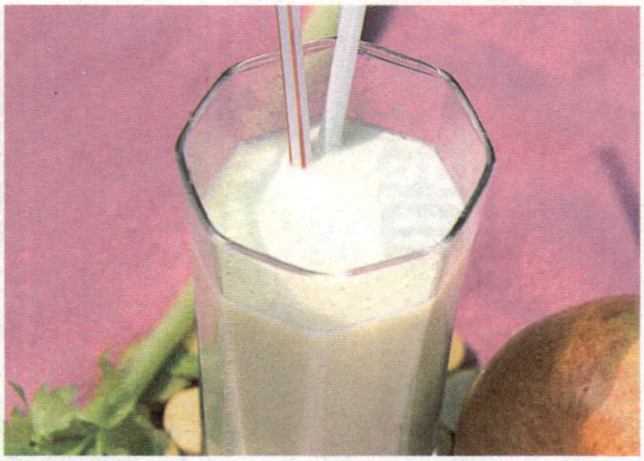

【服食方法】

每日1次。

【药膳功效】

本方能够祛斑养颜、安神降压。

4 蜂蜜萝卜饮

药膳配方

蜂蜜40克，白萝卜200克。

【制作程序】

榨取萝卜汁液，兑入蜂蜜搅匀。

【服食方法】

早晚分2次服下。

【药膳功效】

本方能够祛斑养颜、通利二便、强身健体。

5 醋蛋蜜汁

药膳配方

蜂蜜150～200克，鸡蛋1只，醋150～180克。

【制作程序】

鸡蛋放入醋中浸泡2～3日，以蛋壳泡软为度。将蛋液取出，分成3～5份。

【服食方法】

每日早晨用蛋液1份冲开水，再加蜂蜜30～40克搅匀，空腹内服。以15～40只鸡蛋用量为1个疗程。

【药膳功效】

本方能够法斑养颜、强身健体、消毒杀菌。

增加食欲的药膳

所谓的“食欲”，是一种想要进食的生理需求。一旦这种需求低落，甚至消失，即称为食欲不振。一般中年人由于身体疲劳、精神紧张、运动量不足等许多因素的叠加，就会出现食欲不振的症状。经常食欲不振会造成营养不良、体重逐渐下降等后果。

◎ 治疗食欲不振，可用酸性食品（如山楂、酸梅等）或辛辣食物（如辣椒、胡椒、葱、蒜等）配制药膳，这样，能够有效增进胃口。

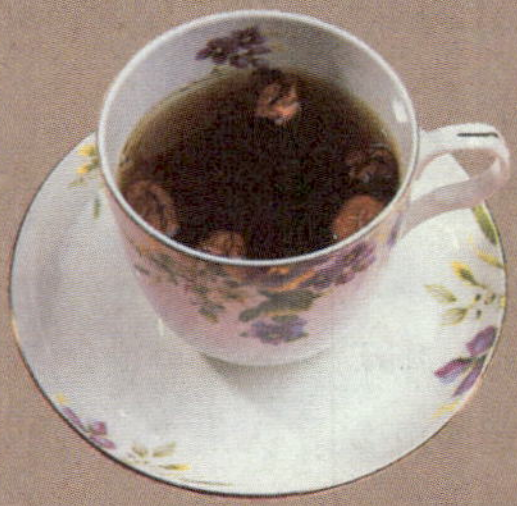

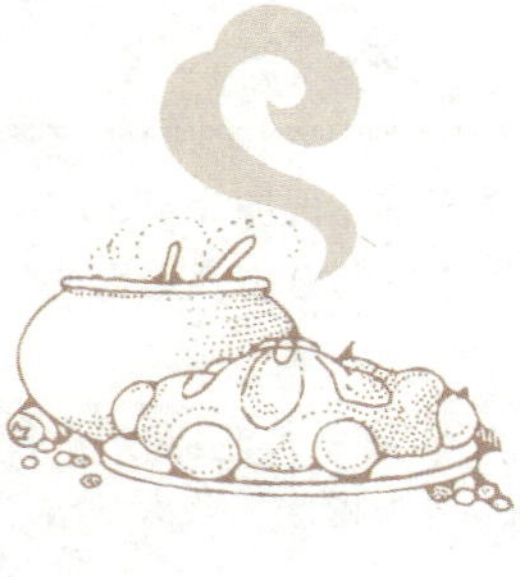

粥类药膳14道

1 山楂红糖粥

药膳配方

粳米100克，山楂6颗，红糖50克，冷水适量。

【制作程序】

1. 粳米淘洗干净，用冷水浸泡半小时，捞出，沥干水分。
2. 将山楂冲洗干净，去核切碎。
3. 取锅放入冷水、山楂、粳米，先用旺火煮开，然后改用小火熬煮，至粥成时加入红糖调味，即可盛起食用。

【药膳功效】

开胃消食，补血益血。

2 黑米党参山楂粥

药膳配方

黑米100克，党参15克，山楂10克，冰糖10克，冷水1200毫升。

【制作程序】

1. 黑米淘洗干净，用冷水浸泡3小时，捞起，

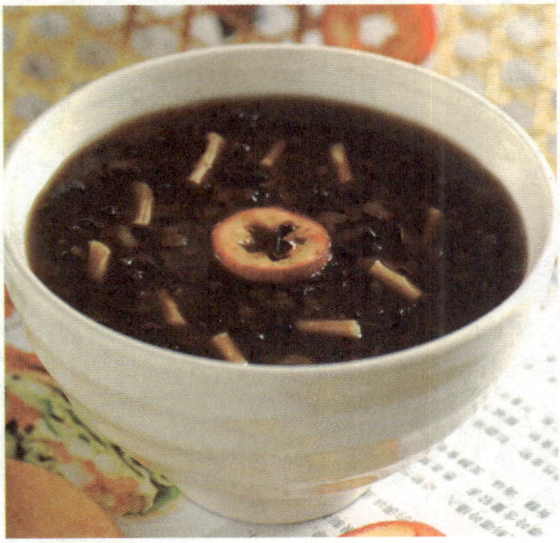

沥干水分。
2. 党参洗净、切片；山楂洗净，去核切片。
3. 锅内加入约1200毫升冷水，将黑米、山楂片、党参片放入，先用旺火烧沸，然后转小火煮45分钟，待米粥熟烂，调入冰糖，即可盛起食用。

【药膳功效】

增食欲，消食积，散瘀血，驱绦虫，止痢疾。

3 山楂丹参粥

药膳配方

粳米100克，干山楂片30克，丹参15克，白糖15克，冷水适量。

【制作程序】

1. 粳米淘洗干净，用冷水浸泡半小时，捞出，沥干水分。
2. 将干山楂片用温水浸泡，洗净；丹参洗净。
3. 取锅放入冷水、山楂片、丹参，煮沸后约15分钟，滤去渣滓，加入粳米，用旺火煮开后改小火，续煮至粥成，再加入白糖调好味，即可盛起食用。

【药膳功效】

增食欲，消食积，益气健脾。

4 西米酸梅粥

药膳配方

西米100克，酸梅粉50克，白糖50克，冷水1000毫升。

【制作程序】

1. 将西米淘洗干净，用冷水浸泡2小时，捞出，沥干水分。
2. 取锅加入约1000毫升冷水，加入西米，先用旺火烧沸，然后改用小火熬煮。
3. 见西米浮起、呈稀粥状时，加入酸梅粉、白糖，待再次烧沸后稍焖片刻，即可盛起食用。

【药膳功效】

生津止渴，促进胃液分泌，增强食欲，防暑降温。

5 乌梅粥

药膳配方

粳米100克，乌梅30克，冰糖15克，冷水适量。

【制作程序】

1. 乌梅洗净，去核。
2. 粳米淘洗干净，用冷水浸泡半小时，捞出，沥干水分。
3. 锅中加入适量冷水，放入乌梅，煮沸约15分钟。
4. 将粳米放入乌梅汤中，先用旺火烧沸，再改用小火熬煮成粥，加入冰糖拌匀，即可盛起食用。

【药膳功效】

⊙本方具有增加食欲，促进消化，消除炎症，杀菌止痢的功效。

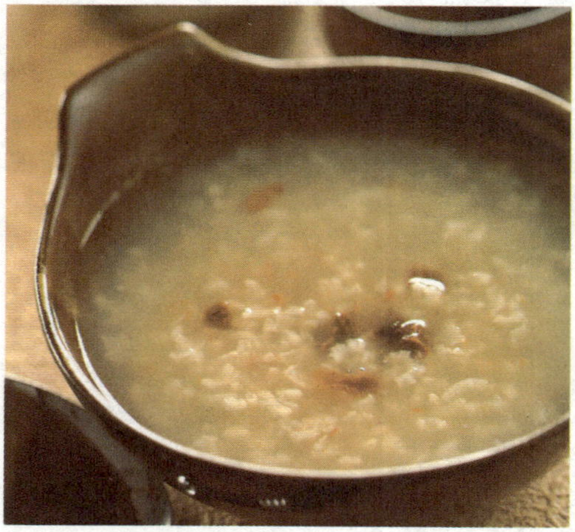

6 木瓜胡萝卜玉米粥

药膳配方

粳米60克，木瓜、胡萝卜各50克，熟玉米80克，盐2克，冷水600毫升。

【制作程序】

1. 粳米淘洗干净，浸泡半小时后捞出，沥干水分。
2. 粳米放入锅中，加入约600毫升冷水，用小火慢慢熬煮。
3. 木瓜去皮、子，胡萝卜洗净去皮，放入锅内蒸熟，两者一同放入搅拌器内，搅成蓉备用。
4. 将木瓜、胡萝卜蓉加入粥内，并放入熟玉米，煮沸后加入盐搅匀，即可盛起食用。

【药膳功效】

⊙增进食欲，提高免疫力，可以显著减轻溃疡症状。

7 姜茶乌梅粥

药膳配方

绿茶5克，生姜10克，乌梅肉30克，粳米100克，红糖15克，冷水适量。

【制作程序】

1. 粳米淘洗干净，用冷水浸泡半小时，捞出，沥干水分。
2. 将绿茶、生姜、乌梅肉放入锅中，加入适量冷水煎煮，去渣取汁。
3. 将粳米放入汁中，用旺火烧沸，搅拌几下，改用小火熬煮，待粥将熟时调入红糖，搅拌均匀，即可盛起食用。

【药膳功效】

⊙暖胃止痛，促进肠蠕动，消除炎症，增加食欲。

8 芡实薏仁粥

药膳配方

芡实、薏仁各100克，素肉、槟榔干各75克，盐3克，冷水2000毫升。

【制作程序】

1. 芡实、薏仁均洗净，泡水3小时，捞出，沥干水分。
2. 槟榔干洗净，切片；素肉泡软备用。
3. 锅中注入约2000毫升冷水，放入芡实及薏仁，先用旺火烧沸，然后改小火煮至软烂，加入素肉及槟榔干，继续煮5分钟，最后加入盐拌匀，出锅装碗即可。

【药膳功效】

⊙补气、健脾、固肾，适合于脾胃弱、食欲不振者日常食用。

9 蔷薇花粥

药膳配方

粳米100克，干蔷薇花5朵，绿豆50克，白糖60克，冷水适量。

【制作程序】

1. 绿豆淘洗干净，用冷水浸泡2～3小时，粳米淘洗干净，浸泡半小时。
2. 取锅加入冷水、干蔷薇花，煮沸约15分钟，过滤去渣。
3. 将绿豆、粳米捞出，沥干水分，然后将净锅上火，加入冷水、绿豆、粳米，先用旺火煮开，然后改用小火熬煮，至粥将成时兑入蔷薇花汤汁，下白糖调匀，再略煮片刻，即可盛起食用。

【药膳功效】

祛风，活血，解毒，清热利湿，增进食欲。

10 梅干莲子粥

药膳配方

米饭100克，莲子50克，杨梅干12颗，鸡蛋1只，冰糖15克，朗姆酒5毫升，冷水适量。

【制作程序】

1. 莲子洗净，用冷水浸泡回软；杨梅干洗净。
2. 鸡蛋打入碗中，用筷子搅匀。

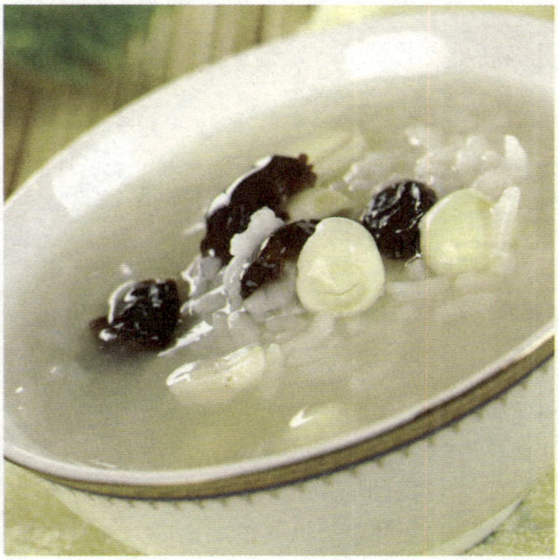

3. 将米饭放入锅中，加入适量冷水，煮约20分钟成粥状，再放入莲子、杨梅干，改用小火煮至莲子变软。
4. 鸡蛋液按顺时针方向淋入锅中，约10秒后用汤勺拌动，随即加入朗姆酒及冰糖，搅拌均匀，即可盛起食用。

【药膳功效】

促进食欲，润肠通便，降低血脂。

11 鸭梨粥

药膳配方

粳米100克，鸭梨3个，冰糖50克，冷水适量。

【制作程序】

1. 将鸭梨冲洗干净，剔去梨核，切成小块。
2. 粳米淘洗干净，用冷水浸泡半小时，捞出，沥干水分。
3. 锅中加冷水，将鸭梨块放入，煮约半小时，滤去梨渣，然后加入粳米，用旺火烧沸后，再改用小火熬煮成粥，最后加入冰糖调味即可。

【药膳功效】

生津止渴、健胃消食，宜于食欲不振者服用。

12 荸荠萝卜粥

药膳配方

粳米100克，荸荠30克，萝卜50克，白糖10克，冷水1000毫升。

【制作程序】

1. 荸荠洗净、去皮，一切两半；萝卜洗净，切成3厘米见方的块。
2. 粳米淘洗干净，用冷水浸泡半小时，捞出，沥干水分。
3. 锅中加入约1000毫升冷水，将粳米放入，用旺火烧沸，放入荸荠、萝卜块，改用小火熬煮成粥。
4. 白糖入锅拌匀，再稍焖片刻，即可盛起食用。

【药膳功效】

生津止渴、健胃消食，适用于食欲不振者。

13 紫米红枣粥

药膳配方

粳米30克，紫米50克，红枣8颗，冰糖50克，鲜奶油40克，冷水适量。

【制作程序】

1. 紫米、粳米淘洗干净，紫米用冷水浸泡2小时，粳米浸泡半小时。
2. 红枣洗净去核，浸泡20分钟备用。
3. 将紫米、粳米、红枣放入锅中，加适量冷水，以旺火煮沸，再转小火慢熬45分钟，加入冰糖，继续煮2分钟至冰糖溶化，最后加入鲜奶油，即可盛起食用。

【药膳功效】

发汗解表，温中止呕，增加食欲。

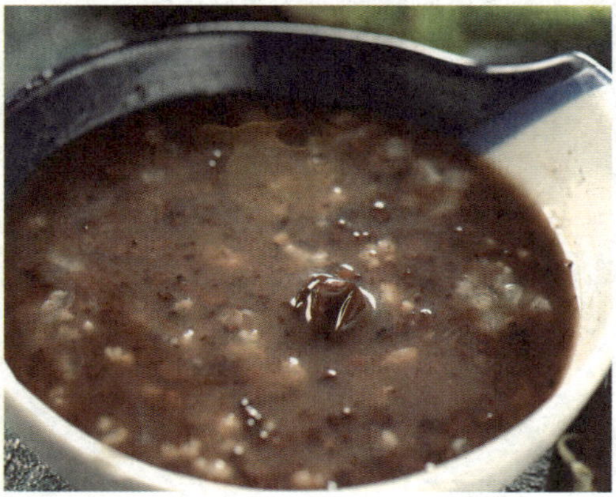

14 鸡内金粉粥

药膳配方

鸡内金6克，干橘皮3克，砂仁1.5克，粳米30克，白糖少许，冷水适量。

【制作程序】

1. 将鸡内金、干橘皮、砂仁共研成细末，待用。
2. 将粳米淘洗干净放入锅内，加鸡内金、干橘皮、砂仁细末，加水搅匀，置武火上烧沸，再用文火熬熟，加入白糖即成。

【药膳功效】

消食和胃，用于治疗脾虚湿滞食停所致的脘腹胀闷、食欲不振、体困便溏等病症。

汤类药膳14道

1 醋煮鲤鱼汤

药膳配方

鲤鱼1条（约500克），醋50毫升，茶叶30克，冷水适量。

【制作程序】

1. 将鲤鱼刮鳞去内脏，洗净切段。
2. 鲤鱼与醋、茶叶共入一锅内，加适量水以文火煨至鱼熟即成。

【药膳功效】

增食欲，消食积，散瘀血。

2 鸭舌笋菇汤

药膳配方

鸭舌50克，冬笋、香菇各30克，胡椒、米醋、酱油各少许，冷水适量。

【制作程序】

1. 将鸭舌洗净；冬笋剥壳洗净；香菇泡后洗净。3料分别切成细丝。
2. 以上食材共入一锅加适量水煮熟，投入米醋、胡椒、酱油，调匀后续煮沸即停火。

【药膳功效】

开胃消食，补血益血。

3 荷叶冬瓜薏仁汤

药膳配方

鲜荷叶半张，冬瓜500克，薏仁30克，盐、味精各3克，冷水适量。

【制作程序】

1. 荷叶洗干净；冬瓜去皮，洗净，切4厘米长、2厘米宽的块；薏仁去泥沙，淘洗干净。
2. 薏仁、荷叶、冬瓜同放炖锅内，加水适量，

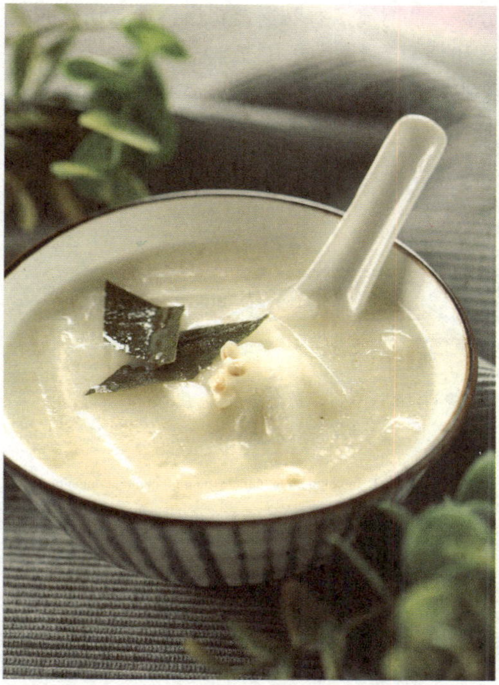

置武火上烧沸，再用文火炖35分钟，除去荷叶，加入盐、味精即成。

【药膳功效】

⊙增食欲，消食积，益气健脾。

4 鸡骨草猪肉汤

药膳配方

鸡骨草30克，猪瘦肉150克，蜜枣5颗，盐5克，冷水1800毫升。

【制作程序】

1. 鸡骨草洗净，浸泡30分钟；蜜枣洗净。
2. 猪瘦肉洗净，飞水。
3. 将冷水1800毫升放入瓦煲内，煮沸后加入以上用料，武火煲滚后改用文火煲2小时，加盐调味即可。

【药膳功效】

⊙清肝泻火，适用于肝功能异常，胆囊炎，烟酒过多或频繁熬夜引起的胁肋不适、倦怠口苦、烦躁易怒、食欲欠佳等症。

【注意事项】

本方寒凉，脾胃虚寒者慎用。

5 老菜脯油菜炖鸡汤

药膳配方

鸡腿2只，老菜脯（陈年黑色萝卜干）、油菜各100克，姜、盐少许，冷水适量。

【制作程序】

1. 先将老菜脯切成小段或丁块状；将油菜洗净，茎叶切成易入口的段状；鸡腿冲洗干净后切成适当大小的块状。
2. 以汤锅烧煮开水，煮沸后放进老菜脯、鸡肉、老姜片。
3. 汤汁再次滚沸后，调文火继续煲煮1小时。鸡肉熟软后，放进油菜滚煮5分钟，再加适量盐调味即可。

【药膳功效】

⊙能提高食欲和免疫力，可以显著减轻溃疡症状。

6 豆腐鱼尾汤

药膳配方

豆腐2块，榨菜25克，鲩鱼尾250克，香油、盐适量，冷水800毫升。

【制作程序】

1. 前3种用料洗净待用。
2. 用油将榨菜在锅内爆一爆。
3. 放水800毫升，稍候片刻下豆腐、鱼尾，煲1小时，加香油、盐调味后即可食用。

【药膳功效】

⊙促进食欲，润肠通便，降低血脂。

7 西红柿豆腐鱼丸汤

药膳配方

鱼肉、西红柿各250克，豆腐2块，葱1根，香油、盐少许，冷水适量。

【制作程序】

1. 西红柿洗净切块；豆腐1块切成4小块；发菜洗净，沥干，切短；葱洗净，切葱花。
2. 将鱼肉洗净，抹干水，剁烂，加盐调味，加入适量水，搅至起胶，放入葱花搅匀，做成鱼丸。

3. 豆腐放入开水煲内，武火煲开放入西红柿，再煲开后放入鱼丸煮熟，加盐、香油调味即可。

【药膳功效】

清润生津，适用于胃津不足、咽干、口渴多饮、不思饮食、暑热烦渴等症。

【注意事项】

平时胃寒、胃酸过多者不宜食用。

8 笋鸡银芽汤

药膳配方

鸡胸骨架1副，竹笋50克，绿豆芽125克，老姜、葱花、盐、香油少许，冷水适量。

【制作程序】

1. 将鸡胸骨架洗干净；绿豆芽洗净；竹笋切丝。
2. 煲适量水，待锅里水煮沸后将姜片和鸡胸骨架整块投入。煮20分钟左右，见鸡胸肉变得熟白时，捞起骨架将上面的肉剥撕成一条条鸡丝肉。
3. 把鸡骨架放回汤里，以文火继续炖煮约30分钟，此时高汤香味逐渐释出，加入切好的笋丝和绿豆芽炖煮约10分钟。加少许盐调味，把鸡丝肉加入汤里，再撒上葱花，淋些许香油即可。

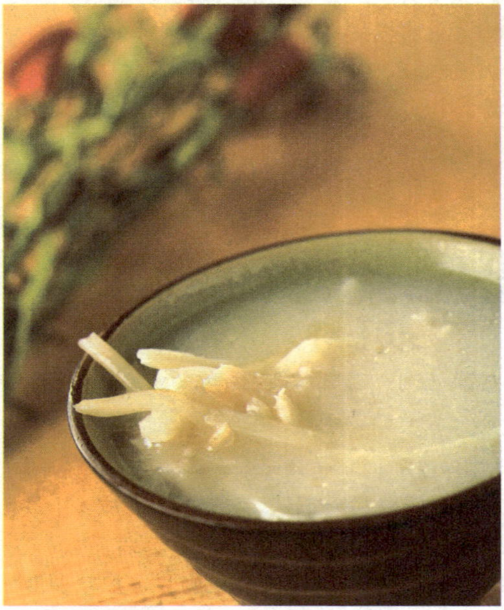

【药膳功效】

本方具有增加食欲，促进消化。

9 胡椒姜蛋汤

药膳配方

胡椒10克，鸡蛋3只，生姜30克，花生油5克，盐3克，沸水800毫升。

【制作程序】

1. 胡椒洗净，用刀背拍碎；生姜去皮，洗净，用刀背拍烂。
2. 烧锅下花生油和生姜；鸡蛋去壳，将两面煎至金黄色，注入沸水800毫升，加入胡椒，煮沸20分钟左右，加盐调味即可。

【药膳功效】

暖胃止痛，促进肠蠕动，增加食欲，消除炎症。

【注意事项】

本方温燥，外感发热、胃热、有虚火者慎用。

10 胡椒根羊肚汤

药膳配方

胡椒根、党参、淮山药各30克，羊肚1副，蜜枣3颗，盐5克，花生油、生粉少许，冷水2000毫升。

【制作程序】

1. 胡椒根、党参、淮山药洗净，浸泡。
2. 将羊肚翻转，用清水冲洗后，用花生油、生粉、盐反复搓擦，直至将黏液和异味去除干净，飞水，刮去羊肚内的粘垢，洗净。
3. 将冷水2000毫升放入瓦煲内，煮沸后加入以上用料，武火煲滚后改用文火煲3小时，加盐即可。

【药膳功效】

暖胃止痛，促进肠蠕动，增加食欲。

【注意事项】

外感热燥、肠胃湿热者慎用。

11 荔枝干砂仁猪瘦肉汤

药膳配方

荔枝干30克，砂仁15克，猪瘦肉400克，盐5克，冷水800毫升。

【制作程序】

1. 荔枝干去核，充分浸泡；砂仁洗净，打碎。
2. 猪瘦肉洗净，与经充分浸泡的荔枝干一同剁烂。
3. 将冷水800毫升放入瓦煲内，煮沸后放入剁好的荔枝干、猪瘦肉和砂仁，煲滚10分钟，加盐调味即可。

【药膳功效】

⊙能提高食欲和免疫力，可以显著减轻溃疡症状。

【注意事项】

外感发热、胃热、湿热泄泻者慎用。

12 大麦羊肉汤

药膳配方

大麦仁、羊肉各500克，草果5只，盐少许，冷水适量。

【制作程序】

1. 羊肉洗净切块，与草果共煮汤，去渣留汤。
2. 大麦仁淘净，入水煮至半熟，捞出再以羊肉、草果熬成的汤煮熟大麦仁，加盐调味即可。

【药膳功效】

⊙补气、健脾、固肾。适合于脾胃弱、食欲不振者日常食用。

13 香菇鱼头汤

药膳配方

香菇30克，鱼头1个（500克），料酒10克，盐3克，味精2克，姜5克，葱10克，香油15克，冷水1800毫升。

【制作程序】

1. 将香菇洗净，一切两半；鱼头洗净，去鳃，剁成4块；姜切片，葱切段。
2. 将香菇、鱼头、料酒、姜、葱同放炖锅内，加水1800毫升，置武火上烧沸，再用文火煮30分钟，加入盐、味精、香油即成。

【药膳功效】

⊙发汗解表，温中止呕，增加食欲。

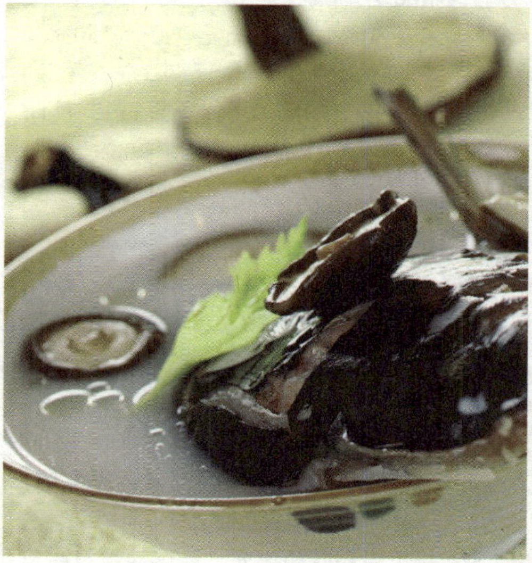

14 羊肉萝卜荷兰豆汤

药膳配方

羊髀（羊大腿）肉、白萝卜各500克，荷兰豆150克，草果10克，生姜4片，盐少许，冷水适量。

【制作程序】

1. 将羊髀肉斩件，放入开水中滚5分钟左右，捞起，洗净沥干。
2. 白萝卜去皮洗净，切厚件；荷兰豆择去蒂、筋，洗干净；草果洗净，切碎。
3. 瓦煲内加入适量冷水，先用文火煲至水开，然后放入以上全部材料，候水再滚起改用中火继续煲3小时左右，以少许盐调味即可。

【药膳功效】

⊙补气、健脾、固肾。适合于脾胃弱、食欲不振者日常食用。

羹类药膳11道

1 银丝香羹

药膳配方

玉米笋30克，毛豆25克，粉丝150克，胡萝卜半根，红尖椒1个，香菇3个，芹菜1棵，色拉油5克，生抽6克，香油3克，盐1.5克，湿淀粉25克，姜末2克，胡椒粉、味精各1克，冷水适量。

【制作程序】

1. 胡萝卜、王米笋、红尖椒、香菇均洗净切丁；芹菜洗净切末；粉丝放沸水中烫熟，捞出用冷水冲凉，切断备用。
2. 色拉油入锅烧热，放入胡萝卜丁、红尖椒丁、香菇丁、玉米笋丁、毛豆爆炒 2 分钟，加入盐、生抽、姜末和适量冷水，放入粉丝同煮至滚。
3. 下入胡椒粉和味精调味，以湿淀粉勾稀芡，淋上香油，撒入芹菜末，即可盛起食用。

【药膳功效】

增食欲，消食积，益气健脾。

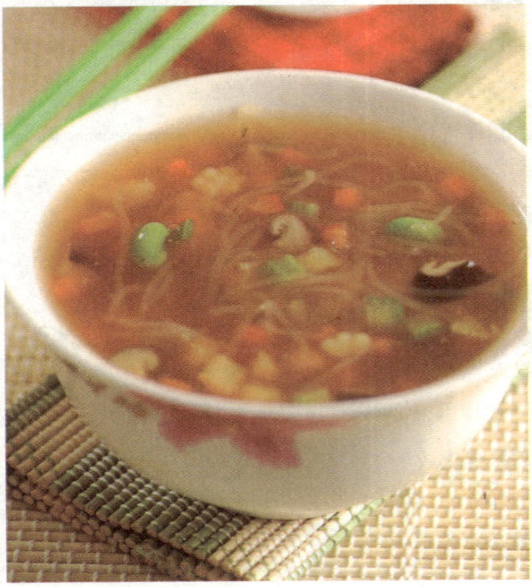

2 玉米酱西红柿羹

药膳配方

西红柿500克，玉米酱罐头1个，奶油30克，盐1.5克，味精1克，湿淀粉15克，香菜3克，冷水适量。

【制作程序】

1. 西红柿洗净，去皮切丁。
2. 坐锅点火，加入适量冷水烧沸，先下入玉米酱稍煮一下，再倒入西红柿丁，续烧至沸。
3. 改小火，将奶油徐徐下入锅中，调入盐、味精，最后用湿淀粉勾稀芡，起锅盛入汤碗中，撒上香菜即成。

【药膳功效】

开胃消食，补血益血。

3 一品开胃羹

药膳配方

皮蛋2个，豆腐、蜇头、榨菜各50克，盐2克，味精1克，色拉油5克，白醋3克，湿淀粉10克，葱末4克，清汤300毫升，冷水适量。

【制作程序】

1. 皮蛋煮熟切瓣；豆腐、蜇头、榨菜切丝，一同焯水备用。
2. 热锅入色拉油，下葱末爆香，加入清汤烧沸，放入皮蛋瓣、豆腐丝、蜇头丝、榨菜丝煮 5 分钟，加入盐、味精、白醋调味，用湿淀粉勾芡，撒上葱末，即可盛起食用。

【药膳功效】

本方具有增加食欲、促进消化的作用。

4 肉丝豆腐羹

药膳配方

豆腐2块，猪瘦肉100克，水发木耳20克，水发冬笋15克，盐1.5克，味精1克，料酒3克，色拉油5克，湿淀粉10克，高汤400毫升。

【制作程序】

1. 把豆腐冲洗干净，切成条块；猪瘦肉洗净，切成丝；木耳、冬笋均切成丝。
2. 锅内入色拉油烧热，将肉丝放入，煸炒几下，加入高汤，加料酒、盐、豆腐、木耳丝及冬笋丝，烧沸后加入味精，用湿淀粉勾芡，即可盛起食用。

【药膳功效】

增加食欲，提高免疫力，可显著减轻溃疡症状。

5 牛蒡香羹

药膳配方

牛蒡1支，香菇2个，金针菇50克，猪肉、蟹肉各100克，虾仁50克，湿淀粉30克，味精1克，盐1.5克，料酒3克，香菜、葱末各2克，香油3克，胡椒粉1克，高汤400毫升，冷水适量。

【制作程序】

1. 牛蒡去皮切丝；香菇泡发回软，去蒂，切丝；金针菇洗净；猪肉洗净，切丝。
2. 锅中加入高汤，将牛蒡丝、香菇丝、金针菇、猪肉丝放入，先用旺火烧沸后加入蟹肉、虾仁，再改用小火继续熬煮。
3. 加入味精、盐、料酒等调味，以湿淀粉勾芡，起锅滴入香油，撒香菜、葱末、胡椒粉即可。

【药膳功效】

能提高免疫力、增加食欲，可以显著减轻溃疡症状。

6 橘子山楂桂花羹

药膳配方

橘子、山楂各50克，桂花20克，白糖10克，冷水适量。

【制作程序】

1. 橘子剥皮、去核，切成小丁；山楂去核，洗净，切片；桂花洗净。
2. 将橘子、山楂、桂花放入炖锅内，加入适量冷水，置旺火上烧沸，改用小火煮25分钟，加入白糖，搅拌均匀，即可盛起食用。

【药膳功效】

增食欲，消食积，散瘀血。

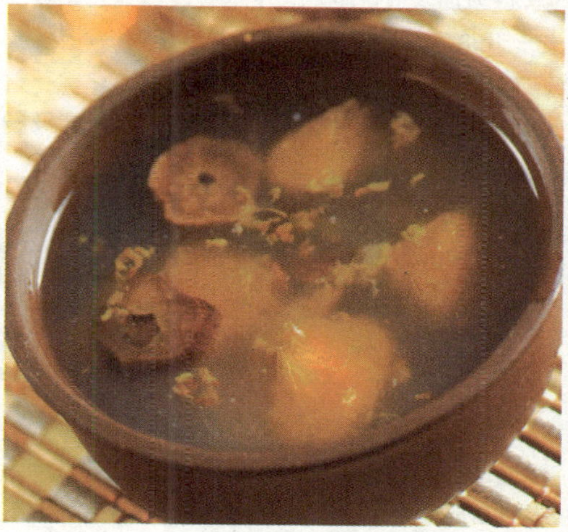

7 蟹味菇羹

药膳配方

蟹味菇300克，葱末10克，色拉油6克，盐1.5克，面粉30克，胡椒粉、味精各1克，冷水适量。

【制作程序】

1. 将蟹味菇去蒂，洗净，切成薄片。
2. 面粉放入碗内，加入适量冷水调成糊。
3. 坐锅点火，入色拉油烧热，投入葱末爆香，加入蟹味菇片、盐、味精、胡椒粉和适量冷水，烧沸后加入面粉糊，搅拌成稀糊状即可。

【药膳功效】

促进食欲，润肠通便，降低血脂。

8 子姜牛柳羹

药膳配方

鲜嫩子姜50克，瑶柱4粒，嫩牛柳150克，香菇2个，青豆仁30克，鸡蛋1只，盐2克，色拉油3克，粟粉10克，姜丝3克，冷水适量。

【制作程序】

1. 鲜嫩子姜洗净，切成细丝；瑶柱洗净，浸软，撕开；香菇洗净，用冷水浸软，切丝备用。
2. 嫩牛柳洗净切丝，然后再剁碎，用少许色拉油拌匀；鸡蛋打入碗内，用筷子搅匀备用。
3. 锅内加入适量冷水，下瑶柱、香菇丝和青豆仁，用旺火烧滚，改小火煲约半小时。
4. 姜丝下锅，待滚起时将牛肉末放入，徐徐搅动使之散开，倒入鸡蛋使成蛋花，以水溶粟粉勾芡，下盐调好味，即可盛起食用。

【药膳功效】

⊙发汗解表，温中止呕，增加食欲。

9 虾仁豆腐羹

药膳配方

虾仁400克，豆腐200克，青豆、胡萝卜各50克，盐3克，胡椒粉3克，淀粉25克。

【制作程序】

1. 虾仁洗净；豆腐浸泡，切块；胡萝卜洗净，切丁备用。
2. 水烧开，将虾仁、青豆、胡萝卜丁放入稍氽后捞出。
3. 另烧开水，加入虾仁、青豆、胡萝卜丁和豆腐，加盐、胡椒粉煮2分钟，用水淀粉勾芡即可。

【药膳功效】

⊙开胃健脾，补脑健体。

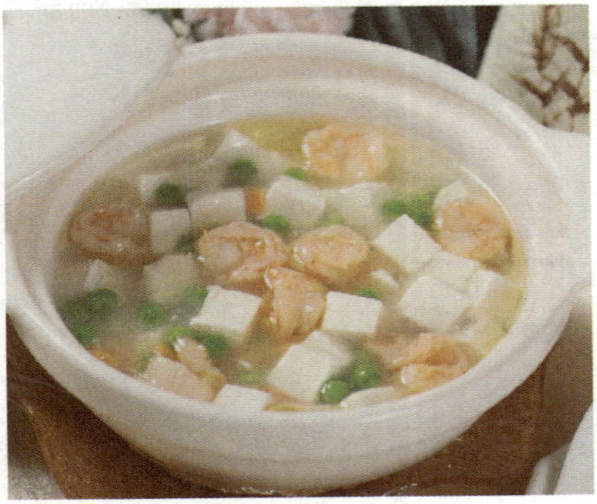

10 酸辣脑羹

药膳配方

猪脑花2副（约300克），猪瘦肉50克，盐4克，醋20克，姜25克，胡椒粉2克，酱油8克，葱15克，味精1克，大油25克，香油6克，水豆粉30克，高汤500毫升，冷水适量。

【制作程序】

1. 将猪脑花泡入冷水内，用左手托起，右手指轻轻拍打数下后撕下薄膜血筋，放入烧沸的淡盐水中煮透，捞起滴干水分，切成1厘米的小块。
2. 猪瘦肉洗净，用刀剁成细颗粒；姜去皮，切成末；葱切成葱末。
3. 锅置旺火上，放入大油烧热，下肉末划散，再加入姜末炒出香味，加酱油上色，加入高汤，加盐、胡椒粉和脑花丁，烧沸后撇去浮沫。
4. 汤内加入味精、水豆粉，勾成流汁芡，最后加入醋、香油和葱末，起锅装入荷叶碗内即可。

【药膳功效】

⊙益智安神，开胃健脾。

11 酸辣素羹

药膳配方

大白菜200克，香菇6个，胡萝卜半根，笋1根，香菜2棵，色拉油6克，盐1.5克，淀粉5克，醋1克，胡椒粉1.5克，香油3克，素高汤300毫升，冷水适量。

【制作程序】

1. 大白菜洗净，切丝；香菇用温水泡软，去蒂、切丝；胡萝卜去皮，切丝；笋先煮熟再切丝；香菜洗净，切碎。
2. 锅内入色拉油烧热，放入香菇丝煸炒，再放入胡萝卜丝、笋丝同炒，加盐调味后加入高汤烧沸，放入白菜丝，改用小火将所有材料煮至软烂。
3. 将淀粉加适量冷水调成稀芡汁，下入锅内勾芡，再淋入醋、胡椒粉和香油，搅拌均匀，撒入香菜末即成。

【药膳功效】

⊙健脾养胃，润肠通便。

汁类药膳4道

1 黄瓜玫瑰饮

药膳配方

西红柿、黄瓜各300克，鲜玫瑰花50克，柠檬汁10克，冷水适量。蜂蜜20克。

【制作程序】

1. 西红柿去皮，切成小块；黄瓜洗净，去蒂去子；玫瑰花漂洗干净。
2. 西红柿、黄瓜、玫瑰花放入榨汁机中，注入凉开水，搅打成汁。
3. 将汁液倒入杯中，与柠檬汁、蜂蜜混合在一起，搅拌均匀，即可饮用。

【药膳功效】

祛风，活血，解毒，清热利湿，增进食欲。

2 双椒汁

药膳配方

红椒、黄椒各2个，凉开水60毫升。

【制作程序】

1. 红椒、黄椒分别洗净，去子和筋膜，切成长条状。
2. 把红椒条、黄椒条放入榨汁机中榨取汁液。
3. 将双椒汁滤净后倒入杯中，加入凉开水搅匀，直接饮用即可。

【药膳功效】

消食和胃。用于治疗脾虚湿滞所致的脘腹胀闷、食欲不振、体困便溏等症。

3 草莓柚奶汁

药膳配方

草莓50克，葡萄柚1个，酸奶200毫升，蜂蜜10克，淡盐水适量。

【制作程序】

1. 葡萄柚去皮，切成小块；草莓去蒂，放入淡盐水中浸泡片刻，冲洗干净。
2. 将葡萄柚块和草莓放入榨汁机中，添加适量酸奶，一起搅打成汁。
3. 将草莓柚奶汁倒入杯中，加入蜂蜜调味，即可直接饮用。

【药膳功效】

开胃消食，补血益血。

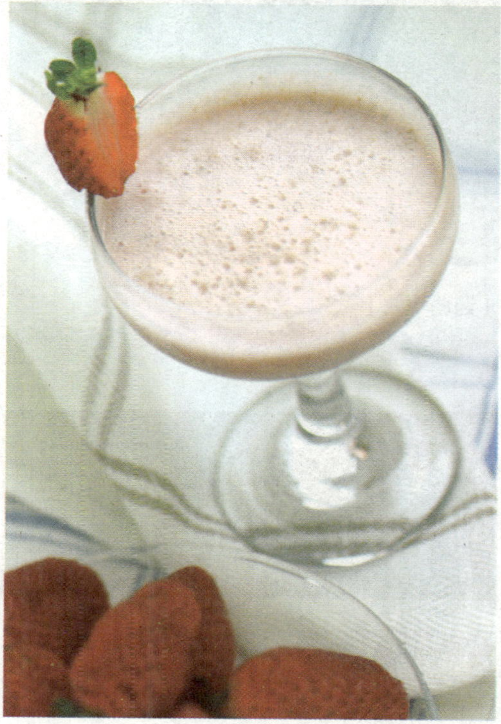

4 青果薄荷汁

药膳配方

猕猴桃3个，苹果1个，薄荷叶3片。

【制作程序】

1. 猕猴桃去皮取瓤，切成小块；苹果洗净后去核去皮，也切成小块。
2. 薄荷叶洗净，放入榨汁机中打碎，过滤干净后倒入杯中。
3. 猕猴桃块、苹果块也用榨汁机中搅打成汁，倒入装薄荷汁的杯中拌匀，直接饮用即可。

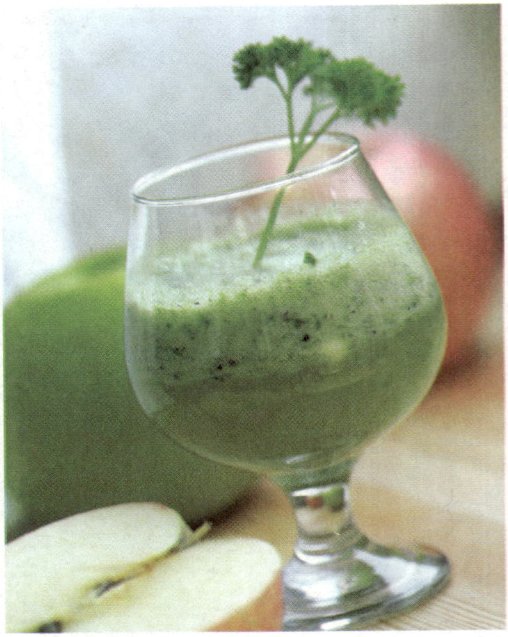

【药膳功效】

生津止渴，健胃消食。用于口渴，食欲不振。

茶类药膳4道

1 佛手柑饮

药膳配方

佛手柑15克，白糖、开水适量。

【服食方法】

开水泡茶，每日服数次。

【药膳功效】

可增进食欲。适用于肝胃气滞之脘腹胀痛等症。

2 荸荠茶

药膳配方

荸荠、海蜇皮、茶叶、开水各适量。

【制作程序】

将洗净的荸荠浸泡数分钟，消去荸荠的主茎芽部及根须，再洗净切片；海蜇皮洗净后，切成细丝，攥干水分，将其与荸荠、茶叶一起放入杯中冲泡，即可饮用。

【药膳功效】

安中益气，开胃消食，清热止渴，醒酒解毒，对阴虚火旺、咽干喉痛有防治效果。

3 西红柿绿茶

药膳配方

绿茶1.0～1.5克，西红柿50～150克，开水400毫升。

【制作程序】

西红柿洗净，用开水烫后去皮、捣碎，和绿茶混合置于杯中，加开水 400 毫升即成。

【药膳功效】

凉血止血，生津止渴。适用于眼底出血、高血压、牙龈出血、阴虚口渴、食欲不振等症。

4 党参红枣茶

药膳配方

党参20克，红枣10～20颗，茶叶3克，冷水适量。

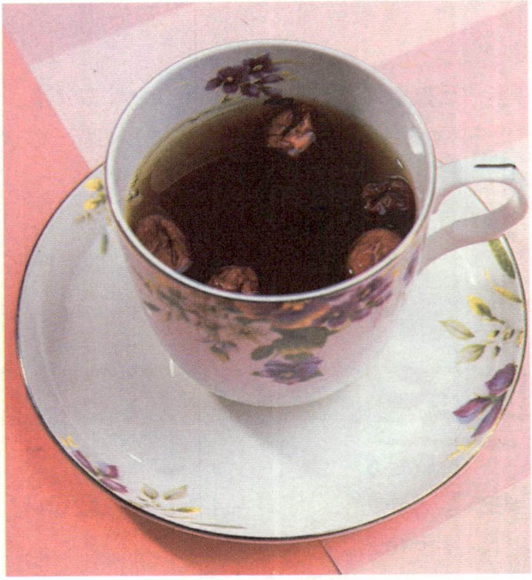

【制作程序】

将党参、红枣洗净，同煮茶饮用。

【药膳功效】

补脾和胃，益气生津。适用于体虚、病后饮食减少、体困神疲、心悸怔忡、妇女脏躁等症。

蜂产品药膳5道

1 蜂蜜山楂汤

药膳配方

蜂蜜50克，山楂果、山楂叶各15克，冷水适量。

【制作程序】

将山楂果与山楂叶一同水煮，滤除渣取汁调入蜂蜜服下。

【服食方法】

每日早晚空腹各服1剂。

【药膳功效】

本方和胃养阴，可治各种病症引起的食欲不振。

2 蜜醋浸藕

药膳配方

鲜藕200克，白醋及蜂蜜各50克，凉开水适量。

【制作程序】

将藕去皮切片，用开水焯过后让其迅速冷却。用白醋、蜂蜜及适量水浸泡藕片，置冰箱内冷藏两天即可吃藕。

【服食方法】

当日分2次服下。

【药膳功效】

本方清热消暑、开胃健脾，可治食欲不振。

3 杂花蜜浆

药膳配方

鲜蜂王浆500克，杂花蜜200克。

【制作程序】

将上述2味混合拌匀。

【服食方法】

日服2次，每次10克，以温开水送服。

【药膳功效】

本方开胃健脾、补充精力，可治食欲不振。

4 菠萝蜜

药膳配方

蜂蜜30克，菠萝肉120克，冷水适量。

【制作程序】

菠萝肉切小丁，加蜂蜜，入水煎服。

【服食方法】

每日1剂，症状好转即可。

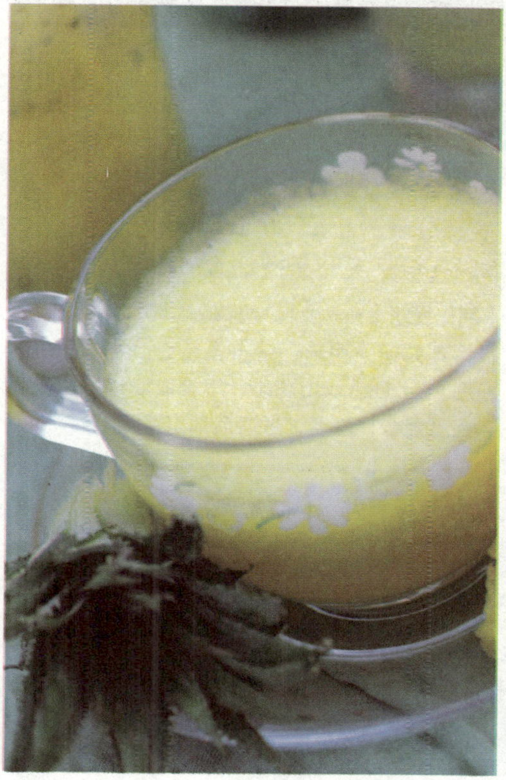

【药膳功效】

本方提神醒脑、开胃健脾，可治食欲不振。

5 蜜拌西红柿

药膳配方

浅色蜂蜜50克，西红柿250克。

【制作程序】

将西红柿洗净切成片，加入蜂蜜，拌匀后食用。

【服食方法】

每日1剂，症状好转即可。

【药膳功效】

本方开胃健脾，可治食欲不振。

酒类药膳3道

1 归脾养心酒

药膳配方

酸枣仁、桂圆肉各30克，党参、黄芪、当归、白术、茯苓各20克，木香、远志各10克，炙甘草5克，白酒1.5升。

【制作程序】

将诸药共研为粗末，纱布袋装之，扎口，白酒浸泡。14日后取出药袋，压榨取液，将榨取液与药酒混合，静置，过滤后即可服用。

【服食方法】

每次服20毫升，日服2次。

【药膳功效】

开胃健脾，补中益气，生精补血，养心安神。适用于心悸怔忡、倦怠乏力、面色不华、烦躁、失眠、多梦易醒等症。

2 人参七味酒

药膳配方

人参40克，桂圆肉、生地黄各20克，当归25克，酸枣仁10克，远志15克，冰糖40克，白酒1500毫升。

【制作程序】

1. 将前6味共制为粗末，入布袋，置容器中，加入白酒，密封，浸泡14日后，去药袋。
2. 另将冰糖置锅中，加水适量，文火煮沸，色微黄之际趁热过滤，倒入药酒中，搅匀，即成。

【服食方法】

每次服10～20毫升，每日早、晚各服1次。

【药膳功效】

补气血，安心神。适用于体倦无力、面色不华、食欲不振、失眠健忘。

3 十二红药酒

药膳配方

甘草、红花各100克，山药、桂圆肉、当归各300克，红枣800克，茯苓、制首乌、党参、杜仲各400克，黄芪、牛膝各500克，续断、地黄各600克，白酒80升，砂糖5千克。

【制作程序】

1. 以上14味，以白酒45升、35升分2次浸渍，浸14日/次，取上清液，滤过，合并滤液。
2. 取砂糖5千克，用少量白酒加热溶化后，加入药酒搅匀，静置沉淀15～20日，取上清液，滤过药渣，即可饮用。

【服食方法】

2次/日，20～30毫升/次，每日早晨及临睡前各饮1次。

【药膳功效】

补气养血，开胃健脾。适用于神经衰弱、耳鸣目眩、惊悸健忘、胃口欠佳等症。

改善睡眠的药膳

失眠就是睡眠不足，或睡得不深、不熟。偶尔失眠关系不大，但连续长期无法成眠就是患有失眠症了。中年人患有失眠症的人数较多。一旦“失眠”上身，可能久治不愈，反复发作，这给事务繁多的中年人带来极大的痛苦。

◎ 长期靠安眠药来维持睡眠，不仅对身体有害，而且还会产生依赖性。其实有许多天然食物都具有安神催眠的功效，如含糖、磷、谷氨酸的食物，经常在睡前食用即可有效改善。

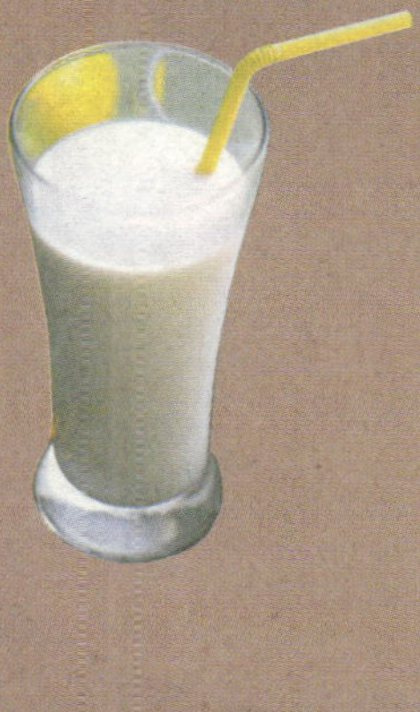

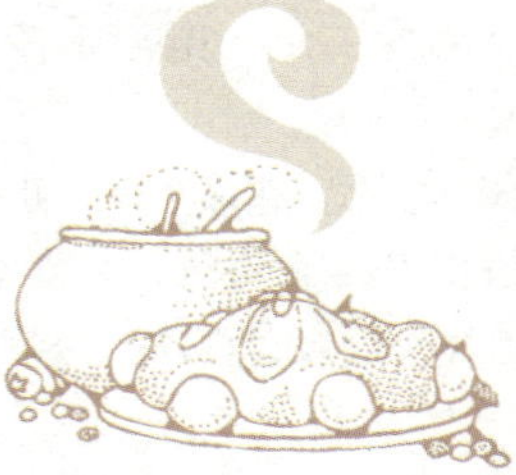

粥类药膳9道

1 玉竹冰糖粥

药膳配方

粳米100克，鲜玉竹60克，冰糖50克，冷水适量。

【制作程序】

1. 鲜玉竹洗净，去掉根须后切碎，加水煎煮，取浓汁去渣。
2. 粳米淘洗干净，用冷水浸泡半小时，捞出，沥干水分。
3. 粳米与玉竹汁一同入锅，先用旺火烧沸，搅拌几下，再改用小火熬煮成粥，然后放入冰糖，再稍煮片刻，即可盛起食用。

【药膳功效】

滋阴润肺，生津止渴，养心安神，可改善睡眠。

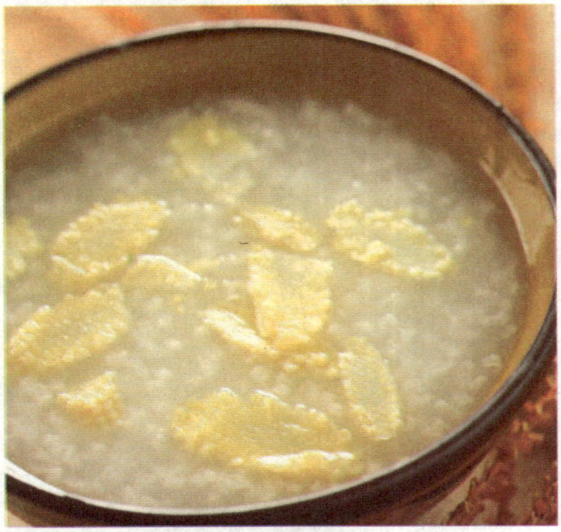

2 葵花子粥

药膳配方

粳米、生葵花子各100克，盐1.5克，冷水适量。

【制作程序】

1. 粳米淘洗干净，用冷水浸泡半小时，捞出，沥干水分。
2. 将生葵花子去壳，得葵花子仁。
3. 取锅放入冷水、葵花子仁、粳米，先用旺火煮沸，再改用小火煮约15分钟，加入盐调味，即可盛起食用。

【药膳功效】

调节脑细胞代谢，安眠健脑。

3 鸡丝枸杞养心粥

药膳配方

粳米100克，鸡肉150克，草果15克，枸杞10克，盐1.5克，冷水适量。

【制作程序】

1. 粳米淘洗干净，用冷水浸泡半小时，捞出。
2. 鸡肉洗净切丝。
3. 枸杞洗净，用温开水泡软备用。
4. 将粳米与草果放入锅中，加入约1000毫升冷水，先用旺火煮沸，搅拌几下，然后加入鸡丝，用小火慢煮，待粥再滚时，加入枸杞、盐，再稍焖片刻，即可盛起食用。

【药膳功效】

降低血脂、血压、血液黏稠度，润肠通便，改善睡眠，美颜润肤。

4 红豆莲藕粥

药膳配方

糯米50克，莲藕80克，红豆40克，莲子20克，果糖15克，冷水适量。

【制作程序】

1. 糯米、红豆分别淘洗干净，用冷水浸泡2～3小时，捞出，沥干水分。
2. 莲子洗净，用冷水浸泡回软；莲藕洗净，切片。
3. 锅中加入约1500毫升冷水煮沸，将红豆、糯米、莲子、莲藕片依次放入，再次煮滚后转小火慢熬约2小时。
4. 见粥稠以后，加入果糖拌匀，即可盛起食用。

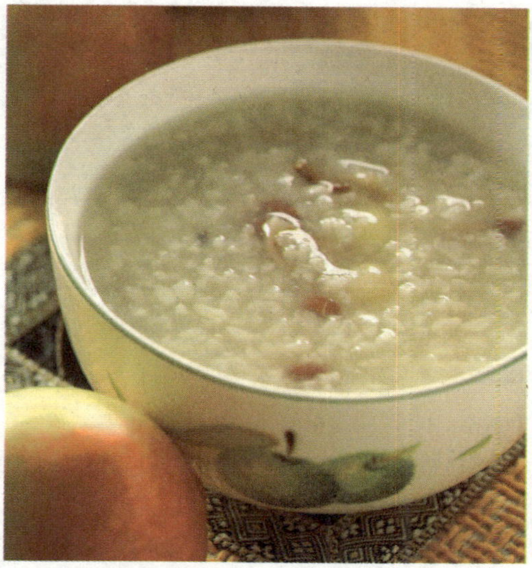

【药膳功效】

⊙健脾和胃、养心安神，对于睡眠障碍、痔疮、脱肛、恶疮有治疗功效。

5 猪杂及第粥

药膳配方

猪心、猪腰各1个，猪肝100克，猪肥肠150克，干贝25克，半肥猪瘦肉100克，粳米150克，淀粉10克，盐5克，味精2克，葱末5克，冷水适量。

【制作程序】

1. 粳米淘洗干净，加入少许盐稍腌。
2. 将干贝用温水浸发，洗净撕碎。
3. 猪肝冲洗干净，切成片；猪肥肠洗净；猪腰、猪心剖开，片去筋膜，冲洗干净，切成片；猪肉洗净，切碎剁烂，加入淀粉拌匀，捏成小肉丸。
4. 取锅放入适量冷水，用旺火烧沸后加入粳米、干贝、猪肥肠，再用小火续煮至粥成。
5. 捞出猪肥肠切片，连同其他生料一起放入粥内，再滚熟后，加入盐、味精、葱末调味即成。

【药膳功效】

⊙适用于心脾不足之精神衰疲、虚烦心悸、睡眠不足、健忘等症。

6 白果雪莲粥

药膳配方

白果仁60克，天山雪莲子50克，麦片、芡实、桂圆肉各30克，红枣5颗，果糖15克，温水适量，冷水2000毫升。

【制作程序】

1. 天山雪莲子以温水泡开；白果仁洗净，浸泡回软，去除白果心。
2. 芡实、桂圆肉、红枣均洗净备用。
3. 锅中注入约2000毫升冷水，将麦片、白果、芡实、桂圆肉、红枣放入，先用旺火烧沸，然后改用小火继续熬煮15分钟，加入天山雪莲子，再煮10分钟，最后加入果糖调匀，即可盛起食用。

【药膳功效】

⊙养心安神，有助于睡眠。

7 柏子仁粥

药膳配方

粳米100克，柏子仁25克，蜂蜜15克，冷水适量。

【制作程序】

1. 粳米淘洗干净，用冷水浸泡半小时，捞出，沥干水分。
2. 将柏子仁拣净，拍碎。
3. 取锅放入冷水、粳米、柏子仁，先用旺火煮沸，再用小火熬煮至粥成，调入蜂蜜搅匀，再沸即可。

【药膳功效】

⊙改善睡眠，提高精神，调经止痛。

8 芡实茯苓粥

药膳配方

粳米100克，芡实粉、茯苓粉各50克，桂圆肉20克，盐1.5克，温水、冷水各适量。

【制作程序】

1. 将芡实粉、茯苓粉一同放碗内，用温水调成糊。

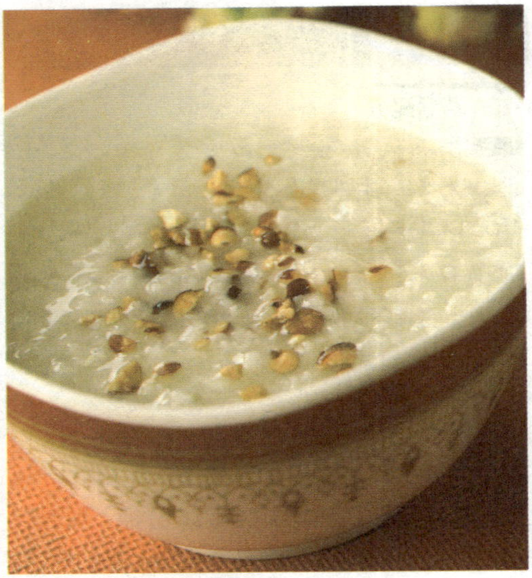

2. 粳米淘洗干净，用冷水浸泡半小时，捞起，沥干水分。

3. 锅中加入约1200毫升冷水，将粳米、桂圆肉放入，用旺火烧沸，缓缓倒入芡实茯苓糊，搅拌均匀，改用小火熬煮。

4. 见米烂粥成时，下入盐调好味，稍焖片刻，即可盛起食用。

【药膳功效】

消毒解热、利尿通乳、消渴、安神助眠。

9 莲花粥

药膳配方

糯米100克，莲子50克，莲花5朵，冰糖80克，冷水1500毫升。

【制作程序】

1. 将初开的莲花瓣下，用水漂洗干净，撕成小片。
2. 莲子洗净，去心，用冷水浸透。
3. 糯米洗净，用冷水浸泡发胀，捞出，沥干水分。
4. 锅中注入约1500毫升冷水，将糯米和莲子放入，先用旺火烧沸，然后改用小火熬煮，待粥将成时，放入冰糖和莲花瓣，再稍焖片刻，即可食用。

【药膳功效】

养心益肾，适用于心肾不交，心悸失眠等症。

汤类药膳14道

1 核桃桑葚芝麻汤

药膳配方

核桃肉、桑葚、黑芝麻各100克。

【制作程序】

1. 将核桃肉、黑芝麻分别炒熟，捣碎研细。
2. 将桑葚研细，与黑芝麻、核桃肉末混合，以沸水冲糊即成。

【药膳功效】

滋阴润肺、生津止渴、养心安神，可改善睡眠。

2 金针合欢汤

药膳配方

干金针菜20克，合欢花10克，盐、香油、味精各少许，冷水适量。

【制作程序】

1. 将金针菜浸泡后，择洗干净。
2. 将合欢花洗净，与金针菜一同放入锅内，加适量水用文火煮熟。
3. 调入盐、味精、香油，续煮沸滚即成。

【药膳功效】

改善睡眠，提高精神，调经止痛。

3 黑木耳猪脑汤

药膳配方

黑木耳20克，猪脑1副，植物油、料酒、盐各少许，冷水适量。

【制作程序】

1. 将黑木耳入水泡浸后，择洗干净，放入热油锅内煸炒一下，烹上料酒。
2. 将猪脑洗净，与黑木耳一同入锅，加适量水，用文火煮熟，加盐调味即可。

【药膳功效】

养心安神，有助睡眠。

【注意事项】

若因痛风引起的失眠，切不可食用猪脑，否则会加重病情。

4 赤小豆莲子清鸡汤

药膳配方

赤小豆100克，莲子50克，陈皮1块，嫩鸡1只，盐少许，冷水适量。

【制作程序】

1. 将鸡去毛、去内脏、去肥膏，洗净，放滚水煮5分钟；赤小豆、莲子肉和陈皮洗干净，莲子肉保留莲子衣、去莲子心。
2. 瓦煲加冷水，用文火煲至水滚，放入以上食材料，改用中火继续煲3小时，加少许盐调味即可饮用。

【药膳功效】

养心安神，有助睡眠。

【注意事项】

伤风感冒、咳嗽未愈者不宜饮用。

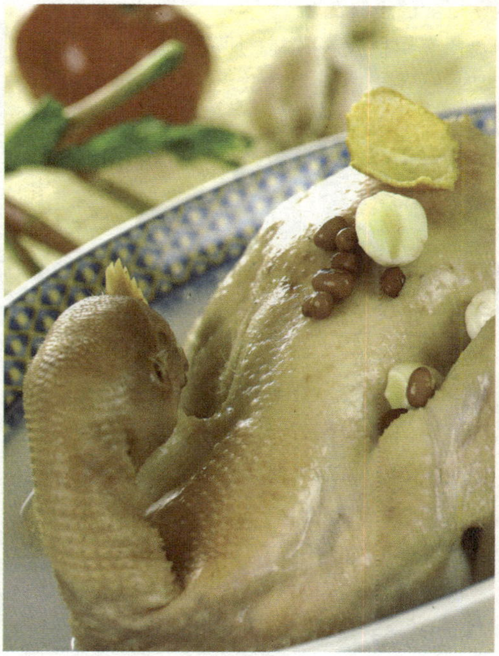

5 百合红枣甲鱼汤

药膳配方

甲鱼1只，百合30克，红枣10颗，冷水适量。

【制作程序】

1. 将甲鱼去甲和内脏，切成块。
2. 用冷水先将甲鱼煮一下，再放入百合、红枣一起煮，至龟肉烂熟即成。

【药膳功效】

补心健脾，养血安神。适用于心脾不足之精神衰疲、心悸、睡眠不足、健忘等症。

【注意事项】

脾胃寒湿、大便溏泄、舌苔白腻者不宜服用本方。

6 莲子猪心汤

药膳配方

猪心1副，莲子20克，太子参、桂圆肉各10克，盐少许，冷水适量。

【制作程序】

1. 将猪心洗净切；莲子去心洗净；太子参、桂圆肉分别洗净。
2. 把以上用料放入锅内，加冷水适量，武火煮沸后改文火煲2小时（或以莲子煲绵为度），调味即可。

【药膳功效】

调节脑细胞代谢，安眠健脑。

【注意事项】

感冒发热者不宜服用本方。

7 荸荠荔枝排骨汤

药膳配方

荸荠100克，荔枝肉50克，红枣10颗，排骨250克，老姜、盐少许。

【制作程序】

1. 将排骨洗干净，待锅中开水煮沸后将排骨投入，并将老姜切片，投入5～6片，转文火炖煮。

2. 荸荠削皮、对切成半。

3. 排骨汤煮1小时后，加进荸荠、荔枝肉和红枣，调文火继续熬煮30分钟，食用前添加少许盐调味即可。

【药膳功效】

补钙健脑，养心安神，可改善睡眠。

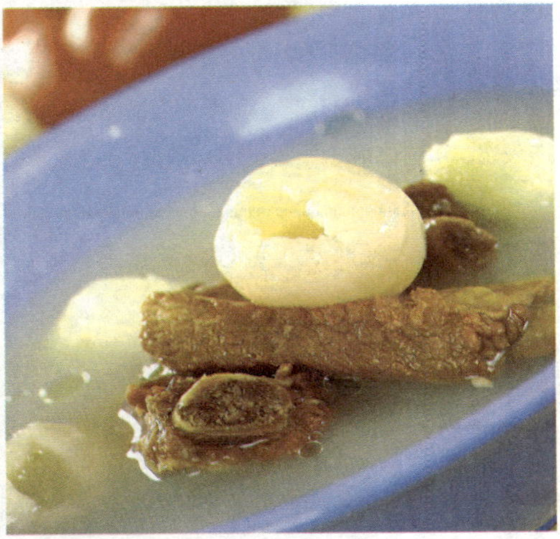

8 人参枣仁汤

药膳配方

人参5克（或党参30克），茯神15克，酸枣仁10克，砂糖30克，冷水适量。

【制作程序】

1. 将人参、茯神、酸枣仁煎汤。（人参可用纱布包煎，可连续煎用3次）

2. 调入砂糖，代茶服。

【药膳功效】

滋补强身，补血益气，促进睡眠。

9 牛奶蜂蜜汤

药膳配方

牛奶1杯，蜂蜜适量。

【制作程序】

牛奶入锅内煮沸，调入蜂蜜搅匀即成。

【药膳功效】

补血补钙，润肠通便，促进睡眠。

10 淮山药玉竹白鳝汤

药膳配方

白鳝500克，淮山药、玉竹各60克，香油、盐少许，开水适量。

【制作程序】

1. 将白鳝去肠脏，洗净，切短段；淮山药、玉竹洗净。

2. 将全部用料放入炖盅内，加开水适量，炖盅加盖，文火隔水炖3小时，调味后即可食用。

【药膳功效】

健脾和胃，养心安神，对于睡眠障碍、痔疮、脱肛、恶疮有治疗功效。

11 甜菊灵芝汤

药膳配方

甜菊60克，合欢花15克，酸枣仁、灵芝、柏子仁各30克，冷水适量。

【制作程序】

1. 把全部用料洗净。

2. 所有用料放入锅内，加冷水适量，文火煲2小时。汤成即为甜香微酸之品，不用加糖。

【药膳功效】

对于中枢神经系统有较强的调节作用，具有镇静安神的功效。

12 虾仁韭菜豆腐汤

药膳配方

虾100克，韭菜50克，豆腐75克，淀粉、香油、盐各少许，沸水适量。

【制作程序】

1. 将虾洗净剥壳取肉；韭菜洗净切碎；豆腐以清水漂净切片。

2. 将上述食材一同放入沸水锅内煮片刻，调入湿淀粉续滚，加盐、香油调味即成。

【药膳功效】

⊙滋阴润肺，生津止渴，养心安神，可改善睡眠。

13 黑豆柏子枣仁汤

药膳配方

黑豆50克，柏子仁20克，酸枣仁10克，冷水适量。

【制作程序】

1. 黑豆、柏子仁、酸枣仁分别洗净。
2. 以上三料同放入一锅内，加水用文火煮至酥透即可。

【药膳功效】

⊙补血安神，促进睡眠。

14 核桃牛奶煮豆浆

药膳配方

核桃肉30克，牛奶、豆浆各100毫升，白糖、冷水各适量。

【制作程序】

将核桃肉与牛奶、豆浆同入一锅内，加适量冷水，以文火煮沸，调入白糖即成。

【药膳功效】

⊙补血补钙，促进脑循环，增强记忆力，改善睡眠。

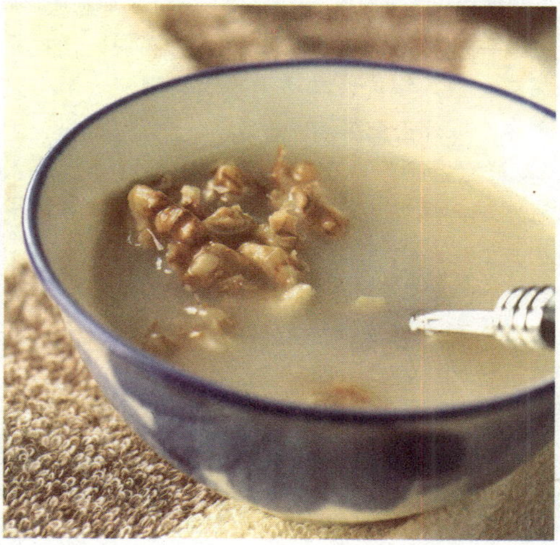

羹类药膳10道

1 银耳参枣羹

药膳配方

银耳15克，高丽参20克，枸杞30克，红枣10颗，冰糖15克，鸡汤200毫升，冷水适量。

【制作程序】

1. 银耳放入冷水中浸软，去杂质，改用温水浸至发透；红枣洗净，去核；高丽参洗净、切片；枸杞用温水泡软，洗净。
2. 砂锅内放入银耳、红枣、枸杞、高丽参片，加入鸡汤和适量冷水，用小火炖煮至熟，调入冰糖即可盛起食用。

【药膳功效】

⊙滋阴润肺，生津止渴，养心安神，可改善睡眠。

2 什锦水果羹

药膳配方

白兰瓜100克，鲜百合300克，鲜桃、草莓各30克，西米40克，黄河蜜瓜20克，冰糖200克，冷水适量。

【制作程序】

1. 将白兰瓜、黄河蜜瓜、鲜桃分别洗净，去皮去子去核，切成约1.5厘米的方丁。
2. 鲜百合去根，洗净撕成瓣状；草莓除去根叶，洗净备用；西米淘洗干净，浸泡备用。
3. 将百合放入沸水锅内略煮片刻，黄河蜜瓜丁、鲜桃丁、白兰瓜丁略微氽水即可。
4. 锅内加入适量冷水，放入冰糖，待水开后倒入百合，再改用小火约煮半小时后，放入白兰瓜丁、黄河蜜瓜丁、鲜桃丁和西米，再煮约20分钟，放入草莓即可。

【药膳功效】

滋补强身，补血益气，有助睡眠。

3 银耳冬蓉羹

药膳配方

银耳40克，净冬瓜150克，熟火腿80克，盐1.5克，胡椒粉1克，水淀粉25克，高汤400毫升，冷水适量。

【制作程序】

1. 银耳用冷水浸软，沥干水分，切去底部硬块；冬瓜洗净，切碎；火腿剁成蓉备用。
2. 锅中注入高汤，用旺火煮滚，将冬瓜、银耳放入，加上盖子，用小火煮约10分钟。
3. 下入盐、胡椒粉调好味，用水淀粉勾稀芡，将火腿蓉撒在羹面即可。

【药膳功效】

养心安神，有助睡眠。

4 琥珀莲子羹

药膳配方

莲子200克，桂圆肉100克，冰糖20克，糖桂花10克，温水、冷水各适量。

【制作程序】

1. 莲子剥去硬皮，捅去心，用温水浸泡后洗净。
2. 将莲子放入砂锅内，加入适量冷水，先用旺火烧沸，再改用小火炖约半小时后，捞出备用。
3. 用一颗桂圆肉包一粒莲子仁，颗颗包好，放入砂锅内，加冰糖和适量冷水烧沸，撇去浮沫，再改用小火炖至熟烂，倒入糖桂花即成。

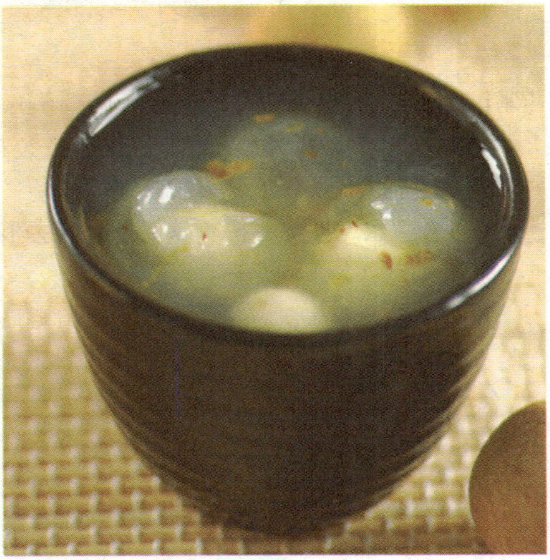

【药膳功效】

调节脑细胞代谢，安眠健脑。

5 芭蕉羹

药膳配方

芭蕉2个，山楂10克，冰糖20克，冷水适量。

【制作程序】

1. 芭蕉洗净，去皮，捣成泥；山楂洗净，去核切片。
2. 把山楂片放入炖锅内，加入冷水300毫升，用中火煎煮15分钟，把芭蕉泥放入拌匀，烧沸后下入冰糖调味，即可盛起食用。

【药膳功效】

补血补钙，润肠通便，促进睡眠。

6 小麦生地百合羹

药膳配方

小麦40克，鲜百合200克，生地15克，桂圆、青梅、山楂糕各10克，冰糖100克，冷水适量。

【制作程序】

1. 将小麦、生地去浮灰，装入纱布袋内，扎紧袋口，放入锅内，加适量冷水烧沸，改用小火煎煮，取汁去药袋。
2. 鲜百合掰开，去掉筋，用冷水洗净，放入沸水锅内煮熟捞出；青梅掰成块；山楂糕切成小片。
3. 冰糖研碎，放入锅内加药汁、冷水，用小火溶化，撇去浮沫，加入百合、青梅块、山楂糕片、桂圆肉搅匀，即可盛起食用。

【药膳功效】

对于中枢神经系统有较强的调节作用，具有镇静安神的功效。

7 灵芝双仁羹

药膳配方

灵芝15克，核桃仁15克，甜杏仁12克，冰糖20克，冷水适量。

【制作程序】

1. 将灵芝切成薄片，加水煎煮两次，每次保持沸腾半小时，取汁备用。
2. 核桃仁、甜杏仁洗净，放锅内，倒入灵芝煎液，用小火炖煮25分钟，调入冰糖煮溶，即可食用。

【药膳功效】

补血补钙，促进脑循环，增强记忆力，改善睡眠。

8 桂圆莲子羹

药膳配方

桂圆肉100克，鲜莲子200克。冰糖100克，白糖50克，湿淀粉40克，冷水适量。

【制作程序】

1. 将桂圆肉加入冷水中洗净，块大的撕成两半，捞出，沥干水分。
2. 鲜莲子剥去绿皮、嫩皮，去莲心，洗净，放在沸水锅中氽透，捞出倒入冷水中。
3. 锅内加入适量冷水，加入白糖和冰糖，烧沸后撇去浮沫，把桂圆肉和莲子放入锅内，用湿淀粉勾稀芡，烧沸以后盛入大碗中即成。

【药膳功效】

补钙健脑，养心安神，可改善睡眠。

9 猕猴桃鲜藕羹

药膳配方

猕猴桃100克，鲜藕50克，水淀粉10克，白糖15克，冷水适量。

【制作程序】

1. 猕猴桃冲洗干净，去皮取瓤，用搅汁机搅成汁，放入碗中。
2. 鲜藕洗净，切成小丁，放入碗内备用。
3. 锅内注入适量冷水，上火烧沸，放入猕猴桃汁、鲜藕丁，再开锅时下入水淀粉勾芡，最后加入白糖调匀，盛入碗中即可。

【药膳功效】

补心健脾，养血安神。适用于心脾不足之精神衰疲、心悸、睡眠不足、健忘等症。

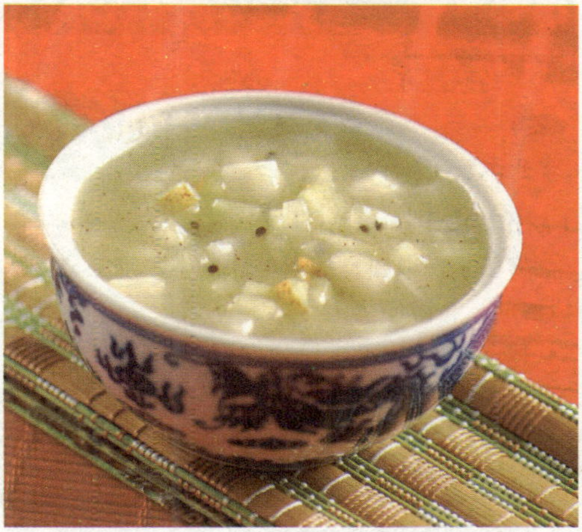

10 香菇豆腐羹

药膳配方

豆腐200克，水发香菇50克，火腿30克，冬笋30克，青豆20克，姜2片，香菜5克，盐4克，味精1.5克，胡椒粉1克，淀粉10克，香油、色拉油各6克，高汤500毫升，冷水适量。

【制作程序】

1. 豆腐切成大块，入煮沸的盐水中稍煮，捞出沥干水分，改切粗条。
2. 水发香菇、冬笋洗净，切成丝；火腿切成丝；香菜洗净，切成细末；姜洗净，剁碎成蓉。
3. 坐锅点火，下色拉油烧至五成热时，下姜蓉炒香，随即锅中注入高汤，加盐、味精、胡椒粉烧沸，下香菇、冬笋、火腿、豆腐、青豆仁烧熟入味。
4. 淀粉用适量冷水调匀，下锅中勾芡，最后撒入香菜末，淋香油拌匀即成。

【药膳功效】

养心安神，有助睡眠。

汁类药膳4道

1 牛奶椰汁

药膳配方

椰子1个，白糖50克，牛奶100毫升，凉开水200毫升。

【制作程序】

1. 将椰子肉取出，放入榨汁机中，加入凉开水搅打成汁，取出去渣。
2. 椰子水倒入沸水锅中，煮滚，加白糖煮至溶化。
3. 将椰子水倒入杯中，加入牛奶拌匀，即可饮用。

【药膳功效】

⊙调节脑细胞代谢，安眠健脑。

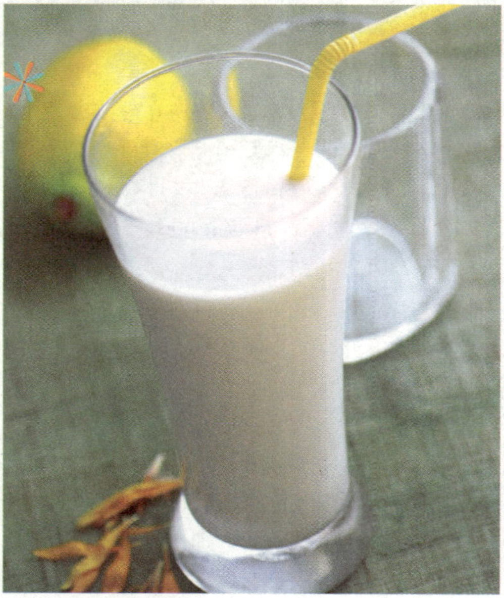

2 卷心菜菠萝汁

药膳配方

卷心菜150克，菠萝1/4个，苹果1个，柠檬1/2个，蜂蜜15克，冰块4块。

【制作程序】

1. 卷心菜洗净，切成小片；菠萝、苹果洗净，切小块；柠檬去皮，果肉切块备用。
2. 将卷心菜片、菠萝块、苹果块、柠檬块放入榨汁机中榨取汁液。
3. 将果菜汁倒入杯中，加入冰块和蜂蜜拌匀，即可直接饮用。

【药膳功效】

⊙补血养颜，促进睡眠。

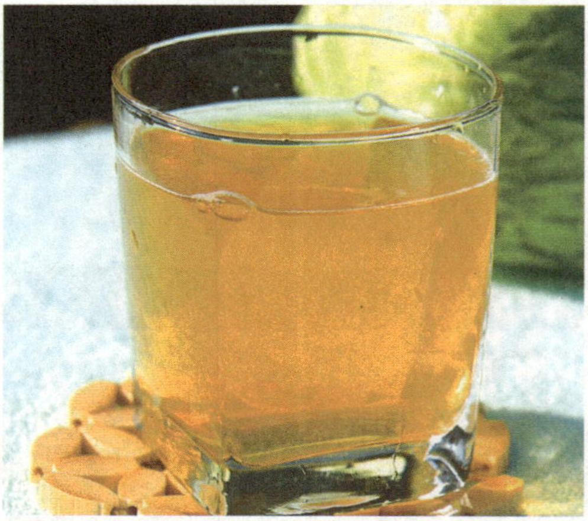

3 木瓜鲜奶汁

药膳配方

木瓜300克，鲜牛奶250毫升，白糖10克，冰块3块。

【制作程序】

1. 取新鲜熟透的木瓜，去皮、核，切成大块。
2. 将木瓜块、鲜牛奶放入榨汁机中，打碎成浓汁。
3. 杯中放入冰块，将木瓜鲜奶汁倒入，加入白糖调匀，直接饮用即可。

【药膳功效】

⊙改善睡眠，提高精神，调经止痛。

4 荸荠牛奶饮

药膳配方

荸荠100克，白糖15克，牛奶200毫升，冷水100毫升。

【制作程序】

1. 把荸荠洗净，去皮，切片。
2. 把荸荠放入炖锅内，加入冷水，用旺火烧沸，然后改用小火炖煮25分钟。
3. 牛奶倒入锅中，用中火烧沸，熄火。
4. 将牛奶、荸荠汁、白糖放入同一杯中，搅拌均匀，即可饮用。

【药膳功效】

补心健脾，养心安神。适用于心脾不足之精神衰疲、心悸、睡眠不足、健忘等症。

蜂产品药膳3道

1 仙人掌蜜

药膳配方

蜂蜜10克，仙人掌40～50克。

【制作程序】

仙人掌去刺，捣烂取汁，加蜂蜜，清水服下。

【服食方法】

隔日1剂，连服一个月。

【药膳功效】

本方能够排毒养颜、清热安神，可改善睡眠。

2 蜂蜜百合膏

药膳配方

蜂蜜30克，生百合50克。

【制作程序】

将生百合与蜂蜜拌和后放笼内蒸熟。

【服食方法】

临睡前一次服用，坚持服用20～30天可有明显效果。

【药膳功效】

本方能够清热安神，可治失眠、多梦。

3 蜂花粉催眠单方

药膳配方

蜂花粉（如南瓜花粉、椴树花粉、刺槐花粉、虞美人花粉、柑橘花粉等）。

【制作程序】

购买成品蜂花粉即可。

【服食方法】

日服花粉2～3次，每次5～10克，以温开水送服。

【药膳功效】

本方可治失眠。

酒类药膳1道

1 徐国公仙酒

药膳配方

桂圆肉500克，醇酒1升。

【制作程序】

1. 将桂圆肉浸于料酒中，加盖密封，置阴凉干燥处。
2. 经常摇动，15日后开封，取服。

【药膳功效】

补心血，壮元阳，悦颜色，助精神。主治怔忡、惊悸之失眠。

抗疲劳的药膳

疲劳是由于工作、学习任务繁重，生活节奏紧张所致。疲劳包括生理和心理两方面。生理疲劳主要表现为肌肉酸痛、全身疲乏等；心理疲劳主要表现为心情烦躁、注意力不集中、思维迟钝等。20世纪80年代中期，医学界提出了“慢性疲劳综合征”这一概念，指出疲劳也是一种病。慢性疲劳综合征主要临床表现有：以躯体性疲劳为主，常伴有头疼、咽喉痛、肌肉及关节疼痛、记忆力下降、低热、情绪低落等。病程持续数月至数年不等，许多人虽能继续工作，但工作能力和效率明显下降，疲劳症状并不因休息而缓解。最易处于疲劳状态的人群是中年人、白领和中学师生，另外，出租车司机，喜欢过夜生活或爱在晚上工作的人，也极易疲劳。

◎ 医学专家建议，容易处于疲劳状态的人除了要养成良好的生活习惯，加强体育锻炼外，还要学会饮食调节。若进行药膳食疗，则要经常搭配以下五种食物：一、碱性食物，如水果、蔬菜。疲劳由环境偏酸造成，多食碱性食物能中和酸性环境，降低血液肌肉的酸度，增加耐受力，消除疲劳。二、含咖啡因食物，如茶叶、咖啡、巧克力。咖啡因能增加呼吸频率和深度，促进肾上腺分泌，振奋神经系统，能增强抗疲能力。三、高蛋白食物，如豆腐、牛奶、猪牛羊肉、家禽肉、鱼类等。热量消耗过大会使人疲劳，高蛋白食物能及时补充热量，可帮助您消除疲劳。四、富含维生素的食物，如鲜枣、橘柑、西红柿、土豆、肉类、动物肝肾、乳制品、豌豆、红薯、禽蛋、燕麦片、菠菜、莴苣等。这些食物也有出色的抗疲功效。五、其他滋补品和谷类食品。如人参、银耳可补气活血、改善神经系统、减轻疲劳；麦芽可增强耐力和条件反射能力，使人反应灵敏。

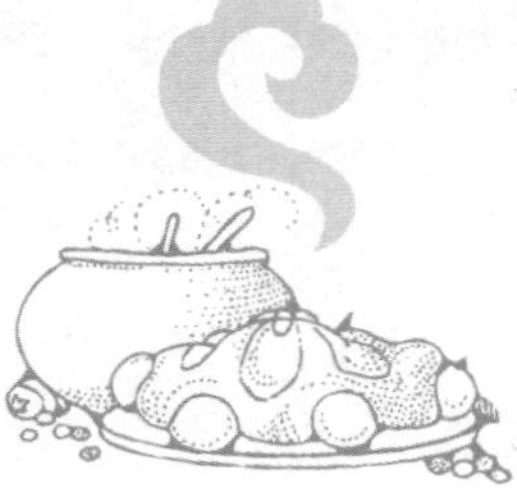

粥类药膳15道

1 花椰菜绿豆粥

药膳配方

花椰菜30朵，粳米100克，绿豆40克，白糖20克，冷水1500毫升。

【制作程序】

1. 绿豆洗净，以温水浸泡2小时；粳米洗净，以冷水浸泡半小时，沥干水分备用。
2. 花椰菜去梗，去花柄和杂质，花瓣洗净。
3. 锅中注入约1500毫升冷水，将绿豆放入，用旺火煮至豆开花时，下入粳米，再用旺火煮沸，转用小火熬煮，待绿豆和粳米熟烂时，加入花椰菜，翻拌几下，加入白糖调味，即可盛起食用。

【药膳功效】

⊙ 清热解毒，缓解疲劳，防癌治癌。

2 绿豆海带小米粥

药膳配方

绿豆50克，海带30克，小米100克，红糖15克，冷水1000毫升。

【制作程序】

1. 绿豆洗净，放入冷水中浸泡3小时，沥干水分；小米洗净，浸泡半小时后捞起沥干。
2. 海带洗净后浸泡2小时，冲洗干净，切成块。
3. 锅中注入约1000毫升冷水，将绿豆、海带放入，用旺火烧沸后加入小米，改用小火慢慢熬煮。
4. 待米烂粥熟时下入红糖，调好口味，再稍焖片刻，即可盛起食用。

【药膳功效】

⊙ 本方对体虚疲劳、肌肉肿胀、小便不畅有很好的治疗功效。

3 糯米花生麦粥

药膳配方

糯米100克，花生仁50克，小麦米50克，冰糖75克，冷水1000毫升。

【制作程序】

1. 糯米、小麦米洗净，用冷水浸泡2～3小时，捞起，沥干水分。
2. 花生仁洗净，用冷水浸泡回软。
3. 锅中注入约1000毫升冷水，将小麦米、花生仁放入，用旺火烧沸，然后加入糯米，改用小火熬煮至熟。
4. 冰糖下入粥中，搅拌均匀，稍焖片刻，即可盛起食用。

【药膳功效】

⊙ 减轻疲劳，预防心脏疾病。

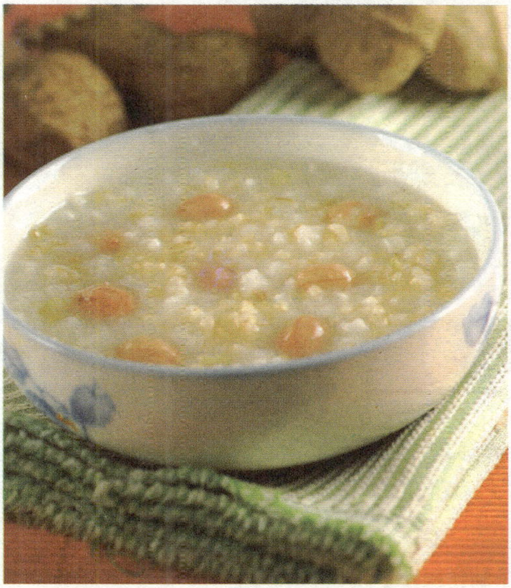

4 红枣银耳粥

药膳配方

粳米100克，银耳25克，红枣5颗，莲子、枸杞各10克，白糖10克，冷水适量。

【制作程序】

1. 银耳用冷水浸泡半天，择洗干净。
2. 红枣洗净，泡软去核；莲子、枸杞分别洗净，泡软备用。

3. 粳米淘洗干净，用冷水浸泡半小时，捞出，沥干水分。

4. 锅中加入约 1000 毫升冷水，将粳米、红枣放入，先用旺火烧沸，转小火熬煮至八成熟时加入银耳、冰糖，稍煮即可。

【药膳功效】

补气活血，改善神经系统，减轻疲劳。

5 香附麦片粥

药膳配方

麦片100克，花豆75克，西芹50克，香附10克，盐2克，冷水适量。

【制作程序】

1. 花豆洗净，泡水 4 小时，捞出，沥干水分。
2. 西芹洗净，撕除老筋，切小段。
3. 香附洗净，放入锅中，倒入适量冷水烧沸，改用小火熬煮至汤汁剩下 3/4，滤出汤汁备用。
4. 花豆、麦片放入锅中，倒入熬好的汤汁，先用旺火烧沸，再改用小火煮至熟烂，加入西芹，继续煮 2 分钟，最后加盐调味即可。

【药膳功效】

理气安神，消除疲劳。

6 角鱼干贝粥

药膳配方

粳米200克，角鱼1条，干贝20克，盐2克，植物油8克，酱油6克，姜丝2克，葱末3克，冷水2000毫升。

【制作程序】

1. 将粳米洗净，沥干水分，放入少许盐、酱油拌腌。
2. 干贝浸开，撕成细条；角鱼洗净，鱼肉切片，加入酱油、植物油拌匀。
3. 锅中加入约 2000 毫升冷水，将粳米、干贝放入，先用旺火烧沸，搅拌几下，再改用小火熬煮成粥。
4. 在煮好的白粥里放入角鱼片拌匀，再稍煮片刻，撒上姜丝、葱末，即可盛起食用。

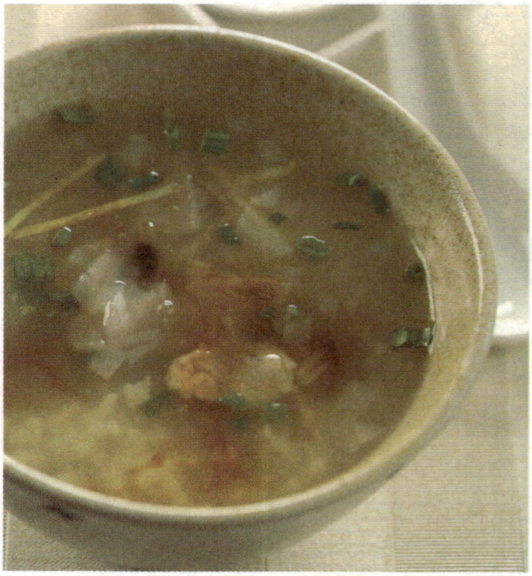

【药膳功效】

可促进机体受损后细胞的再生，还可以提高人体免疫功能、延年益寿、消除疲劳。

7 川贝雪梨粥

药膳配方

川贝15克，雪梨1只，粳米100克，白糖10克，冷水1200毫升。

【制作程序】

1. 川贝择洗干净，焯水烫透备用。
2. 雪梨洗净，去皮和核，切成 1 厘米见方的小块。
3. 粳米淘洗干净，用冷水浸泡半小时，捞出，沥干水分。
4. 把粳米、川贝放入锅内，加入约 1200 毫升冷水，置旺火上烧沸，改用小火煮约 45 分钟，加入梨块和白糖，再稍焖片刻，即可盛起食用。

【药膳功效】

清热化痰，润肺散结，抵抗疲劳。

8 红枣糯米粥

药膳配方

糯米100克，黑米50克，红枣5颗，当归5克，元胡3克，冰糖15克，冷水1500毫升。

【制作程序】

1. 糯米、黑米分别洗净，用冷水浸泡 3 小时，捞出，沥干水分。
2. 元胡以小布袋包好；当归、红枣用冷水洗净。
3. 锅中注入约 1500 毫升冷水，将黑米、糯米、当归放入，放上小布袋，先用旺火烧沸，然后改用小火煮约半小时，加入红枣，继续熬煮 15 分钟。
4. 冰糖入锅调好味，再稍焖片刻，即可盛起食用。

【药膳功效】

滋阴补肾，补气养血，抵抗疲劳。

9 杏仁糯米粥

药膳配方

糯米100克，杏仁10克，山楂糕10克，冰糖10克，冷水1200毫升。

【制作程序】

1. 将杏仁用豆浆机制成杏仁浆；山楂糕切成丁。
2. 糯米淘洗干净，提前用冷水浸泡 3 小时，沥干水分备用。
3. 锅中注入约 1200 毫升冷水，烧沸后将糯米、杏仁浆放入，煮半小时后加入冰糖，盛起食用时撒入山楂糕丁即可。

【药膳功效】

加强细胞带氧功能，消除疲劳。

10 燕窝粥

药膳配方

粳米100克，干燕窝15克，冰糖10克，冷水适量。

【制作程序】

1. 将燕窝用开水加盖浸泡，涨发至燕窝松软，用冷水漂洗干净，再放入冷水中，用小镊子钳去毛和其他杂质。
2. 粳米淘洗干净，浸泡半小时后捞出，沥干水分备用。
3. 取锅加入冷水、燕窝、粳米，熬煮至粥将成时加入冰糖，待再沸即可。

【药膳功效】

养阴、润燥、益气、补中，能够抗击疲劳，恢复体力。

11 沙参粥

药膳配方

粳米100克，沙参25克，冰糖15克，冷水适量。

【制作程序】

1. 粳米淘洗干净，用冷水浸泡半小时，捞出，沥干水分。
2. 将沙参洗净，用冷水浸软；冰糖打碎。
3. 取锅加入冷水、沙参，煮沸后约 15 分钟，滤去药渣，加入粳米，用旺火煮开后改小火，续煮至粥成，然后加入冰糖，再沸即可。

【药膳功效】

润肺止咳，养胃生津，明目醒脑，抵抗疲劳。

12 荔枝鸭粥

药膳配方

粳米100克，光鸭1只，荔枝肉50克，鲜荷叶1张，盐1.5克，酱油、料酒各5克，植物油20克，冷水适量。

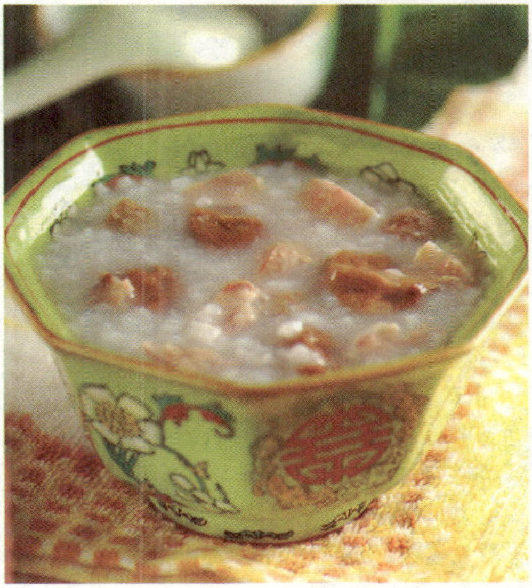

【制作程序】

1. 粳米淘洗干净，用冷水浸泡半小时，捞出，沥干水分。
2. 光鸭洗净，下沸水锅煮至半熟，捞出晾干，去骨，鸭肉切成薄片，加料酒、酱油拌匀。
3. 炒锅放入植物油烧热，下鸭肉片、荔枝肉，加入煮鸭原汤和盐，用中火煮半小时放入粳米，用荷叶盖在上面，一同煮熟即可。

【药膳功效】

本方有补肾、改善肝功能、加速毒素排除、促进细胞生成、抵抗疲劳的功效。

13 山药车前子粥

药膳配方

生山药30克，生车前子12克，冷水适量。

【制作程序】

1. 将生山药切碎，研成粉；生车前子装入纱布袋内，扎紧口，待用。
2. 将生山药粉末放入小锅内，加水适量，调匀，再放入车前子药袋，置文火上熬煮成粥，除去药袋即可食用。

【药膳功效】

益气滋阴，健美养颜，抵抗疲劳。

14 山药红枣粥

药膳配方

糯米100克，山药50克，薏仁75克，荸荠粉25克，红枣5颗，白糖20克，冷水适量。

【制作程序】

1. 糯米、薏仁分别淘洗干净，用冷水浸泡3小时，捞出，沥干水分。
2. 山药去皮，洗净，捣成粉末；红枣去核，洗净备用。
3. 薏仁、糯米下入锅内，加入适量冷水，置旺火上煮，至米粒开花时将红枣下入锅内，转小火熬煮成粥。
4. 待糯米软烂时，边搅拌边将山药粉洒入锅内，约煮20分钟，将荸荠粉和白糖入锅搅匀，即可盛起食用。

【药膳功效】

润肺健脾，止咳，补五脏，疗虚损，调节内分泌，补血养颜，缓解疲劳。

15 鹌鹑山药粥

药膳配方

粳米100克，鹌鹑1只，山药50克，姜丝3克，葱末5克，盐2克，冷水适量。

【制作程序】

1. 山药洗净，去皮，切成丁。
2. 粳米淘洗干净，用冷水浸泡半小时，捞出，沥干水分。
3. 将鹌鹑去毛及内脏，洗净去骨，鹌鹑肉切成小碎块。
4. 将粳米、山药、鹌鹑肉同放锅内，加入冷水，先用旺火烧沸，然后改用小火慢煮，至米烂肉熟时加入姜丝、葱末、盐调味，即可食用。

【药膳功效】

养血益气，补肾壮阳，缓解疲劳。

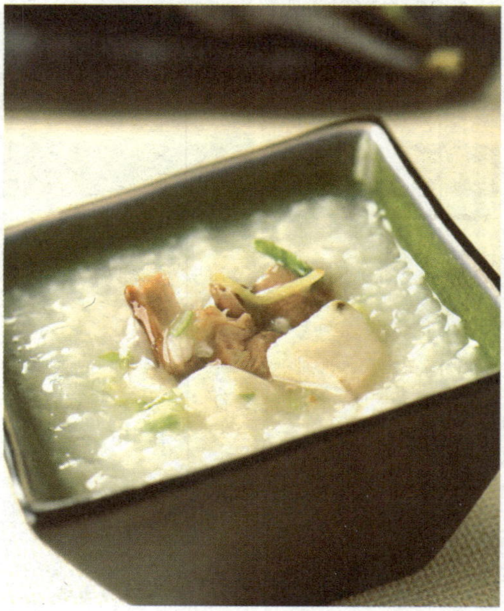

汤类药膳22道

1 白菜奶汤

药膳配方

鲜牛奶250毫升，白菜心300克，盐3克，味精1克，食用油50克，奶油20克。

【制作程序】

将白菜心洗净修剪好，在锅内烧开清水，放进油和白菜心，将白菜心氽至软热。把牛奶倒入有底油的锅内，加入盐，味精，小心烧开后放进沥干水分的熟白菜心，略浸后加入奶油即成。

【药膳功效】

安神除烦，抵抗疲劳。

【注意事项】

脾胃虚寒、泄泻及滞痰多者慎用。

2 芡实猪肚汤

药膳配方

猪肚1副，芡实15克，莲子10克，红枣5颗，冷水适量。

【制作程序】

1. 把猪肚翻转洗净，放入锅内，加冷水适量，煮沸后捞起，去水，用刀刮净。
2. 芡实、红枣（去核）洗净；莲子（去心）用清水浸1小时，捞起，与芡实、红枣一齐放入猪肚内。
3. 把猪肚放入锅内，加清水适量，武火煮沸，再改文火煲2小时即可。

【药膳功效】

补五肠、疗虚损、除风湿、强筋骨，可治气血两亏、肾虚腰痛、体虚疲劳等症。

【注意事项】

感冒发热者不宜用本方。

3 茯苓鹌鹑蛋汤

药膳配方

茯苓20克，鹌鹑蛋5克，白糖15克，冷水500毫升。

【制作程序】

1. 将茯苓研成细粉；鹌鹑蛋打入碗内，搅散。
2. 炖锅内加入冷水500毫升，用中火烧沸，将茯苓粉和鹌鹑蛋边搅边倒入沸水中，同时加入白糖，熟透后即可。

【药膳功效】

本方对治疗体虚疲劳、肾虚水肿有很好的功效。

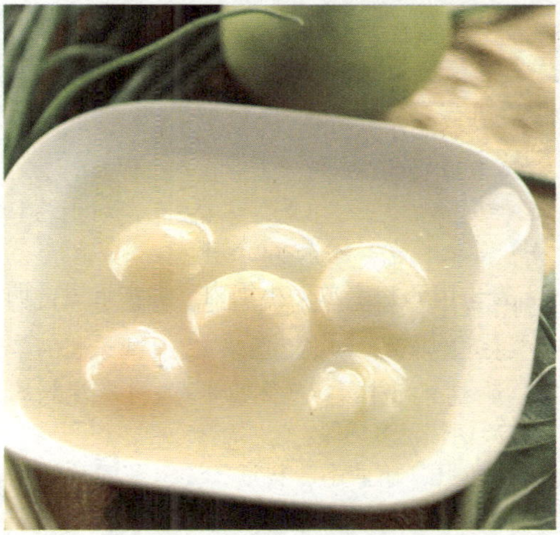

4 老鸭芡实汤

药膳配方

老鸭1只，芡实50克，盐少许，冷水适量。

【制作程序】

1. 将老鸭去毛及内脏，清洗干净，将淘净的芡实填入鸭腹内缝口。
2. 放入砂锅内加适量水，以文火煨至鸭肉熟烂，加盐调味即成。

【药膳功效】

补中益气，补肾壮阳，利湿，缓解疲劳。适宜脾胃虚弱、消瘦乏力、消渴多饮及肾虚阳痿者服用。

5 珍珠燕窝汤

药膳配方

珍珠粉、燕窝各6克，冰糖15克，冷水300毫升。

【制作程序】

1. 将燕窝用温水发透，用镊子夹去燕毛，洗净，撕成条状；冰糖打成屑。
2. 将燕窝放入炖锅内，加水300毫升，置武火上烧沸，再用文火炖煮28分钟，加入珍珠粉、冰糖屑即成。

【药膳功效】

补气活血，改善神经系统，减轻疲劳。

6 胡萝卜鱼肚汤

药膳配方

鱼肚150克，胡萝卜100克，料酒6克，姜3克，葱6克，盐3克，味精2克，胡椒粉1克，香油15克，冷水800毫升。

【制作程序】

1. 将鱼肚发透，切成2厘米宽、4厘米长的条块；胡萝卜洗净，切成2厘米宽、4厘米长的片，姜切片，葱切段。
2. 将鱼肚、胡萝卜、料酒、姜、葱同放炖锅内，加水800毫升，置武火上烧沸，再用文火炖煮35分钟，加入盐、味精、胡椒粉、香油即成。

【药膳功效】

补中益气，缓解疲劳。

7 杏仁豆腐汤

药膳配方

甜杏仁100克，豆腐250克，盐少许，温水、冷水适量。

【制作程序】

1. 将杏仁入温水略浸，剥去外皮剁碎，放入锅内加水煮沸。
2. 投入切成小块的豆腐，续煮至杏仁酥透，以

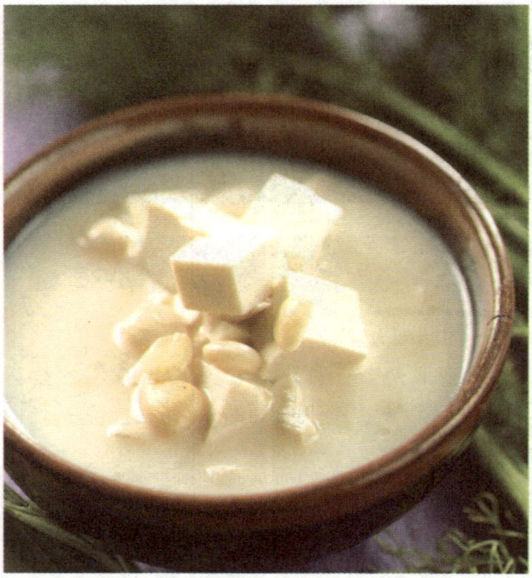

盐调味即可。

【药膳功效】

减轻疲劳，预防心脏疾病。

8 眉豆鲫鱼汤

药膳配方

鲫鱼1条，黑豆、花生各150克，眉豆100克，冷水800毫升。

【制作程序】

1. 将鲫鱼剖开洗净，去除内脏；黑豆、花生、眉豆洗净待用。
2. 将用料一齐放入煲内，加冷水，武火煮开滚，后改文火煲2～3小时，下盐调味即可。

【药膳功效】

补脾养胃，补肾涩精。治体虚疲劳，脾虚久泻，肾虚遗精，带下。

9 鲫鱼豆芽汤

药膳配方

活鲫鱼1条，黄豆芽30克，通草3克，冷水适量。

【制作程序】

1. 将鲫鱼刮鳞、去内脏、洗净；黄豆芽、通草洗净。

2. 将鲫鱼放入锅内，加适量水炖煮。
3. 鲫鱼半熟时加入黄豆芽、通草，煮至鱼熟汤成时捞去通草，饮汤食鱼肉。

【药膳功效】

补肾气，益精髓，缓解疲劳，治肾虚劳损、腰脊疼痛。

10 党参牛排汤

药膳配方

牛排100克，党参、桂圆肉各20克，姜1片，盐少许，冷水适量。

【制作程序】

1. 将牛排洗净，切块。
2. 将党参、桂圆肉、生姜分别洗净。
3. 将上述材料一齐放入锅内，加适量水，武火煮沸后，文火煲3小时，调味即可。

【药膳功效】

温补肾阳，壮腰益精，缓解疲劳，用于治疗肾虚腰酸、阳痿遗精等症。

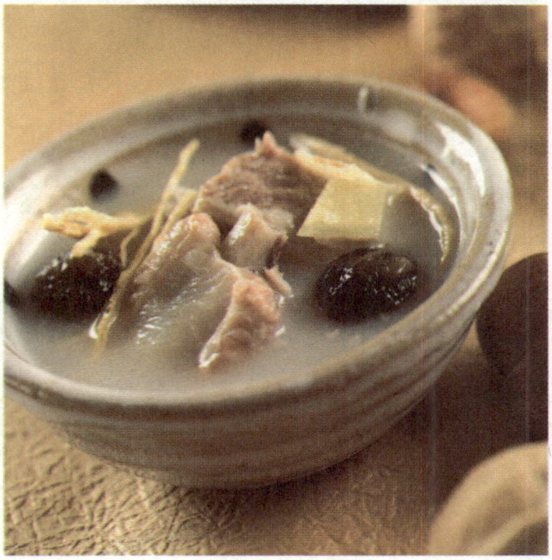

11 眉豆排骨汤

药膳配方

排骨（或猪尾骨）500克，眉豆30克，莲子30克，栗子（去皮）100克，红枣5颗，冷水适量。

【制作程序】

1. 将排骨洗净，切去肥肉，斩切成块；栗子去壳，放入开水锅内煮5分钟，去衣。
2. 莲子、眉豆、红枣（去核）洗净，与排骨、栗子一齐放入锅内，加冷水适量，煮沸，后改文火煲3小时，调味即可。

【药膳功效】

益气补虚，温中暖下。治虚劳羸瘦、腰膝疲软、中虚反胃。

12 花生芪枣牛腱汤

药膳配方

牛腱肉600克，花生仁50克，北芪25克，红枣12颗，莲子25克，香油、盐少许，冷水3000毫升。

【制作程序】

1. 牛腱肉洗净，切成大块，用开水烫煮后用冷水漂净，沥干。
2. 花生仁、北芪、红枣、莲子分别用温水稍浸后淘洗干净；红枣剥去枣核，莲子去掉莲心。
3. 煲内倒入3000毫升冷水烧至水开，将以上用料放入。先用武火煲30分钟，再用中火煲60分钟，后用小火煲90分钟即可。
4. 煲好后，隔除药渣，加入适量油、盐后便可服用。

【药膳功效】

本方具有补肝肾、滋阴、润肠通便、益精血、抗疲劳、防早衰的功效。

13 野鸭山药汤

药膳配方

野鸭1只，山药250克，料酒、姜、葱、盐各少许，冷水适量。

【制作程序】

1. 将野鸭去毛及内脏，洗净，加水煮熟，捞出待凉，去骨切丁。
2. 将山药去皮，洗净切碎，入锅加水煮熟后倒入鸭丁，添适量水，加酒、姜、葱、盐，续煮沸滚即可。

【药膳功效】

⊙本方有固精、助阳、补肾、治带的功能。适用于遗精、多尿、疲劳腰痛等症。

14 莲藕牛腩汤

药膳配方

牛腩250克，莲藕250克，赤小豆25克，生姜2片，蜜枣4颗，盐少许，冷水适量。

【制作程序】

1. 选鲜牛腩，洗净，切大块，割去肥脂，用开水烫后过冷水，漂洗干净，滴干水；莲藕洗净，刮皮去节，拍成大块；赤小豆、生姜、蜜枣洗净。
2. 将以上用料放入冷水煲内，武火煲开后，改文火煲 3 小时，加盐调味即可。

【药膳功效】

⊙补五肠、疗虚损、除风湿、强筋骨，可治气血两亏、肾虚腰痛、体虚疲劳等症。

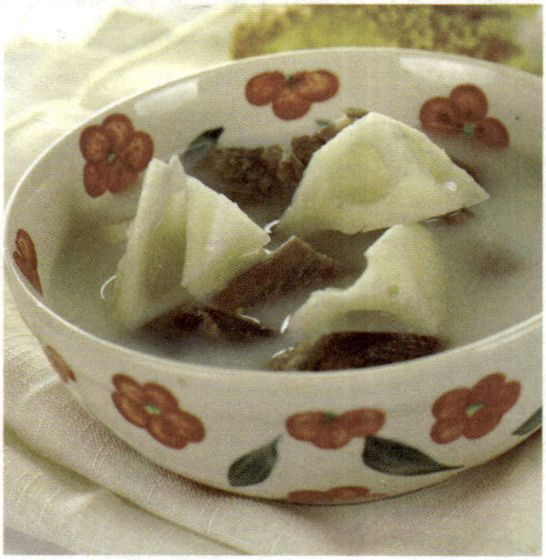

15 西洋参冬瓜野鸭汤

药膳配方

野鸭500克，西洋参25克，冬瓜（连皮）500克，石斛60克，眉豆90克，荷梗（鲜）40克，生姜3片，红枣5颗，开水适量。

【制作程序】

1. 西洋参略洗，切片；冬瓜、石斛、眉豆、荷梗、生姜、红枣（去核）洗净；野鸭洗净，去内脏，切块。
2. 把全部用料放入开水锅内，武火煮沸后文火煲 2 小时，调味供用。

【药膳功效】

⊙清暑益气。适用于夏月感冒伤及津气、口渴心烦、体倦乏力、自汗者。

16 黄豆瑶柱兔肉汤

药膳配方

黄豆30克，荸荠、江瑶柱各15克，兔肉100克，盐少许，冷水适量。

【制作程序】

1. 把黄豆、荸荠（去皮）洗净；江瑶柱用清水浸软；兔肉洗净，切块。
2. 把黄豆、荸荠、江瑶柱放入锅内，加冷水适量，武火煮沸后放入兔肉，再煮沸后改文火煲 3 小时，调味供用。

【药膳功效】

⊙本方可治疗肾虚腰痛、骨髓败伤、阳痿遗精、疲劳腿痛等症。

17 清润猪瘦肉汤

药膳配方

猪瘦肉500克，淮山药、薏仁、莲子各25克，百合、芡实、玉竹各20克，芡实20克，香油、盐适量，冷水3000毫升。

【制作程序】

1. 猪瘦肉洗净，切成大块，用开水烫煮后再漂净。
2. 淮山药、芡实等 6 味药材分别用温水浸泡后淘洗干净。莲子去掉莲心；淮山药如果是大块的则须斜向切成厚片。
3. 将 3000 毫升（约 12 碗）冷水倒进洗净的煲内，将煲置于炉火上，待煲内水开后将以上用料倒进煲内。煲内水再开后，用文火煲 3 小时即可。

4. 煲好后，把药渣捞出，用香油、盐调味，喝汤吃肉。

【药膳功效】

理气安神，消除疲劳。

18 白果腐竹猪肚汤

药膳配方

猪肚1副，白果、淡菜、腐竹各50克，荸荠150克，无花果6颗，香油、盐适量，冷水3000毫升。

【制作程序】

1. 猪肚剖开或反转里外洗净，用开水煎后再刮洗干净，切成大块。
2. 白果去壳、去衣、去心；荸荠削皮去蒂，洗净或拍裂亦可；腐竹、淡菜、无花果分别淘洗干净。
3. 洗净煲后，放进3000毫升冷水，再将煲置于炉火上，水烧开后把以上汤品全部倒进煲内，煲内水再开后用文火煲3小时即可。
4. 煲好后隔除药渣，加入适量香油、盐后便可服用。

【药膳功效】

加强细胞带氧功能，消除疲劳。

19 节瓜花生鲮鱼汤

药膳配方

鲮鱼350克，猪瘦肉200克，节瓜750克，花生仁50克，赤小豆50克，无花果8颗，香油、盐适量，冷水3000毫升。

【制作程序】

1. 鲮鱼宰杀干净，用油锅煎至微黄；猪瘦肉洗净后切成大块，飞水。
2. 节瓜刮皮后洗净，切成中段；花生仁、赤小豆、无花果分别淘洗干净。
3. 将煲洗净，注入3000毫升冷水后，置于炉火上。待煲内水开后将所有用料倒进煲内，先用武火煲30分钟，再用中火煲60分钟，后用文火煲90分钟即可。
4. 煲好后，取出药渣，放油、盐调味，咸淡随意。

【药膳功效】

养阴润燥、益气补中，能够恢复体力、抗击疲劳。

20 火腿脚爪汤

药膳配方

陈火腿脚爪1只，生姜、盐少许，冷水适量。

【制作程序】

1. 取火腿中的脚爪一段，刮洗干净，放入砂锅内加水及生姜，用武火烧滚，撇去浮沫。
2. 煨至肉烂汤浓，拣去骨头块，加盐调味即可。

【药膳功效】

益气滋阴，健美养颜，抵抗疲劳。

21 枸杞炖羊肉汤

药膳配方

枸杞50克，羊髀（羊大腿）肉500克，桂圆肉25克，生姜2片，红枣2颗，料酒1汤匙，盐少许，凉开水适量。

【制作程序】

1. 将羊髀肉斩件，放入开水中煮5分钟左右，捞起，用清水洗干净，沥干。

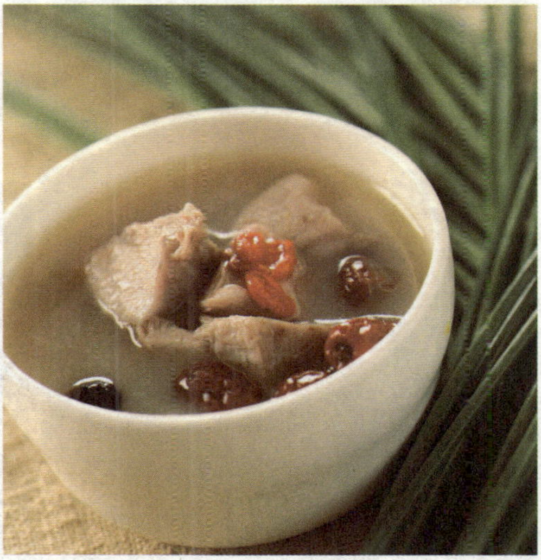

2. 将枸杞、桂圆肉、生姜和红枣分别用清水浸透，洗净备用。

3. 将以上用料全部放入炖盅内，加入适量凉开水和1汤匙料酒，盖上炖盅盖放入锅内，隔水炖4小时左右，以少许盐调味，即可以佐膳饮用。

【药膳功效】

养血益气，补肾壮阳，清肝明目，缓解疲劳。

22 芝麻红枣水鱼汤

药膳配方

黑芝麻50克，红枣10颗，黑豆100克，水鱼1只，生姜1片，盐少许，冷水适量。

【制作程序】

1. 水鱼洗净，去内脏；黑芝麻、黑豆放入锅中，不加油炒至豆衣裂开、黑芝麻炒香；红枣、生姜洗净，红枣去核，生姜去皮，切片。

2. 瓦煲加入冷水，用文火煲至水滚，放入全部材料，改用中火继续煲3小时，加少许盐调味，即可饮用。

【药膳功效】

本方有补肾、加速毒素排除、促进细胞生成、抵抗疲劳的功效。

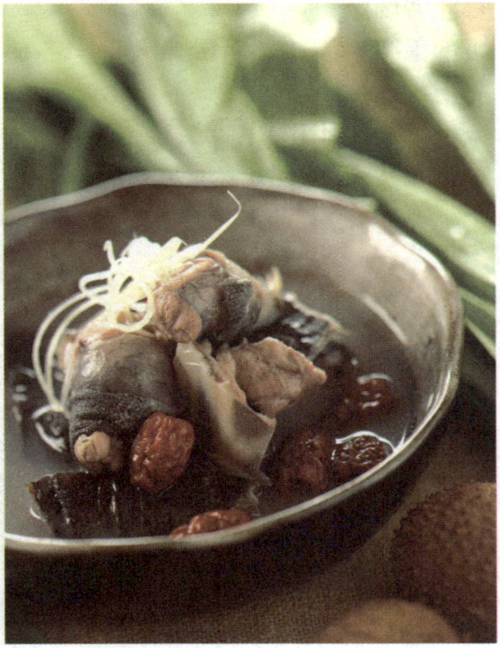

羹类药膳12道

1 蟹肉虾仁羹

药膳配方

虾仁、蟹肉各100克，鸡蛋1只，熟火腿5克，姜末2克，葱段、料酒各15克，醋10克，酱油8克，盐1克，味精1.5克，湿淀粉25克，大油200克（约耗60克），冷水200毫升。

【制作程序】

1. 炒锅置中火上，下大油烧至四成热时，放入洗净的虾仁划散，呈玉白色时倒入漏勺内沥干水分。

2. 鸡蛋打入碗中，用筷子搅拌均匀；熟火腿切末备用。

3. 原锅留油20克，下葱段和少许姜末略加煸炒，放入蟹肉，用中火烹透，下料酒、酱油、盐和冷水200毫升，烧沸后加味精，用湿淀粉勾芡。

4. 锅内加入适量醋，淋入鸡蛋液，倒入虾仁，用手勺推一下，淋上大油20克，起锅盛入汤盘，撒上味精、火腿末和姜末即可。

【药膳功效】

安神除烦，抵抗疲劳。

2 丝瓜银耳虾羹

药膳配方

丝瓜300克，虾仁150克，叉烧肉60克，银耳15克，冷水适量，姜1片，色拉油6克，香油5克，胡椒粉2克，淀粉3克，盐1.5克，白糖1克，粟粉10克，高汤1000毫升，冷水适量。

【制作程序】

1. 银耳用冷水泡发膨胀后，择洗干净，撕成小朵；叉烧肉洗净，切小薄片。

2. 丝瓜去皮洗净，切粒，放入沸水中焯熟，捞出过凉，沥干水分。
3. 虾仁洗净，抹干水，加淀粉和适量香油、胡椒粉腌渍10分钟，然后放入滚水中焯熟，捞出备用。
4. 坐锅点火，加入色拉油烧热，爆香姜片，加入高汤，放入银耳煮滚片刻，下丝瓜粒、叉烧肉片、虾仁，调入盐、白糖、香油、胡椒粉，用粟粉加冷水勾芡，盛汤碗内即可。

【药膳功效】

本方对治疗体虚疲劳，肾虚水肿有很好的功效。

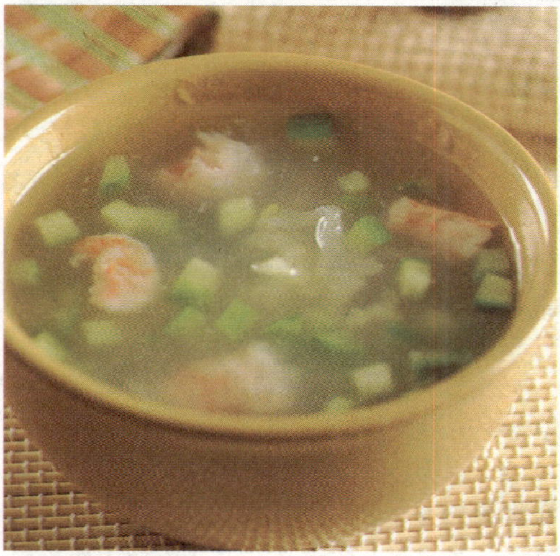

3 鲜莲子青蟹羹

药膳配方

鲜莲子、青蟹各200克，盐5克，料酒10克，菱粉20克，鸡汤300毫升，冷水适量。

【制作程序】

1. 将青蟹挖出蟹黄，加冷水和适量料酒、菱粉拌匀；青蟹带壳上笼蒸熟，挖出蟹肉。
2. 莲子洗净，去掉莲心，用冷水浸泡回软。
3. 坐锅点火，加入鸡汤，将蟹黄糊、蟹肉、莲子一起放入锅内，调入盐、料酒，将剩余的菱粉加水勾芡，即可盛起食用。

【药膳功效】

补气活血，调养神经系统，减轻疲劳。

4 鲫鱼砂仁羹

药膳配方

大鲫鱼500克，荜拨、缩砂仁、陈皮各10克，大蒜2瓣，胡椒20克，葱末3克，盐2克，酱油6克，泡辣椒8克，植物油15克，冷水适量。

【制作程序】

1. 将大鲫鱼去鳞、鳃和内脏，清洗干净。
2. 将陈皮、缩砂仁、荜拨、大蒜、胡椒、泡辣椒、葱末、盐、酱油等调料装入鲫鱼腹内备用。
3. 坐锅点火，放入植物油烧沸，将鲫鱼放入锅内煎熟，再加入冷水适量，炖煮成羹即可。

【药膳功效】

补脾养胃，补肾涩精。治体虚疲劳，脾虚久泻，肾虚遗精，带下。

5 黄瓜猪肉羹

药膳配方

黄瓜4根，猪肉200克，豆腐150克，平菇25克，水发香菇5个，鸡蛋2只，葱白50克，辣椒酱、酱油各15克，葱末10克，蒜蓉、姜末各5克，胡椒粉2克，白糖15克，熟芝麻5克，香油10克，盐3克，面粉20克，鸡汤1200毫升，冷水适量。

【制作程序】

1. 黄瓜洗净，去皮，挖去子和瓤，用盐腌渍一下，备用。
2. 猪肉洗净，剁成蓉，加酱油、葱末、姜末、蒜蓉、胡椒粉、白糖、熟芝麻、香油、盐搅拌均匀，备用。
3. 豆腐洗净，碾碎，加盐、胡椒粉、香油、1只鸡蛋，拌上面粉，再倒入猪肉馅，做成丸子，均匀地装入黄瓜心内。
4. 锅内加入鸡汤，加辣椒酱，放入平菇片、水发香菇和葱白丝，烧沸，把备好的黄瓜放入，再次烧沸。
5. 把余下的1只鸡蛋做成蛋饼，切成小块菱形片。
6. 黄瓜煮熟后捞出，晾凉，切小段，排放在碗内，浇原汤，撒蛋片，即可食用。

【药膳功效】

养阴、润燥、益气、补中，能够恢复体力、抗击疲劳。

6 冬瓜肉末羹

药膳配方

冬瓜300克，猪肉100克，青豆30克，胡萝卜20克，湿淀粉30克，盐3克，生抽、香油各5克，胡椒粉1克，鸡汤400毫升，冷水适量。

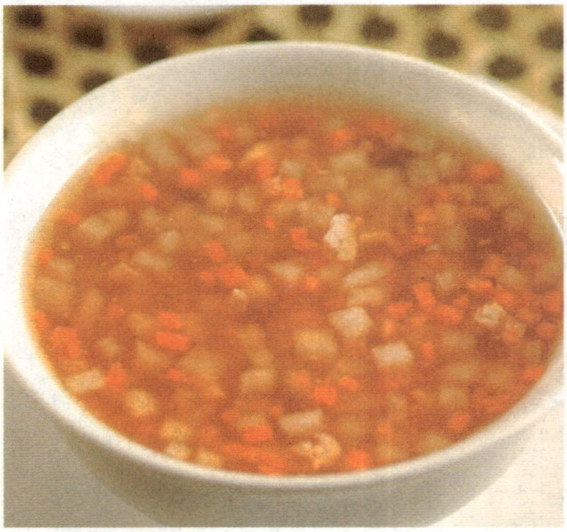

【制作程序】

1. 冬瓜洗净，去皮，刨碎后连汁放锅内蒸熟。
2. 胡萝卜洗净，剁碎；青豆洗净。
3. 猪肉洗净切末，拌入盐、生抽腌10分钟左右。
4. 锅中加入鸡汤和适量冷水，将冬瓜碎放入，煲滚，加青豆、胡萝卜及肉末再煮滚，拌入湿淀粉调成羹，最后加入盐、香油、胡椒粉调好味，即可盛起食用。

【药膳功效】

加强细胞带氧功能，消除疲劳。

7 三瓜瑶柱羹

药膳配方

瑶柱15克，冬瓜、西瓜白、南瓜各100克。葱1根，湿淀粉25克，冷水适量。

【制作程序】

1. 冬瓜、西瓜白、南瓜均去皮切粒；葱洗净，切成葱末；瑶柱浸软，撕成丝。
2. 把瑶柱放入锅内，加入适量冷水，煮沸约15分钟后放入冬瓜粒、西瓜白粒、南瓜粒，再次煮沸，用湿淀粉勾芡，搅拌成羹状，放葱末调味，即可盛起食用。

【药膳功效】

养阴、润燥、益气、补中，能够恢复体力、抗击疲劳。

8 鲜蟹冬瓜羹

药膳配方

鲜飞蟹200克，冬瓜500克，葱段15克，姜片10克，盐2克，鸡精3克，胡椒粉1克，葱油3克，大油30克，高汤800毫升，冷水适量。

【制作程序】

1. 将鲜飞蟹洗净，去壳，切成大块。
2. 冬瓜去皮，去瓤，切成大片。
3. 炒锅置火上，入大油烧热，下葱段、姜片煸炒出香味，加入高汤煮沸。
4. 冬瓜片放入高汤内，炖煮约10分钟，再加鲜蟹块炖5分钟，下入盐、鸡精调好口味，撇去浮沫，撒上胡椒粉、淋入葱油，即可出锅装碗。

【药膳功效】

补中益气，补肾壮阳，利湿。适宜脾胃虚弱，消瘦乏力或消渴多饮及肾虚阳痿者服用。

9 蟹肉冬蓉羹

药膳配方

花蟹1只，冬瓜500克，鸡蛋2只，盐1克，白糖2克，料酒4克，香油3克，胡椒粉1克，粟粉15克，姜1片，葱末5克，高汤600毫升。

【制作程序】

1. 花蟹擦洗干净，隔水蒸8分钟，取出拆肉备用；冬瓜去皮、去瓤，切成碎末。

2. 锅内加入适量高汤，放下冬瓜末和姜片，同煲15分钟至烂，取出姜片，捞出冬瓜，放入搅拌机内打成蓉。

3. 鸡蛋打入碗内，捞出蛋黄，留蛋清备用。

4. 锅内加入剩余的高汤，将冬瓜蓉煮滚，加入盐、白糖、料酒调味，将粟粉及蛋清拌匀，盛入锅中，淋入香油，撒上葱末、胡椒粉即可食用。

【药膳功效】

温补肾阳、壮腰益精，用于治疗肾虚腰酸、阳痿遗精、疲劳等症。

10 冬瓜杂粮羹

药膳配方

冬瓜300克，莲子、百合、薏仁、香菇、面筋各20克，珍珠笋粒、豆腐粒各10克，姜2片，盐1克，色拉油4克，素高汤350毫升，冷水适量。

【制作程序】

1. 薏仁洗净，用冷水浸泡2小时，捞出，沥干水分；冬瓜去皮，切粒；莲子洗净，用冷水浸泡回软；百合去皮，洗净，撕成瓣状。

2. 将薏仁、百合、冬瓜、莲子放入一大碗中，入锅内隔水蒸熟；香菇浸软，洗净切粒；面筋洗净切粒。

3. 锅内入色拉油烧热，爆香姜片，然后加入素高汤，煮滚后放入全部材料，用旺火滚约10分钟，加盐调味即成。

【药膳功效】

补中益气、缓解疲劳。

11 西米苹果羹

药膳配方

苹果100克，西米50克，白糖30克，水淀粉30克，糖桂花5克，冷水适量。

【制作程序】

1. 将苹果冲洗干净，削去果皮，对剖成两瓣，剔去果核，再改刀切成丁块。

2. 西米淘洗干净，用冷水浸泡涨发，捞出，沥

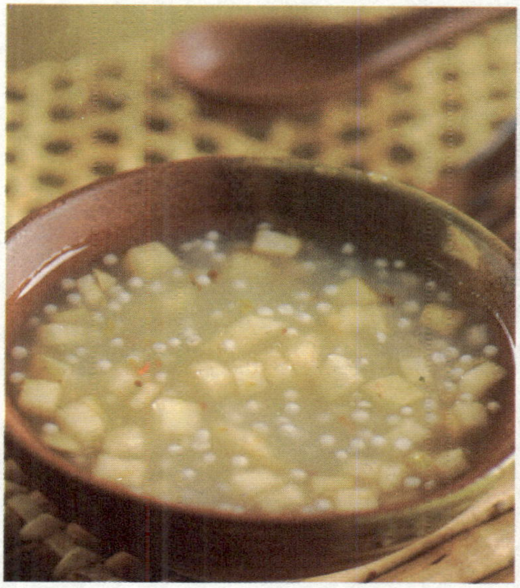

干水分。

3. 取锅注入适量冷水，烧沸后加入西米、苹果，用旺火再次煮沸，然后改用小火略煮，加入白糖、糖桂花，用水淀粉勾稀芡即成。

【药膳功效】

加强细胞带氧功能，消除疲劳。

12 冬瓜菠萝羹

药膳配方

冬瓜500克，菠萝肉100克，白糖50克，湿淀粉25克，冷水适量。

【制作程序】

1. 冬瓜去皮和子，切成小片，用搅拌器搅烂成冬瓜泥，用汤锅盛着，放进蒸笼蒸20分钟至熟，取出备用；菠萝肉切成小块，也用搅拌器搅成碎粒状。

2. 锅内加入适量冷水，将已炊熟的冬瓜泥和35克白糖放入，用中火烧沸，然后调入15克湿淀粉勾芡，盛在汤碗内。

3. 把锅洗净，倒入菠萝碎粒，加入15克白糖煮滚，用10克湿淀粉勾芡，然后倒在冬瓜泥旁即成。

【药膳功效】

益气滋阴，健美养颜，抵抗疲劳。

汁类药膳6道

1 人参五味子饮

药膳配方

人参、核桃肉各10克，五味子8克，白糖10克，冷水适量。

【制作程序】

1. 人参润透、切片；五味子洗净，去杂质；核桃肉洗净。
2. 人参、五味子、核桃肉同放炖锅内，注入冷水，置中火上烧沸，再改用小火炖煮25分钟。
3. 把煎好的液汁滤去废渣，倒入杯中，加入白糖搅匀即成。

【药膳功效】

⊙ 补气活血，调节神经系统，减轻疲劳。

2 豆蔻牛奶饮

药膳配方

白豆蔻10克，牛奶250毫升，白糖20克，冷水适量。

【制作程序】

1. 豆蔻去壳，研成细粉。
2. 牛奶倒入锅中，用中火烧沸，加入白豆蔻粉，用小火煮5分钟，熄火。
3. 待牛奶稍稍冷却，把白糖加入牛奶内，搅匀即成。

【药膳功效】

⊙ 加强细胞带氧功能，消除疲劳。

3 菠菜橘子汁

药膳配方

菠菜1棵，橘子1个，酸奶100毫升，蜂蜜15克。

【制作程序】

1. 菠菜洗净，切碎；橘子去皮、分瓣，对半切开后去子。
2. 将菠菜和橘子放入榨汁机中，搅打成汁后倒入杯中，加入酸奶和蜂蜜，拌匀即可。

【药膳功效】

⊙ 清热化痰，润肺散结，抵抗疲劳。

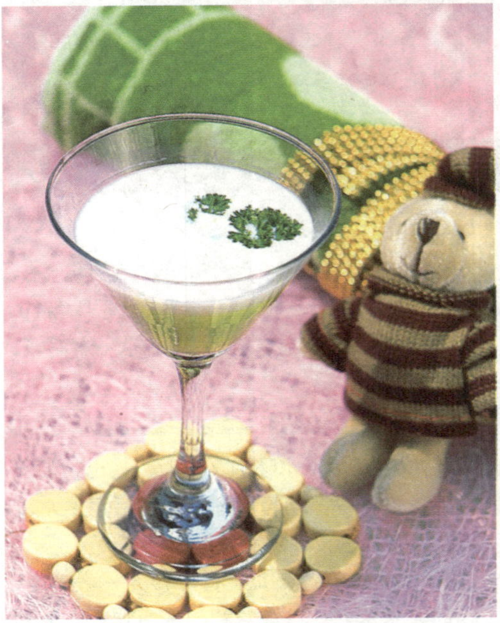

4 洋参麦冬饮

药膳配方

西洋参15克，麦冬10克，五味子8克，白糖6克，冷水适量。

【制作程序】

1. 把西洋参润透，切成薄片；麦冬洗净，去心；五味子洗净。
2. 西洋参、麦冬、五味子放入炖锅内，注入冷水，置旺火上烧沸，改用小火炖煮15分钟。
3. 将煎好的液汁去渣，倒入杯中，加入白糖拌匀，即可饮用。

【药膳功效】

⊙ 养阴、润燥、益气、补中，能够恢复体力、抗击疲劳。

5 二参红枣饮

药膳配方

党参、北沙参各10克，红枣5颗，冰糖20克，冷水200毫升。

【制作程序】

1. 把红枣洗净，去核；党参、北沙参切片备用。
2. 把红枣、党参、北沙参放入炖锅内，注入冷水，置中火上烧沸，再用小火煮 15 分钟。
3. 将煎好的液汁倒入杯中，加入冰糖调匀，直接饮用即可。

【药膳功效】

⊙滋阴补肾，补气养血，抵抗疲劳。

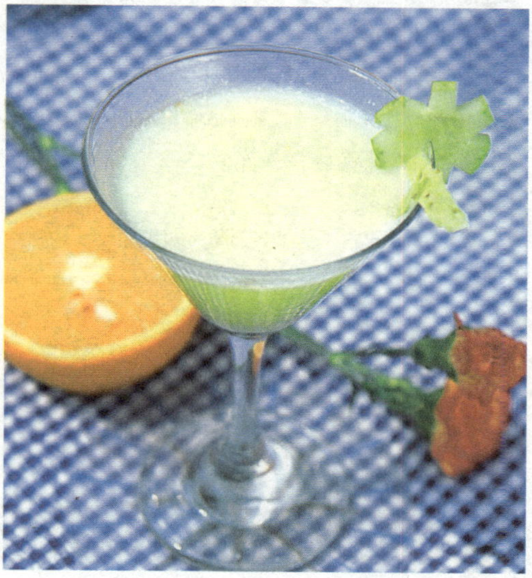

6 小黄瓜柳丁汁

药膳配方

小黄瓜4根，柳丁2个，凉开水80毫升。

【制作程序】

1. 将小黄瓜洗净切块；柳丁去皮。
2. 将小黄瓜块、柳丁放入榨汁机中搅打均匀，倒入杯中，加入凉开水即可。

【药膳功效】

⊙清热解毒，缓解疲劳。

蜂产品药膳5道

1 柠檬蜜饮

药膳配方

蜂蜜1匙，柠檬1个，矿泉水适量。

【制作程序】

将柠檬榨汁与蜂蜜混合，加入少量矿泉水即可。

【服食方法】

睡前服用。

【药膳功效】

⊙本方具有提神醒脑、润肤的作用，能够迅速消除身体疲劳、改善肌肤缺水状况。

2 丝瓜花蜂蜜饮

药膳配方

蜂蜜20克，丝瓜花10克，沸水适量。

【制作程序】

将丝瓜花洗净，放入瓷杯内，以沸水冲泡，加盖浸泡 10 分钟，调入蜂蜜，趁热饮服。

【服食方法】

每日 3 次。

【药膳功效】

⊙有滋阴润肺、补血止血的作用，能够减轻疲劳状况。

3 芝麻桃仁蜜

药膳配方

蜂蜜、桃仁各500克，芝麻、白糖各450克。

【制作程序】

桃仁、芝麻碾成末，放白糖搅匀，置容器内贮藏。

【服食方法】

放入蜂蜜，用温水冲服。早晚各服 1 次，每次

1匙。

【药膳功效】

本方具有安神益智、补血强身的作用，能够迅速消除身体疲劳。

4 蜂蜜菊花饮

药膳配方

蜂蜜25克，菊花15克，绿茶1克，冷水600毫升。

【制作程序】

菊花加水600毫升，煮沸5分钟，加入绿茶、蜂蜜即可。

【服食方法】

每日服1剂，分3次服完。

【药膳功效】

本方具有清热提神、排毒轻身的作用，可迅速减轻身体疲劳状况。

5 双花蜂蜜饮

药膳配方

金银花、杭菊花各10克，蜂蜜适量。

【制作程序】

先将金银花和菊花洗净，用水煎至沸腾片刻，冷却后冲蜂蜜服用。如冷藏后再冲蜂蜜，口味更佳。

【服食方法】

每日1剂。

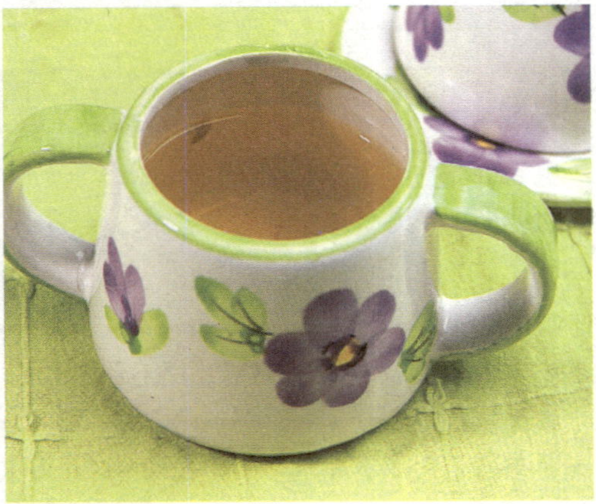

【药膳功效】

本方具有提神醒脑、清热镇痛的作用，可减轻身体疲劳。

酒类药膳2道

1 桑枝酒

药膳配方

桑枝、黑大豆（炒香）、五加皮、木瓜、十大功劳、金银花、薏仁、黄柏、蚕沙、松仁各10克，白酒1000毫升。

【制作程序】

1. 将前10味捣碎，入布袋，置容器中，加入白酒，密封。
2. 浸泡15日后，过滤去渣，即成。

【服食方法】

每次服30毫升，日服3次。

【药膳功效】

祛风除湿，清热通络。适用于湿热痹痛、口渴心烦、筋脉拘急、筋骨疲乏等症。

2 菟丝杜仲酒

药膳配方

菟丝子30克，牛膝、炒杜仲各15克，低度白酒500毫升。

【制作程序】

1. 将前3味捣碎入布袋，置容器中，加入白酒，密封。
2. 浸泡7日后，过滤去渣，即成。

【服食方法】

每次服30毫升，日服2次。

【药膳功效】

补肝肾，壮腰膝。主治肝肾虚损、腰膝酸痛、神疲乏力等症。

缓解压力的药膳

中年人压力非常大，身上往往都背负着“三座大山”。第一座大山便是工作。无论从事何种职业，中年人总是凭着较丰富的工作经验和人生阅历，成为各自岗位上的骨干。既然是骨干，就得承受更大的压力和劳累。第二座大山当然是家庭。中年之家，上有老，下有小，既为人父母，又为人儿女，是家庭的精神和经济支柱。支柱者，其负焉能不重？第三座大山就是社会。几乎每个中年人都面临着知识更新、下岗失业、事业成就等社会问题的考验，无论是处于人生的巅峰还是低谷，他们都得费尽心思，劳碌奔波。

◎ 处在压力状态下会导致身体许多营养素的缺乏，特别是会引起维持神经系统正常功能的维生素B的缺乏，多吃深绿色蔬菜、多喝牛奶，可以有效补充维生素B，改善脑部的血液循环、减轻焦虑、振作精神。

◎ 维持血糖稳定也是对抗压力的重要条件。甜点含有很高的糖分，人体可以快速吸收其中的糖，但需注意的是甜食吃太多会造成脂肪积聚。晚餐宜选择富含色胺酸的食物，像火鸡肉、香蕉、无花果、枣椰果、优格、牛奶、鲔鱼，这些都是可放松神经、帮助入睡的食物。

◎ 此外，透过时下流行的芳疗，或者喝花草茶，也可以达到减压的效果。香精（如柠檬、玫瑰花、香茅、由加利香精）、姜、薄荷、银杏、薰衣草茶等对舒解压力也有帮助。

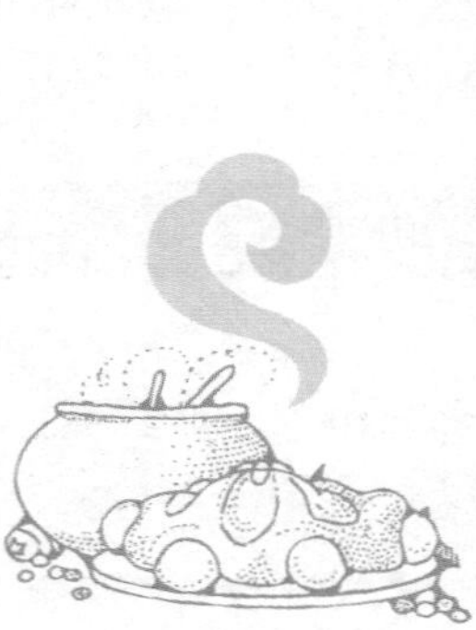

粥类药膳13道

1 猪肺薏仁粥

药膳配方

粳米100克，薏仁100克，猪肺100克，盐2克，冷水2000毫升。

【制作程序】

1. 将猪肺反复冲洗干净，切成小块，用开水略烫后捞出；薏仁、粳米淘洗干净，薏仁用冷水浸泡5小时，粳米浸泡半小时，分别捞出，沥干水分。
2. 锅中加入约2000毫升冷水，将薏仁、粳米放入，用旺火烧沸后放入猪肺块，然后改用小火慢慢熬煮。
3. 粥将成时下入盐，搅拌均匀，即可盛起食用。

【药膳功效】

降低血中胆固醇以及三酸甘油脂，缓解压力，并可预防高血脂症、高血压、中风、心血管疾病。

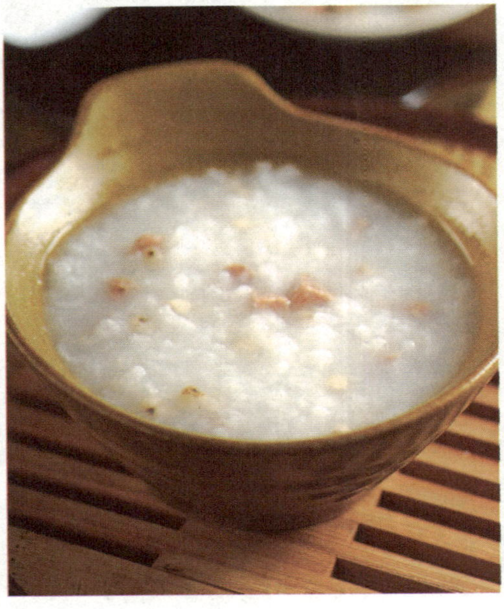

2 腐竹白果粥

药膳配方

粳米100克，白果50克，腐竹30克，酱油15克，盐1.5克，冷水1000毫升。

【制作程序】

1. 将白果去壳，切开两边，去掉白果心。
2. 粳米淘洗干净，用少许酱油及盐拌匀。
3. 腐竹用冷水浸软，弄碎。
4. 取锅加入约1000毫升冷水，加入粳米，用旺火煮沸后，加入白果、腐竹和酱油，改用小火慢熬成粥，下入盐拌匀，再稍焖片刻，即可盛起食用。

【药膳功效】

润肺，化痰止咳，通经止泻，去湿利尿，缓解压力，治老年眩晕。

3 橄榄粥

药膳配方

粳米100克，橄榄10颗，白糖5克，冷水1000毫升。

【制作程序】

1. 将橄榄洗净，去核。
2. 粳米淘洗干净，浸泡半小时后捞出，沥干水分备用。
3. 锅中加入约1000毫升冷水，放入粳米，先用旺火煮沸，放入橄榄肉，然后改用小火煮至粥成，以白糖调味后进食。

【药膳功效】

提神醒脑，缓解压力，可用来调养心脏病、中风、癌症、老年痴呆症。

4 杏仁川贝粥

药膳配方

粳米100克，杏仁10克，川贝6克，冰糖10克，冷水1000毫升。

【制作程序】

1. 杏仁去皮尖，焯水烫透，备用。

2. 川贝去泥沙，洗净。
3. 粳米淘洗干净，用冷水浸泡半小时，捞出，沥干水分。
4. 锅中加入约1000毫升冷水，将粳米、杏仁、川贝放入，先用旺火烧沸，再改用小火熬煮，粥将成时下入冰糖，调好口味，再稍焖片刻，即可盛起食用。

【药膳功效】

预防血小板凝结而形成的血栓，减低心脏病风险，缓解压力。

5 鹌鹑萝卜粥

药膳配方

粳米、萝卜各100克，鹌鹑1只，葱末3克，姜末2克，料酒9克，盐3克，味精1克，冷水1000毫升。

【制作程序】

1. 将鹌鹑宰杀，整理干净，用冷水略泡，去掉血污，放入碗中，加入葱末、姜末、盐、料酒稍腌，将碗放入笼里，用旺火蒸半小时，见鹌鹑肉熟烂后拆去骨头。
2. 萝卜洗净、去皮，切成细丝，放入沸水锅中烫1分钟，再捞入凉开水中过凉，备用。
3. 粳米淘洗干净，浸泡半小时后捞出，放入锅中，加入约1000毫升冷水，用旺火烧沸，再用小火熬煮。
4. 待米花汤浓时放入鹌鹑肉和萝卜丝，加盐、味精调好味，再煮片刻，即可盛起食用。

【药膳功效】

改善人体微循环，补气血，缓解压力。

6 荸荠海蜇粥

药膳配方

粳米100克，海蜇100克，荸荠4个，白糖15克，冷水1000毫升。

【制作程序】

1. 粳米淘洗干净，用冷水浸泡半小时，捞出，沥干水分。
2. 海蜇反复漂洗干净，切成细丝。
3. 荸荠洗净，去皮切丁。
4. 锅中加入约1000毫升冷水，将粳米放入，先用旺火烧沸，加入海蜇丝、荸荠丁，再改用小火慢慢熬煮。
5. 待粳米熟烂时下入白糖调好味，再稍焖片刻，即可盛起食用。

【药膳功效】

软坚化痰，润肺清热，消积润肠，降血压，防止头痛，缓解精神压力。

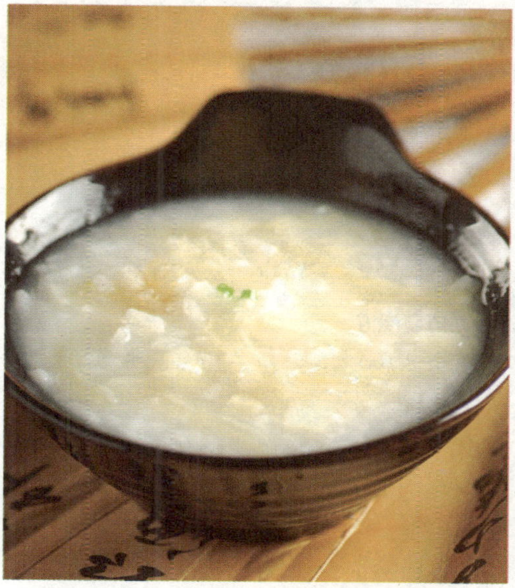

7 黄精粥

药膳配方

粳米100克，黄精50克，白糖15克，冷水适量。

【制作程序】

1. 将黄精用冷水稍泡后，冲洗干净，细切。
2. 粳米淘洗干净，用冷水浸泡半小时，捞出，沥干水分。
3. 取锅加入冷水、黄精、粳米，先用旺火煮沸，再改用小火熬煮至粥成，加入白糖调味后食用。

【药膳功效】

补中益气、除风湿、安五脏、强筋骨、止寒热、填精髓，久服神清气爽，缓解精神压力。

8 款冬花粥

药膳配方

粳米100克，款冬花50克，蜂蜜20克，冷水适量。

【制作程序】

1. 粳米淘洗干净，用冷水浸泡半小时，捞出，沥干水分。
2. 将款冬花择洗干净。
3. 取锅加入冷水、粳米，先用旺火煮沸，加入款冬花，改用小火续煮至粥成，用蜂蜜调好味，即可盛起食用。

【药膳功效】

润肺下气，止咳化痰，减压健体。

9 天门冬粥

药膳配方

粳米100克，天门冬30克，冰糖20克，冷水适量。

【制作程序】

1. 粳米淘洗干净，用冷水浸泡半小时，捞出，沥干水分。
2. 将天门冬洗净，用冷水浸软；冰糖打碎。
3. 取锅加入冷水、天门冬，煮沸后约15分钟，滤去药渣，加入粳米，用旺火煮开后改小火，熬煮至粥成，然后加入冰糖待沸即可。

【药膳功效】

清热养阴，除烦安神，缓解压力。

10 枇杷银耳粥

药膳配方

粳米100克，枇杷5颗，银耳30克，冰糖10克，冷水适量。

【制作程序】

1. 粳米淘洗干净，用冷水浸泡发好，捞起，沥干水分。
2. 枇杷冲洗干净，撕去外皮，切成两半，剔去果核。

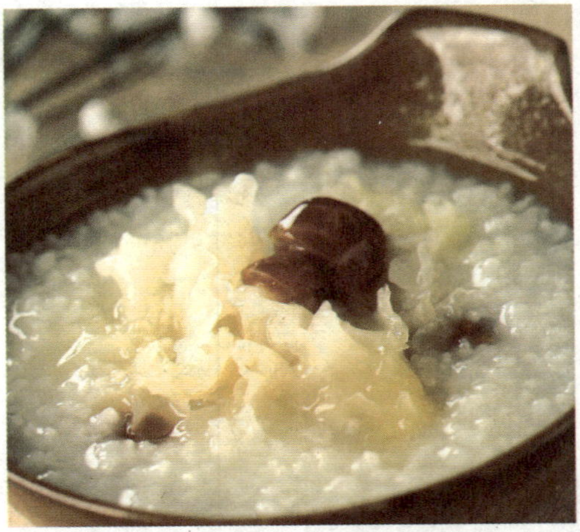

3. 银耳用温水浸泡涨发，择洗干净，大者撕碎。
4. 取锅加入冷水、银耳、粳米，用旺火煮沸后，改用小火熬煮，至粥将成时加入枇杷、冰糖，再煮两三沸即成。

【药膳功效】

滋阴润肺，养胃生津，安神明目，保湿除皱，可用于缓解压力。

11 甘露子粥

药膳配方

粳米100克，甘露子（草石蚕）50克。白糖1克，冷水1000毫升。

【制作程序】

1. 粳米淘洗干净，用冷水浸泡半小时，捞出，沥干水分。
2. 甘露子冲洗干净。
3. 锅中加入约1000毫升冷水，放入甘露子、粳米，用旺火煮沸后改用小火，煮至粥成，加入白糖调好味，即可盛起食用。

【药膳功效】

生津润燥，止咳除烦，防止头痛，缓解压力。

12 菊花茶粥

药膳配方

粳米100克，菊花茶5克，冰糖20克，开水适量，冷水1000毫升。

【制作程序】

1. 粳米洗净，用冷水浸泡半小时，捞起沥干。
2. 锅中加入约1000毫升冷水，将粳米放入，先用旺火烧沸，搅拌几下，然后改用小火熬煮。
3. 菊花茶用热开水（80℃）泡开备用。
4. 待米烂粥稠时，将菊花茶和冰糖一起加入，继续用小火慢煮3分钟，即可盛起食用。

【药膳功效】

本方具疏风清热的功效，可疏通脑部血液、松驰肌肉、缓解压力，并可镇痛止疼。

13 翠衣甜粥

药膳配方

粳米100克，西瓜皮200克，冰糖30克，冷水1000毫升。

【制作程序】

1. 西瓜皮洗净，切细丝，用纱布绞出汁液。
2. 粳米淘洗干净，用冷水浸泡半小时，捞出，沥干水分。
3. 将粳米放入锅内，加入约1000毫升冷水，置旺火上烧沸，改用小火煮45分钟后，放入西瓜汁液及冰糖拌匀，再稍焖片刻，即可盛起食用。

【药膳功效】

滋阴润肺，理气安神，缓解压力。

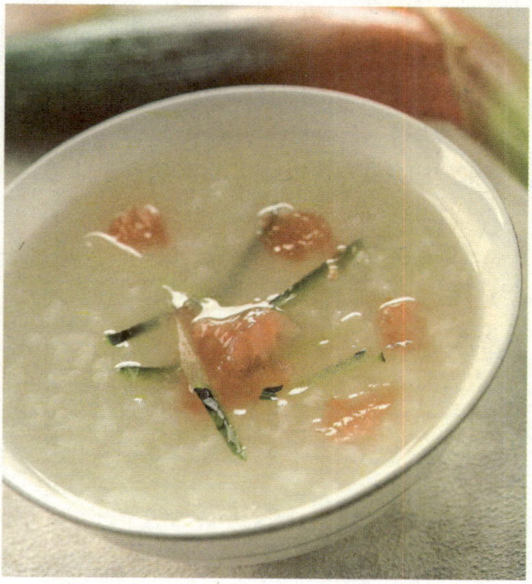

汤类药膳13道

1 猪皮红枣汤

药膳配方

猪皮300克，红枣200克，冰糖适量，冷水适量。

【制作程序】

1. 将猪皮刮洗干净，切成小块，与红枣一同入锅，加适量水以文火煎煮。
2. 煮熟后，调入冰糖即可。

【药膳功效】

健脑安神，防止头痛，缓解工作压力。

2 牡蛎茯苓汤

药膳配方

牡蛎粉10克，白茯苓粉15克，冰糖15克，冷水500毫升。

【制作程序】

1. 将牡蛎粉、白茯苓粉放入锅内，加水500毫升，武火烧沸，再用文火煮35分钟。
2. 将冰糖打成屑，加入汤内搅匀即成。

【药膳功效】

清热养阴，除烦安神，缓解压力。

3 山楂荷叶香蕉汤

药膳配方

山楂35克，香蕉2个，新鲜荷叶半张，冰糖30克，冷水适量。

【制作程序】

1. 将山楂洗净，切片；香蕉去皮，切3厘米长的段；荷叶洗干净；冰糖打碎成屑。
2. 将冰糖、山楂、荷叶放入炖锅内，加入香蕉、冷水适量，用中火煮25分钟即成。

【药膳功效】

补中益气，除风温、安五脏、强筋骨、止寒热、填精髓，能补诸虚，久服神清气爽，缓解压力。

4 猪瘦肉杏仁汤

药膳配方

猪瘦肉250克，菊花9克，杏仁9克，桑叶9克，生姜2片，盐少许，冷水适量。

【制作程序】

1. 猪瘦肉洗净切细块。
2. 猪瘦肉连同其他用料一起放进砂锅内，加冷水4碗，煮2小时，放少许盐调味即成。

【药膳功效】

镇静安神，消除肌肉酸痛，可用于缓解压力。

5 哈密瓜银耳猪瘦肉汤

药膳配方

哈密瓜500克，银耳20克，猪瘦肉500克，蜜枣3颗，盐5克，冷水1500毫升。

【制作程序】

1. 将哈密瓜去皮、瓤，洗净，切成块状；银耳浸泡，去除根蒂部硬结，撕成小朵，洗净；蜜枣洗净；猪瘦肉洗净，飞水。

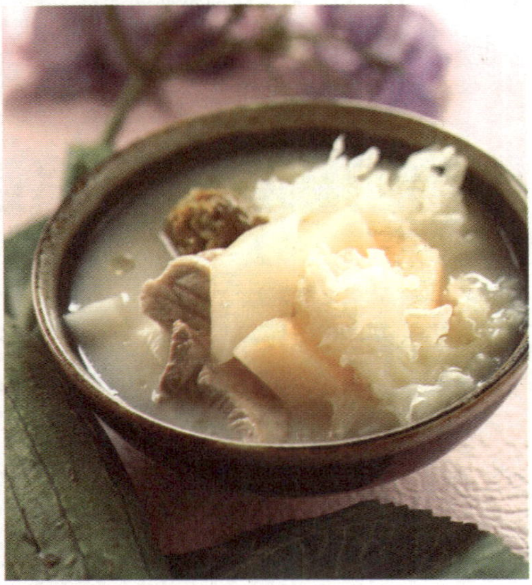

2. 将冷水1500毫升放入瓦煲内，煮沸后加以上用料，武火煲滚后改用文火煲2小时，加盐调味即可。

【药膳功效】

润肺清热，软坚化痰，消积润肠，降血压，防止头痛，缓解精神压力。

6 丝瓜及第汤

药膳配方

丝瓜250克，猪腰1副，猪肝、猪瘦肉各120克，葱、姜、盐少许，冷水适量。

【制作程序】

1. 将丝瓜去角边，洗净切块；葱切条。
2. 猪肝、猪腰和猪瘦肉分别洗净切成薄片，用半茶匙生抽捞匀。
3. 将7碗冷水注入煲内，用武火将水煲开，先将丝瓜和生姜放入煲内。待汤再开时，将猪瘦肉、猪肝、猪腰和葱放入煲内，用武火煲1分钟左右。汤再开时加盐调味即可。

【药膳功效】

滋阴润肺，养胃生津，安神明目，保湿除皱，可用于缓解压力。

7 鲤鱼冬瓜汤

药膳配方

鲤鱼1条，冬瓜500克，赤小豆100克，葱头5个，冷水适量。

【制作程序】

1. 新鲜鲤鱼去鳞和内脏；葱头、冬瓜（连皮）洗净，切块；赤小豆洗净。
2. 冬瓜连皮与赤小豆、葱头、鲤鱼共入煲，加水适量，煲汤服食。

【药膳功效】

本方有固精、助阳、补肾、治带的功能。适用于因工作压力过大导致的阳痿、早泄、遗精、多尿等症。

【注意事项】

脾胃虚寒甚者不宜多服。

8 冬瓜火腿汤

药膳配方

冬瓜150克，火腿50克，植物油、盐、胡椒粉各少许，冷水适量。

【制作程序】

1. 冬瓜剥皮去瓤，洗净切片；选用肥瘦相间的火腿，洗净切片。
2. 共入热油锅内稍煸炒，加适量水煮至瓜烂腿酥，以盐、胡椒粉调味即可。

【药膳功效】

⊙补五肠、疗虚损、强筋骨，可缓解压力，治气血两亏、肾虚腰痛等症。

9 乌鸡炖乳鸽汤

药膳配方

乌鸡1只（1000克），乳鸽2只，料酒10克，姜5克，葱10克，盐3克，味精2克，胡椒粉2克，香油15克，冷水3000毫升。

【制作程序】

1. 乌鸡宰杀后，去毛桩、内脏及爪；乳鸽宰杀后，去毛桩、内脏及爪；姜拍松、葱切段。
2. 将乌鸡、乳鸽、姜、葱、料酒同放炖锅内，加水3000毫升，置武火上烧沸，再用文火炖煮35分钟，加入盐、味精、胡椒粉、香油即成。

【药膳功效】

⊙本方具有滋补肝肾、填精止血、缓解压力的功效，可用于治疗肾虚遗精、崩漏带下等症。

10 薏仁荷叶瘦肉汤

药膳配方

薏仁50克，鲜荷叶半张，猪瘦肉250克，料酒5克，盐、味精各3克，冷水适量。

【制作程序】

1. 薏仁、荷叶洗净；猪瘦肉洗干净，切薄片。
2. 薏仁、荷叶同放锅内，加入冷水适量，置武火上烧沸，再用文火煮30分钟，除去荷叶，加入猪瘦肉、盐、味精煮熟即成。

【药膳功效】

⊙益气补虚，温中暖下，抗击压力。治羸劳羸瘦、腰膝疲软、产后虚冷、心内烦躁。

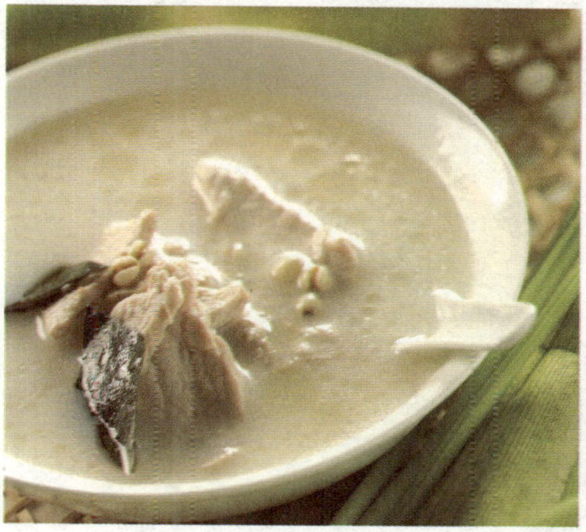

11 黄芪枸杞乳鸽汤

药膳配方

乳鸽1只，黄芪50克，枸杞、百合、莲子各30克。

【制作程序】

1. 乳鸽拔毛去内脏，洗净放入砂锅内。
2. 加入洗净的黄芪、枸杞、百合、莲子，加适量水以文火炖熟即可。

【药膳功效】

⊙益气补虚，温中暖下，缓解压力，放松神经。

12 砂锅牛尾汤

药膳配方

带皮牛尾1000克，净母鸡肉300克，干贝10克，熟火腿30克，鸡汤1300毫升，葱段30克，姜块10克，大油30克，盐、味精、料酒、花椒适量。

【制作程序】

1. 将牛尾用火燎去小毛，刷洗干净，剁成段（去掉尾根大骨），火腿切成片，干贝去筋洗净，母鸡肉在开水锅中紧透，捞出洗去血沫。
2. 锅中放入大油烧热，加入花椒、葱、姜，煸出香味，把牛尾段放入锅内，用大火煸出血水后烹入料酒，继续煸炒至牛尾段完全断生，将锅离火取出牛尾段，用水洗净，控干水分。

3. 砂锅内放入鸡汤，加入葱、姜、料酒、盐，把牛尾段、火腿片、干贝和母鸡肉放在锅中，用小火炖4个小时（中间加一次汤）。

4. 待牛尾炖烂时，拣出葱、姜，倒出母鸡油，加入味精（可加少许汤），烧开撇去浮沫即成。

【药膳功效】

本方可缓解精神压力，治疗肾虚腰痛、遗精盗汗、精子量少、耳鸣耳聋等症。

13 黑豆莲子老鸭汤

药膳配方

黑豆75克，老鸭（收拾干净）1只，猪瘦肉188克，莲子38克，玉竹38克，薏仁19克，桂圆38克，姜2片，盐适量，冷水适量。

【制作程序】

1. 洗干净黑豆、玉竹、薏仁、莲子和桂圆肉；洗干净老鸭和猪瘦肉，汆烫后再冲洗干净。

2. 煲滚适量水，放入黑豆、玉竹、薏仁、莲子、桂圆肉、老鸭、猪瘦肉和姜片，水滚后改文火煲约150分钟，下盐调味即成。

【药膳功效】

温补肾阳，壮腰益精，缓解压力，放松神经。

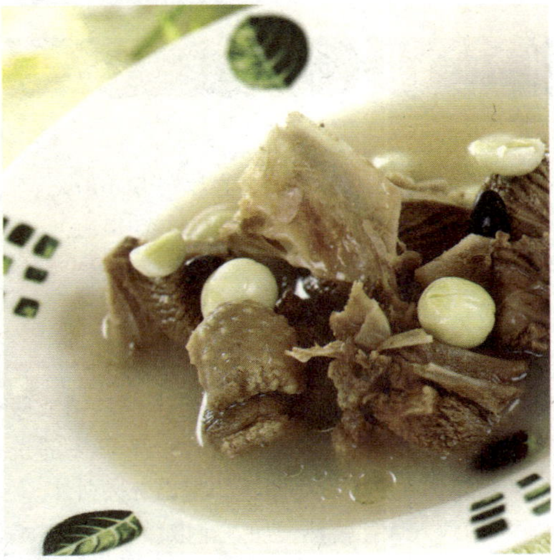

羹类药膳10道

1 清茶豆腐羹

药膳配方

内酯豆腐200克，一级龙井绿茶1克，虾仁15克，料酒5克，盐2克，味精1克，湿淀粉30克，鸡油3克，冷水适量。

【制作程序】

1. 内酯豆腐切成小块，用开水汆烫一下，沥干水分备用。

2. 虾仁用冷水洗净，放在小碗内，加上料酒和少许开水浸泡涨发。

3. 炒锅加入适量冷水，置旺火上烧开，推入豆腐块、虾仁以及浸泡虾仁的料酒和水，加入盐，煮沸后撇去浮沫，放入茶叶，改用小火略煮。

4. 待茶香味逸出后，调入味精拌匀，用湿淀粉勾稀芡，出锅盛在汤碗内，淋上鸡油即可。

【药膳功效】

补中益气，除风湿，安五脏，强筋骨，止寒热，填精髓，能补诸虚，久服神清气爽，缓解压力。

2 芡实银耳羹

药膳配方

银耳100克，芡实30克，冰糖15克，湿淀粉20克，冷水适量。

【制作程序】

1. 芡实去净外壳，洗净，上笼用旺火蒸30分钟至软，取出待用。

2. 银耳用温开水泡发膨胀后，择洗干净，切成小片。

3. 炒锅置火上，锅内加冷水、冰糖，烧沸后下银耳片、芡实，煮至银耳糯软后用湿淀粉勾玻璃芡，即可出锅食用。

【药膳功效】

⊙镇静安神，消除肌肉酸痛，改善失眠，止头痛，缓解压力。

3 银耳羹

药膳配方

银耳20克，鸡蛋1只，冰糖50克，大油5克，冷水适量。

【制作程序】

1. 银耳放入盆中，加温水发透后，择洗干净，撕成片状，倒入锅内，加入冷水适量，先用旺火烧沸，然后改用小火熬至银耳熟烂。
2. 将冰糖放入另一锅中，加水适量，置小火上溶化，用纱布过滤取汁，加入银耳中。
3. 鸡蛋打入碗内，捞出蛋黄，在蛋清里兑入少许冷水，搅匀后倒入银耳锅中拌匀，加入大油，稍焖片刻，即可盛起食用。

【药膳功效】

⊙润肺清热，软坚化痰，消积润肠，降血压，防止头痛，缓解精神压力。

4 香菌豆腐羹

药膳配方

豆腐2块，青豆、洋菇各30克，洋葱50克，红葱头10克，盐1.5克，胡椒粉1克，色拉油3克，湿淀粉25克，奶油1块，开水、冷水各适量。

【制作程序】

1. 豆腐切小丁，放入开水中汆烫一下，去除豆腥味；洋菇、洋葱、红葱头分别洗净，切片备用。
2. 锅内下色拉油烧热，加入洋菇片、洋葱片、红葱头片略炒熟，再加入适量冷水，加盖焖煮，然后将煮透的材料放入榨汁机中，加入冷水搅打成糊状。
3. 将榨汁机中的材料重新倒入锅中，加热煮滚，加入豆腐丁、青豆一同混合均匀，放入盐、胡椒粉调味，用湿淀粉勾薄芡。
4. 盛盘后在羹上加入奶油，搅拌均匀，即可食用。

【药膳功效】

⊙镇静安神，消除肌肉酸痛，改善失眠，止头痛，可缓解压力。

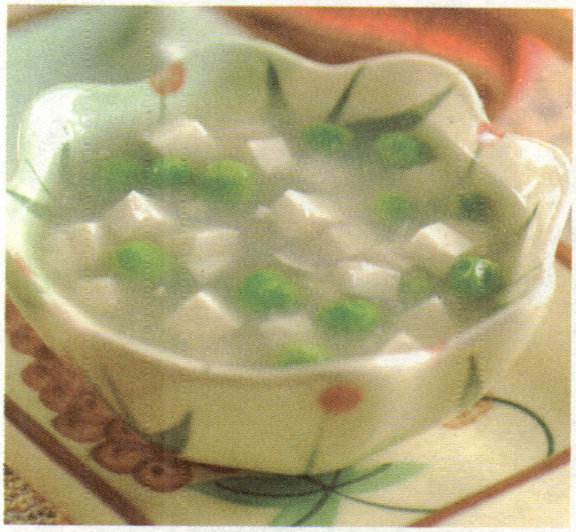

5 灵芝羹

药膳配方

灵芝9克，银耳6克，冰糖15克，冷水适量。

【制作程序】

1. 银耳洗净，去蒂，用温开水泡发回软；灵芝洗净，切成薄片。
2. 锅内加入适量冷水，烧沸，放入灵芝片和银耳，改小火炖2小时左右。
3. 待银耳汤变稠，捞出灵芝，调入冰糖煮溶，即可盛起食用。

【药膳功效】

⊙健脑安神，防止头痛，缓解压力。

6 百合白果牛肉羹

药膳配方

牛肉300克，百合、白果各50克，红枣10颗，姜2片，盐1.5克，冷水适量。

【制作程序】

1. 牛肉用开水洗净，切薄片；白果去壳，放入锅中煮熟，剥去外皮，切掉两头，捅出白果心；百合去皮，洗净切瓣，焯水烫透，捞出沥干水分；红枣洗净，去核。

2. 砂锅内加入适量冷水，烧沸后放入百合、红枣、白果和姜片，用中火煲至百合将熟，加入牛肉片，继续以小火煲至牛肉熟透，加盐调好味，即可盛起食用。

【药膳功效】

本方具有滋补肝肾、填精止血、缓解压力的功效，可用于治疗肾虚遗精、崩漏带下等症。

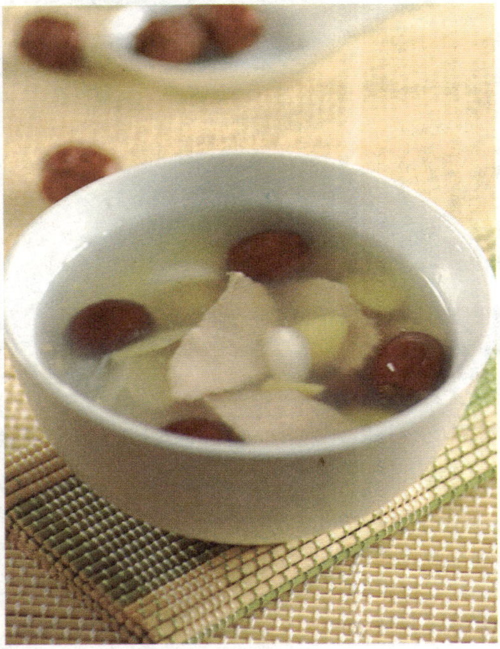

7 香蕉百合银耳羹

药膳配方

银耳15克，鲜百合100克，香蕉2只，枸杞5克，冰糖60克，冷水适量。

【制作程序】

1. 银耳用温水泡2小时，拣去黄蒂及杂质，撕成小朵，放瓷碗中，入蒸笼蒸半小时后取出。
2. 鲜百合掰开，洗净，去老蒂；香蕉去皮，切成小片；枸杞洗净，用温水泡软。
3. 将银耳、百合、香蕉片、枸杞放入炖锅内，加冰糖调匀，入蒸笼蒸半个小时即可。

【药膳功效】

清热养阴，除烦安神，缓解压力。

8 百果西米羹

药膳配方

西米150克，橘饼1个，荸荠5个，青梅、核桃肉、瓜子仁、蜜枣各20克，白糖75克，甘蔗汁10克，湿淀粉30克，糖桂花5克，冷水适量。

【制作程序】

1. 西米洗净，放入沸水锅中略氽一下，倒入容器中，用冷水反复漂洗，倒入淘箩中沥去水分；各果洗净，全部切成粒备用。
2. 砂锅中加入适量冷水，置旺火上烧沸，加入西米、果粒、甘蔗汁、白糖、糖桂花，烧滚，下湿淀粉勾稀芡，即可盛起食用。

【药膳功效】

补五肠，疗虚损，强筋骨，可缓解压力，治气血两亏、肾虚腰痛等症。

9 银耳肺羹

药膳配方

银耳15克，猪肺1副，料酒6克，盐3克，味精2克，胡椒粉1克，葱1根，姜1块，湿淀粉10克，鸡清汤500毫升，冷水适量。

【制作程序】

1. 银耳用温水泡发，洗净，用开水略烫后捞出，放入碗中，加入适量冷水，入蒸笼蒸熟备用；葱切段，姜拍破。
2. 把猪肺套在自来水龙头上，冲尽肺叶中的血液，投入沸水锅中氽一下，捞出，洗净血沫。
3. 砂锅内加入冷水，放入葱段、姜、料酒、猪肺，先用旺火烧沸，再改用小火煮烂，将猪肺捞入冷水内，剔下气管和筋络，撕去老皮，切成蚕豆大的小块，放入碗内，用冷水浸泡片刻。
4. 把猪肺块捞出放大汤碗内，加入一小半鸡清汤，上蒸笼蒸透取出。
5. 剩余的鸡清汤烧沸，加入料酒、盐、胡椒粉，把猪肺块和银耳放入锅内，待汤烧沸，用湿淀粉勾稀芡，放入味精调味，即可盛起食用。

【药膳功效】

益气补虚，温中暖下，抗击压力。治虚劳羸瘦、腰膝疲软、产后虚冷、心内烦躁。

10 小麦生地百合羹

药膳配方

小麦40克，鲜百合200克，生地15克，桂圆、青梅、山楂糕各10克，冰糖100克，冷水适量。

【制作程序】

1. 将小麦、生地去浮灰，装入纱布袋内，扎紧袋口，放入锅内，加适量冷水烧沸，改用小火煎煮，取汁去药袋。
2. 鲜百合掰开，去掉筋，用冷水洗净，放入沸水锅内煮熟捞出；青梅掰成块；山楂糕切成小片。
3. 冰糖研碎，放入锅内加药汁、冷水，用小火溶化，撇去浮沫，加入百合、青梅块、山楂糕片、桂圆肉搅匀，即可盛起食用。

【药膳功效】

本方有固精、助阳、补肾、治带的功能。用于因压力过大导致的阳痿、早泄、遗精、多尿等症。

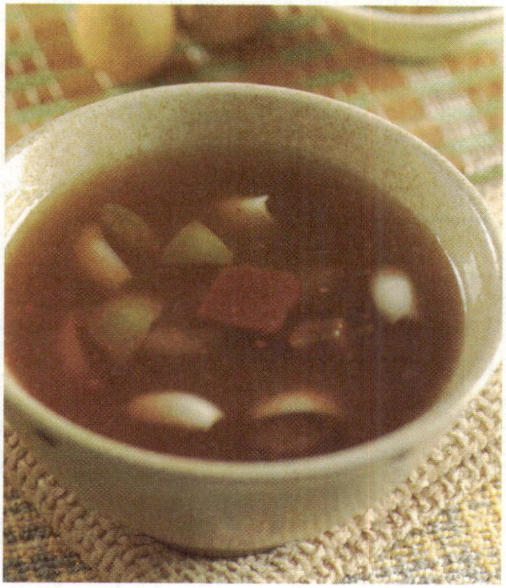

汁类药膳4道

1 西芹油菜牛奶汁

药膳配方

油菜4棵，西芹2根，牛奶150毫升。

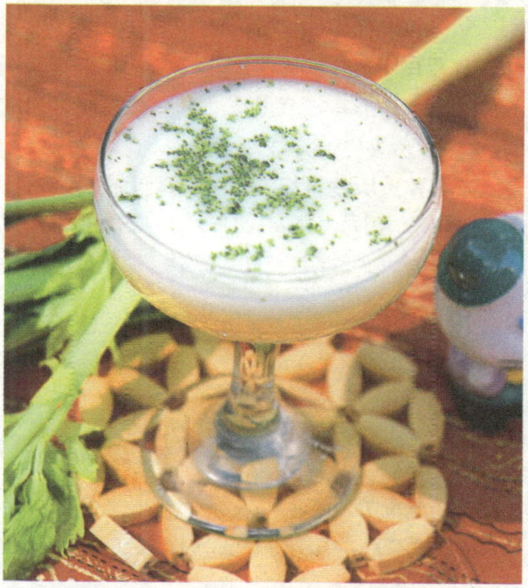

【制作程序】

1. 油菜和西芹分别洗净，切成小段，放入榨汁机中搅打成汁。
2. 将菜汁连同菜渣一起倒入杯中，加入牛奶调匀，直接饮用即可。

【药膳功效】

清热养阴，除烦安神，缓解压力。

2 红枣北芪饮

药膳配方

红枣10颗，北芪10克，白糖30克，冷水200毫升。

【制作程序】

1. 把红枣洗净，去核，切片；北芪洗净，切片。
2. 将红枣、北芪放入炖锅内，注入冷水，置中火上烧沸，然后改用小火煮20分钟。

3. 将煎好的液汁去渣，倒入杯中，加入白糖拌匀，即可饮用。

【药膳功效】

健脑安神，防止头痛，缓解工作压力。

3 树莓苹果香蕉汁

药膳配方

树莓200克，苹果3个，香蕉1只，白糖10克。

【制作程序】

1. 树莓冲洗干净；苹果洗净，去核去皮，切成小块；香蕉去皮，切成块。
2. 先将香蕉块放入榨汁机中榨取汁液，倒入杯中，再放入树莓和苹果块榨汁，与香蕉汁充分混合，加入白糖拌匀，即可饮用。

【药膳功效】

改善人体微循环，补气血，缓解压力。

4 香蕉豆沙酸奶汁

药膳配方

香蕉2只，豆沙50克，酸奶120毫升。

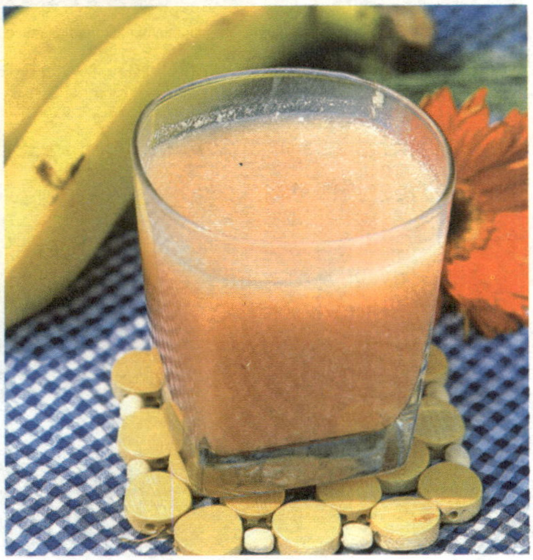

【制作程序】

1. 将香蕉去皮，切成块状，放入榨汁机中搅打成汁。
2. 将香蕉汁倒入杯中，加入豆沙和酸奶，搅拌均匀，即可直接饮用。

【药膳功效】

疏通脑部血液，松驰肌肉，缓解压力。

茶类药膳2道

1 安神代茶饮

药膳配方

茯神、枣仁（炒）各10克，朱砂末1克。

【制作程序】

将茯神、枣仁研成粗末，加朱砂末共包入纱布中，放保温杯中，冲入沸水适量，盖焖20分钟，代茶频饮。

【药膳功效】

宁心安神，定惊，缓解压力。用于治疗心气不足所致的虚烦不眠，惊悸怔忡，健忘。

【注意事项】

有痰热郁火者忌用。朱砂不能久服，以防发生汞中毒。

2 甘麦红枣茶

药膳配方

小麦30克，红枣10颗，甘草6克。

【制作程序】

将三物水煮去渣取汁，代茶饮。

【药膳功效】

缓解神经衰弱，减轻压力。

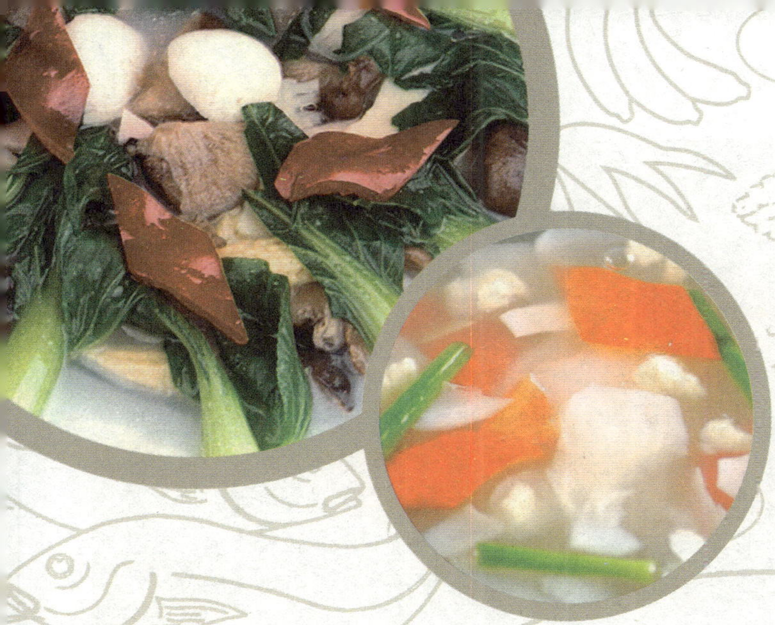

最适合老年人的营养药膳

- 防治骨质疏松
- 保养皮肤
- 促进消化
- 润肠通便
- 防治视力障翳
- 降压降脂
- 降低血糖
- 延年益寿

由于一生忙碌奔波，过度劳心劳体，加之青壮年时期所遗留的一些病根，老年人大多身体欠佳。他们的病往往虚实夹杂。虚证主要由脏腑功能减退引起，表现为体力下降、记忆力减退、头晕、失眠、性功能减退、腰酸腿软、腹胀、纳差、便秘等。实证主要表现为：血脉不通畅，痰湿内阻，出现骨质增生、动脉硬化、组织增生等。此时的饮食治疗应以补养为主。但老年人与年轻人不同，补养并不能一时达到疗效，应长期坚持。老年人饮食应以清淡、熟软、易于消化吸收的食品为主，可适当多服用具有健脾开胃、补肾填精、益气养血、壮骨、通便及延年益寿作用的药粥、汤等药膳。

防治骨质疏松的药膳

骨质疏松症已成为世界性的多发病。现代医学把骨质疏松症分为两类：其一，原发性骨质疏松症，主要是老年骨质疏松症。其二，继发性骨质疏松症，主要是由一些其他病症引起，如糖尿病、甲状腺机能亢进等。骨质疏松症的主要表现是：四肢麻木，腰背疼痛，全身没有力气，骨疼痛，腿部抽筋等；严重者出现驼背、骨折等。

◎ 罹患骨质疏松症的原因很多，但主要是由于体内缺少钙、磷等营养素。众所周知，骨由骨细胞和骨基质组合而成。骨基质是由蛋白质构成的骨胶原纤维，其中分布着大量的羟基磷灰石晶体。可以说，羟基磷灰石是决定人体骨质是否坚硬的关键物质，也就是说，羟基磷灰石成分越多，人体骨质就越坚固，反之则骨质就越疏松。而羟基磷灰石的主要成分是钙和磷，老年人如果在平时有意识地多吃一些含有钙、磷成分的食物，相对来说，就不易患骨质疏松症了。除含钙和磷的食物外，老年人还要多吃一些含锌、镁、锰、铜、铁等微量元素的食物，因为如果身体中这些元素不足，也会引发骨质疏松症。富含这些元素的食物有鱼类、豆制品类、蔬菜类、禽蛋类、奶制品类等。选用一些相关的药膳，将对您预防骨质疏松症有所裨益。

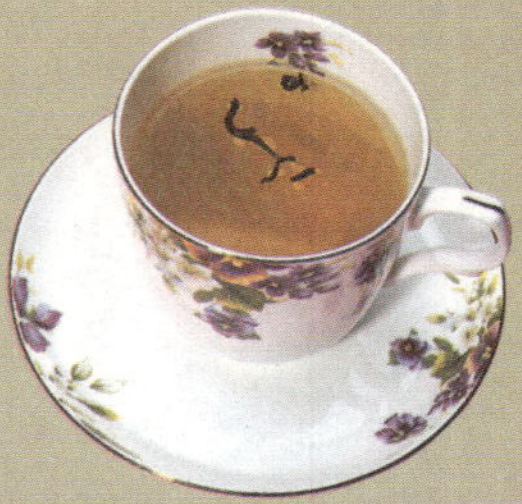

粥类药膳8道

1 磁石粥

药膳配方

磁石40克，粳米60克，猪腰子1只，生姜、大葱、盐各少许。

【制作程序】

1. 将磁石捣碎，放入砂锅内，置武火上煎煮1小时，滤去渣，留汁备用。
2. 将粳米淘洗净，放入砂锅内，倒入磁石汁，加入生姜、葱和适量的水，用武火烧沸，再用文火熬煮至熟即成。

【药膳功效】

⊙补血生髓，强筋壮骨。

2 青小豆粥

药膳配方

青小豆、小麦各30克，通草3克，白糖少许，冷水适量。

【制作程序】

1. 将通草洗净，放入锅内，加水适量，煎煮13分钟，滤去渣，留汁备用。
2. 将小麦淘洗干净，放入锅内，加水适量，放入通草汁、青小豆、白糖，武火烧沸，再用文火煮熟成粥。

【药膳功效】

⊙利水消肿，养血益气，补精填髓，防治骨质疏松。

3 糯米阿胶粥

药膳配方

阿胶、糯米各30克，红糖少许，冷水适量。

【制作程序】

1. 将阿胶捣碎，放入锅内，炒至黄色，再研成细粉，待用。
2. 将糯米淘洗干净，放入锅内，加水适量，先置武火上烧沸，再用文火熬煮到九成熟，加入阿胶粉和红糖，继续熬煮至熟即成。

【药膳功效】

⊙补益元气，和养脏腑，强筋健骨。适用于元气不足、泄痢、吐血、女子崩中、骨折、骨质疏松等症。

4 玉米山药粥

药膳配方

玉米粉100克，山药50克，冰糖10克，开水适量，冷水1000毫升。

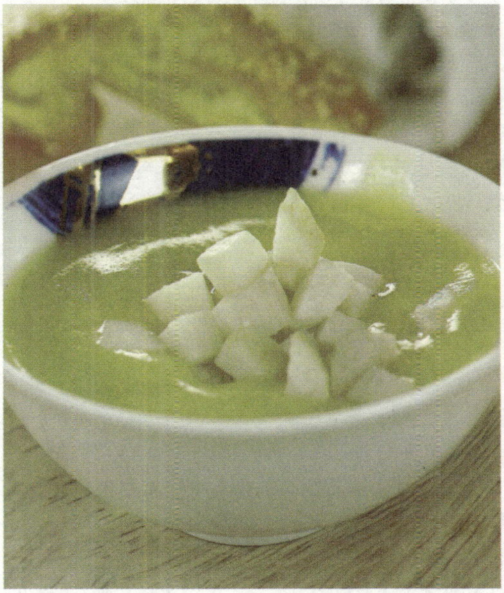

【制作程序】

1. 山药洗净，上笼蒸熟后，剥去外皮，切成小丁。
2. 玉米粉用开水调成厚糊。
3. 锅内加入约1000毫升冷水，以旺火烧沸，用竹筷缓缓拨入玉米糊，再改用小火熬煮10分钟。
4. 山药丁入锅，与玉米糊同煮成粥，加入冰糖调味，即可盛起食用。

【药膳功效】

⊙补肝肾，益精血，抗骨折。适用于虚羸、消渴、骨折、骨质疏松等症。

5 薤白粥

药膳配方

粳米100克，鲜薤白50克，葱白20克，盐适量，冷水1200毫升。

【制作程序】

1. 将鲜薤白、葱白洗净，切成丝备用。
2. 粳米洗净，用冷水浸泡发涨，捞出放入锅内，加入约1200毫升冷水，用旺火煮沸。
3. 将薤白丝、葱白丝放入粥锅中，改小火慢煮至米烂粥稠，下盐调味即可。

【药膳功效】

⊙舒经活络，强筋健骨。适用于风湿疼痛、虚损、消渴、脾弱不运、痞积、水肿、腰膝酸软等症。

6 红薯小米粥

药膳配方

红薯、小米各30克，冷水适量。

【制作程序】

1. 将红薯洗净，去皮，切成2厘米的小块，待用。
2. 将小米淘洗干净，放入锅内，加入红薯块和适量水，置武火上烧沸，再用文火熬煮至熟即成。

【药膳功效】

⊙补血补钙，益智安神，用于防治骨质疏松。

7 荔枝山药粥

药膳配方

粳米150克，干荔枝肉50克，山药、莲子各10克，白糖15克，冷水1500毫升。

【制作程序】

1. 粳米淘洗干净，用冷水浸泡半小时，捞出。
2. 山药洗净，去皮，捣成粉末。
3. 莲子洗净，用冷水浸泡回软，除去莲心。
4. 锅中加入约1500毫升冷水，将干荔枝肉和粳米放入，用旺火煮沸，下入山药粉和莲子，改用小火熬煮成粥，下入白糖调好味，再稍焖片刻，即可盛起食用。

【药膳功效】

⊙舒经活络，强筋健骨。适用于风湿疼痛、虚损、消渴、脾弱不运、痞积、水肿、腰膝酸软等症。

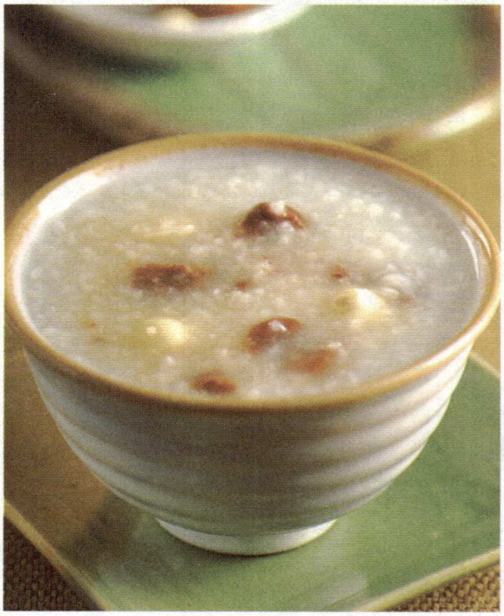

8 山药半夏粥

药膳配方

生山药、半夏各30克，白糖适量，冷水适量。

【制作程序】

1. 将半夏用温水（20℃）淘洗3次，去矾味，倒入锅内，置文火上煎熬，取汁2杯；生山药研成细末，然后将半夏汁倒入山药粉中，拌匀。
2. 将拌匀的山药粉放入锅中，加水适量，置文火上熬煮2～3分钟即成。

【药膳功效】

⊙补血填精，强壮筋骨，防治骨质疏松。

汤类药膳18道

1 桑寄生猪棒骨汤

药膳配方

猪棒骨250克，接骨木、杜仲各25克，当归20克，桑寄生30克，盐少许，冷水适量。

【制作程序】

1. 猪棒骨洗净，敲破，放入水锅中先煮。
2. 汤滚后放入接骨木、杜仲、当归、桑寄生，小火煮2～3小时后加盐调味即可。

【服食方法】

喝汤吃肉，隔日1剂。

【药膳功效】

⊙补血生髓、强筋壮骨。

2 黄芪虾皮汤

药膳配方

黄芪20克，虾皮50克，葱、姜、盐各3克，冷水1200毫升。

【制作程序】

1. 先将黄芪切片，入锅，加水600毫升适量，煎煮40分钟，去渣，取汁。
2. 黄芪汁中放入洗净的虾皮，加600毫升水及葱、姜、盐等调味品，煨炖20分钟即成。

【服食方法】

佐餐服食。

【药膳功效】

⊙补血补钙，益智健身，用于防治骨质疏松。

3 红绿豆花生猪手汤

药膳配方

赤小豆30克，绿豆50克，花生50克，猪手500克，蜜枣3颗，盐3克，姜2片，冷水2000毫升。

【制作程序】

1. 将赤小豆、绿豆、花生，浸泡1小时；蜜枣洗净。
2. 将猪手刮净，斩件，洗净，飞水。热锅放姜片，爆炒猪手5分钟。
3. 将冷水2000毫升放入瓦煲内，煮沸后加入以上用料，武火煲滚后改文火煲3小时，加盐即可。

【药膳功效】

⊙补血补钙，益智健身，用于防治骨质疏松。

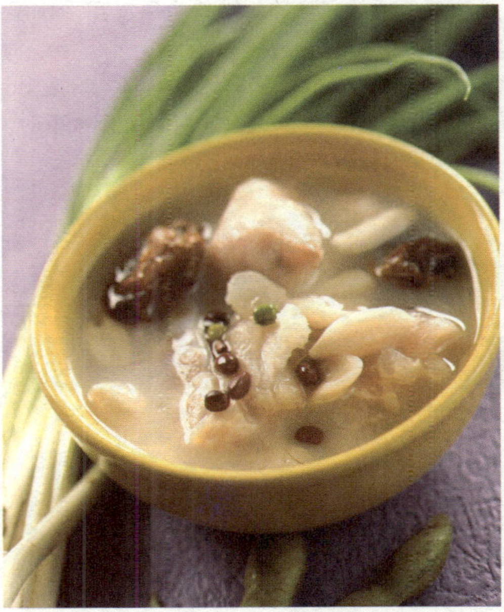

4 萝卜海带排骨汤

药膳配方

排骨250克，白萝卜250克，水发海带50克，料酒、姜、盐、味精各3克，冷水2000毫升。

【制作程序】

1. 将排骨加水煮沸去掉浮沫，加上姜片、料酒，小火炖熟。
2. 熟后加入萝卜丝，再煮5～10分钟，调味后放入海带丝、味精，煮沸即起。

【药膳功效】

⊙补血生髓，益气降压，强筋壮骨。

5 冬瓜薏仁猪瘦肉汤

药膳配方

冬瓜500克，猪瘦肉200克，蚝豉3粒，薏仁25克，果皮少许，盐3克，冷水2000毫升。

【制作程序】

1. 冬瓜洗净，连皮切大件；猪瘦肉放入开水中，煮5分钟，取起洗净。
2. 蚝豉洗净，用清水浸30分钟；薏仁洗净，放入开水中煮5分钟，捞起将果皮用冷水浸软，刮去瓤洗净。
3. 将2000毫升冷水煲开，放冬瓜、猪瘦肉、蚝豉、薏仁、果皮煲滚，改用文火煲3小时，下盐调味即可。

【药膳功效】

⊙除湿、止痛。适用于风湿骨痛、骨质疏松等症。

6 鲜奶银耳乌鸡汤

药膳配方

乌鸡1只，猪瘦肉225克，银耳19克，百合38克，鲜奶1杯，姜片、盐4克，冷水2000毫升。

【制作程序】

1. 银耳用水浸泡20分钟，清洗干净；百合洗净；乌鸡宰杀后去毛、内脏，汆烫后再冲洗干净；猪瘦肉洗净。

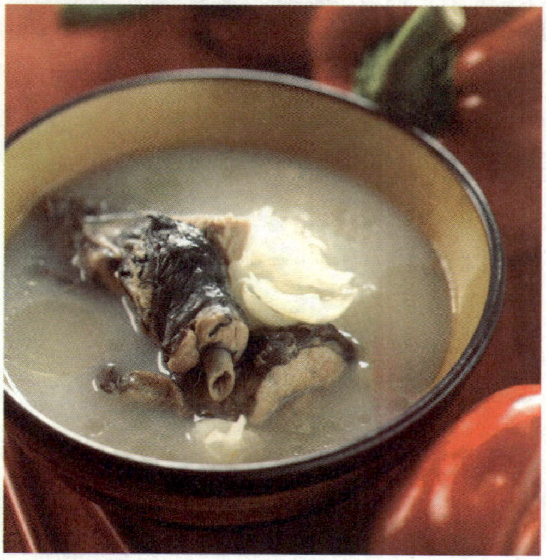

2. 烧滚适量水，下乌鸡、猪瘦肉、银耳、百合和姜片，水滚后改文火煲约2小时，倒入鲜奶拌匀，续煮5分钟，下盐调味即成。

【药膳功效】

⊙补血填精，强壮筋骨，防治骨质疏松。

7 北芪党参龙凤汤

药膳配方

北芪、党参各100克，陈皮1块，蛇肉200克，嫩鸡1只，生姜2片，红枣4颗，盐少许，冷水适量。

【制作程序】

1. 将嫩鸡去毛、去内脏，洗净切块；蛇肉、北芪、党参、陈皮、生姜、红枣洗净；红枣去核。
2. 瓦煲内加冷水，用文火煲至水滚，加入材料，改用中火煲3小时，加盐调味即可。

【药膳功效】

⊙补气养血，强筋健骨。适用于劳损、风眩、心烦、骨折、骨质疏松等症。

【注意事项】

伤风感冒初起不宜饮用。

8 桑枝薏仁水蛇汤

药膳配方

桑枝30克，薏仁30克，水蛇500克，蜜枣3颗，盐5克，冷水2000毫升。

【制作程序】

1. 将桑枝、薏仁、蜜枣洗净。
2. 水蛇去头、皮、内脏，洗净，飞水。
3. 将冷水2000毫升放入瓦煲内，煮沸后加入以上用料，武火煲滚后改用文火煲3小时，加盐调味即可。

【药膳功效】

⊙益气健脾，补血补钙。适用于泄泻、骨质疏松等症。

【注意事项】

本方清热祛风、利湿力强，风寒痹痛、气血不足之关节疼痛者慎用。

9 蚕豆牛肉汤

药膳配方

精牛肉500克，新鲜蚕豆250克，盐、葱、姜各适量，冷水适量。

【制作程序】

1. 精牛肉切2.5厘米长、2厘米厚的块，入炒锅，加盐、葱、姜、冷水适量。
2. 武火烧沸后转文火炖熬至牛肉六成熟，加鲜蚕豆（或水发干蚕豆）续炖熬至熟。

【药膳功效】

⊙补肝肾，益精血，强筋健骨。适用于虚羸、消渴、骨折、骨质疏松等症。

10 赤小豆乌鸡汤

药膳配方

赤小豆30克，乌鸡1只（730克），料酒10克，姜3克，葱10克，盐3克，鸡精3克鸡油30克，胡椒粉3克，冷水2800毫升。

【制作程序】

1. 将赤小豆洗净；乌鸡宰杀后，去毛、爪；姜切片，葱切段。
2. 将赤小豆、乌鸡、姜、葱、料酒同放锅内，加水2800毫升，武火烧沸，再用文火炖煮28分钟，加入盐、鸡精、鸡油、胡椒粉即成。

【药膳功效】

⊙利水消肿，养血益气，补精填髓，防治骨质疏松。

11 赤小豆绿头鸭汤

药膳配方

赤小豆30克，绿头鸭1只（1000克），料酒10克，姜3克，葱10克，盐3克，鸡精3克，鸡油30克，胡椒粉3克，冷水2800毫升。

【制作程序】

1. 将赤小豆去泥沙，洗净；绿头鸭宰杀后，去毛、内脏及爪；姜切片，葱切段。
2. 将赤小豆、鸭肉、料酒、姜、葱同放炖锅内，加水2800毫升，置武火上烧沸，再用文火炖煮43分钟，加入盐、鸡精、鸡油、胡椒粉即成。

【药膳功效】

⊙补脾开胃，利水祛湿，可用于治疗腰膝酸软、气血不足、骨质疏松等症。

12 枸杞鱼头汤

药膳配方

鱼头1只（500克），白芷10克，枸杞15克，料酒10克，姜5克，葱10克，盐3克，味精2克，胡椒粉2克，香油20克，冷水2800毫升。

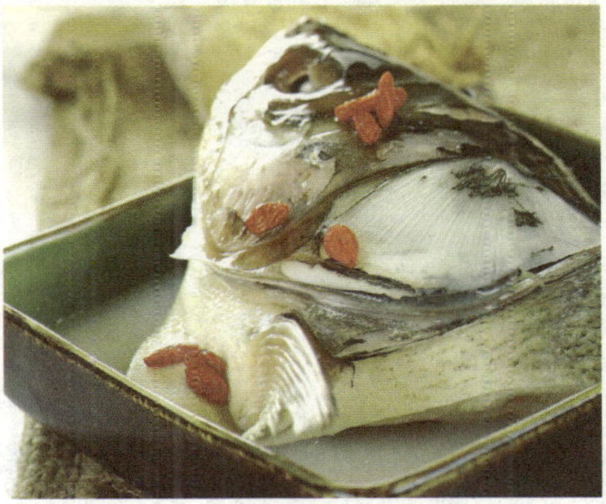

【制作程序】

1. 将鱼头去鳃，洗净，剁成4块；白芷润透，切薄片；枸杞去果柄、杂质，洗净；姜切片，葱切段。
2. 将鱼头、白芷、枸杞、姜、葱、料酒同放炖锅内，加水2800毫升，武火烧沸，再用文火炖煮30分钟，加入盐、味精、胡椒粉、香油即成。

【药膳功效】

⊙补肝肾，益精血，强筋健骨。适用于虚羸、消渴、久疟、妇女血虚、经闭、恶疮、疥癣、骨折、骨质疏松等症。

13 赤小豆驴肉汤

药膳配方

赤小豆30克，驴肉300克，料酒10克，姜3克，葱10克，盐3克，鸡精3克，鸡油30克，胡椒粉3克，冷水2800毫升。

【制作程序】

1. 将赤小豆去泥沙，洗净；驴肉洗净，切3厘米见方的块；姜切片，葱切段。
2. 将赤小豆、驴肉、姜、葱、料酒同放炖锅内，加水2800毫升，置武火上烧沸，再用文火炖煮43分钟，加入盐、鸡精、鸡油、胡椒粉即成。

【药膳功效】

补气养血，强筋健骨。适用于劳损、风眩、心烦、骨折、骨质疏松等症。

14 赤小豆羊肺汤

药膳配方

赤小豆230克，羊肺1副　料酒10克，姜3克，葱10克，盐3克，鸡精3克，鸡油30克，胡椒粉3克，冷水2300毫升。

【制作程序】

1. 将赤小豆去泥沙，洗净；羊肺反复冲洗干净；姜切片，葱切段。
2. 将赤小豆、羊肺、料酒、姜、葱同放炖锅内，加水2300毫升，武火烧沸，再用文火炖煮33分钟，加入盐、鸡精、鸡油、胡椒粉即成。

【药膳功效】

补益元气，和养脏腑，强筋健骨。适用于元气不足、泄痢、吐血、女子崩中、骨折、骨质疏松等症。

15 红枣乌鸡雪蛤汤

药膳配方

红枣10颗，乌鸡半只，雪蛤10克，生姜3片，鲜奶、盐少许，沸水600毫升。

【制作程序】

1. 雪蛤挑去杂质浸泡5小时，待充分膨胀后再剔除深褐色丝筋，洗净。
2. 红枣去核，洗净；乌鸡去毛，内脏洗净，斩件，飞水。
3. 将以上原料置于炖盅内，注入沸水600毫升，加盖，隔水炖4小时，倒入鲜奶，加盐调味即可。

【药膳功效】

补肝肾，益精血，强筋健骨。适用于虚羸，消渴，久疟，妇女血虚、经闭，恶疮，疥癣，骨折，骨质疏松等症。

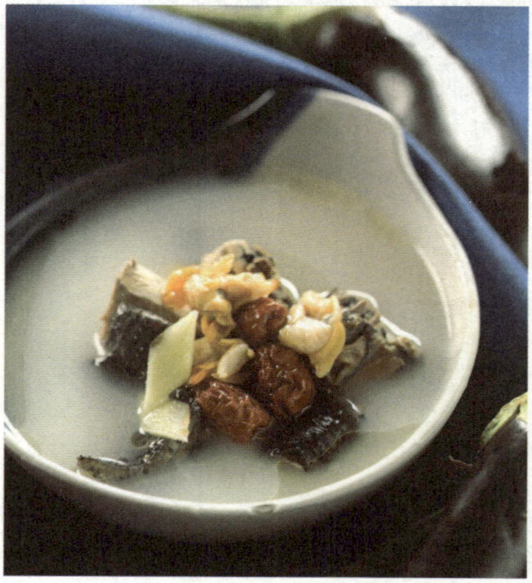

16 赤小豆羊肚汤

药膳配方

赤小豆230克，羊肚300克，料酒10克，姜3克，葱10克，盐3克，鸡精3克，鸡油30克，胡椒粉3克，冷水2300毫升。

【制作程序】

1. 将赤小豆洗净；羊肚反复冲洗干净，切2厘米宽、4厘米长的块；姜切片，葱切段。
2. 将赤小豆、羊肚、料酒、姜、葱同放炖锅内，加水2300毫升，置武火烧沸，再用文火炖煮33分钟，加入盐、鸡精、鸡油、胡椒粉即成。

【药膳功效】

益气健脾，强筋健骨。适用于泄泻、骨质疏松等症。

17 赤小豆羊肉汤

药膳配方

赤小豆230克，羊肉300克，萝卜300克，料酒10克，香草30克，姜3克，葱10克，盐3克，鸡精3克，鸡油23克，冷水2300毫升。

【制作程序】

1. 将赤小豆洗净；羊肉洗净；切3厘米见方的块；白萝卜去皮，切4厘米见方的块；香草洗净，切3厘米长的段。
2. 将赤小豆、羊肉、料酒、白萝卜、姜、葱同放炖锅内，加水2300毫升，武火烧沸，再用文火炖煮33分钟，加入盐、鸡精、鸡油、香草、胡椒粉即成。

【药膳功效】

补肝肾，益精血，强筋健骨。适用于虚羸、消渴、骨折、骨质疏松等症。

18 赤小豆牛筋汤

药膳配方

赤小豆230克，牛筋（发好）300克，料酒10克，姜3克，葱10克，盐3克，鸡精3克，鸡油30克，胡椒粉3克，冷水2300毫升。

【制作程序】

1. 将赤小豆去泥沙，洗净；牛筋发好，漂洗干净，切4厘米长的条；姜切片，葱切段。
2. 将赤小豆、牛筋、料酒、姜、葱同放炖锅内，加水2300毫升，置武火烧沸，再用文火炖煮33分钟，加入香草、盐、鸡精、鸡油、胡椒粉即成。

【药膳功效】

舒经活络，强筋健骨。适用于风湿疼痛、虚损、消渴、脾弱不运、痞积、水肿、腰膝酸软等症。

羹类药膳3道

1 红糖芝麻羹

药膳配方

红糖和黑、白芝麻各25克，藕粉100克。

【制作程序】

1. 将黑、白芝麻分别炒熟。
2. 将藕粉与黑、白芝麻放同一碗中，冲入沸水，再放入红糖，搅匀即可食用。

【服食方法】

每日1次冲饮。

【药膳功效】

补血养心，补钙壮骨。

2 双丝银鱼羹

药膳配方

鲜银鱼250克，火腿丝、竹笋丝各50克，姜丝10克，蛋清2个，香菜末20克，鸡汤600毫升，盐3克、味精、胡椒粉各1克，色拉油50克，湿淀粉、香油、料酒各适量。

【制作程序】

1. 将鲜银鱼用清水漂清，放在小碗中，加少许盐打散调匀。
2. 炒锅上火，放入色拉油烧热，投入姜丝煸

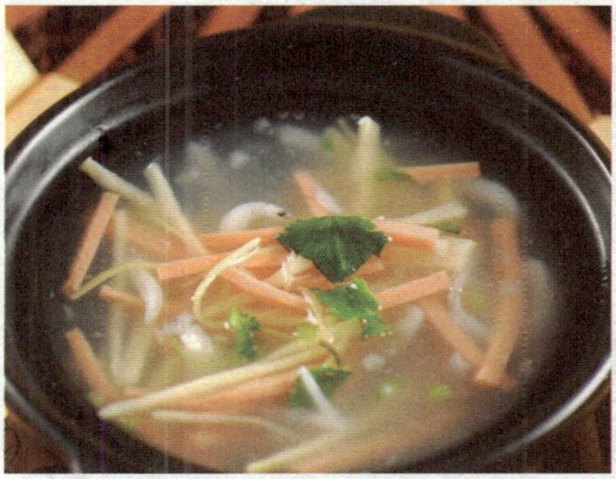

炒，加鸡汤、竹笋丝、火腿丝，待汤烧开后加入银鱼，下盐、味精、料酒调好味。

3. 待汤再次烧开，用湿淀粉勾薄芡，待芡熟后将蛋清徐徐倒入锅中，边倒边搅拌，使蛋清成蛋花状。

4. 羹上淋入少许香油，起锅装盆，撒上胡椒粉、香菜末即成。

3 鲜红椒鱿鱼羹

药膳配方

鲜红椒15克，干鱿鱼200克，鸡脯肉100克，盐2克，味精1.5克，胡椒粉1克，料酒6克，食碱3克，鸡油15克，高汤750毫升。

【制作程序】

1. 鲜红椒洗净，控干水分，切段；鸡脯肉砸成泥。
2. 干鱿鱼放入温水中泡1小时，去头尾，切成极薄的片，放入盆内，用热水洗净，然后用食碱拌匀，放入开水，焖泡至水温不烫手时，水倒出一半，再倒入滚开水盖上焖泡，如此重复3～4次，使鱿鱼颜色发白，透明，质软，泡入冷水内。
3. 炒锅上火，加入高汤烧沸，鸡泥用汤冲入锅内，待鸡泥凝固，用小眼漏勺捞出鸡泥。倒入鱿鱼片浸3分钟后滗去汤，再重复操作一次，将鱿鱼片盛入汤碗中。
4. 汤内加入料酒、盐、胡椒粉、味精，撇去浮沫，倒入鲜红椒段，淋上鸡油，盛入汤碗内即可。

【药膳功效】

补脾开胃，利水祛湿，可用于治疗腰膝酸软、气血不足、骨质疏松等症。

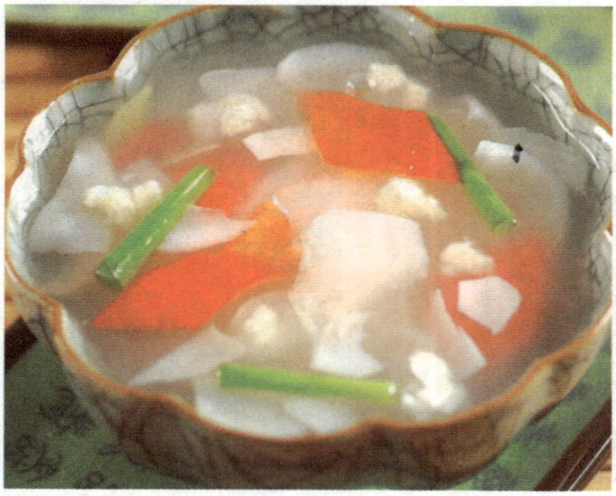

蜂产品药膳7道

1 白酒蜜浆

药膳配方

鲜蜂王浆10克，蜂蜜100克，白酒200毫升。

【制作程序】

将以上3味充分混合。

【服食方法】

每日早晨口服5～10毫升。

【药膳功效】

本方具有强筋壮骨、缓解关节疼痛的作用，能够防治骨质疏松和关节炎。

2 蛋黄蜂蜜饮

药膳配方

蜂蜜25克，鸡蛋黄1个，沸水适量。

【制作程序】

鸡蛋黄和蜂蜜搅匀，用沸水冲散热饮即可。

【服食方法】

经常饮用。

【药膳功效】

本方具有补血止血、强身健体的作用，能够防治骨质疏松等症。

3 蜜制桑葚

药膳配方

蜂蜜、桑葚各300克。

【制作程序】

将鲜桑葚微研至碎，用纱布挤汁，以文火熬，至一半时加蜂蜜调匀，再煎片刻即成膏状。

【服食方法】

日服2～3次，每次1～2汤匙，温开水或少量料酒送服。

【药膳功效】

本方具有强筋壮骨、缓解关节疼痛的作用，能够防治骨质疏松。

4 双草蜜

药膳配方

蜂蜜30克，制草乌、生甘草各9克。

【制作程序】

制草乌、生甘草水煎1小时以上，加入蜂蜜，分2次温服。

【药膳功效】

本方具有祛湿止痛、化痰止咳、壮骨强身的作用，能够防治骨质疏松。

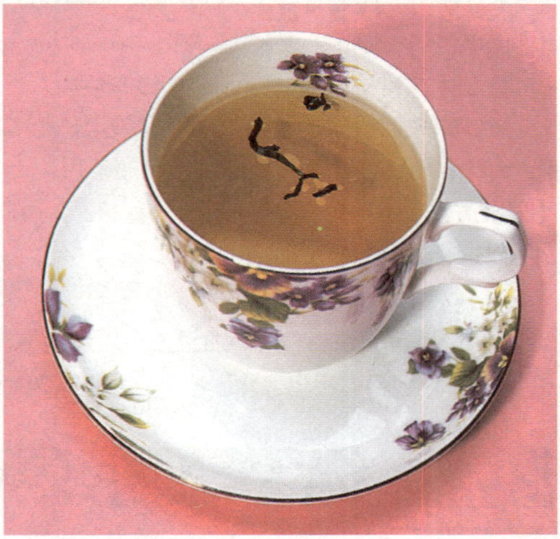

5 蜂王浆健骨单方

药膳配方

鲜蜂王浆。

【制作程序】

购买成品蜂王浆即可。

【服食方法】

早晚服蜂王浆各1次，空腹服用，每次3～4克。

【药膳功效】

本方能够防治骨质疏松。

6 蜂胶酊浆饮

药膳配方

蜂王浆、15%蜂胶酊各适量。

【制作程序】

二者放一起加温开水调匀。

【服食方法】

每日起床后和睡觉前各服1次，每次服5克蜂王浆和5毫升蜂胶酊。

【药膳功效】

本方具有强筋壮骨、安神益智的作用，能够防治骨质疏松。

7 月见草花粉饮

药膳配方

蜂蜜、月见草花粉各适量。

【制作程序】

将花粉用温开水或蜂蜜水泡后服用。

【服食方法】

日服2次，每次5～10克。

【药膳功效】

本方具有强筋壮骨、缓解关节疼痛的作用，能够防治骨质疏松。

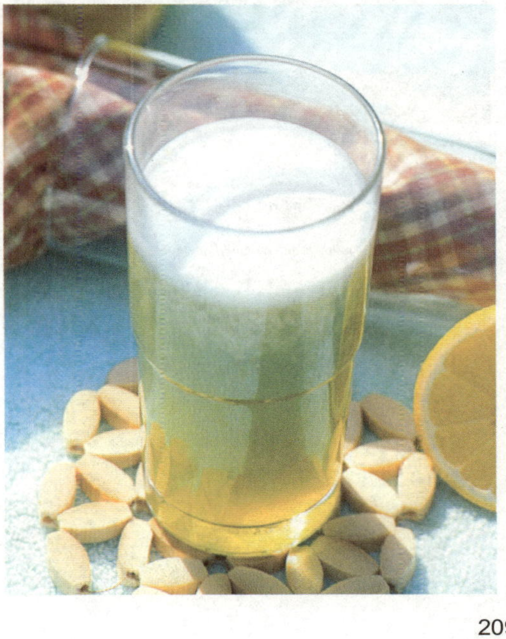

酒类药膳5道

1 仙灵酒

药膳配方

仙灵脾120克，菟丝子60克，破故纸60克，金樱子500克，小茴香30克，巴戟天30克，川芎30克，牛膝30克，当归60克，肉桂30克，沉香15克，杜仲30克，白酒10升。

【制作程序】

1. 将上述药材打捣成粗末，装入纱布袋内。
2. 将纱布袋放入器皿中，倒入白酒浸泡，加盖。
3. 将器皿放入锅中，隔水加热约1小时，取出器皿，密封。
4. 7日后开封，过滤装瓶备用。

【服食方法】

每次15～30毫升，早晚2次，将酒温热空腹服用。

【药膳功效】

补肾壮阳，固精，养血，强筋骨。主治腰膝无力、骨质疏松、下元虚冷、行走无力、阳痿、遗精、泄泻等症。

2 人参酒

药膳配方

人参30克，白酒1200毫升。

【制作程序】

1. 人参装入纱布袋，缝口，将纱布袋入酒浸泡数日。
2. 将酒倒入砂锅内，在微火上煮，煮至500～700毫升时将酒倒入瓶内。
3. 将瓶密封，冷却，存放备用。

【服食方法】

每次10～30毫升，每日1次。

【药膳功效】

补益中气，强壮筋骨。

3 地料酒

药膳配方

干地黄60克，白酒500毫升。

【制作程序】

将地黄洗净，泡入白酒罐内，用不透气的塑料皮封严口，浸泡7天后即可饮用。

【药膳功效】

舒筋活血。适用于阴血不足，筋脉失养而引起的肢体麻木、疼痛等症。

4 丹参杜仲酒

药膳配方

杜仲30克，丹参30克，川芎20克，江米酒750毫升。

【制作程序】

1. 将上述药材一同捣碎细，装入纱布袋内。
2. 将纱布袋放入干净的器皿中，倒入酒浸泡，密封。
3. 5日后开启，去掉药袋，过滤装瓶备用。

【服食方法】

不限时，将酒温热随量服用。

【药膳功效】

此酒补肝肾、强筋骨、养血活血、祛风通络，主治肝肾虚、精血不足、腰腿酸痛、络脉痹阻。

5 天麻石斛酒

药膳配方

石斛、天麻、川芎、仙灵脾、五加皮、牛膝、萆薢、桂心、当归、牛蒡子、杜仲、制附子、乌蛇肉、茵芋、狗脊、丹参各20克，川椒25克，白酒1500毫升。

【制作程序】

将前17味捣碎，置容器中，加入白酒，密封，浸泡7日后过滤去渣即成。

【服食方法】

每次温服10～15毫升，日服3次。

【药膳功效】

舒筋活血，强筋壮骨，祛风除湿。

保养皮肤的药膳

进入老年阶段，人的皮脂腺会逐渐萎缩，皮脂分泌量也会逐渐减少，所以老年人皮肤会越来越干燥。这一点停经后妇女表现得更为明显，而男子则在70岁后才较为明显。由于这种情况，许多老年人患上了皮肤干燥症。随着年龄增加，皮肤出现硬化，这是因为皮肤的营养供应减少，性激素分泌减少，身体的水分减少，一些老年人还因此患上了皮肤瘙痒症。

◎ 对于皮肤干燥和瘙痒症状比较严重的老年人，应及时到医院诊治。为减少皮肤干燥，老年人要注意平时的饮食营养，多吃新鲜的水果、蔬菜，多喝水，另外，适量摄入高脂肪食物可以预防皮肤瘙痒症的发生，因为脂肪食物有利于维生素A和维生素E的摄入，并有防治皮肤干燥和老化的作用。有的老年人到了冬天特别喜欢喝酒，意在御寒。但酒后身体发热只是一时性的，更多地会促使皮肤发生干燥。因此，酒还是少饮为佳。另外，一些辛辣食品也应少吃。

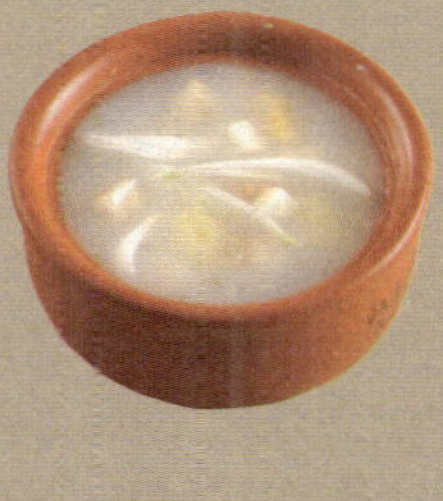

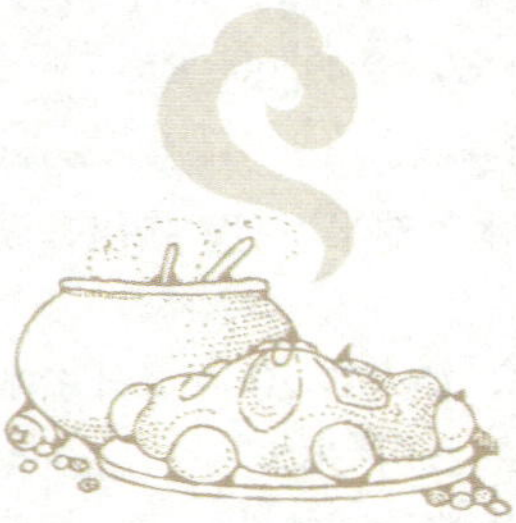

粥类药膳11道

1 百合玉竹粥

药膳配方

粳米100克，百合、玉竹各20克，白糖8克，冷水1000毫升。

【制作程序】

1. 百合洗净，撕成瓣状；玉竹洗净，切成4厘米长的段。
2. 粳米淘洗干净，用冷水浸泡半小时，捞出，沥干水分。
3. 把粳米、百合、玉竹放入锅内，加入约1000毫升冷水，置旺火上烧沸，改用小火煮约45分钟，下入白糖拌匀，再稍焖片刻，即可盛起食用。

【药膳功效】

润燥化毒，防止皮肤干燥、瘙痒，使皮肤光滑、细嫩、湿润。

2 西米樱桃粥

药膳配方

西米100克，鲜樱桃200克，白糖100克，糖桂花10克，冷水1000毫升。

【制作程序】

1. 将鲜樱桃洗净，剔去核，用适量白糖腌起。
2. 西米淘洗干净，用冷水浸泡2小时，捞起沥干水分。
3. 取锅加入约1000毫升冷水，加入西米，用旺火煮沸后，改用小火煮至西米浮起，呈稀粥状。
4. 粥内加入白糖、糖桂花搅拌均匀，下入樱桃，烧沸，待樱桃浮在西米粥的面上，即可盛起食用。

【药膳功效】

开胃健脾，补血润肤，缓解肌肤干燥、瘙痒。

3 紫米薏仁粥

药膳配方

紫米、薏仁各100克，糙米50克，果糖20克，冷水2000毫升。

【制作程序】

1. 紫米、薏仁、糙米分别淘洗干净，用冷水浸泡2～3小时，捞出，沥干水分。
2. 锅中加入约2000毫升冷水，将薏仁、紫米、糙米全部放入，先用旺火烧沸，然后转小火熬煮45分钟，待米粒烂熟时加入果糖调味，即可盛起食用。

【药膳功效】

补血养颜，防止皮肤干燥、老化。

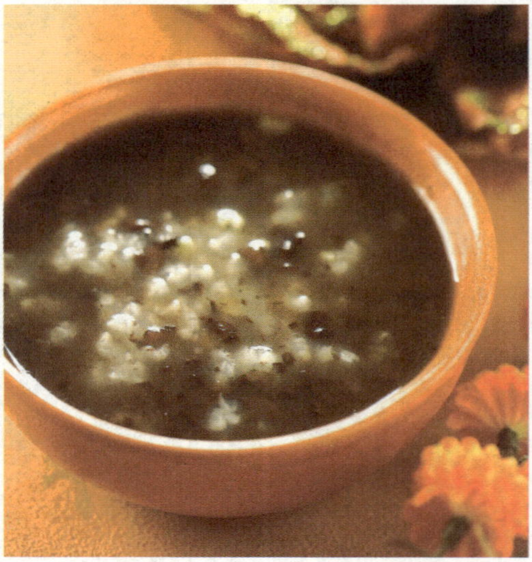

4 银耳杏仁露粥

药膳配方

粳米200克，杏仁露1罐，银耳25克，枸杞10克，冰糖15克，冷水2000毫升。

【制作程序】

1. 粳米洗净，用冷水浸泡半小时，捞出，沥干水分。
2. 将粳米放入锅中，加入约2000毫升冷水煮沸后，再转入小火熬煮成稀粥。
3. 银耳用冷水泡发膨胀后，择洗干净，切成碎燕窝状。

4. 枸杞用温水泡至回软，洗净捞出，沥干水分。

5. 锅中倒入杏仁露，加入稀粥，先用旺火烧沸，转小火，再加入银耳、枸杞及冰糖，煮15分钟，出锅装碗即可。

【药膳功效】

润燥化毒，使皮肤光滑、细嫩、湿润，不易被细菌侵扰。

5 银耳樱桃粥

药膳配方

粳米100克，银耳20克，樱桃30克，糖桂花5克，冰糖10克，冷水1000毫升。

【制作程序】

1. 银耳用冷水浸泡回软，择洗净，撕成片。
2. 粳米淘洗干净，用冷水浸泡半小时，捞出，沥干水分。
3. 樱桃去柄，洗净。
4. 锅中加入约1000毫升冷水，将粳米放入，先用旺火烧沸，再改用小火熬煮。
5. 见米粒软烂时，加入银耳和冰糖，再煮10分钟左右，下入樱桃、糖桂花拌匀，煮沸后即成。

【药膳功效】

润燥滋阴，补血护肤。

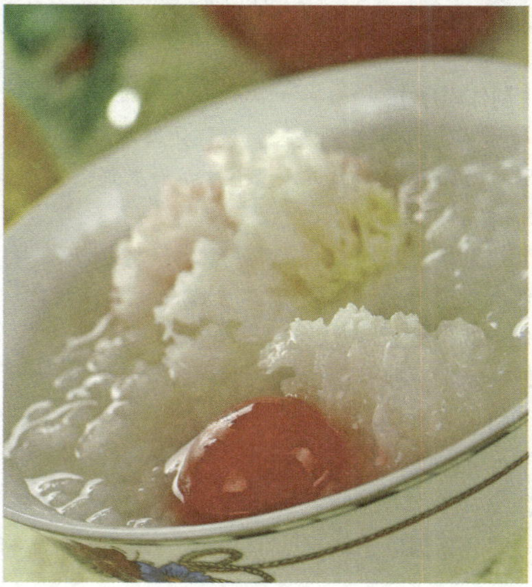

6 猪腰薏仁粥

药膳配方

薏仁200克，猪腰半副，香菇3个，黄芪4克，大葱1根，盐3克，米酒12毫升，冷水适量。

【制作程序】

1. 薏仁洗净，在冷水中浸泡3小时。
2. 香菇洗净去蒂，泡水，香菇水留下；大葱洗净，切末备用。
3. 猪腰洗净，去除白膜，先切花，再切片，放入滚水中略烫，捞出备用。
4. 薏仁、香菇放入锅中，加入香菇水及适量冷水煮至烂熟，再加入黄芪煮至入味，最后加入猪腰片及盐、米酒略煮，撒上葱末，即可盛起食用。

【药膳功效】

补肾养颜，消除黑眼圈，缓解肌肤干燥。

7 当归黄芪粥

药膳配方

粳米100克，当归6克，黄芪4克，川芎3克，红花2克，葱末3克，盐1.5克，姜2片，鸡汤400毫升，冷水适量。

【制作程序】

1. 粳米淘洗干净，用冷水浸泡半小时，捞出，沥干水分。
2. 当归、川芎、黄芪切成薄片，装入干净的纱布袋中，和粳米、红花一起放入瓦锅内，加入鸡汤烧沸，然后改用小火熬煮。
3. 待粥浓稠时加入葱末、盐、姜调味，再稍焖片刻，即可盛起食用。

【药膳功效】

防止皮肤老化，缓解肌肤干燥。

8 章鱼猪蹄莲藕粥

药膳配方

红豆50克，猪蹄1只，章鱼50克，莲藕200克，红枣5颗，盐2克，冷水适量。

【制作程序】

1. 把猪蹄洗净，剁成块；章鱼洗净；二者煮汤备用。
2. 红枣去核、洗净，红豆洗净、切碎，二者入锅，加入适量冷水，先以旺火煮开，然后以小火慢慢熬煮。
3. 待粥将熟时把莲藕去皮、切碎成块，与猪蹄、章鱼汤一并倒入粥锅内，上火煮沸后加入盐调味，即可盛起食用。

【药膳功效】

养肤护肤，润燥除烦，滋阴明目。

9 甜八宝粥

药膳配方

糯米150克，红豆100克，葡萄干、花生仁、莲子、松仁、红枣、桂圆各50克，白糖200克，冷水适量。

【制作程序】

1. 糯米洗净，用冷水浸泡3小时，捞出沥干水分，放入锅中，加适量冷水煮熟取出备用。
2. 红豆、花生仁、莲子洗净，分别用冷水浸泡回软，放入锅中，加适量冷水煮至熟软。
3. 加入糯米粥及桂圆、红枣、松仁煮至浓稠状，再加入葡萄干及白糖，搅拌均匀，续煮15分钟，即可盛起食用。

【药膳功效】

健脾开胃，滋阴降火，养颜润肺，尤适用于面色无华、肌肤干燥老化严重者。

10 海参桂圆粥

药膳配方

粳米100克，海参30克，桂圆肉20克，冰糖30克，冷水1000毫升。

【制作程序】

1. 海参洗净，切薄片；桂圆肉洗净；冰糖打碎。
2. 粳米淘洗干净，用冷水浸泡半小时，捞出，沥干水分。
3. 锅中加入约1000毫升冷水，将粳米放入，

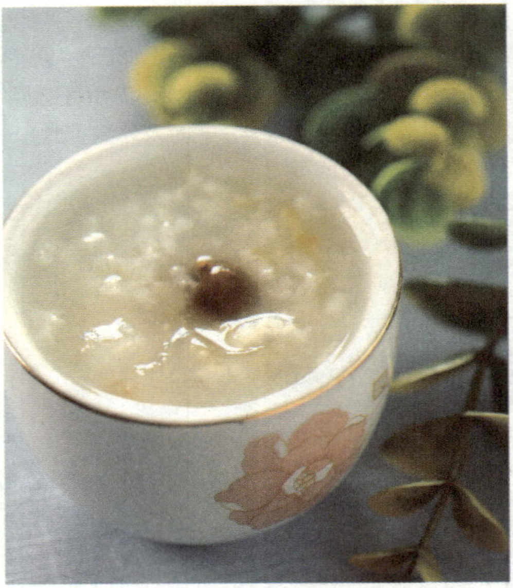

用旺火烧沸后搅拌数次，然后放入海参片，改用小火慢慢熬煮。

4. 待粳米软烂、海参熟透时下入冰糖调好味，再稍焖片刻，即可盛起食用。

【药膳功效】

调节神经系统，快速消除疲劳，预防皮肤老化，缓解肌肤干燥。

11 薏仁党参粥

药膳配方

粳米100克，薏仁20克，党参10克，冰糖10克，冷水1000毫升。

【制作程序】

1. 薏仁、粳米分别洗净，薏仁用冷水浸泡3小时，粳米浸泡半小时，捞出，沥干水分。
2. 党参洗净，切片。
3. 锅中加入约1000毫升冷水，将粳米、薏仁、党参片放入，先用旺火烧沸，搅拌数次，然后改用小火慢慢熬煮。
4. 待粥将成时下入冰糖调好味，再稍焖片刻，即可盛起食用。

【药膳功效】

调节神经系统，快速消除疲劳，预防皮肤老化，缓解肌肤干燥。

汤类药膳6道

1 卷心菜牛肉汤

药膳配方

卷心菜500克，牛肉60克，生姜、盐各少许，冷水适量。

【制作程序】

1. 将牛肉洗净切薄片，连同生姜放入锅内，加适量水煮沸。
2. 投入已洗净切好的卷心菜，续煮至菜熟肉烂，以盐调味即可。

【药膳功效】

⊙补肾健脾，滋润肌肤，减皱抗衰。可治脾肾不足、精神亏损，对皮肤干燥、弹性降低、皱纹早现有改善功效。

2 红枣鹌鹑蛋汤

药膳配方

红枣4颗，鹌鹑蛋4个，白糖15克，冷水300毫升。

【制作程序】

1. 将红枣洗净，去核；鹌鹑蛋煮熟，去外壳。
2. 将红枣放入炖锅内，加水300毫升，置武火上烧沸，放入鹌鹑蛋，加入白糖即成。

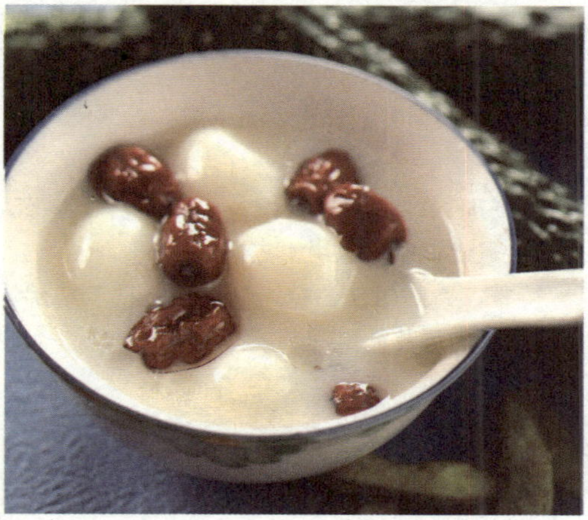

【药膳功效】

⊙补气血，润肌肤，减少皱纹。本方适用于气血亏损、贫血、面色无华、额上皱纹密布等症。

3 冬笋虾菜汤

药膳配方

冬笋、腌菜、芥菜各100克，小海米、大虾仁各20克，香油、盐各少许，冷水适量。

【制作程序】

1. 将冬笋去壳斩掉老根，洗净，切成薄片。
2. 将腌菜、芥菜分别洗净，切成碎末。
3. 将小海米、大虾仁分别清理干净。
4. 将上述诸料一起放入锅内，加适量水煮熟成汤，加香油、盐稍滚即成。

【药膳功效】

⊙增加皮肤弹性，减少皱纹。本方适用于面色发黄、皮肤无弹性、皱纹多等症。

4 鸡皮骨架汤

药膳配方

鸡骨架1副，鸡皮150克，料酒15克，葱2根，姜10克，味精1块，盐3克，冷水适量。

【制作程序】

1. 将鸡骨架、鸡皮洗净，放入锅内，掺入冷水若干。
2. 用武火烧开，撇去浮沫，加料酒、葱、姜，改用文火熬至鸡肉与骨分离时，加入味精、盐调味，即可饮用。

【药膳功效】

⊙增加皮肤弹性，减少皱纹。

5 玫瑰藕粉汤

药膳配方

玫瑰花（鲜品）30克，藕粉60克，白糖15克，冷水300毫升。

【制作程序】

1. 将玫瑰花洗净，撕成瓣状；藕粉用凉水调散。
2. 在锅内加入冷水300毫升，武火烧沸，再将藕粉徐徐倒入，然后加入白糖、玫瑰花即成。

【药膳功效】

活血解瘀，祛除粉刺。本方适用于女性由于血瘀而造成的肤色暗淡、多粉刺、多色斑等症状。

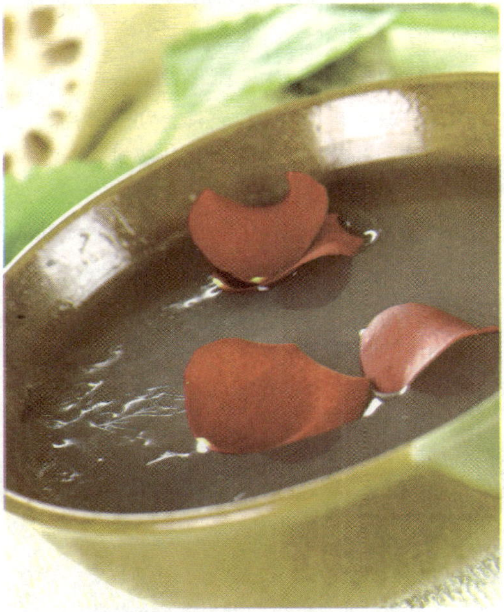

6 姜橘椒鱼汤

药膳配方

鲫鱼1条（约250克），生姜30克，橘皮10克，胡椒3克，盐少许，冷水适量。

【制作程序】

1. 鲫鱼刮鳞去内脏，洗净；生姜、橘皮分别洗净，切碎，与胡椒一同装入纱布袋内，填进鱼腹。
2. 放入锅内，加适量水以文火煨熟，以盐调味即可。

【药膳功效】

美容颜，增弹性，减皱纹。适用于皮肤不润、皮肤粗糙、皱纹多等症。

羹类药膳6道

1 桂圆首乌羹

药膳配方

桂圆肉50克，何首乌15克，当归6克，红枣6颗，冰糖30克，冷水适量。

【制作程序】

1. 将何首乌、当归去净杂质，烘干研成粉末。
2. 红枣去核，洗净，切成细粒；桂圆肉剁细。
3. 净锅置中火上，加入适量冷水，放入何首乌、当归粉末，先用旺火烧沸，下桂圆肉、红枣粒，再用小火熬煮成羹汤，最后用冰糖调好味，即可盛起食用。

【药膳功效】

补气血，润肌肤，减少皱纹。本方适用于气血亏损、贫血、面色无华、额上皱纹密布等症。

2 薏仁橘羹

药膳配方

薏仁100克，无核蜜橘300克，白糖10克，糖桂花5克，湿淀粉25克，冷水1500毫升。

【制作程序】

1. 薏仁淘洗干净，用冷水浸泡2小时，捞出，沥干水分。
2. 将无核蜜橘剥去外皮，掰成瓣，去薄皮，切小丁。
3. 取锅加入约1500毫升冷水，放入薏仁，先用旺火煮沸，然后改用小火慢煮。
4. 待薏仁熟烂时加白糖、糖桂花、橘丁烧沸，用湿淀粉勾稀芡，出锅装碗即成。

【药膳功效】

美容颜，增弹性，减皱纹。适用于皮肤粗糙不润、皱纹多等症。

3 芙蓉银耳羹

药膳配方

水发银耳100克，鸡蛋3只，盐3克，味精2克，胡椒粉1克，湿淀粉10克，高汤200毫升，冷水适量。

【制作程序】

1. 银耳用冷水浸泡回软，择洗干净，备用。
2. 鸡蛋打入碗中，用筷子搅拌均匀，再加入冷水和少许盐调匀，上笼蒸成蛋羹，盛在碟中备用。
3. 锅内加入高汤，下入银耳烧煮10分钟，然后下胡椒粉、盐、味精调好味，用湿淀粉勾芡，盛起银耳汤，淋在蛋羹上即成。

【药膳功效】

⊙滋阴润燥，补血护肤。

4 银耳薏仁羹

药膳配方

薏仁150克，银耳100克，白糖50克，糖桂花10克，湿淀粉30克，温水、冷水各适量。

【制作程序】

1. 薏仁去杂质，洗净，用温水浸泡2小时。
2. 银耳先放入冷水中浸软，去杂质，改用温水浸泡，直至发透为止。
3. 锅中加入适量冷水，放入银耳和白糖，煮滚后下入泡好的薏仁，煮至米粒软烂，用湿淀粉勾稀芡，面上加糖桂花，出锅装碗即成。

【药膳功效】

⊙滋阴润燥，补血护肤。

5 白果奶羹

药膳配方

白果30克，白菊花4朵，雪梨4个，牛奶200毫升，蜂蜜15克，冷水适量。

【制作程序】

1. 白果去壳，用开水烫去衣，去除白果心。
2. 白菊花洗净，取花瓣备用；雪梨削皮，取梨

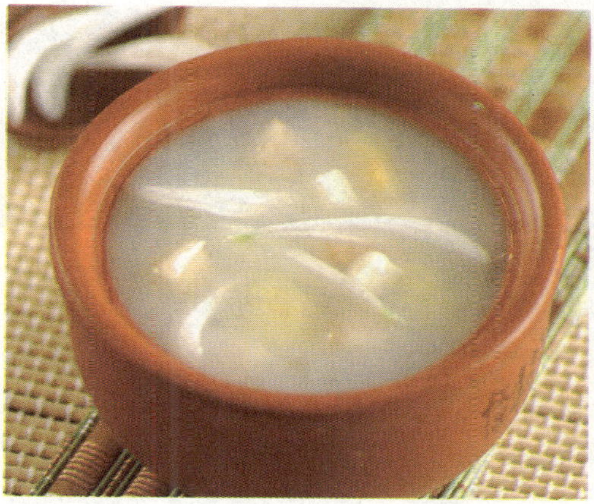

肉切粒。

3. 将白果、雪梨放入锅中，加入冷水，先用旺火烧沸，再改用小火炖煮至白果烂熟，加入菊花瓣、牛奶，煮沸，用蜂蜜调匀即成。

【药膳功效】

⊙常食此汤可消除皱纹，使肌肤细腻有弹性。

6 天冬猪皮羹

药膳配方

干猪皮100克，天冬50克，香菇20克，丝瓜15克，枸杞10克，鸡蛋1只，生姜5克，色拉油8克，盐3克，味精2克，白糖1克，水淀粉25克，清汤300毫升，冷水适量。

【制作程序】

1. 干猪皮用冷水浸透，切成丁；香菇泡发回软，去蒂，切小丁；丝瓜洗净，去皮，也切成丁。
2. 枸杞洗净，用温水浸泡回软；生姜去皮，切小片；鸡蛋打入碗内，捞出蛋黄，将蛋清搅匀备用。
3. 锅内加水烧沸，放入干猪皮丁、香菇丁，汆烫去其异味，捞出用冷水冲净。
4. 另取一锅，下入色拉油，放入姜片爆香，注入清汤，加入干猪皮丁、枸杞、天冬、香菇丁、丝瓜丁，调入盐、味精、白糖，用中火煮透，下水淀粉勾芡，推入鸡蛋清，即可盛起食用。

【药膳功效】

⊙补肾健脾，滋润肌肤，减皱抗衰。可治脾肾不足、精神亏损，对皮肤干燥、弹性降低、皱纹早现有改善功效。

汁类药膳13道

1 柳橙牛奶汁

药膳配方

柳橙4个，柠檬1/4个，鸡蛋1只，牛奶150毫升，冰块2块。

【制作程序】

1. 鸡蛋打入碗中，取蛋黄备用。
2. 把柠檬、柳橙洗净，剖开，去皮后和蛋黄一同放入榨汁机中搅打成汁。
3. 把果汁倒入杯中，加入牛奶和冰块，搅匀后即可直接饮用。

【药膳功效】

⊙本方能够促进消化、润泽肌肤。

2 柳橙菠萝汁

药膳配方

柳橙1个，菠萝1/4个，西红柿1个，柠檬1/3个，西芹半根，蜂蜜10克。

【制作程序】

1. 西红柿洗净，柳橙去皮，与菠萝均切成小块；西芹洗净，切成小段；柠檬去皮，果肉切块。
2. 将上述蔬果全部放进榨汁机中，榨取汁液。
3. 将蔬果汁倒入杯中，添加蜂蜜，调匀即可直接饮用。

【药膳功效】

⊙本方具有开胃消食、排毒养颜、润泽肌肤的作用。

3 胡萝卜香瓜汁

药膳配方

胡萝卜1根，香瓜1个，柠檬1/4个，蜂蜜15克，凉开水80毫升，冰块2块。

【制作程序】

1. 胡萝卜洗净，切成小块；香瓜洗净，去子后切成小块；柠檬去皮，果肉切块。
2. 将胡萝卜块、香瓜块、柠檬块放入榨汁机中，加入凉开水，一起搅打成汁。
3. 将冰块放入杯中，倒入果菜汁，加入蜂蜜拌匀，即可直接饮用。

【药膳功效】

⊙本方具有开胃消食、排毒养颜、润泽肌肤的作用。

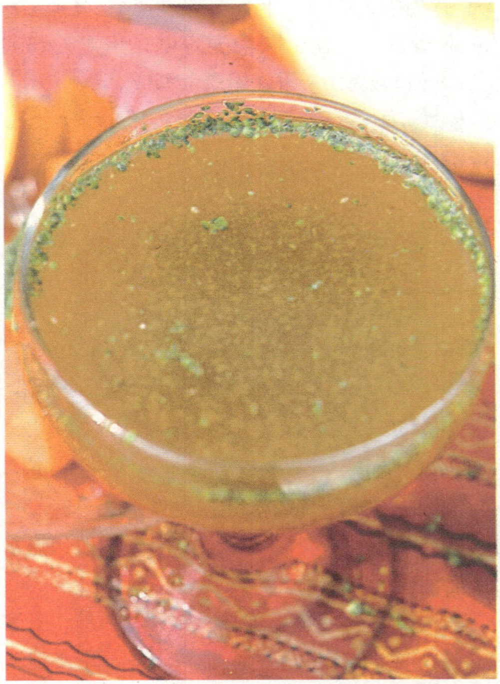

4 橘香甜汁

药膳配方

橘子3个，胡萝卜1根，白糖15克。

【制作程序】

1. 橘子剥皮分瓣，去子后对半切开；胡萝卜洗净，切成小块。
2. 橘子和胡萝卜块分别放入榨汁机中，榨取汁液。
3. 将橘子汁和胡萝卜汁混合均匀，加入白糖拌匀后即可直接饮用。

【药膳功效】

本方具有开胃消食、排毒养颜、润泽肌肤的作用。

5 草莓柠檬汁

药膳配方

草莓100克，柠檬1/3个，酸奶200毫升，冰片2片，冰糖10克，淡盐水适量。

【制作程序】

1. 草莓去蒂，用淡盐水浸泡片刻，冲洗干净；柠檬去皮，果肉切块。
2. 将草莓与柠檬块放进榨汁机中搅打成汁。
3. 将果汁倒入杯中，加入酸奶混合，再放进冰片与冰糖，搅拌均匀，即可直接饮用。

【药膳功效】

开胃健脾，补血润肤，缓解肌肤干燥、瘙痒。

6 西红柿汁

药膳配方

西红柿3个，蜂蜜10克，冰块4块。

【制作程序】

1. 将西红柿洗净，去蒂，切成小块。
2. 西红柿块放入榨汁机中搅打成汁，滤去废渣。
3. 把西红柿汁倒入盛有冰块的杯中，加蜂蜜搅拌均匀，即可直接饮用。

【药膳功效】

本方具有开胃消食、排毒养颜、润泽肌肤的作用。

7 卷心菜梨汁

药膳配方

梨2个，卷心菜100克，柠檬半个，蜂蜜10克，凉开水100毫升。

【制作程序】

1. 梨去皮、去核，切成小块；卷心菜洗净，切成小片；柠檬去皮，果肉切块备用。
2. 将梨块、卷心菜片、柠檬块放入榨汁机中，榨取汁液。
3. 将果菜汁倒入杯中，加入凉开水、蜂蜜调匀，即可直接饮用。

【药膳功效】

本方具有开胃消食、排毒养颜、润泽肌肤的作用。

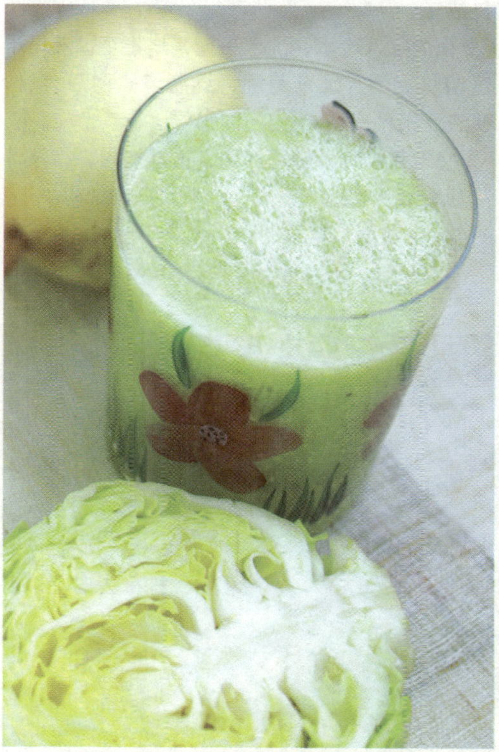

8 荔枝汁

药膳配方

荔枝400克，冰块4块。

【制作程序】

1. 将荔枝去外皮及内部硬核，放入榨汁机中榨取汁液。
2. 冰块放入杯中，倒入荔枝汁调匀，即可直接饮用。

【药膳功效】

本方具有开胃消食、排毒养颜、润泽肌肤的作用。

9 樱桃糖酒汁

药膳配方

樱桃300克，红葡萄酒100毫升，白糖50克，冷水200毫升。

【制作程序】

1. 樱桃洗净，去梗、去核，放入榨汁机中搅打成汁。
2. 锅内加入冷水，加入白糖，烧煮至糖液呈半透明状，倒入红葡萄酒，继续烧煮两三分钟，使液汁稍稍变稠。
3. 将樱桃汁加入糖酒汁内，搅拌均匀，待液汁冷却后放入冰箱冰镇片刻，即可取出饮用。

【药膳功效】

⊙开胃健脾，补血润肤，缓解肌肤干燥、瘙痒。

10 苹果生菜酸奶汁

药膳配方

苹果1个，生菜50克，柠檬2片，蜂蜜20克，酸奶150毫升。

【制作程序】

1. 苹果去皮去核，切成小块；柠檬去皮，果肉切块；生菜洗净，切成片。
2. 将苹果块、生菜片、柠檬块放入榨汁机中，榨取汁液。
3. 将滤净的蔬果汁倒入杯中，加入酸奶、蜂蜜拌匀，即可直接饮用。

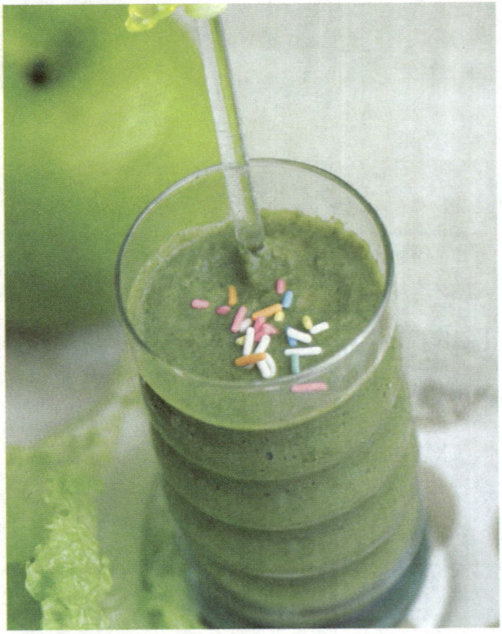

【药膳功效】

⊙本方具有开胃消食、排毒养颜、润泽肌肤的作用。

11 木瓜蛋奶汁

药膳配方

木瓜1个，柠檬半个，鸡蛋1只，酸奶300毫升，蜂蜜15克。

【制作程序】

1. 木瓜去皮、去子后切成块；柠檬去皮，果肉切块；鸡蛋煮熟，去壳备用。
2. 木瓜块、柠檬块、鸡蛋、酸奶全部放入榨汁机中，搅打成汁。
3. 将滤净的蛋奶汁倒入杯中，加入蜂蜜拌匀，直接饮用即可。

【药膳功效】

⊙调节神经系统、快速消除疲劳、预防皮肤老化、缓解肌肤干燥。

12 紫沙果美肤汁

药膳配方

李子3颗，葡萄100克，苹果半个，柠檬1/4个，冰糖10克。

【制作程序】

1. 李子去核，连皮切成4块；葡萄去皮，去子；苹果洗净，去核，切成块；柠檬削皮，果肉切块。
2. 以上4种水果分别放入榨汁机中，搅打成汁。
3. 将果汁倒入杯中，加入冰糖搅拌均匀，即可直接饮用。

【药膳功效】

⊙润燥滋阴，补血护肤。

13 白菜荸荠汁

药膳配方

荸荠100克，白菜300克，白糖10克。

【制作程序】

1. 白菜洗净，切成细丝；荸荠洗净，去皮，切丝。
2. 白菜、荸荠放入榨汁机中，榨取汁液。
3. 将白菜荸荠汁滤去废渣，倒入杯中，加入白糖拌匀，即可饮用。

【药膳功效】

消食润肠，排毒养颜，益智，润肠，养颜，延年益寿。

茶类药膳4道

1 红花茶

药膳配方

红花、檀香各5克，绿茶2克，红糖30克。

【制作程序】

沸水冲泡后，加盖焖5分钟即可饮用。

【服食方法】

每日1剂。

【药膳功效】

本方具有润泽肌肤、养颜美容之功效。

2 山楂美肌茶

药膳配方

山楂、菊花、枸杞、桂圆肉、橄榄各4克。

【制作程序】

将各料分别洗净，加水一起煮滚，去渣饮用。

【药膳功效】

本方具有开胃消食、排毒养颜、润泽肌肤的作用。

3 牛奶红茶

药膳配方

鲜牛奶100毫升，红茶1克，盐少许。

【制作程序】

将红茶加水煎至汁浓，再将牛奶煮滚，倒入，加少许盐，搅匀即可。

【药膳功效】

本方能够促进消化、润泽肌肤。

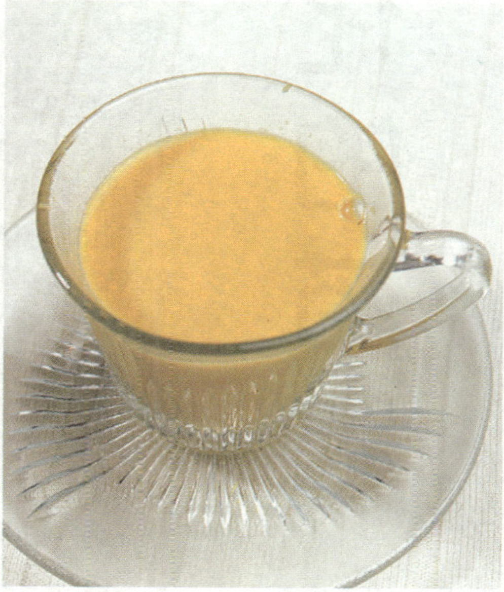

4 矿泉水茶

药膳配方

茶叶适量，矿泉水500毫升，白糖适量。

【制作程序】

矿泉水加糖，冲泡茶叶。

【药膳功效】

本方能够保养肌肤。

促进消化的药膳

进入老年期后，和全身其他系统一样，消化系统器官的生理功能发生衰退性变化，消化和吸收功能都逐渐减弱，故容易发生消化不良。

◎ 首先，老年人的牙龈萎缩，牙齿由于长期的磨损引起脱落，咀嚼发生困难，使食物未能被充分咀嚼粉碎，就被吞咽到胃腔中，从而加重胃的负担。

◎ 其次，老年人消化道黏膜、腺体均在萎缩。口腔黏膜萎缩使味觉迟钝，导致老人喜欢吃一些难以消化的厚味食物；唾液腺萎缩导致每日唾液的分泌量降为年轻人的1/3；胃液的分泌也下降为年轻时的1/5。老年人消化液中不但消化酶含量减少，而且其活性也明显降低，消化食物的能力大大下降，故可引起消化不良。

◎ 再次，老年人胃肠道的平滑肌纤维萎缩，弹力减弱，常引起内脏下垂、胃肠缓慢性扩张以及胃肠道蠕动缓慢、无力，所以使得老年人的机械消化能力减弱。研究表明，在非溃疡性消化不良患者中，半数以上患者存在胃排空延迟。

◎ 老年人发生消化不良时，有损身体健康。因此老年人进食应以细软，营养丰富，富含蛋白质、维生素、纤维素，少含脂肪最为适宜。进食时应细嚼慢咽，让唾液与食物充分混合，这样既有利于增强食欲，又利于食物的消化吸收，缓解消化不良。

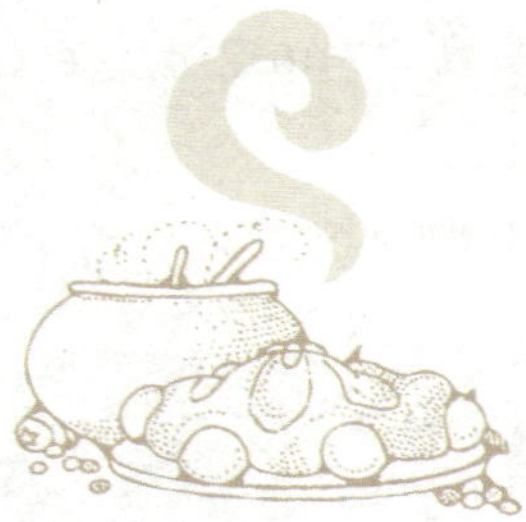

粥类药膳17道

1 肉豆蔻粥

药膳配方

肉豆蔻10克，粳米100克，姜2片，冷水适量。

【制作程序】

1. 粳米淘洗干净，用冷水浸泡半小时，捞出，沥干水分。
2. 将肉豆蔻捣碎，研成细末。
3. 取锅加入冷水、粳米，先用旺火煮开，然后改用小火熬煮，煮至粥将成时加入肉豆蔻末、姜片，搅拌均匀，再略煮片刻，即可盛起食用。

【药膳功效】

宽中行气，生津清热，化积导滞，适用于食积饱胀、胸膈满闷、噎膈反胃等症，尤其有助消食化积。

2 莱菔子粥

药膳配方

粳米100克，莱菔子15克，盐1克，冷水适量。

【制作程序】

1. 粳米淘洗干净，用冷水浸泡半小时，捞出，沥干水分。
2. 将莱菔子放入碗内，加入适量冷水，研磨滤汁。
3. 取锅加入冷水、粳米，旺火煮沸后加入莱菔子汁，再改用小火续煮至粥成，放入盐调味，即可盛起食用。

【药膳功效】

消食化积，降气化痰。适用于食积不化、中焦气滞、脘腹胀满、嗳腐吞酸、腹痛泄泻等症。

3 花生杏仁粥

药膳配方

粳米200克，花生仁50克，杏仁25克，白糖20克，冷水2500毫升。

【制作程序】

1. 花生仁洗净，用冷水浸泡回软；杏仁焯水烫透，备用。
2. 粳米淘洗干净，浸泡半小时，沥干水分，放入锅中，加入约2500毫升冷水，用旺火煮沸。转小火，下入花生仁，煮约45分钟，再下入杏仁及白糖，搅拌均匀，煮15分钟，出锅装碗即可。

【药膳功效】

清热解毒，消胀满，化积滞，可治疗食积不化、腹胀、肠炎。

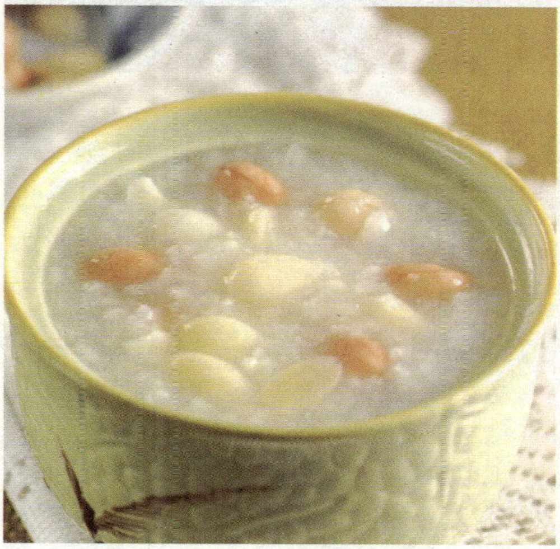

4 粳米姜粥

药膳配方

粳米200克，鲜生姜15克，红枣2颗，红糖15克，冷水1500毫升。

【制作程序】

1. 粳米淘洗干净，用冷水浸泡半小时，捞起，沥干水分。
2. 鲜生姜去皮，剁成细末；红枣洗净，去核。
3. 锅中注入约1500毫升冷水，将粳米放入，用旺火烧沸，放入姜末、红枣，转小火熬煮成粥，再下入红糖拌匀，稍焖片刻，即可盛起食用。

【药膳功效】

⊙补脾益胃，扶助正气，散寒通阳。

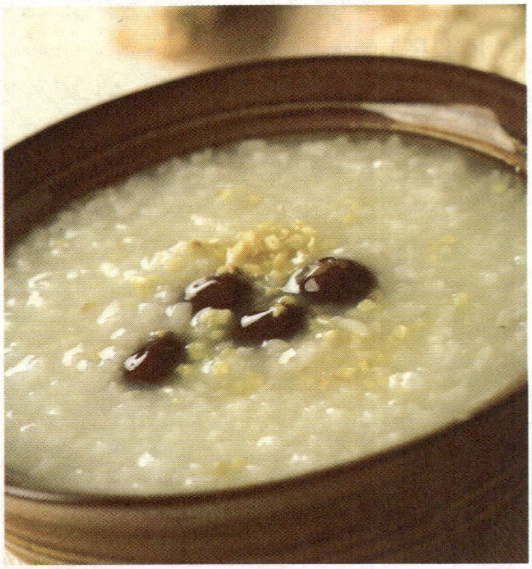

5 薏仁粥

药膳配方

薏仁50克，粳米100克，冰糖10克，冷水1500毫升。

【制作程序】

1. 将薏仁、粳米淘洗干净，薏仁用冷水浸泡3小时，粳米浸泡半小时，分别捞出，沥干水分。
2. 锅中加入约1500毫升冷水，将薏仁、粳米依次放入，先用旺火烧沸，然后转小火熬煮45分钟。
3. 见米粒烂熟时加入冰糖拌匀，再稍煮片刻，即可盛起食用。

【药膳功效】

⊙消食、化积、利尿。

6 芜菁粥

药膳配方

粳米100克，芜菁（大头菜）200克，盐1.5克，冷水1000毫升。

【制作程序】

1. 将芜菁冲洗干净，削去外皮，切细。
2. 粳米淘洗干净，浸泡半小时后捞出，沥干水分。
3. 锅中加入约1000毫升冷水，将粳米放入，用旺火煮沸后加入芜菁，改用小火熬煮成粥，然后用盐调好味，再稍焖片刻，即可盛起食用。

【药膳功效】

⊙清肺止咳，强肝利消化，轻便利尿，填精壮阳。

7 萝卜青果粥

药膳配方

粳米100克，萝卜50克，青果20克，盐1克，冷水1000毫升。

【制作程序】

1. 粳米淘洗干净，用冷水浸泡半小时，捞出，沥干水分。
2. 青果洗净；萝卜洗净切块。
3. 锅中加入约1000毫升冷水，将粳米放入，置旺火上烧沸，加入青果和萝卜块，改用小火熬煮成粥。
4. 粥内下盐拌匀，再稍焖片刻，即可盛起食用。

【药膳功效】

⊙开胃消滞，下气化积，增强肠胃功能。

8 茴香菜粥

药膳配方

粳米、茴香菜各100克，盐1.5克，冷水1000毫升。

【制作程序】

1. 将茴香菜摘洗干净，切细。
2. 粳米淘洗干净，用冷水浸泡半小时，捞出，沥干水分。
3. 锅中加入约1000毫升冷水，将粳米放入，先用旺火烧沸，再改用小火熬煮，待粥将熟时加入茴香菜、盐，再续煮至菜熟粥稠，即可盛起食用。

【药膳功效】

清热解毒，消胀满，化积滞，可治疗食积不化、腹胀、肠炎。

9 陈皮瘦肉粥

药膳配方

粳米150克，猪瘦肉100克，陈皮10克，葱末3克，姜末2克，色拉油5克，料酒10克，酱油5克，盐2克，冷水1500毫升。

【制作程序】

1. 粳米淘洗干净，用冷水浸泡半小时，捞出，沥干水分。
2. 猪瘦肉洗净，剁成末，加葱末、姜末及色拉油、料酒、酱油煸炒至熟，备用。
3. 把陈皮润透切片。
4. 锅中加入约1500毫升冷水，将粳米和陈皮片放入，用旺火烧沸后加入猪瘦肉末，改用小火熬煮，见粥变浓稠时下入盐调好味，再稍焖片刻，即可盛起食用。

【药膳功效】

补益虚亏，开胃生津，理气化痰，适用于脾胃虚弱、腰膝酸软、倦怠无力、咳嗽痰多等症。

10 豆豉薤白粥

药膳配方

粳米100克，淡豆豉、薤白各50克，盐1.5克，冷水1200毫升。

【制作程序】

1. 粳米淘洗干净，用冷水浸泡半小时，捞出，沥干水分。
2. 淡豆豉洗净；薤白去皮，冲洗干净，切细。
3. 锅中加入约1200毫升冷水，倒入粳米，先用旺火煮开，下入淡豆豉，再改小火煮至半熟，加入薤白、盐，再续煮成粥即可。

【药膳功效】

健胃消食。本方适用于肠胃不适、风湿骨痛及小便不利等。

11 锅巴粥

药膳配方

粳米100克，锅巴200克，干山楂片50克，白糖10克，冷水适量。

【制作程序】

1. 将锅巴掰碎；干山楂片洗净。
2. 粳米淘洗干净，用冷水浸泡半小时，捞出，沥干水分。
3. 取锅放入适量冷水、山楂片、粳米，先用旺火煮开，然后改用小火熬煮，至粥将成时加入锅巴，再略煮片刻，以白糖调味，即可盛起食用。

【药膳功效】

温中健胃，促进肠胃蠕动，帮助消化。

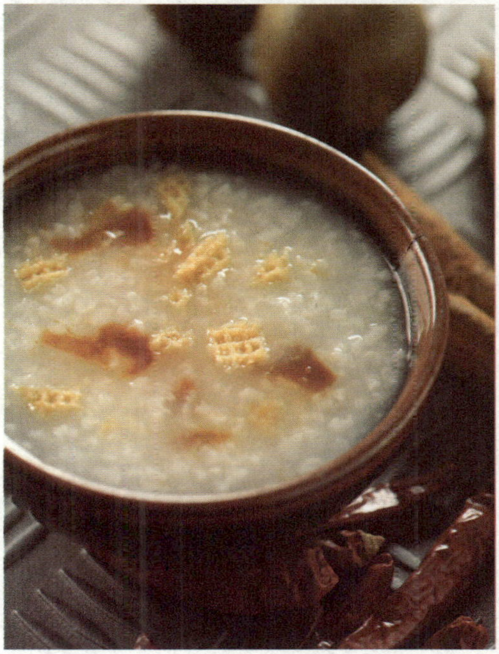

12 荞麦粥

药膳配方

荞麦粉150克，盐2克，冷水1000毫升。

【制作程序】

1. 荞麦粉放入碗内，用温水调成稀糊。
2. 锅中加入约1000毫升冷水，烧沸，缓缓倒入荞麦粉糊，搅匀，用旺火再次烧沸，然后转小火熬煮。

3. 见粥将成时下入盐调好味，再稍焖片刻，即可盛起食用。

【药膳功效】

促进肠胃蠕动，增进食欲，帮助消化。

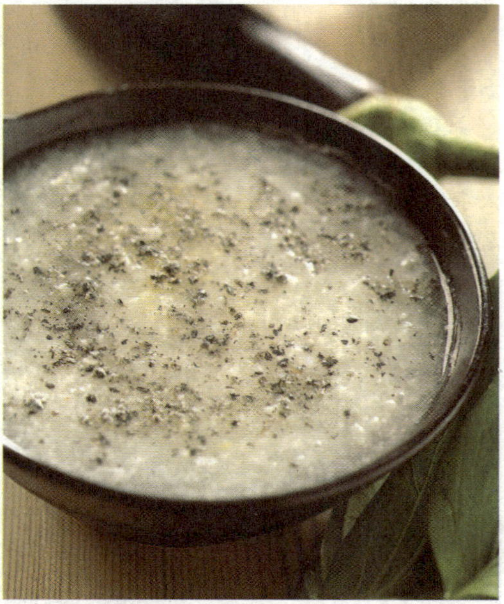

13 罗汉果糙米粥

药膳配方

糙米150克，罗汉果2个，盐2克，冷水1500毫升。

【制作程序】

1. 糙米淘洗干净，用冷水浸泡2小时，捞出，沥干水分。
2. 罗汉果洗净，备用。
3. 锅中加入约1500毫升冷水，加入糙米，用旺火烧沸，改用小火煮至软烂，再加入罗汉果继续煮5分钟，然后下入盐拌匀，即可盛起食用。

【药膳功效】

补虚益气，健脾和胃，促进消化，适用于胃溃疡、体虚瘦弱者，也用于治疗噎膈、脚气、失眠。

14 肉桂粥

药膳配方

粳米100克，肉桂10克，红糖15克，冷水适量。

【制作程序】

1. 粳米淘洗干净，浸泡半小时后捞出，沥干水分，备用。
2. 将肉桂擦洗干净，打碎。
3. 取锅加入适量冷水、肉桂，煮沸后约20分钟，滤取浓汁。
4. 将锅洗净，放入冷水、粳米，先用旺火煮开，然后改用小火熬煮，至粥将成时加入肉桂浓汁，续煮至粥成，再加入红糖调味后食用。

【药膳功效】

开胃消滞，下气化积，增强肠胃功能。

15 梅花粥

药膳配方

粳米100克，白梅花5朵，白糖10克，冷水适量。

【制作程序】

1. 粳米淘洗干净，用冷水浸泡半小时，捞出，沥干水分。
2. 将白梅花摘下花瓣，用冷水漂洗干净。
3. 取锅放入冷水、粳米，先用旺火煮开，然后改用小火熬煮，至粥将熟时加入白梅花、白糖，再略煮片刻，即可盛起食用。

【药膳功效】

疏肝解郁，消食化积，健脾开胃，美容驻颜。

16 芹菜山楂粥

药膳配方

粳米100克，芹菜80克，山楂20克，盐1.5克，冷水1000毫升。

【制作程序】

1. 粳米淘洗干净，用冷水浸泡半小时，捞出，沥干水分。

2. 山楂洗净，切片；芹菜洗净，切粒。
3. 锅中加入约1000毫升冷水，放入粳米，先用旺火烧沸，再用小火煮半小时，下入芹菜粒、山楂片，继续煮10分钟，用盐调好味，即可盛起食用。

【药膳功效】

⊙健脾清热，润肺利咽。

17 刺儿菜粥

药膳配方

粳米、刺儿菜各100克，葱末3克，盐1.5克，味精1克，香油3克，冷水适量。

【制作程序】

1. 将刺儿菜择洗干净，入沸水锅焯过，冷水过凉，捞出细切。
2. 粳米淘洗干净，用冷水浸泡半小时，捞出。
3. 取砂锅加入冷水、粳米，先用旺火煮沸，再改用小火煮至粥将成时，加入刺儿菜，待滚，用盐、味精调味，撒上葱末、淋上香油，即可食用。

【药膳功效】

⊙滋阴清肺，养胃生津，除虚热，去疾补虚，促进消化。

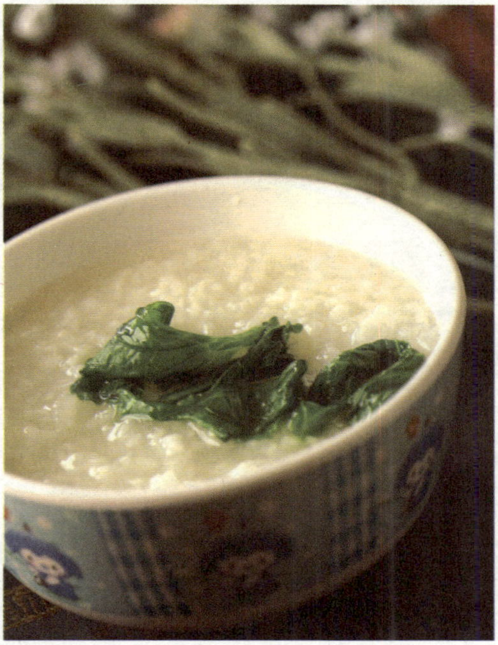

汤类药膳20道

1 萝卜酸梅汤

药膳配方

鲜萝卜250克，酸梅2颗，盐少许。

【制作程序】

1. 将萝卜洗净切片，与酸梅同放一锅内加适量水煎煮。
2. 沸滚数分钟后，加盐调味，去渣留汤饮用。

【药膳功效】

⊙宽中行气，生津清热，化积导滞，适用于食积饱张、胸膈满闷、噎膈反胃等症，尤其有助于消食化积。

2 韭姜牛奶汤

药膳配方

韭菜250克，生姜25克，牛奶250毫升。

【制作程序】

1. 将韭菜、生姜分别洗净，切碎捣烂，以洁净纱布包裹绞汁，取汁液倾入锅内。
2. 然后在锅内加牛奶煮沸即可。

【药膳功效】

⊙温胃健脾，降气止逆，适用于胃溃疡、慢性胃炎、胃痛、呕吐、消化不良等症。

3 葱枣汤

药膳配方

干红枣20颗，葱白7根，冷水适量。

【制作程序】

1. 将干红枣洗净，用水泡发；葱白（连须）洗净。
2. 将红枣放入锅内，加水适量，用武火烧沸约20分钟，加葱白略滚即成。酌量食枣喝汤，每日1料。

【药膳功效】

补脾益胃，扶助正气，散寒通阳，促进消化。

4 白芷鲜藕汤

药膳配方

白芷15克，鲜藕300克，料酒10克，姜3克，葱5克，盐3克，味精2克，香油20克，冷水1800毫升。

【制作程序】

1. 将白芷润透，切片；鲜藕去皮，洗净，切薄片；姜切片，葱切段。
2. 将鲜藕、白芷、姜、葱、料酒同放炖锅内，加水1800毫升，置武火上烧沸，再用文火炖煮35分钟，加入盐、味精、香油即成。

【药膳功效】

温中散寒，健脾暖胃。本方主要用于脾胃虚寒引起的脘腹疼痛、遇热痛减、口泛清涎、喉痒作咳、胸闷作呕、大便溏泄者。

【注意事项】

本方温中，加上鸡蛋属发物，胃热、阴虚火旺、便秘、皮肤疮疡及患出血性疾病者慎用。

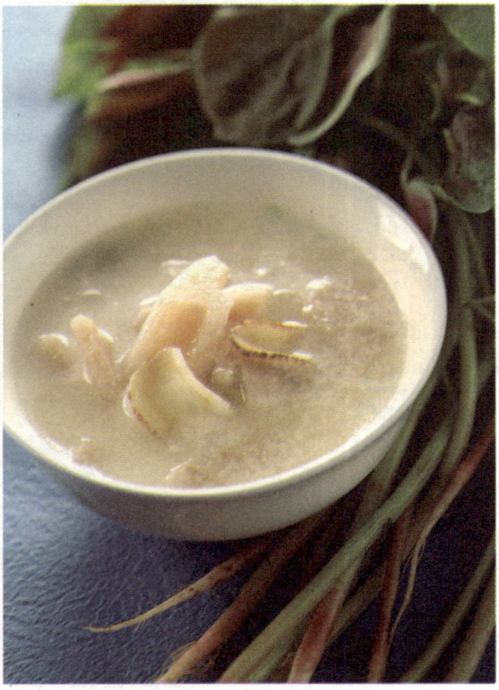

5 大蒜豆腐鱼头汤

药膳配方

鲜鱼头500克，大蒜（鲜）100克，豆腐3块，开水适量。

【制作程序】

1. 将大蒜洗净，切片；鱼头开边，去鳃，洗净。
2. 豆腐、鱼头分别下油锅煎香，铲起，放入开水煲内，入大蒜片，用武火煮滚，改文火煲30分钟，调味即可。

【药膳功效】

健胃消食。本方适用于肠胃不适、风湿骨痛及小便不利等症。

6 塘蒿鱼头汤

药膳配方

大鱼头1个，塘蒿250克，生姜2片，胡椒粉5克，米酒少许。

【制作程序】

1. 将鲜鱼头洗净去鳃，抹干水，起油锅，用生姜爆至微黄、香气大出，加入少许米酒，添清水适量，武火煲开，改文火煲40分钟。
2. 将塘蒿洗净，待鱼头汤煲好后，下塘蒿再煲10分钟，加胡椒粉调味即可。

【药膳功效】

温中健胃，促进消化。

7 百合冰糖蛋花汤

药膳配方

冰糖50克，鸡蛋1只，百合30克。

【制作程序】

1. 将百合洗净，加水2碗，煲熟、软后下冰糖。
2. 将鸡蛋去壳放入汤中，打散调匀饮用。

【药膳功效】

治神经性呕吐、肠胃不适、消化不良。

8 火炭母猪血汤

药膳配方

火炭母60克，猪血块100克，盐少许，冷水适量。

【制作程序】

1. 将猪血块漂净切小块，火炭母洗净。
2. 将上述二者一同放入锅内，加适量冷水煮汤，熟后以盐调味即可。

【药膳功效】

清热解毒，消胀满，化积滞，可治疗食积不化、腹胀、肠炎。

9 虾仁粉皮汤

药膳配方

鲜虾250克，粉皮200克，香油、盐各少许，冷水适量。

【制作程序】

1. 将鲜虾洗净，剥壳取虾仁。
2. 先将虾壳放入锅内加水熬汤，去掉虾壳，再向虾壳汤内投入虾仁、粉皮、盐，煮沸后淋入香油即成。

【药膳功效】

开胃化食，清热解毒。对食欲不振者尤宜。

10 百合藻带汤

药膳配方

百合50克，海藻、海带各15克，葱、姜丝适量，盐、味精少许，冷水适量。

【制作程序】

1. 百合用温水浸泡回软后，洗净切成片；海藻用温水浸泡后洗净，用手撕成碎块。
2. 海带洗净，入笼屉内用武火蒸约30分钟，再捞出放入水中浸泡4小时，洗净，切成小碎片。
3. 锅内加入冷水适量，倒入百合、海藻、海带，用武火烧沸，撇去浮沫，再改用文火煮30分钟，加盐、味精、葱、姜丝调味即成。

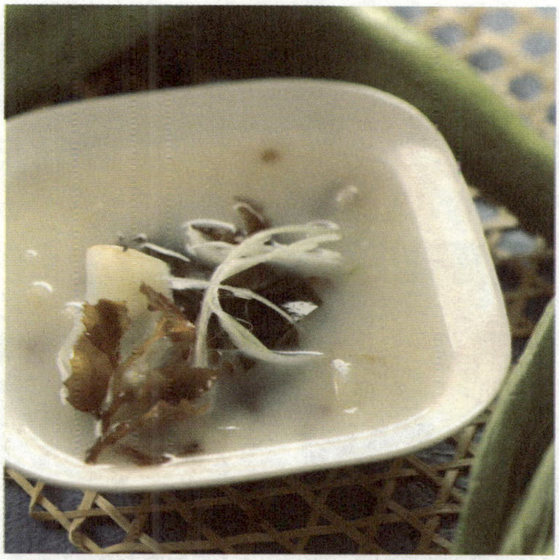

【药膳功效】

助消化，强身养颜。

11 沙参玉竹老鸭汤

药膳配方

北沙参、玉竹各20克，老鸭半只，姜1片，盐少许，冷水适量。

【制作程序】

1. 将北沙参、玉竹洗净；老鸭洗净，斩件。
2. 把全部用料放入锅内，加冷水适量，武火煮沸后改文火煲2小时，下盐调味即可。

【药膳功效】

滋阴清肺，养胃生津，除虚热，去疾补虚，促进消化。

12 海带鱼头汤

药膳配方

海带200克，鱼头1个，料酒、姜、葱、盐、味精、胡椒粉、香油各少许，冷水适量。

【制作程序】

1. 将海带用清水浸泡，洗去泥沙，切成细丝；姜切片，葱切段。
2. 将鱼头去鳃，剁成小块。
3. 将海带、料酒、鱼头、姜、葱一同放入炖锅内，加水适量，用武火烧沸。

4. 改文火炖煮35分钟，加入盐、味精、胡椒粉、香油调味即成。

【药膳功效】

补益虚亏，开胃生津，理气化痰，适用于脾胃虚弱、腰膝酸软、倦怠无力、咳嗽痰多等症。

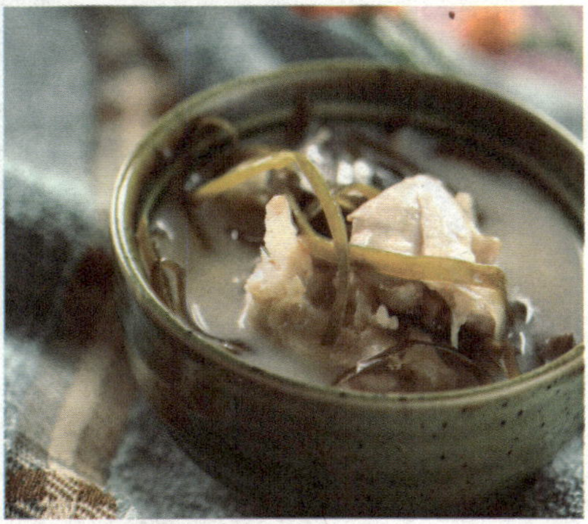

13 无花果冰糖汤

药膳配方

无花果30克，冰糖适量，冷水适量。

【制作程序】

将无花果洗净，放入锅内加水煎煮，汤成后调入冰糖即可。

【药膳功效】

健脾清热，润肺利咽。

14 饴糖姜枣汤

药膳配方

饴糖2匙，生姜3片，红枣5颗，冷水适量。

【制作程序】

红枣、姜片分别洗净，放入锅内加水煮沸，投入饴糖续煮至糖化即成。

【药膳功效】

温中健脾，益胃补虚。适用于脾胃虚寒、里急腹痛者，对胃及十二指肠溃疡、胃脘痛及泛酸嗳气等症疗效甚佳。

15 海米萝卜汤

药膳配方

海米25克，白萝卜1个，葱（或香菜）2棵，植物油、盐、香油各适量，冷水适量。

【制作程序】

1. 白萝卜洗净，去皮，切丝。
2. 海米用冷水泡开；葱洗净，切段（香菜切末）。
3. 油锅烧热，爆香海米，放入白萝卜丝和适量清水，水量以盖过萝卜丝为准，煮至萝卜丝软化，加盐调味，淋上少许香油提味，并撒上葱段（或香菜末）即可。

【药膳功效】

促进肠胃蠕动，增进食欲，帮助消化。

16 山楂麦芽鸭肾汤

药膳配方

鸭肾4只，猪瘦肉150克，山楂30克，麦芽50克，鸡内金5只，植物油、盐各适量，冷水3000毫升。

【制作程序】

1. 将鸭肾剖开洗净，不要剥去鸭肾衣；猪瘦肉洗净，切成两块，用开水烫煮一下捞起待用。
2. 其余用料用温水浸后洗净，置于煲汤用的纱布袋内，绑好袋口。
3. 煲内注入3000毫升冷水烧至水开，放入所有用料，用中火煲90分钟后再用小火煲90分钟即可。
4. 煲好后，隔除药渣，加入香油、盐调味即可服用。

【药膳功效】

开胃消滞，下气化积，增强肠胃功能。

17 眉豆猪皮汤

药膳配方

猪皮200克，眉豆150克，冷水适量。

【制作程序】

1. 猪皮洗净，去毛，用开水焯过，切短条；眉豆洗净，清水浸1小时。

2. 把眉豆放入锅内，加冷水适量，煮沸后文火煲至眉豆将烂，放入猪皮煲半小时，调味后即可食用。

【药膳功效】

补脾健胃，益气通络。可提高胃肠黏膜上皮抵抗力，使新陈代谢正常化，加速溃疡愈合，治胃及十二指肠溃疡效果较好。

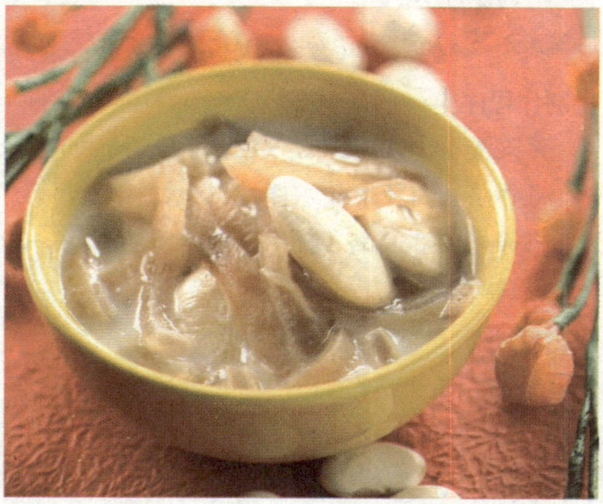

18 炒糙米汤

药膳配方

糙米适量，冷水100毫升。

【制作程序】

1. 将糙米淘净晾干，倒入锅内以文火炒至香脆，粉碎后装入容器内密封。
2. 每次取25克放入锅内，加水100毫升煮沸片刻，成汤即可。

【药膳功效】

补虚益气，健脾和胃，促进消化，适用于胃溃疡、体虚瘦弱者，也用于治疗噎膈、脚气、失眠。

19 山楂冬瓜薏仁汤

药膳配方

山楂19克，冬瓜900克，薏仁19克，蜜枣8颗，盐适量，水2400毫升。

【制作程序】

1. 冬瓜洗净，切厚块；山楂和薏仁洗净。
2. 用瓦煲烧开2400毫升水，下山楂、冬瓜、薏仁、蜜枣，水再开后改文火煲约1小时，下盐调味即可。

【药膳功效】

消食、化积、利尿。

20 燕麦米糠汤

药膳配方

燕麦30克，米糠15克，饴糖1匙，冷水适量。

【制作程序】

燕麦、米糠共入一锅内，加适量水以文火煎汤，去渣后入饴糖溶化即成。

【药膳功效】

健脾和胃，促进消化，固表止汗。

羹类药膳2道

1 栗子白果羹

药膳配方

栗子、白果各200克，红瓜、青梅各40克，白糖50克，菱粉15克，糖桂花5克，冷水600毫升。

【制作程序】

1. 栗子剥壳后用温水浸泡3小时，去皮备用；红瓜、青梅洗净。
2. 白果剥去外壳，放入锅中煮熟，剥去外皮，切掉两头，捅出白果心。
3. 将栗子、红瓜、青梅都切成与白果一样大小，然后将栗子和白果上笼蒸约45分钟。
4. 将栗子和白果取出，与红瓜、青梅一起放入锅内，加入600毫升冷水烧沸后，再下入白糖，用菱粉加水勾芡，调成羹状，然后将糖桂花放入，调匀后即可起锅。

【药膳功效】

补益虚亏，开胃生津，理气化痰，适用于脾胃虚弱、腰膝酸软、倦怠无力、咳嗽痰多等症。

2 花胶鸡丝羹

药膳配方

发好的花胶120克，鸡丝100克，湿淀粉25克，色拉油50克，料酒10克，盐1.5克，味精、胡椒粉各1克，高汤1000毫升，冷水适量。

【制作程序】

1. 将发好的花胶切为粗条，放入沸水锅中烫一下，捞起，沥干水分。
2. 用一半湿淀粉将鸡丝拌匀，锅内下入45克色拉油烧热，将鸡丝放入烹熟，倒入盘里备用。
3. 利用锅中余油，淋入料酒，加入高汤，用盐、味精调好味，加入花胶、鸡丝，用另一半湿淀粉勾芡，加上余油、胡椒粉和匀，倒入汤碗里即成。

【药膳功效】

宽中行气，生津清热，化积导滞，适用于食积饱胀、胸膈满闷、噎膈反胃等症，尤其有助消食化积。

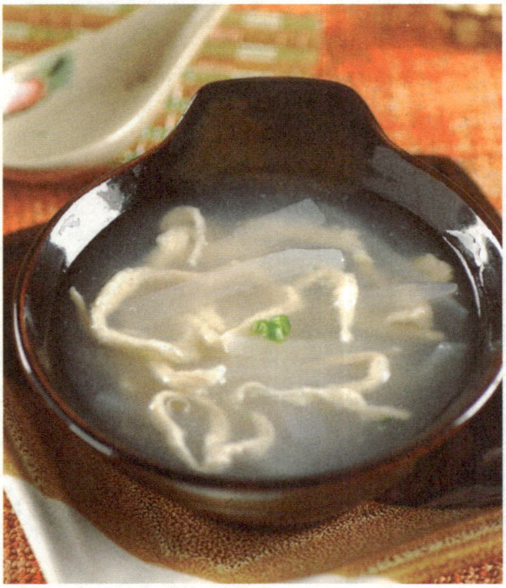

汁类药膳11道

1 荠菜萝卜汁

药膳配方

荠菜500克，白萝卜300克，蜂蜜10克。

【制作程序】

1. 荠菜洗净，切成细末；白萝卜洗净，切丝。
2. 将荠菜、白萝卜放入榨汁机中，榨取汁液。
3. 将榨好的汁液倒入杯中，放入蜂蜜调匀，即可直接饮用。

【药膳功效】

宽中行气，生津清热，化积导滞，适用于食积饱胀、胸膈满闷、噎膈反胃等症，尤其有助消食化积。

2 芦笋柠檬汁

药膳配方

芦笋100克，柠檬2个，蜂蜜15克，苹果醋6克，冷水适量。

【制作程序】

1. 将芦笋洗净切丝，放入锅中用旺火烧沸，然后改小火煮15分钟，滤出芦笋汁，放凉备用。
2. 柠檬去皮，果肉切块，放入榨汁机中搅打成汁。
3. 将芦笋汁、柠檬汁、苹果醋及适量冷水混合均匀，用蜂蜜调好味，即可饮用。

【药膳功效】

消食、化积、利尿。

3 芦笋青椒西红柿汁

药膳配方

西红柿3个，芦笋6根，青椒1个，冰块4块。

【制作程序】

1. 西红柿洗净，去蒂，切小块；青椒洗净，去子，切小块；芦笋洗净，切成段。
2. 上述各蔬菜全部放进榨汁机中，榨取汁液。
3. 将冰块放入杯中，倒入蔬菜汁调匀，即可直接饮用。

【药膳功效】

补益虚亏，开胃生津，理气化痰，适用于脾胃虚弱、腰膝酸软、倦怠无力、咳嗽痰多等症。

4 芦笋土豆汁

药膳配方

芦笋200克，土豆1个，鸡汤200毫升，鲜奶油100克，盐1克，胡椒粉0.5克。

【制作程序】

1. 芦笋择洗干净，留下少许尖茎，将其余部分切成小块，放入煮沸的鸡汤中，煮5分钟后捞出。
2. 土豆洗净，去皮，切成小块，上笼蒸至熟透。
3. 将芦笋、土豆放入榨汁机内，搅成泥，倒进小漏勺过滤后，再浇入鲜奶油，加盐、胡椒粉拌匀。
4. 将芦笋和土豆泥置冰箱内冰镇，取出饮用时放上芦笋尖茎以作点缀。

【药膳功效】

开胃化食，清热解毒。对食欲不振者尤宜。

5 金橘柠檬汁

药膳配方

金橘8个，柠檬1个，蜂蜜20克，凉开水100毫升。

【制作程序】

1. 金橘剥皮去子，对半切开；柠檬去皮，果肉切块。
2. 将金橘、柠檬块放入榨汁机中，榨取汁液，倒入杯中，加入凉开水，用蜂蜜调匀即可。

【药膳功效】

宽中行气，生津清热，开胃消食，尤其有助消食化积。

6 菠萝芹菜汁

药膳配方

芹菜2根，菠萝1/4个，蜂蜜10克，凉开水60毫升。

【制作程序】

1. 菠萝去皮，切成小块；芹菜洗净，切成段。
2. 菠萝块、芹菜段一同放入榨汁机中，搅打成汁。
3. 果汁中加蜂蜜和凉开水，调匀即可直接饮用。

【药膳功效】

助消化，降血压，强身养颜。

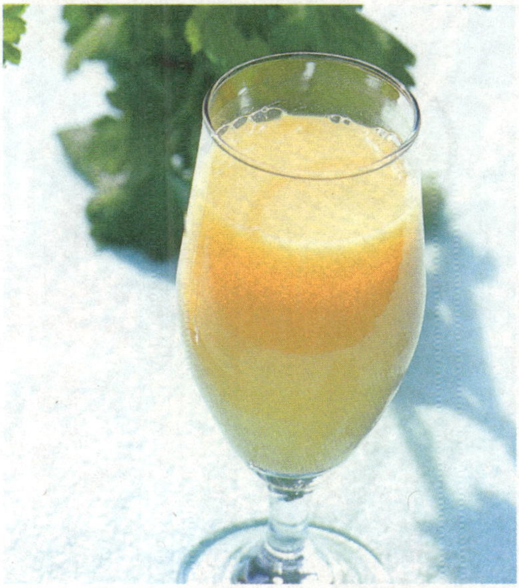

7 葡萄酒汁

药膳配方

葡萄100克，葡萄酒30毫升，凉开水150毫升。

【制作程序】

1. 葡萄去皮去子，放入榨汁机中，加入葡萄酒和凉开水搅打成汁。

2. 将榨汁机中的果汁倒入杯中，即可直接饮用。

【药膳功效】

中和酸性食物，降低血中胆固醇，促进消化。

8 芦笋汁

药膳配方

芦笋8根，冰块4块，凉开水60毫升。

【制作程序】

1. 芦笋洗净，切成段。
2. 芦笋段和凉开水放入榨汁机中，榨取汁液。
3. 杯中先放入冰块，然后倒入芦笋汁，搅匀后即可直接饮用。

【药膳功效】

开胃生津，促进消化。

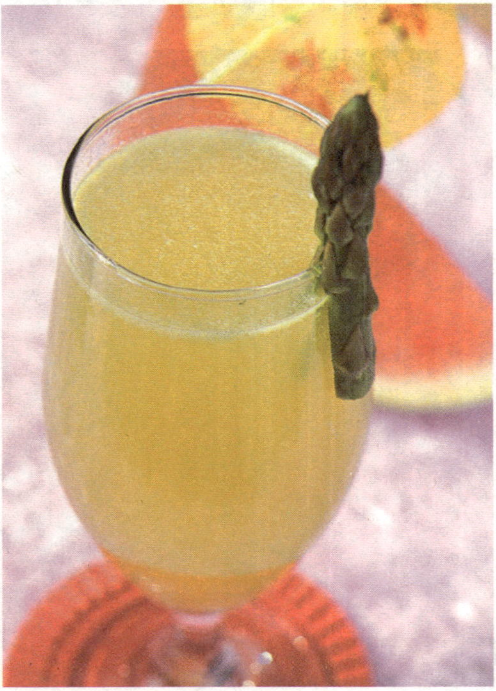

9 茯苓柚子饮

药膳配方

柚子肉50克，甘草6克，茯苓9克，白术9克，冷水适量，冰糖15克，冷水250毫升。

【制作程序】

1. 柚子肉切成小丁；甘草、茯苓、白术整理干净，备用。
2. 锅内注入冷水，把柚子肉、茯苓、白术、甘草放入，用小火煎煮成汁。
3. 把煎好的液汁滤去废渣，倒入杯中，下入冰糖调匀，待凉后即可饮用。

【药膳功效】

健脾，安神，促进消化，最宜失眠、多梦者饮用。

10 红薯红枣汁

药膳配方

红薯200克，红枣30克，蜂蜜20克，冷水500毫升。

【制作程序】

1. 红薯洗净，削去外皮，切碎；红枣洗净，去核，切片。
2. 将红薯和红枣片放入锅内，加入冷水，用旺火煎熬至水剩下一半时加入蜂蜜调匀，改用小火煎 10 分钟。
3. 将煎煮好的液汁倒入大杯，放凉后即可饮用。

【药膳功效】

促进消化，健胃，通便，止血，降糖，护肤，提高免疫力，保护视力，延缓衰老。

11 苹果草莓汁

药膳配方

苹果1个，草莓5颗，蜂蜜15克，凉开水250毫升。

【制作程序】

1. 苹果洗净后去核去皮，切成小块；草莓洗净后切块。
2. 将苹果块、草莓块用榨汁机搅打均匀，加入凉开水，放入蜂蜜调匀，即可直接饮用。

【药膳功效】

健脾益气，促进消化。

茶类药膳7道

1 菌母膜茶

药膳配方

茶叶5克，砂糖2克，冷水500毫升，菌母膜适量。

【制作程序】

将茶叶、砂糖加水煮滚10分钟，过滤，将滤液倒入消过毒的大口瓶中，放入菌母膜，用纱布包扎瓶口，避光放置7天，当溶液出现甜酸香气时即可。

【服食方法】

每日服100毫升，1次或分数次饮用。

【药膳功效】

本方具有健脾补虚、促进消化的作用。

2 芝麻茶

药膳配方

茶叶5克，白芝麻30克，沸水适量。

【制作程序】

白芝麻焙黄，压碎，用茶水冲服。

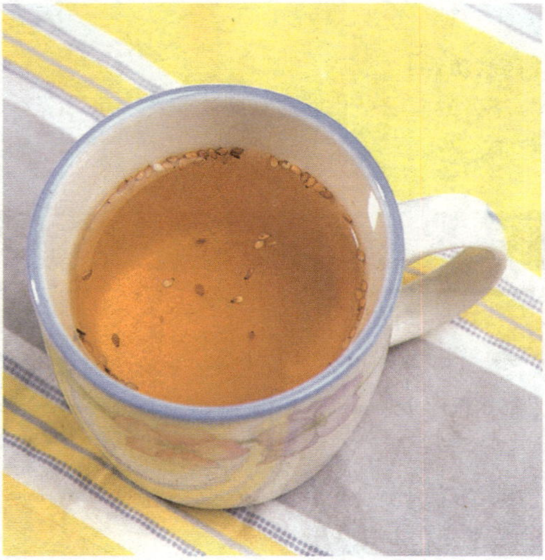

【服食方法】

每日清晨服1剂。

【药膳功效】

本方具有理气补虚的作用，可促进胃肠蠕动。

3 甜粥绿茶

药膳配方

绿茶花10克，粳米50克，白糖适量，冷水适量。

【制作程序】

将绿茶花加水煮成浓汁约100毫升，去渣；粳米洗净，加入茶汁、白糖及水400毫升，文火熬成稠粥。

【服食方法】

每日两次。

【药膳功效】

本方具有祛湿化瘀、健脾的作用，可用于治疗完谷不化。

【注意事项】

凡精神亢奋、不易入眠者，晚餐勿服。

4 酱油茶

药膳配方

茶叶9克，酱油30毫升，冷水适量。

【制作程序】

将水煮沸，加入茶叶、酱油，继续烧煮，至沸3分钟即可。

【服食方法】

每日1剂，分2～3次服饮。

【药膳功效】

本方具有通气、助消化的作用。

5 醋茶

药膳配方

茶叶3克，米醋15～20毫升。

【制作程序】

茶、醋混合后用沸水冲泡5分钟即成。

【服食方法】

每日1剂。分3次服饮。

【药膳功效】

本方健脾开胃，促进消化。

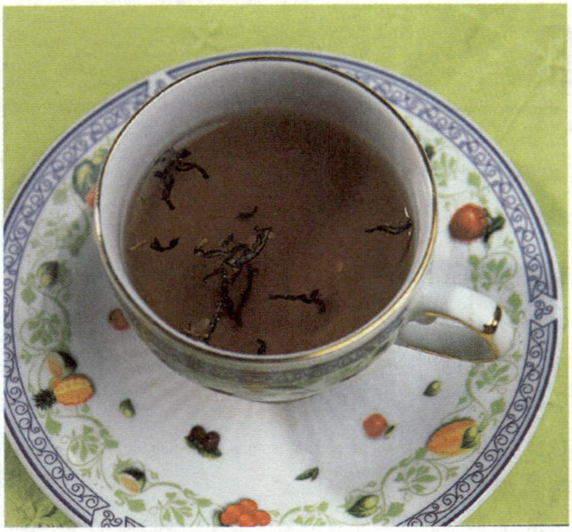

6 三花茶

药膳配方

玫瑰花6克，茉莉花3克，金银花、茶叶各10克，陈皮6克，甘草3克，沸水适量。

【制作程序】

混合后用沸水冲泡10分钟后服。

【服食方法】

每日1剂，分3～4次服饮。

【药膳功效】

本方具有通气、助消化的作用。

7 麦芽茶

药膳配方

麦芽25克，红茶1克，沸水适量。

【制作程序】

麦芽用水煎沸5分钟后，趁沸加入红茶即成。

【服食方法】

每日1剂，分次煎服。

【药膳功效】

本方能够促进消化、减肥健体、丰乳通乳。

蜂产品药膳8道

1 蜂蜜石榴皮膏

药膳配方

蜂蜜300克，鲜石榴皮100克，冷水适量。

【制作程序】

鲜石榴皮切成小块，加适量水，文火煎至黏稠状，兑入蜂蜜即可。

【服食方法】

每日三餐前用温开水冲服，每次20～30毫升。

【药膳功效】

本方具有健脾补虚、促进消化的作用。

2 蜂蜜陈皮汁

药膳配方

蜂蜜30克，陈皮、甘草各9克，冷水适量。

【制作程序】

将陈皮、甘草加水放入砂罐中煎汁，剩汁约100毫升，兑入蜂蜜即为1剂。

【服食方法】

每日1剂，分3次饭前服下。

【药膳功效】

本方具有祛湿化瘀、健脾的作用，可用于治疗完谷不化。

3 蜂蜜芹菜汁

药膳配方

蜂蜜45克，芹菜150克。

【制作程序】

榨取芹菜汁液，兑入蜂蜜，搅匀。

【服食方法】

早晚空腹分2次温开水冲服。

【药膳功效】

本方具有促进胃肠蠕动的作用，可用于治疗二便不通。

4 蜜胡桃

药膳配方

蜂蜜、胡桃（核桃）肉各100克，香油250克。

【制作程序】

1. 将香油放锅内烧至七成热，分次放入胡桃肉炸至黄酥，捞出滤干油。
2. 将炸过的胡桃肉捣成细末，加入蜂蜜，搅成糊状，放干净容器内保存。

【服食方法】

每日1～2次，分5～10日服完。

【药膳功效】

本方具有理气补虚的作用，可促进胃肠蠕动。

5 蜂蜜芝麻膏

药膳配方

蜂蜜180克，黑芝麻30克。

【制作程序】

将黑芝麻烘干，研细成末，加入蜂蜜，调匀，蒸熟。

【服食方法】

每日空腹早晚分2次服下。

【药膳功效】

本方能够补血益气、促进消化。

6 蜂蜜木瓜散

药膳配方

蜂蜜20克，木瓜粉10克。

【制作程序】

将蜂蜜调入木瓜粉中即可。

【服食方法】

用温开水冲服，每天早晚空腹各服1剂。

【药膳功效】

本方能够促进消化、减肥健体、丰乳通乳。

7 白萝卜蜜汁

药膳配方

新鲜白萝卜100克，蜂蜜少许。

【制作程序】

新鲜白萝卜洗净，切碎捣烂，置消毒纱布取汁，加蜂蜜调味。

【服食方法】

空腹服，每天1次。

【药膳功效】

本方具有通气、助消化的作用。

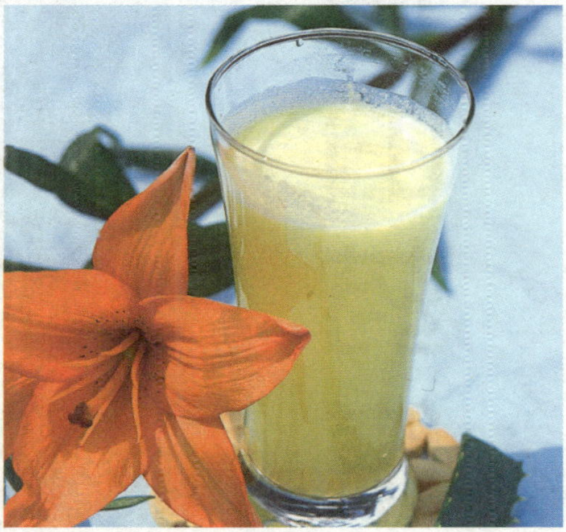

8 槟榔蜜粥

药膳配方

槟榔10～15克，粳米100克，蜂蜜15～20克，冷水适量。

【制作程序】

先将槟榔片取汁去渣，与粳米煮粥，熟后放入蜂蜜调食。

【服食方法】

每日2次。

【药膳功效】

本方能够加强胃动力、促进消化。

润肠通便的药膳

正常情况下，人摄入的食物经肠胃消化、吸收后，余下的残渣便排出体外。然而如果排便时间间隔过长，大便（残渣）中水分在肠道中被过分吸收，大便就会变得干硬，难以排出，即成便秘。由于体内不能及时将残渣排出，蛋白质腐败物通过肠道吸收到体内，就会出现毒性反应。便秘患者就容易产生头痛、头晕、舌苔厚、食欲减退、反酸、嗳气、口臭、口苦、恶心、腹部膨胀以及易疲劳等症状，情况严重时甚至会出现肠道癌症。老年人由于腑脏功能衰弱，便秘患者很多。

◎ 为防治便秘，老年人应多注意饮食。膳食纤维能刺激肠蠕动，缩短食物通过肠道的时间，有利于顺利排便。富含膳食纤维的食物有韭菜、芹菜、菠菜、空心菜、竹笋、香蕉、桃子、萝卜、海带、白菜、虾皮、黄豆芽、绿豆芽、四季豆、土豆、甘薯、粗米、麦片、山药以及带皮水果等。维生素B可促进消化液分泌，也可预防便秘。富含维生素 B_1、维生素 B_2的食物有玉米、小米、粳米、荞麦面、豆及豆制品、标准面粉、动物肝脏、花生、鸡蛋、酵母、猪肉、猪心、奶粉、鳝鱼、芹菜、荠菜、黄花菜、紫菜等。油脂为肠润滑剂，也可使大便通畅，因此便秘患者还应适当吃些富含油脂的食品。患者可在烹调中多使用花生油、豆油、香油、葵花子油以及花生米、松子仁、核桃、葵花子等油性食品。此外，多喝豆浆、牛奶、果汁、蜂蜜及汤、粥类食品，多喝开水和饮茶对防治便秘也有较好的效果。

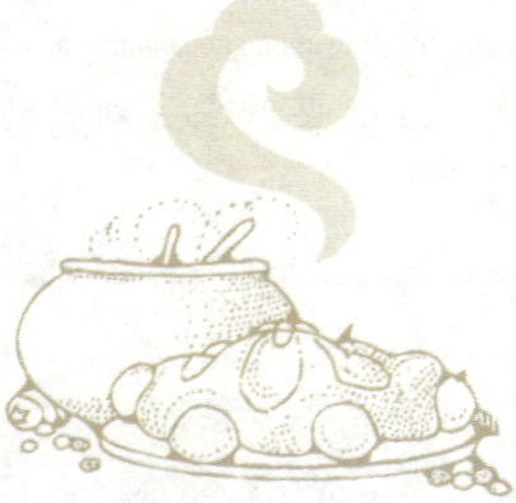

粥类药膳12道

1 桂心粥

药膳配方

桂心2克，茯苓2克，桑白皮3克，粳米50克，冷水适量。

【制作程序】

1. 将桂心、茯苓、桑白皮放入锅内，加水适量，置武火上烧沸，再用文火熬煮，滤去药渣，留汁待用。
2. 将粳米淘洗干净，加入锅内，倒入药汁，加水适量，置武火上烧沸，再用文火熬煮至熟即成。

【药膳功效】

补益肝肾，润肠通便，乌须发，更有美颜作用。

2 郁李仁粥

药膳配方

粳米100克，郁李仁15克，姜汁20克，蜂蜜30克，冷水1000毫升。

【制作程序】

1. 粳米淘洗干净，用冷水浸泡半小时，捞出，沥干水分。
2. 郁李仁去皮，捣烂备用。
3. 锅中加入约1000毫升冷水，将粳米放入，先用旺火烧沸，再改用小火熬煮，待粥将熟时加入郁李仁、蜂蜜、姜汁，略煮即成。

【药膳功效】

主治津枯肠燥、大便坚难、老年及产后血虚便秘。

3 焦米粥

药膳配方

粳米100克，白糖5克，冷水1000毫升。

【制作程序】

1. 粳米淘洗干净，用冷水浸泡半小时，捞出，沥干水分。
2. 坐锅点火，放入粳米，炒至焦黄后取出备用。
3. 另取一锅，加入约1000毫升冷水，将焦米放入，先用旺火烧沸，再改用小火熬煮成粥，最后下入白糖拌匀，即可盛起食用。

【药膳功效】

宽中行气，生津清热，化积导滞，促进胃肠蠕动，通便。

4 五谷糙米粥

药膳配方

糙米50克，黑豆、红豆、黄豆、绿豆、青豆各30克，白糖10克，冷水2000毫升。

【制作程序】

1. 前6种食材均淘洗干净，分别用冷水浸泡2～3小时，捞出，沥干水分。
2. 锅中加入约2000毫升冷水，将所有食材下入，先用旺火烧沸，然后改小火煮45分钟，边煮边搅拌。
3. 待所有食材软烂后熄火，加白糖调味，继续焖煮5分钟，即可盛起食用。

【药膳功效】

清理肠胃，通便，降血压。

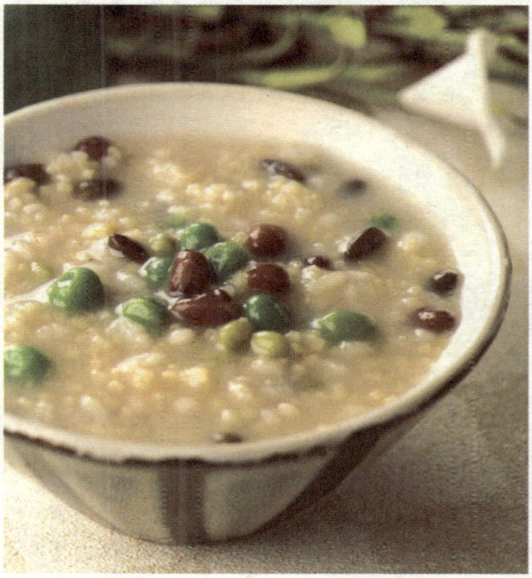

5 白粱米粥

药膳配方

白粱米150克，荆芥、薄荷叶、豆豉各30克，冰糖10克，冷水1500毫升。

【制作程序】

1. 将白粱米淘洗干净，用冷水浸泡半小时，捞起，沥干水分。
2. 锅中加入约1500毫升冷水，放入荆芥、薄荷叶、豆豉煮沸，熄火等待10分钟，过滤，取汁。
3. 将白粱米加入汁液中，先用旺火烧沸，然后转小火熬煮成粥，下入冰糖拌匀，即可盛起食用。

【药膳功效】

调理肠胃，治疗便秘，预防暗疮。

6 青粱米粥

药膳配方

青粱米150克，冰糖10克，冷水1200毫升。

【制作程序】

1. 将青粱米淘洗干净，用冷水浸泡半小时，捞出，沥干水分。
2. 锅中加入约1200毫升冷水，将青粱米放入，先用旺火烧沸，然后转小火熬煮约45分钟。
3. 见米粒烂熟时下入冰糖调好味，再稍焖片刻，即可盛起食用。

【药膳功效】

促进胃肠蠕动，治疗便秘，预防暗疮。

7 燕麦粳米粥

药膳配方

粳米100克，燕麦粉30克，白糖10克，冷水1000毫升、冷开水适量。

【制作程序】

1. 粳米淘洗干净，用冷水浸泡半小时，捞起，沥干水分。
2. 将粳米放入锅内，加入约1000毫升冷水，先用旺火烧沸，然后改用小火熬煮。
3. 粥熬至半熟时将燕麦粉用冷开水调匀，放入锅内，搅拌均匀，待粳米烂熟以后加白糖调味，即可盛起食用。

【药膳功效】

清理肠胃，通便，益智健脑，强筋壮骨。

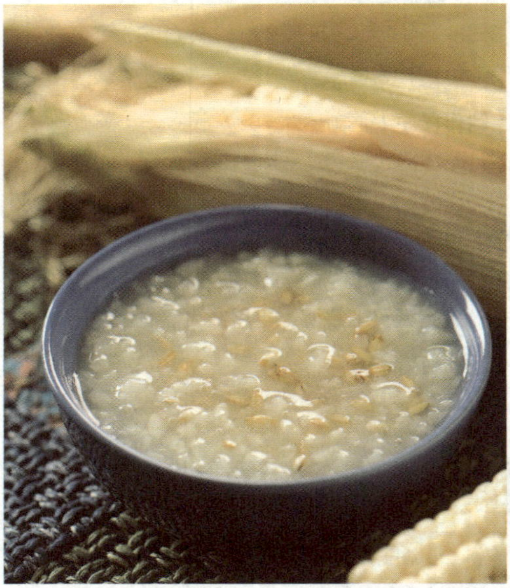

8 千屈菜马齿苋粥

药膳配方

粳米150克，千屈菜30克，马齿苋20克，蜂蜜15克，冷水1500毫升。

【制作程序】

1. 粳米淘洗干净，用冷水浸泡半小时，捞出，沥干水分。
2. 千屈菜择去老黄叶和根茎杂质，洗净，切2厘米长的段；马齿苋洗净，切细。
3. 锅中加入约1500毫升冷水，将粳米放入，先用旺火烧沸，然后改用小火熬煮约10分钟。
4. 锅内放入千屈菜段、马齿苋，继续煮至粳米软烂，然后加蜂蜜拌匀，即可盛起食用。

【药膳功效】

宁心安神，润肠通便。

9 山药莲子葡萄粥

药膳配方

生山药30克，莲子30克，葡萄干30克，白糖少许。

【制作程序】

1. 将生山药切成薄片，莲子去心，葡萄干洗净，同放入锅内，加水适量。
2. 将锅置武火上烧沸，再用文火熬煮至熟，加入白糖，拌匀即成。

【药膳功效】

健胃清肠，行滞通便。适用于高血压、高血脂或大肠热盛引起的便秘。

10 香茗粥

药膳配方

粳米100克，茶叶15克，姜2片，冷水1000毫升。

【制作程序】

1. 将茶叶用温水浸泡，然后滗去水。
2. 粳米淘洗干净，用冷水浸泡半小时，沥干水分备用。

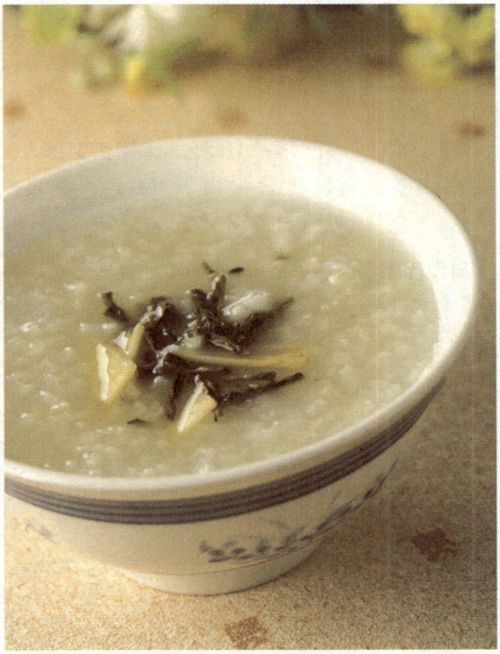

3. 取锅加入少量冷水，将茶叶倒入煎煮，取浓汁备用。
4. 锅中加入约1000毫升冷水，将粳米、姜放入，先用旺火烧沸，再改用小火熬煮 待粥将成时加入浓茶汁，略煮即成。

【药膳功效】

适用于肠胃燥热、便秘或肠风致大便出血等症。

11 橘皮粥

药膳配方

粳米100克，干橘皮30克，白糖5克，冷水适量。

【制作程序】

1. 将干橘皮擦洗干净，研成细末。
2. 粳米淘洗干净，用冷水浸泡半小时，捞出，沥干水分。
3. 取锅放入冷水、粳米，先用旺火煮沸，然后改用小火熬煮，至粥将成时加入橘皮末和白糖，再略煮片刻，即可盛起食用。

【药膳功效】

益气生津，宽肠胃，通大便。对呼吸道、消化道有润滑、消炎的作用。

12 杏肉粥

药膳配方

杏肉5枚，粳米100克，冰糖50克，冷水适量。

【制作程序】

1. 杏肉洗净。
2. 粳米淘洗干净，用冷水浸泡半小时，捞出，沥干水分备用。
3. 取锅放入适量冷水、杏肉，煮至熟烂时加入粳米，用旺火煮开，再用小火续煮。
4. 见米粒软烂时下入冰糖调好味，再略煮片刻，即可盛起食用。

【药膳功效】

止咳定喘，润肠通便。

汤类药膳22道

1 决明子蔬菜汤

药膳配方

大白菜150克，萝卜30克，干海带芽、紫菜末各10克，葱3根，味精15克，决明子35克，枸杞6克，冷水适量。

【制作程序】

1. 萝卜（去皮）、大白菜洗净，切块；葱洗净切段；味精加入适量水，轻轻搅动化开。
2. 决明子放入锅中加适量水煮30分钟，滤除杂质，汤汁留下备用。
3. 除海带芽外全部材料放入汤汁中煮10分钟，关火，再加入海带芽泡至涨开即可。

【药膳功效】

助消化，通气排便。

2 甘薯芥菜黄豆汤

药膳配方

红薯380克，芥菜300克，黄豆75克，猪瘦肉100克，姜2片，盐适量，冷水适量。

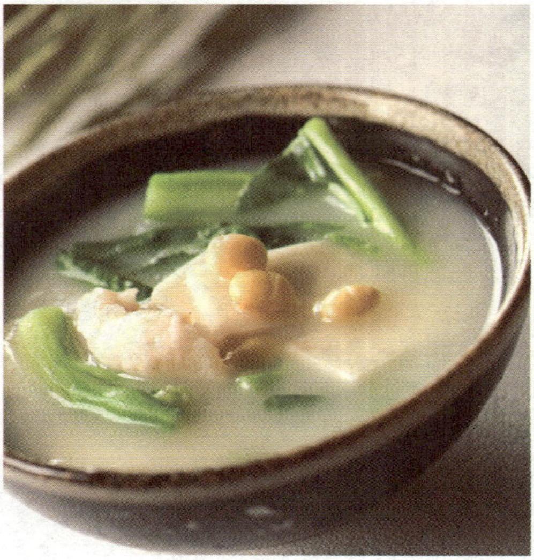

【制作程序】

1. 红薯去皮，洗净，切厚块；芥菜和黄豆洗净；猪瘦肉洗净，氽烫后再冲洗干净。
2. 煲滚适量水，放入红薯、芥菜、黄豆、猪瘦肉和姜片，水滚后改文火煲约90分钟，下盐调味即成。

【药膳功效】

调理肠胃，治疗便秘，预防暗疮。

3 大芥菜红薯汤

药膳配方

大芥菜450克，红薯500克，植物油5克，姜2片，盐5克，沸水1000毫升。

【制作程序】

1. 大芥菜洗净，切段；红薯去皮，洗净，切成块状。
2. 热锅，加入植物油、姜片，将红薯爆炒5分钟，加入沸水1000毫升，煮沸后加入大芥菜，煲滚20分钟，加盐调味即可。

【药膳功效】

益气生津、宽肠胃、通大便。能保护人体的呼吸道和消化道，并起润滑、消炎的作用。

4 杏桂银耳冬菇汤

药膳配方

杏仁15克，银耳15克，桂圆肉10克，冬菇8个，猪腱（猪瘦肉）200克，红枣4颗，姜2片，盐少许，冷水2000毫升。

【制作程序】

1. 冬菇去蒂，与银耳分别用冷水浸透、泡发，洗净备用。
2. 杏仁、桂圆肉、猪腱、红枣和姜分别用清水洗净；红枣去核备用。
3. 汤锅中倒入2000毫升冷水，武火煮滚，放入上述所有材料，改中火继续煲3小时左右，加盐调味，即可食用。

【药膳功效】

宁心安神，润肠通便。

5 芦笋玉米西红柿汤

药膳配方

鲜芦笋100克，玉米棒2段，西红柿2个，猪瘦肉100克，姜1片，盐适量，冷水适量。

【制作程序】

1. 将鲜芦笋削去硬节皮，洗干净切段；玉米洗干净；西红柿洗干净，切块去子。
2. 猪瘦肉洗干净，汆烫后再冲洗干净。
3. 煲滚适量水，下鲜芦笋、玉米段、西红柿、猪瘦肉、姜片。煲滚后改文火煲2小时，下盐调味即成。

【药膳功效】

清理肠胃，通便，降血压。

6 菠耳汤

药膳配方

菠菜根90克，银耳9克，盐或糖适量，冷水350毫升。

【制作程序】

1. 将银耳先用水浸泡2小时，洗净；菠菜根洗净。
2. 将银耳放入炖锅中，放350毫升水，煮约半小时后加入菠菜根，再煮沸20分钟即可，咸甜两食均可。

【药膳功效】

滋阴润燥，解渴通便，主治大肠燥热造成的大便秘结、糖尿病口渴欲饮等症。

7 蜂蜜香油汤

药膳配方

蜂蜜50克，香油25克，温开水100毫升。

【制作程序】

1. 蜂蜜放碗内，用筷子不停打搅，使其起泡直至浓密。
2. 继续边搅边将香油慢慢输入蜂蜜内，搅拌均匀。然后将温开水约100毫升徐徐加入，搅至开水、香油、蜂蜜三者混为一体即成。

【药膳功效】

润燥滑肠，滋补益寿，杀菌解毒。

8 冬菇花生白菜汤

药膳配方

冬菇6个，花生75克，白菜380克，猪瘦肉100克，红枣3颗，姜2片，盐适量，冷水适量。

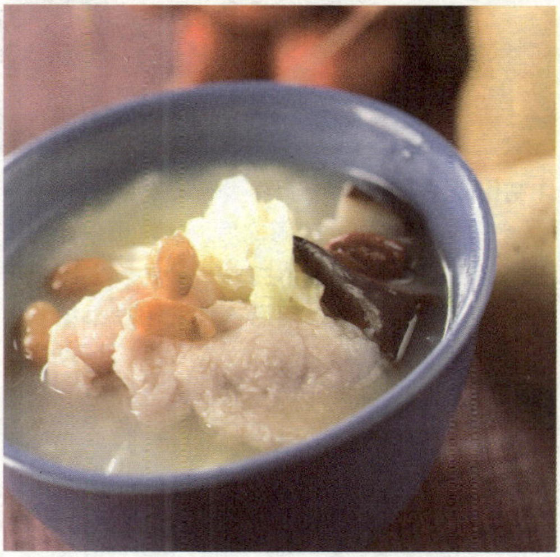

【制作程序】

1. 冬菇用水浸软，去蒂，洗净；洗净花生和白菜；把猪瘦肉洗净，汆烫后再冲洗净；红枣去核，洗净。
2. 煲滚适量水，放入冬菇、花生、白菜、猪瘦肉、红枣和姜片，水滚后改文火煲约2小时，下盐调味即成。

【药膳功效】

清热润燥，调理肠胃，治便秘。

9 菜心螺片猪瘦肉汤

药膳配方

菜心300克，速冻螺片225克，猪瘦肉225克，胡萝卜188克，姜4片，葱2段，盐适量，冷水适量。

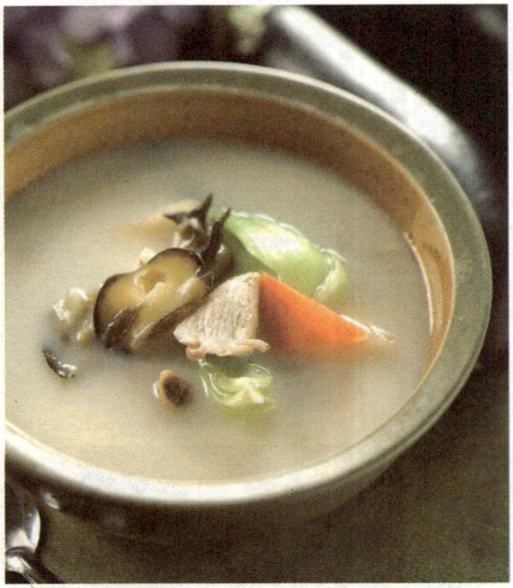

【制作程序】

1. 洗干净菜心；螺片解冻后，清洗干净，加入已下葱和2片姜的滚水内煮5分钟，取出洗干净；洗净猪瘦肉，汆烫后再冲洗干净；胡萝卜去皮，洗净后切块。
2. 煲滚适量水，放入菜心、螺片、猪瘦肉、胡萝卜和姜片，水滚后改文火煲约90分钟，下盐调味即成。

【药膳功效】

养心安神，润肠通便，驻颜美容。适用于心悸、心烦、失眠、肠燥便秘、面色无华等症。

10 乳蛋汤

药膳配方

牛奶500克，鸡蛋1只，核桃仁1个，冰糖少许。

【制作程序】

1. 鸡蛋敲入碗内打散，核桃仁捣烂，冰糖研细，均加入牛奶中调和均匀。
2. 上锅隔水蒸熟即可。

【药膳功效】

滋阴化痰、润燥通便。能填精壮肾、补益五脏，对老人肠燥便秘尤宜，也适用于肺虚喘咳或干咳。

11 山楂甘笋汤

药膳配方

山楂19克，胡萝卜375克，圆白菜375克，猪瘦肉150克，蜜枣3颗，姜1片，盐适量，冷水适量。

【制作程序】

1. 山楂和蜜枣洗净；胡萝卜去皮洗净，切块；圆白菜洗净；猪瘦肉洗净，汆烫再冲洗干净。
2. 煲滚适量水，下山楂、胡萝卜、圆白菜、猪瘦肉、蜜枣及姜片，滚后改文火煲2小时，下盐即成。

【药膳功效】

清理肠胃，润肠通便。

12 茭白芹菜汤

药膳配方

茭白100克，旱芹50克，冷水适量。

【制作程序】

1. 将茭白剥去外壳，洗净切片；旱芹洗净，切段。
2. 将茭白、旱芹同放汤锅，加水煮15分钟即成。

【药膳功效】

除热祛风，散寒破结，降压通便，适于二便不通，亦可用于防治高血压。

【注意事项】

茭白含有一种难溶性草酸钙，肾病及尿路结石患者，不宜多食。

13 紫菜荸荠豆腐汤

药膳配方

紫菜75克，荸荠15个，豆腐1块，姜2片，葱花1茶匙，盐适量，冷水2000毫升。

【制作程序】

1. 紫菜泡水发透，挤干水分；荸荠去皮，切片；豆腐切丁，均洗净备用。
2. 锅中倒入2000毫升冷水或高汤，先以武火煮滚，放入前4种材料，改用中火煮20分钟，关火前加盐调味，撒上葱花即可。

【药膳功效】

调理肠胃，治疗便秘，预防暗疮。

14 西芹丝瓜萝卜汤

药膳配方

西芹75克，丝瓜100克，胡萝卜150克，冬瓜300克，冬菇（水发）3个，莲子30克，猪瘦肉75克，姜1片，盐适量，冷水适量。

【制作程序】

1. 西芹洗净，切段；丝瓜削去外皮，洗净，切块；莲子洗净。
2. 胡萝卜去皮，洗净切块；冬瓜洗净切厚块。
3. 猪瘦肉洗干净，氽烫后再冲洗干净。
4. 煲滚适量水，放入以上材料和姜，再滚后改文火煲2小时，下盐调味即成。

【药膳功效】

清热解毒，清理肠胃。

15 红萝卜银耳螺头汤

药膳配方

红萝卜250克，银耳20克，螺头250克，猪瘦肉200克，蜜枣3颗，盐5克，冷水1500毫升。

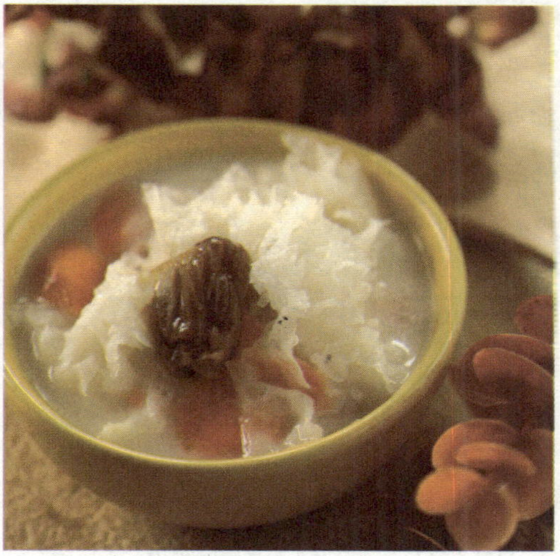

【制作程序】

1. 将红萝卜去皮，切成块状，洗净；蜜枣洗净，银耳浸泡，去除根蒂部硬结，撕成小朵，洗净；猪瘦肉洗净，飞水；螺头洗净，飞水。
2. 将清水1500毫升放入瓦煲内，煮沸后加入以上用料，武火煲滚后改用文火煲2小时，加盐调味即可。

【药膳功效】

清热降火，润肠通便。适用于热病伤津或火热内盛引起的便秘。

【注意事项】

肺虚寒咳、脾胃虚寒者慎用。

16 韭菜豆芽猪红汤

药膳配方

韭菜60克，大豆芽菜100克，猪红（猪血）400克，姜丝16克，植物油10克，盐5克，冷水1000毫升。

【制作程序】

1. 将韭菜洗净，切成小段；大豆芽菜洗净；将猪红洗净，切成块状。
2. 将冷水1000毫升放入瓦煲内，煮沸后下植物油、韭菜、大豆芽菜，滚5分钟后放入猪红，文火煮至猪红熟，加盐调味即可。

【药膳功效】

清热、润肠、通便。本方适用于大肠燥热引起的大便不畅者。

17 芦荟猪蹄汤

药膳配方

芦荟300克，猪蹄600克，蜜枣3颗，盐3克，冷水2000毫升。

【制作程序】

1. 将芦荟去皮，洗净，切段。
2. 将猪蹄斩件，洗净，飞水。热锅，将猪蹄干爆5分钟。
3. 将冷水2000毫升放入瓦煲内，煮沸后放入前3种用料，武火煲滚后改用文火煲3小时，加盐调味即可。

【药膳功效】

清热、润肠、通便。适用于肠热引起的大便不畅或大便秘结者。

【注意事项】

肠胃虚弱、气虚便秘者慎用。

18 赤小豆牛肚汤

药膳配方

牛肚125克，薏米30克，赤小豆30克，盐少许，沸水适量。

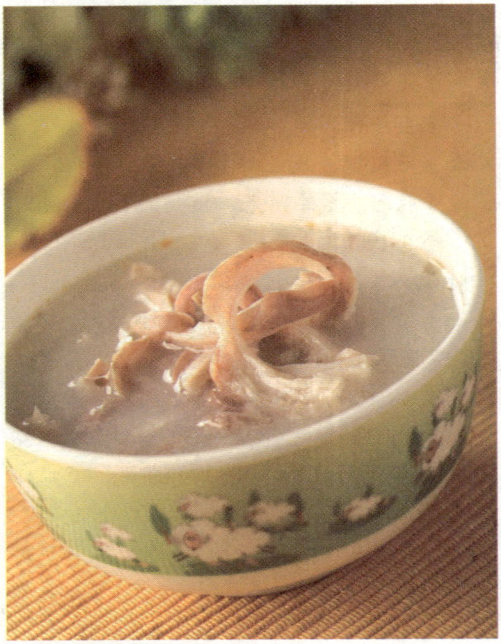

【制作程序】

1. 将赤小豆预先泡水12小时，薏米预先泡水4小时，备用。
2. 将牛肚翻出，将两面清洗干净，切成丝条状备用。
3. 锅内注水烧沸，将薏米、赤小豆和牛肚一并放入。待牛肚熟软后，调入适量的盐即可食用。

【药膳功效】

清肠、润燥、通便。本方对热病肠燥之大便不畅或体阴虚火旺而排便困难者最宜。

19 无花果木耳猪肠汤

药膳配方

无花果50克，黑木耳20克，荸荠100克，猪大肠400克，猪瘦肉150克，蜜枣3颗，花生油15克，淀粉20克，盐5克，冷水2000毫升。

【制作程序】

1. 将无花果、黑木耳洗净，浸泡1小时；荸荠去皮，洗净。
2. 猪大肠翻转，用花生油、淀粉反复搓擦，以去除秽味及黏液，冲洗干净，飞水。
3. 将冷水2000毫升放入瓦煲内，煮沸后加入前6种用料，武火煲滚后改用文火煲3小时，加盐调味即可。

【药膳功效】

健胃清肠，行滞通便。适用于高血压、高血脂、癌症术后或大肠热盛引起的便秘。

【注意事项】

脾胃虚弱、气虚便秘者慎用。

20 木耳海参汤

药膳配方

黑木耳20克，海参1条，猪瘦肉200克，冷水适量。

【制作程序】

1. 木耳浸软，海参浸透、洗净切片。
2. 上两味与猪瘦肉一起煮汤，加调味料即可。

【药膳功效】

润燥，通便。

21 萝卜干蜜枣猪蹄汤

药膳配方

萝卜干30克，猪蹄600克，蜜枣5颗，盐5克，冷水2000毫升。

【制作程序】

1. 将萝卜干浸泡1小时，洗净；蜜枣洗净。
2. 将猪蹄斩件，洗净，飞水。热锅，将猪蹄干爆5分钟。

3. 将冷水2000毫升放入瓦煲内，煮沸后加入以上用料，武火煲滚后改用文火煲3小时，加盐调味即可。

【药膳功效】

清肠、润燥、通便。本方适用于热病后或肺燥引起的口干、咳嗽、大便秘结等症。

【注意事项】

胃寒、脾虚泄泻者慎用。

22 猪腱节瓜鹌鹑汤

药膳配方

鹌鹑4只，猪腱肉100克，节瓜1000克，赤小豆50克，江瑶柱50克，桂圆肉15克，香油、盐少许，冷水3000毫升。

【制作程序】

1. 将鹌鹑宰杀干净，去其头、爪、内脏，每只斩成两边，连同洗净的猪腱肉一起用开水烫煮一下。
2. 节瓜刮去瓜皮，洗净，切成中段；赤小豆、江瑶柱、桂圆肉分别用温水稍浸后洗净。
3. 煲内放入3000毫升（约12碗）冷水烧至水开，把所用汤料全部放入。先用武火煲30分钟，再用中火煲60分钟，后用小火煲90分钟即可。
4. 煲好后，取出药渣，放香油、盐调味，咸淡随意。

【药膳功效】

清热降火，消积食胀气，润肠通便。

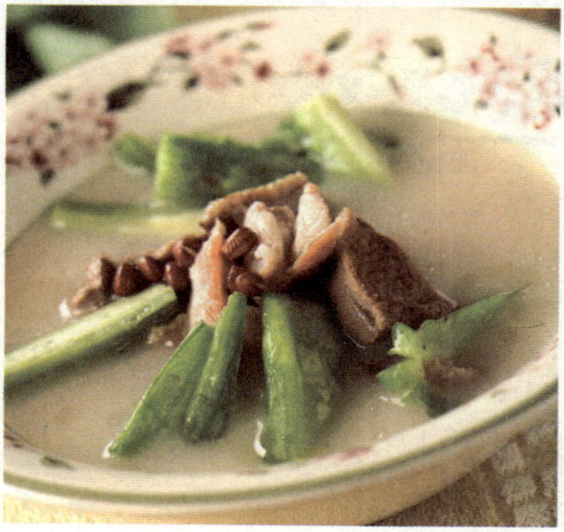

茶类药膳3道

1 橘皮茶

药膳配方

橘皮20克，红茶3克，红糖25克。

【制作程序】

橘皮加水煎沸，取沸汤泡红茶，5分钟后再趁热加入红糖，调匀即成。

【服食方法】

每日1剂，分3次服饮。

【药膳功效】

本方用于治疗便秘。

2 胡椒茶

药膳配方

胡椒10粒，陈茶3克，盐适量。

【制作程序】

胡椒研细，与陈皮、盐一起用沸水冲泡5分钟即成。

【服食方法】

每日1～2剂。

【药膳功效】

本方具有顺气养胃的功效，能够治疗便秘。

3 蜂蜜茶

药膳配方

茶叶3克，蜂蜜5毫升。

【制作程序】

将茶叶以沸水冲泡10分钟，调入蜂蜜即可。

【服食方法】

饭后30分钟服用1杯，每日3剂。

【药膳功效】

本方具有润肠通便、提高免疫力的作用。

蜂产品药膳5道

1 蜜制萝卜

药膳配方

白萝卜200克，蜂蜜150克。

【制作程序】

鲜白萝卜洗净，切丁，放入沸水中煮沸，捞出，控干水分，晾晒半日，放锅中，加入蜂蜜，用小火煮沸调匀，晾冷后服食。

【服食方法】

每日睡前取适量服食。

【药膳功效】

本方具有改善肠道功能的作用，能够治疗便秘。

2 蜂蜜葱白奶汁

药膳配方

蜂蜜400克，牛奶250毫升，葱白100克。

【制作程序】

先将葱白洗净绞汁，然后将牛奶与蜂蜜共煮，开锅下葱汁，再煮即成。

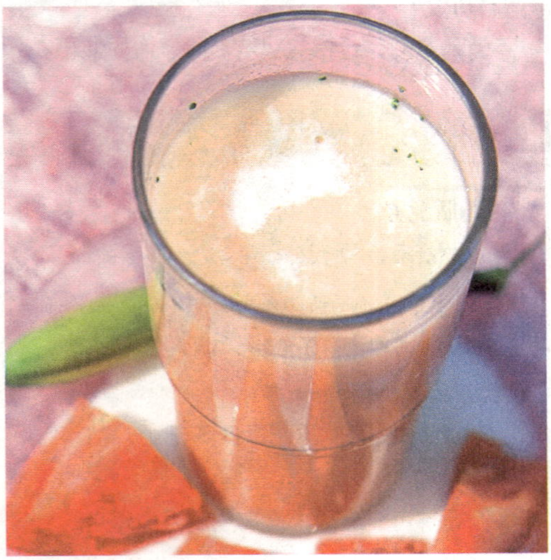

【服食方法】

每日早空腹服用。

【药膳功效】

本方具有润肠通便、提高免疫力的作用。

3 姜蜜萝卜汁

药膳配方

蜂蜜150克、白萝卜1000克、生姜汁少许。

【制作程序】

将白萝卜榨汁，加蜂蜜、生姜汁，调匀即可。

【服食方法】

每日早晚空腹食用，每次30～50克。

【药膳功效】

本方具有顺气养胃的功效，能够治疗便秘。

4 咸蜜汁

药膳配方

蜂蜜50克，盐6克。

【制作程序】

先将盐用水溶化，加入蜂蜜，搅匀即可。

【服食方法】

每日早晚各服1次。

【药膳功效】

本方具有清肠排毒的作用，可治疗便秘、宿便不通。

5 蜂蜜滑肠单方

药膳配方

蜂蜜50克。

【制作程序】

购买成品蜂蜜即可。

【服食方法】

每日起床后空腹以凉开水冲饮，长期坚持。

【药膳功效】

本方用于治疗便秘。

防治视力障翳的药膳

老年人多肝肾功能不足，每见耳目不聪、齿摇脱落等衰老征象。老花眼是老年人的常见病。中医有云：“肝开窍于目”，故欲养眼，必先养肝。眼病患者应注意多吃能滋阴润燥、平肝潜阳的食品。

◎ 能平肝明目的食物主要有以下几种：含有较多膳食纤维、胡萝卜素、维生素A、维生素C的蔬菜和水果。这些食品能防止眼睛干燥，预防夜盲症。另外，肝与血的关系十分密切，要养肝必须先调节血行。动物肝、豆类、蛋类（包括豆制品——豆浆、豆腐）、奶类食物中含有较丰富的蛋白质，多吃这些食物对于养血、调肝气大有裨益。

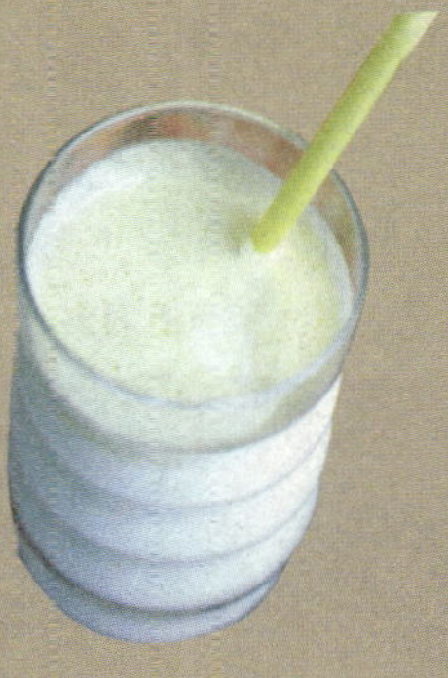

粥类药膳12道

1 兔肝粥

药膳配方

粳米200克，兔肝1副，盐2克，冷水2000毫升。

【制作程序】

1. 粳米淘洗干净，用冷水浸泡半小时，捞出，沥干水分。
2. 兔肝洗净，切片备用。
3. 锅中加入约2000毫升冷水，将粳米放入，用旺火烧沸后加入兔肝片，搅拌几下，然后改用小火熬煮。
4. 粥将成时下入适量盐，搅拌均匀，再继续煮至粥成，即可盛起食用。

【药膳功效】

补肝养血，养阴退热，益精明目。

2 枸杞叶羊肾粥

药膳配方

粳米150克，枸杞叶200克，羊肾1副，羊肉100克，葱白5克，冷水2000毫升。

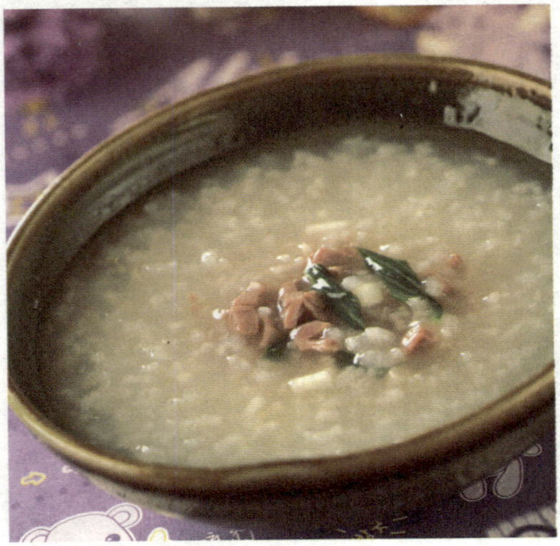

【制作程序】

1. 粳米淘洗干净，用冷水浸泡半小时，捞出，沥干水分。
2. 枸杞叶洗净，用纱布装好，扎紧；葱白洗净，切成细节。
3. 将羊肾洗净，去臊腺脂膜，切成细丁；羊肉洗净，焯水备用。
4. 锅中加入约2000毫升冷水，将粳米、羊肉、羊肾丁、枸杞叶一同放入，先用旺火烧沸，然后改用小火熬煮，待米烂肉熟时加入葱白节，再稍焖片刻，即可盛起食用。

【药膳功效】

滋阴，润燥，补肝肾，美容驻颜。适用于阴虚火旺、口干、肝肾虚损、视物不清、面色无华等症。

3 桑葚枸杞猪肝粥

药膳配方

粳米100克，猪肝100克，桑葚15克，枸杞10克，盐3克，冷水1000毫升。

【制作程序】

1. 粳米淘洗干净，用冷水浸泡半小时，捞出，沥干水分。
2. 桑葚洗净，去杂质；枸杞洗净，用温水泡至回软，去杂质。
3. 猪肝洗净，切成薄片。
4. 把粳米放入锅内，加入约1000毫升冷水，置旺火上烧沸，打去浮沫，再加入桑葚、枸杞和猪肝片，改用小火慢慢熬煮。
5. 见粳米熟烂时下入盐拌匀，再稍焖片刻，即可盛起食用。

【药膳功效】

补虚益精，清热明目，对虚劳发热、目赤肿痛、夜盲症患者最宜。

4 猪肝红米粥

药膳配方

猪肝250克，红米125克，豆豉适量，葱白1把，盐少许，冷水适量。

【制作程序】

1. 猪肝洗净，去筋膜，切片；红米淘净；葱白切碎。
2. 将红米放入锅内，加水，煮滚。
3. 放入猪肝，煮熟，再加豆豉、葱白、盐，稍煮至粥稠即可。

【药膳功效】

补肝肾，护视力，美容颜，润肺止咳。本汤适用于肝肾虚损、视物不清、肺热咳嗽、面部皱纹密布等症。

5 鳗鱼粥

药膳配方

粳米150克，活鳗鱼1条（约500克），葱段10克，姜1片，料酒8克，盐2克，味精1.5克，冷水适量。

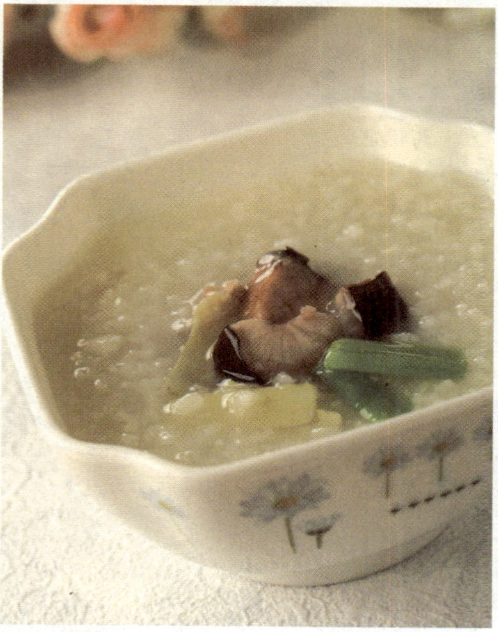

【制作程序】

1. 将鳗鱼切断颈骨，放净鳗血，用热水略烫后，抹去鱼体黏液，剖开去内脏，斩去尾鳍，冲洗干净。
2. 粳米淘洗干净，用冷水浸泡半小时，捞出，沥干水分。
3. 取锅加入冷水、鳗鱼，加入葱段、姜片、料酒，煮至鳗鱼熟烂后捞出鳗鱼，拆肉去骨，放入碗内。鱼汤拣去葱段、姜片待用。
4. 另取一锅加入适量冷水，烧沸后加入粳米、鱼汤，煮至粥将成时加入鱼肉，用盐、味精调味，候沸即可。

【药膳功效】

补中益气，养血平肝，明目，对急慢性肝炎有很好的疗效。

6 枸杞油菜粥

药膳配方

粳米100克，油菜50克，枸杞30克，盐1克，温水适量，冷水1000毫升。

【制作程序】

1. 粳米淘洗干净，用冷水浸泡半小时，沥干水分后放入锅中，加入约1000毫升冷水，用旺火煮沸，再改用小火熬煮。
2. 油菜洗净，去根，放在加盐的热水中焯一下，捞出，切成小段。
3. 枸杞用温水泡至回软，洗净捞出，沥干水分备用。
4. 见粥变黏稠后加入油菜段、枸杞和盐，再稍煮片刻，即可盛起食用。

【药膳功效】

养血补肝，润燥消胀，对视力不足者、肝炎患者有益。

7 红枣羊骨米粥

药膳配方

红枣5颗，羊胫骨1条，糯米100克，冷水适量。

【制作程序】

1. 将红枣洗净，剔除核。
2. 羊胫骨冲洗干净，敲成碎块。
3. 糯米淘洗干净。
4. 锅内放冷水、羊骨，旺火煮沸后用文火熬煮约1小时，滤去骨头，后加糯米、红枣，续煮至粥成。

【药膳功效】

强肝祛毒，清心明目，退火，解疲劳，止痢，治中暑。

8 桂圆栗子粥

药膳配方

粳米100克，栗子10个，桂圆肉15克，白糖10克，冷水1000毫升。

【制作程序】

1. 粳米淘洗干净，用冷水浸泡半小时，捞出，沥干水分。
2. 栗子剥壳后用温水浸泡3小时，去皮备用。
3. 锅中加入约1000毫升冷水，将粳米和栗子放入，先用旺火烧沸，然后转小火熬煮45分钟。
4. 桂圆肉和白糖入锅拌匀，续煮约10分钟至粥稠，即可盛起食用。

【药膳功效】

滋阴润燥，明目安神，养血壮阳，益脾开胃，润肤美容。

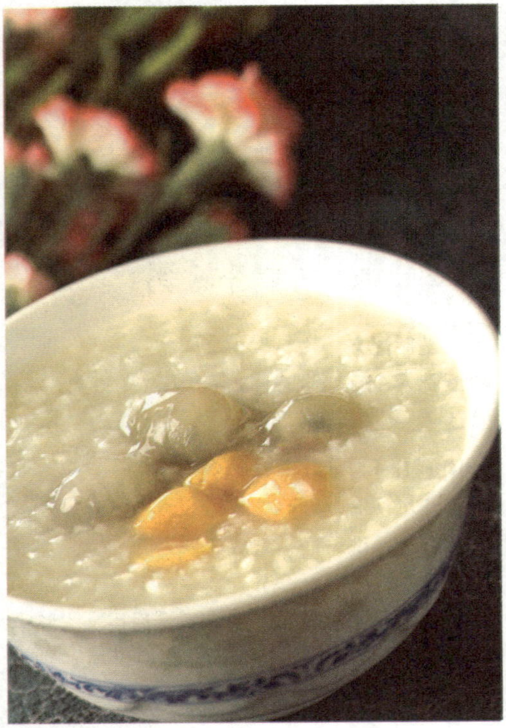

9 蒲菜粥

药膳配方

小米100克，蒲菜150克，盐2克，冷水适量。

【制作程序】

1. 将蒲菜去掉老皮，冲洗干净，放入沸水锅内氽透后捞出，过凉后切细。
2. 小米淘洗干净，用冷水浸泡半小时后捞出，沥干水分。
3. 取锅放入冷水、小米，旺火煮沸后加入蒲菜，再改用小火续煮至粥成，然后加入盐调味即可。

【药膳功效】

清热、凉血、利尿。适用于热痢、热淋、带下、口臭、水肿、瘰疬等症。久食能坚齿、明目、聪耳，尤宜老年人食用。

10 车前子粥

药膳配方

粳米100克，车前子25克，白糖15克，冷水适量。

【制作程序】

1. 粳米淘洗干净，用冷水浸泡半小时，捞出，沥干水分。
2. 将车前子用干净纱布包好，扎紧袋口。
3. 取锅加入冷水、车前子，煮沸后约15分钟，拣去车前子，加入粳米，用旺火煮开后改小火，续煮至粥成，调入白糖后即可进食。

【药膳功效】

清热利尿，渗湿通淋，明目，祛痰，用于治疗水肿胀满、热淋涩痛、暑湿泄泻、目赤肿痛、痰热咳嗽。

11 胚芽红薯粥

药膳配方

粳米100克，黄心红薯、胚芽米各50克，黑芝麻5克，白糖10克，冷水1000毫升。

【制作程序】

1. 粳米、胚芽米淘洗干净，用冷水浸泡半小时，捞出，沥干水分；黑芝麻洗净。
2. 黄心红薯洗净，去皮，切成小块。
3. 锅中加入约1000毫升冷水，将粳米、胚芽米放入，用旺火烧沸后放入红薯块，改用小火熬煮成粥，撒入黑芝麻稍滚，下入白糖拌匀，即可盛起食用。

【药膳功效】

⊙缓解眼睛疲劳，防治角膜炎，明目清心。

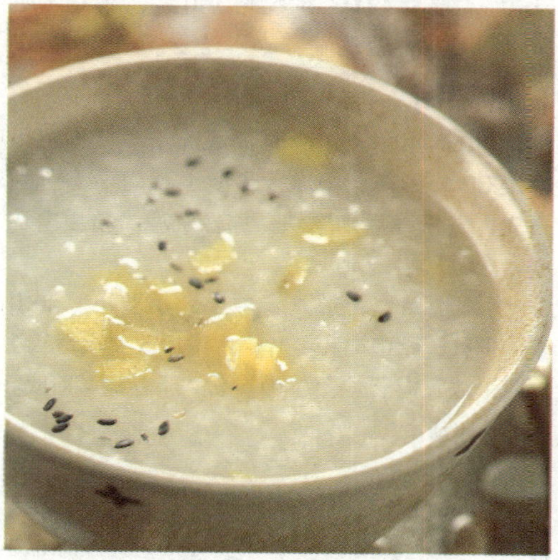

12 菊花核桃粥

药膳配方

粳米100克，菊花、核桃仁各15克，冰糖20克，冷水1000毫升。

【制作程序】

1. 菊花洗净，去杂质；核桃去壳留仁，洗净。
2. 粳米淘洗干净，用冷水浸泡半小时，捞出，沥干水分。
3. 锅中加入约1000毫升冷水，将粳米放入，先用旺火烧沸，加入菊花、核桃仁，然后改用小火慢慢熬煮。
4. 待粥将成时加入冰糖，搅拌均匀，再稍焖片刻，即可盛起食用。

【药膳功效】

⊙清热去肝火，利水消食，止渴去燥，滋阴明目。

汤类药膳14道

1 枸杞叶猪肝汤

药膳配方

枸杞叶50克，猪肝100克，盐少许，热水适量。

【制作程序】

1. 将猪肝洗净切片，放入热水锅内煮至肝熟。
2. 再投入洗净的枸杞叶，续煮沸后，以盐调味即成。

【药膳功效】

⊙补虚益精，清热明目，对虚劳发热、目赤肿痛、夜盲症患者最宜。

2 猪肝豆腐汤

药膳配方

猪肝100克，豆腐250克，盐、葱、姜各少许，冷水适量。

【制作程序】

1. 将猪肝洗净去筋膜，切成薄片。
2. 将豆腐漂净切厚片，放入锅内加适量水及盐、葱、姜，以文火煮沸。
3. 投入猪肝，用武火滚数分钟即成。

【药膳功效】

⊙养血补肝，润燥消胀，对视力不足者及肝炎患者有益。

3 枸杞猪肝瘦肉汤

药膳配方

枸杞叶、梗共30克，猪肝、猪瘦肉各50克，酱油、盐各适量，冷水适量。

【制作程序】

1. 猪肝洗净，切片；猪瘦肉洗净，切片，用酱油、盐腌10分钟；枸杞叶洗净；枸杞梗折短（或扎成两小扎），洗净。

2. 把枸杞梗放入锅内，加冷水适量，文火煲至枸杞梗出味，捞起不要。放入枸杞叶煮沸，再投入猪肝、猪瘦肉煮至熟，调味食用。

【药膳功效】

补肝养血，养阴退热，益精明目。

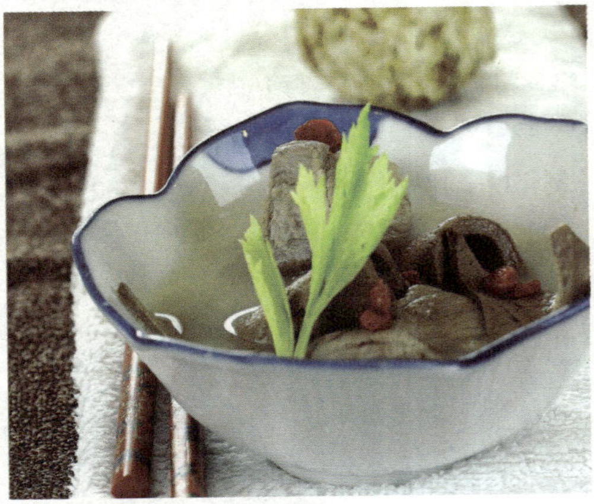

4 菊花猪肝汤

药膳配方

鲜菊花20克，猪肝100克，香油、酒、盐各少许，冷水适量。

【制作程序】

1. 将猪肝洗净，切薄片，用香油、酒腌10分钟；鲜菊花洗净，取花瓣。

2. 先将菊花放入冷水锅内煮片刻，再放猪肝，煮20分钟，加盐调味即成。

【药膳功效】

滋养肝血，养颜明目。

5 苦瓜荠菜猪肉汤

药膳配方

苦瓜100克，芥菜50克，猪瘦肉100克，料酒、盐各少许，冷水适量。

【制作程序】

1. 先将猪瘦肉切成肉片，用料酒、盐腌10分钟。

2. 将肉片加水煮沸3分钟，加入苦瓜、荠菜煮10分钟，调味即成。

【药膳功效】

滋阴润燥，清肝明目。

6 萝卜淮山药瑶柱汤

药膳配方

青萝卜225克，胡萝卜300克，淮山药38克，瑶柱4粒，猪瘦肉300克，枸杞3汤匙，姜2片，盐适量，冷水适量。

【制作程序】

1. 淮山药用水浸1小时，清洗干净；枸杞用水浸30分钟，洗干净；青萝卜、胡萝卜分别去皮，洗干净后切厚块；瑶柱洗净；猪瘦肉洗净，氽烫后再清洗干净。

2. 煲滚适量水，放入青萝卜、胡萝卜、淮山药、瑶柱、猪瘦肉和姜片，水滚后改文火煲约2小时，放入枸杞再滚约10分钟，下盐调味即成。

【药膳功效】

明目，护眼。

7 枸杞菠菜豆腐汤

药膳配方

枸杞20克，菠菜300克，豆腐200克，料酒、姜、葱、盐、味精、香油各少许，冷水1500毫升。

【制作程序】

1. 将枸杞洗净，去杂质、果柄。

2. 菠菜洗净，切成小细段，用沸水氽透，沥干水分。

3. 豆腐洗净，切成小细条；姜拍松，葱切段。

4. 将豆腐、菠菜、枸杞、料酒、姜、葱同放炖锅内，加入冷水1500毫升，烧沸，煮10分钟，加入盐、味精、香油调味即成。

【药膳功效】

滋阴、润燥、补肝肾、美容驻颜。适用于阴虚火旺、口干、肝肾虚损、视物不清、面色无华等症。

8 玉米香菇排骨汤

药膳配方

排骨500克，玉米2个，香菇5个，盐少许，冷水适量。

【制作程序】

1. 排骨烫去血水；玉米切段；香菇泡软去蒂。
2. 将排骨、玉米、香菇一同入锅，加入适量冷水煮，武火转文火，慢慢煨炖约1小时，加盐调味即可。

【药膳功效】

此汤具有明目、解毒之效。

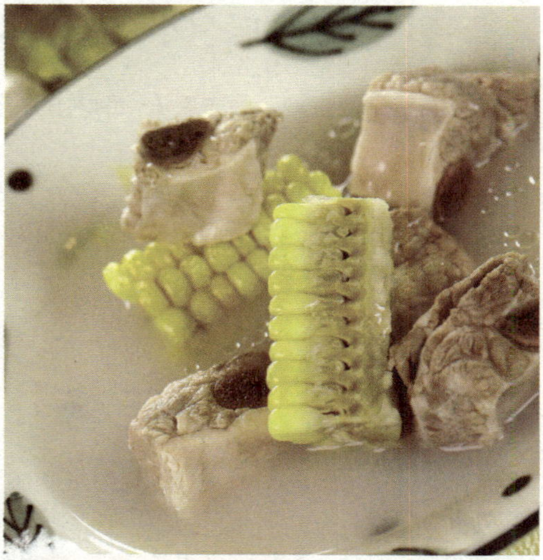

9 枸杞银耳冰糖汤

药膳配方

枸杞30克，银耳10克，冰糖30克，冷水适量。

【制作程序】

1. 将银耳浸泡后，去蒂洗净。
2. 将枸杞洗净，与银耳一同放入汤锅，加适量水以文火煨熟。
3. 倒入冰糖，滚沸融化，即可食用。

【药膳功效】

益气和血，补肝滋阴，明目，适用于慢性肝炎、近视、肺虚咳嗽者。

10 枸杞雪梨汤

药膳配方

枸杞叶、梗共300克，胡萝卜225克，雪梨4个，蜜枣3颗，姜1片，盐适量，冷水适量。

【制作程序】

1. 取枸杞叶洗净，把枸杞梗清洗净后捆成一扎。
2. 胡萝卜去皮，洗净后切块；雪梨洗净，切块；蜜枣洗净。
3. 煲滚适量水，放入枸杞梗、胡萝卜、雪梨、蜜枣、姜片，水滚后改文火煲约90分钟，取出枸杞梗，然后再放入枸杞叶续滚约20分钟，下盐调味即成。

【药膳功效】

明目，润肺。

11 菊花乌鸡汤

药膳配方

鲜菊花500克，乌鸡1只，姜5克，葱10克，盐4克，味精2克，鸡精3克，芝麻10克，鸡油25克，料酒10克，冷水2800毫升。

【制作程序】

1. 将鲜菊花撕成瓣状，洗净；乌鸡宰杀后去毛、内脏及爪；姜拍松，葱切段。
2. 将乌鸡、姜、葱、料酒同放煲内，加冷水2800毫升，置武火上烧沸，再用文火煲35分钟，加入盐、味精、鸡精、香油、鸡油、菊花即成。

【药膳功效】

清热明目，滋阴美容。

12 鸡肝胡萝卜汤

药膳配方

鸡肝1副，胡萝卜适量，盐少许，冷水适量。

【制作程序】

1. 将胡萝卜洗净切片，放入冷水锅内煮沸。

2. 投入洗净的鸡肝煮熟，以盐调味即成。

【药膳功效】

⊙ 补肝益肾，养血明目，防治夜盲症。

13 枸杞西红柿鸡蛋汤

药膳配方

枸杞20克，西红柿150克，鸡蛋1只，姜3克，葱6克，盐3克，味精2克，植物油50克，冷水1500毫升。

【制作程序】

1. 将枸杞洗净，去果柄、杂质；西红柿洗净，去皮，切成薄片；鸡蛋打入碗内，搅散；姜切片，葱切段。
2. 将炒锅置武火上烧热，加入植物油，烧六成热时下入姜葱爆锅，然后除去姜葱，下入鸡蛋，将两面煎成金黄色，加冷水1500毫升，武火煮沸，下入西红柿、枸杞、盐、味精搅匀即成。

【药膳功效】

⊙ 滋补肝肾，润燥，明目，美容。适用于肝肾虚损、近视、衄血、便血、消渴、面色无华等症。

14 银耳鱼肚汤

药膳配方

鱼肚150克，银耳（水发）50克，料酒10克，姜5克，葱10克，盐3克，味精2克，胡椒粉1克，香油15克，冷水800毫升。

【制作程序】

1. 将银耳用水发透，去蒂头、杂质，撕成瓣状；鱼肚发透，切成2厘米宽、4厘米长的段。
2. 将银耳、鱼肚、姜、葱、料酒同放炖锅内，加水800毫升，武火烧沸，再用文火炖煮35分钟，加入盐、味精、胡椒粉、香油即成。

【药膳功效】

⊙ 补肝肾，护视力，美容颜，润肺止咳。本汤适用于肝肾虚损、视物不清、肺热咳嗽、面部皱纹密布等症。

汁类药膳2道

1 甘菊饮

菊花6克，甘草3克，冷水适量，白糖30克，冷水300毫升。

【制作程序】

1. 菊花洗净，去除杂质；甘草洗净，切薄片。
2. 把菊花、甘草放入锅内，注入冷水，置中火上烧沸，再用小火煮15分钟。
3. 将煎好的汁液过滤，除去废渣，倒入杯中，加入白糖拌匀，直接饮用即可。

【药膳功效】

⊙ 滋补肝肾，润燥，明目，美容。适用于肝肾虚损、视物不清等症。

2 黑豆汁

药膳配方

黑豆100克，白糖50克，开水200毫升。

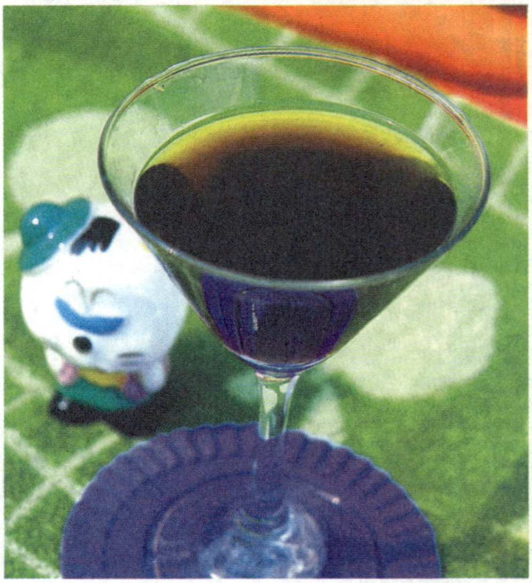

【制作程序】

1. 黑豆洗净，用冷水浸泡 3 小时后捞出，放入榨汁机中，加入开水，搅打 15 分钟。
2. 将生黑豆浆倒入锅中，以中火煮，滚后改用小火煮约 10 分钟，熄火，待黑豆汁稍凉一些，倒入杯中。
3. 在黑豆汁中加入白糖，搅拌均匀，即可直接饮用。

【药膳功效】

⊙驻颜，明目，乌发，使皮肤白嫩。

茶类药膳 2 道

1 神清目明茶

药膳配方

茶叶适量。

【服食方法】

口嚼茶叶，清茶汤送下。

【药膳功效】

⊙本方用于治疗肝火上升所致的视物不清。

2 槐花绿茶

绿茶5克，槐花30克，冷水500毫升。

【制作程序】

1. 将绿茶放入容积 500 毫升的茶杯内，用 90℃开水冲泡。
2. 马上加盖，浸泡片刻，候温，调入蜂蜜搅匀即可饮用。

【服食方法】

每日 3 ~ 4 次，15 天为 l 疗程，并可连续服用。

【药膳功效】

⊙本方具有安神益智、养肝明目的作用。

蜂产品药膳 5 道

1 核桃仁蛋奶蜜

药膳配方

蜂蜜30克，牛奶250毫升，炒核桃仁20克，鸡蛋1只。

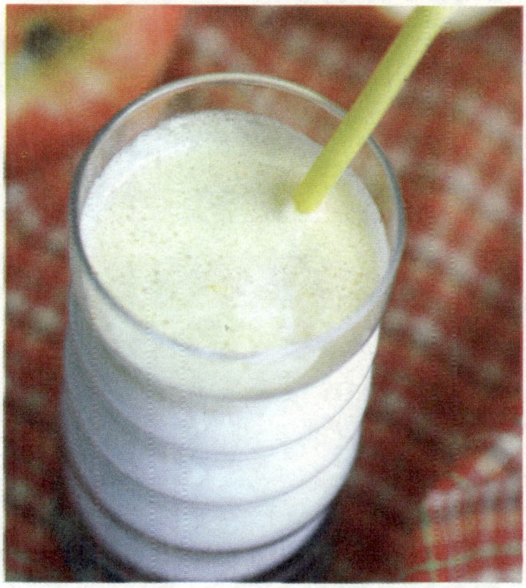

【制作程序】

核桃仁捣烂；将鸡蛋打散，冲入牛奶，加入核桃仁和蜂蜜，煮沸后食用。

【服食方法】

日服 1 次，连服数日。

【药膳功效】

⊙本方具有安神益智、养肝明目的作用。

2 蜂蜜明目单方

药膳配方

蜂蜜。

【制作程序】

购买成品蜂蜜即可。

【服食方法】

日服3次，每次50～80克，30日后服用剂量减半。

【药膳功效】

本方用于治疗肝火上升所致的视物不清。

3 牛黄蜜饮

药膳配方

蜂蜜100克，牛黄0.6克。

【制作程序】

将2味混合，兑水服用。

【服食方法】

隔日服1次，连服数日。

【药膳功效】

本方可治疗老年性视力衰退、干眼症。

4 芜菁菜子蜜酒

药膳配方

蜂蜜30克，芜菁菜子（又名大头菜子）、料酒各适量。

【制作程序】

将芜菁菜子用酒浸泡1夜，取出后蒸20分钟，然后晒干、研末，加蜂蜜混合。

【服食方法】

每日2次，每次服10克，用米汤送下。

【药膳功效】

本方具有养肝明目的作用，可治疗视力障翳。

5 菊花蝉蜕蜜饮

药膳配方

蜂蜜25克，菊花12克，蝉蜕6克。

【制作程序】

将菊花、蝉蜕共研为末，加蜂蜜调匀，温开水送服。

【服食方法】

隔日服1次，连服数日。

【药膳功效】

本方具有平肝潜阳、清热祛火的作用，可治疗老年性视力衰退。

酒类药膳2道

1 草还丹酒

药膳配方

石菖蒲、补骨脂、熟地黄、远志、地骨皮、牛膝各30克，白酒500毫升。

【制作程序】

将前6味共研细末，置容器中，加入白酒，密封，浸泡5日后即可饮用。

【服食方法】

每次空腹服10毫升，每日早、午各服1次。

【药膳功效】

理气活血，聪耳明目，轻身延年，安神益智。主治老年人五脏不足、精神恍惚、耳聋耳鸣、少寐多梦、食欲不振等症。

2 枸杞酒

药膳配方

枸杞、生地黄各300克，大麻子500克，白酒5000毫升。

【制作程序】

1. 先将大麻子炒熟，摊去热气；生地黄切片；前2味与枸杞相和，共入布袋，置容器中。
2. 加入白酒，密封，浸泡7～14日后，即可饮用。

【服食方法】

任意饮之，令体中微有酒力，醺醺为妙。

【药膳功效】

明容驻颜，轻身不老，坚筋骨，耐寒暑。

降压降脂的药膳

高血压是以动脉血压升高为主要特征的一种常见病。它可引起血管、脑、心、肾等器官的病变，常表现为头晕、头痛、眼花、耳鸣、心悸、胸闷、失眠、乏力等症状。高血压是中老年人多发病之一。

◎ 对于高血压，除了降压药物治疗外，饮食疗法也是其重要的防治措施之一。高血压患者首先应多食用植物油，如豆油、菜籽油、玉米油等。这些植物油可以促进胆固醇氧化生成胆酸、增加胆固醇排出量，从而降低血中胆固醇含量，同时还能抑制血栓形成、增强微血管的弹性，对预防高血压及脑血管的硬化或破裂有一定好处。同时，高血压患者还应适量摄取蛋白质，如吃一些蛋清、鱼类、猪瘦肉、牛肉、豆腐、豆浆等食物，但不宜过多，以避免肥胖。另外，还应多吃富含维生素C及胡萝卜素的食物如柿子椒、红果、橘柑、红枣、苹果、西红柿、油菜、胡萝卜、柿子、杏仁等。此外，含碘较多的食物如海带、紫菜等，可使血脂及胆固醇降低，也可防治高血压。

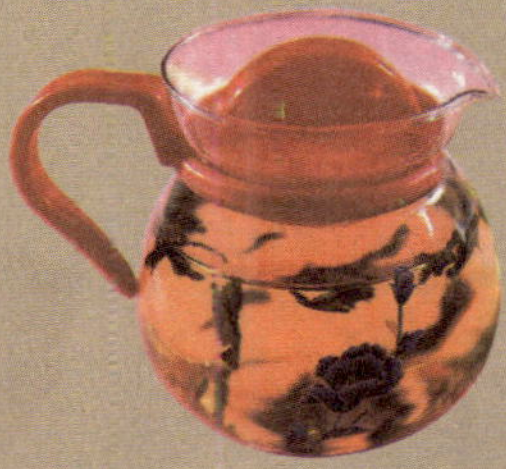

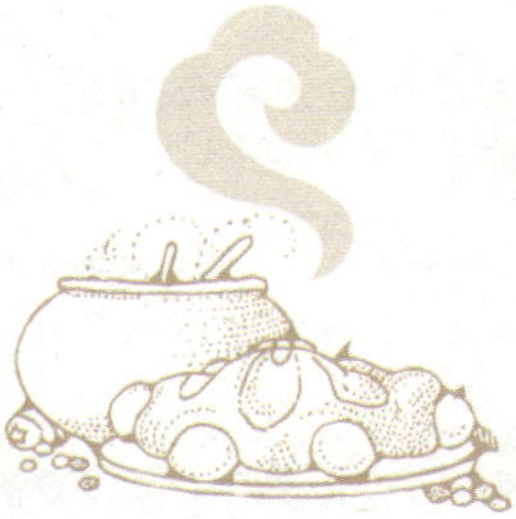

粥类药膳17道

1 玉米须粥

药膳配方

粳米100克，玉米须30克，白糖10克，冷水适量。

【制作程序】

1. 将玉米须用温水略泡，漂洗干净。
2. 粳米淘洗干净，用冷水浸泡半小时，捞出，沥干水分。
3. 取锅放入冷水、玉米须，煮沸后约10分钟滤去玉米须，加入粳米，再续煮至粥成，用白糖调味即可。

【药膳功效】

本方不仅可以降血压，而且也具有止泻、止血、利尿和养胃之功效。

2 海带瘦肉粥

药膳配方

粳米200克，海带30克，猪瘦肉50克，胡萝卜1根，盐3克，胡椒粉1.5克，淀粉5克，料酒3克，味精2克，冷水2000毫升。

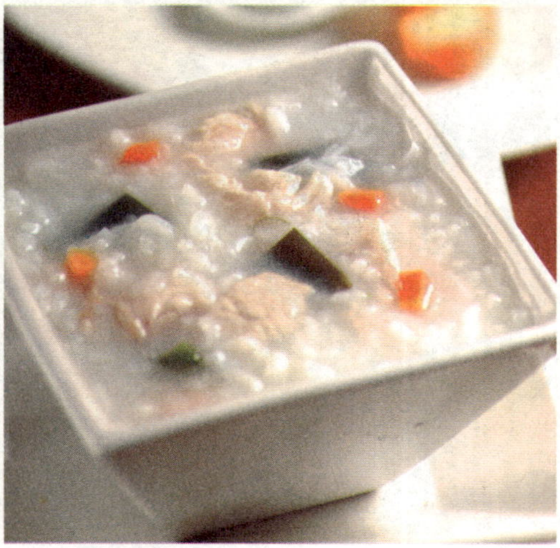

【制作程序】

1. 海带放冷水中浸泡2小时，用自来水冲洗干净，切成小块。
2. 粳米洗净，用冷水浸泡半小时，捞起，沥干水分。
3. 胡萝卜洗净，去皮，切丁。
4. 猪瘦肉洗净，切成片，加入淀粉、料酒、味精腌渍15分钟。
5. 锅中加入约2000毫升冷水，放入粳米，先用旺火烧沸，下肉片、海带块、胡萝卜丁，再改用小火煮至粳米熟烂，加入盐和胡椒粉拌匀，即可盛起食用。

【药膳功效】

理气开胃，降血压。

3 山茱萸肉粥

药膳配方

粳米100克，山茱萸肉25克，白糖60克，冷水适量。

【制作程序】

1. 将山茱萸肉用冷水浸泡，冲洗干净。
2. 粳米淘洗干净，用冷水浸泡半小时，捞出，沥干水分。
3. 取锅加入冷水、山茱萸肉、粳米，先用旺火煮沸，再改用小火熬煮至粥成，加入白糖调味，即可盛起食用。

【药膳功效】

补肾肝，涩精气，固虚脱，降血脂，减脂肪。

4 荠菜百合粥

药膳配方

粳米150克，荠菜50克，百合30克，白糖15克，冷水1500毫升。

【制作程序】

1. 粳米淘洗干净，用冷水浸泡半小时，捞出，沥干水分。
2. 荠菜洗净，切成细末；百合洗净，撕成瓣状。
3. 粳米、百合放入锅内，加入约1500毫升冷水，置旺火上烧沸，再用小火煮半小时，放入荠菜末，下白糖拌匀，再次烧沸即成。

【药膳功效】

⊙凝血降压，利水消肿。

5 绿豆麦片粥

药膳配方

麦片60克，小米50克，糯米40克，绿豆100克，冰糖15克，冷水适量。

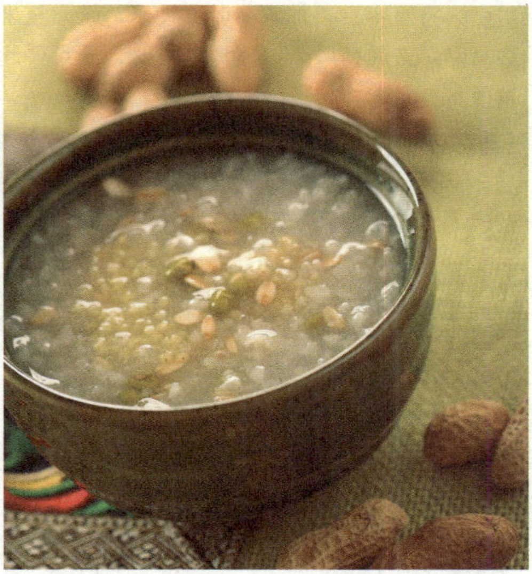

【制作程序】

1. 绿豆洗净，先用冷水浸泡2小时，再连水蒸2小时，取出备用。
2. 小米、糯米、麦片分别洗净，用冷水浸泡20分钟，再置于旺火上烧沸，然后改用小火熬煮约45分钟。
3. 加入蒸好的绿豆汤和冰糖，将所有材料拌匀煮滚，即可盛起食用。

【药膳功效】

⊙滋阴补肾，清肝降火，降压。

6 大蒜粥

药膳配方

粳米100克，大蒜50克，白糖10克，冷水1000毫升。

【制作程序】

1. 将大蒜剥去外皮，放入开水中略煮后捞出。
2. 粳米淘洗干净，用冷水浸泡半小时，捞出，沥干水分。
3. 锅中加入约1000毫升冷水，将粳米放入，先用旺火烧沸，然后改用小火熬煮，粥将成时加入大蒜，再略煮片刻，加入白糖拌匀即可。

【药膳功效】

⊙降脂、降压、抗癌、溶栓。

7 葱白粥

药膳配方

粳米100克，连根葱白10根，醋5克，冷水1000毫升。

【制作程序】

1. 将葱白择去外皮，冲洗干净，切细。
2. 粳米淘洗干净，用冷水浸泡半小时，捞出，沥干水分。
3. 锅中加入约1000毫升冷水，将粳米放入，先用旺火烧沸，加入葱白、醋，再改用小火熬煮成粥，即可食用。

【药膳功效】

⊙降血脂、血糖、血压，还能提高食欲、促进消化、杀菌、消炎。

8 海带粳米粥

药膳配方

粳米100克，海带60克，陈皮1片，味精1克，盐1.5克，香油3克，冷水1000毫升。

【制作程序】

1. 将海带浸透，洗净，切丝。
2. 粳米淘洗干净，用冷水浸泡半小时，捞出，沥干水分；陈皮浸软，洗净。
3. 锅中加入约1000毫升冷水，将海带丝、粳米、陈皮放入，先用旺火烧沸，然后改用小火熬煮成粥。
4. 粥内下入味精、盐，淋上香油，搅拌均匀，再稍焖片刻，即可盛起食用。

【药膳功效】

软坚化痰，可调节钾钠平衡、降低血脂、软化血管，防治高血压。

9 葛根粉粥

药膳配方

小米100克，葛根粉50克，冰糖20克，冷水1000毫升。

【制作程序】

1. 将小米淘洗干净，用冷水浸泡半小时，沥干备用。
2. 葛根粉用温水调匀。
3. 取锅加入约1000毫升冷水，加入小米，用旺火煮沸后，调入葛根粉，搅拌均匀，再改用小火熬煮成粥，然后用冰糖调味，即可盛起食用。

【药膳功效】

具有镇痛、降压、降血糖、清除老年斑和汗斑的功能，可使人关节更灵活、肌肉收缩力更强。

10 荷叶粳米粥

药膳配方

粳米100克，鲜荷叶1张，冰糖20克，白矾2克，冷水适量。

【制作程序】

1. 粳米淘洗干净，用冷水浸泡半小时，捞出，沥干水分；荷叶洗净，撕为两半；白矾加少许水溶化。
2. 锅内放入粳米和冷水，先用旺火烧沸，然后用小火熬煮20分钟左右。
3. 见米粒涨起快熟时，将半张荷叶洒上白矾水（起保护绿色作用），浸入粥内，另外半张荷叶盖在粥上，继续用小火熬煮15分钟，去掉荷叶，加冰糖调好味，即可盛起食用。

【药膳功效】

降压，降脂，减肥，明目，抗衰老。

11 绿豆荷叶粥

药膳配方

粳米50克，绿豆100克，鲜荷叶1张，冰糖15克，温水、冷水各适量。

【制作程序】

1. 将绿豆淘洗干净，用温水浸泡2小时；粳米淘洗干净，用冷水浸泡半小时，捞出，沥干水分；鲜荷叶冲洗干净。
2. 取锅加入冷水、绿豆，先用旺火煮沸，再改用小火煮至半熟，加入荷叶、粳米，续煮至米烂豆熟，去除荷叶，以冰糖调好味，即可盛起食用。

【药膳功效】

清热开胃，止血固精，清热化浊，利湿降压，最宜调治痰浊内蕴所致的高血压。

12 白果冬瓜粥

药膳配方

粳米100克，白果仁25克，冬瓜100克，姜末5克，盐3克，胡椒粉1克，高汤200毫升，冷水适量。

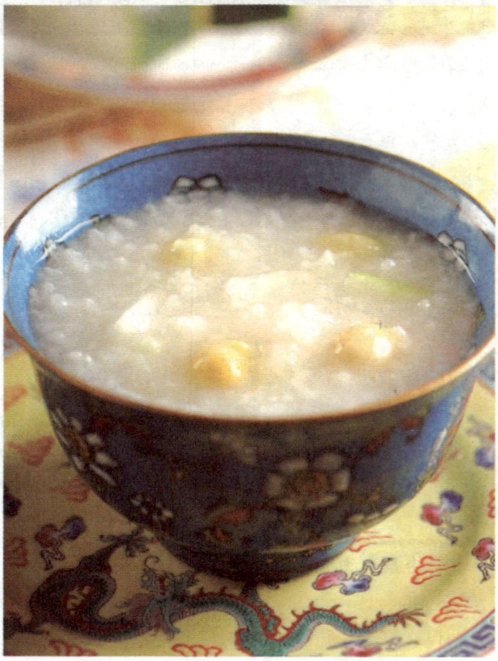

【制作程序】

1. 粳米淘洗干净，用冷水浸泡半小时，沥干水分，放入锅中，加入冷水煮沸，再改用小火熬煮成稀粥，装碗备用。
2. 白果仁洗净，浸泡回软，焯水烫透，捞出，去心，沥干水分；冬瓜去皮、瓤，切厚片备用。
3. 锅中加入高汤、姜末，用旺火煮沸，下入稀粥、白果及盐、胡椒粉，再沸后下入冬瓜片，搅拌均匀，煮5分钟，即可盛起食用。

【药膳功效】

⊙降血压，降胆固醇。

13 黑木耳粥

药膳配方

粳米100克，黑木耳30克，白糖20克，冷水1000毫升。

【制作程序】

1. 粳米淘洗干净，用冷水浸泡半小时，捞出，沥干水分。
2. 黑木耳用开水泡软，洗净、去蒂，把大朵的木耳撕成小块。
3. 锅中加入约1000毫升冷水，倒入粳米，用旺火烧沸后，改小火熬煮约45分钟，等米粒涨开以后，下黑木耳拌匀，以小火继续熬煮约10分钟，见粳米软烂时调入白糖，即可盛起食用。

【药膳功效】

⊙抗血小板凝结，有降低血脂和防止胆固醇沉积的作用。

14 决明子粥

药膳配方

粳米100克，决明子20克，冰糖10克，冷水适量。

【制作程序】

1. 粳米淘洗干净，用冷水浸泡半小时，捞出，沥干水分。
2. 将决明子炒至微有香气，再捣碎研末；冰糖打碎。
3. 取锅加入冷水、粳米，旺火煮沸后，加入决明子末，再改用小火续煮至粥成，最后加入冰糖调匀，待沸即可。

【药膳功效】

⊙具有降压、抗菌、通便和降低胆固醇的作用。

15 芝麻桃仁粥

药膳配方

粳米100克，黑芝麻10克，核桃仁8克，冰糖15克，冷水1000毫升。

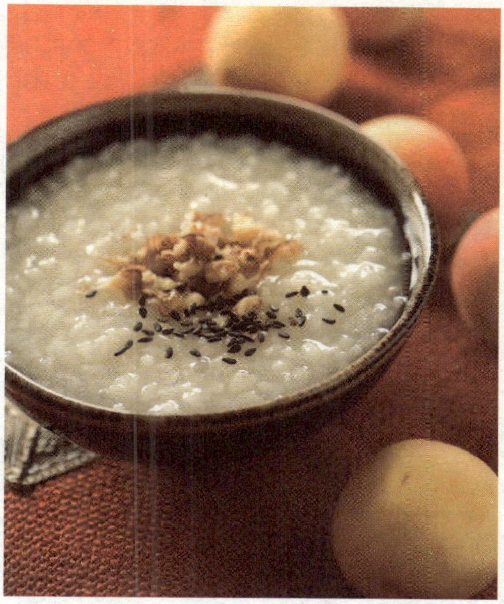

【制作程序】

1. 粳米淘洗干净，用冷水浸泡半小时，捞起，沥干水分。
2. 黑芝麻放入炒锅，用小火炒香。
3. 核桃仁洗净，去杂质。
4. 粳米放入锅内，加入约1000毫升冷水，置旺火上烧沸，再用小火熬煮至八成熟时，放入核桃仁、黑芝麻、冰糖，搅拌均匀，继续煮至粳米烂熟即成。

【药膳功效】

⊙本方可健脾开胃、补血活血、养心安神、调和血脉、防血压过高和动脉硬化。

16 南瓜粥

药膳配方

粳米、糯米各50克，南瓜1个，桂圆肉、红枣、绿豆、鲜莲子各20克，白糖10克，盐2克，冷水适量。

【制作程序】

1. 绿豆淘洗干净，用冷水浸泡3小时，捞出，沥干水分；鲜莲子洗净，用冷水浸泡回软；百合洗净，撕成瓣状；红枣洗净，去皮、核；桂圆肉洗净。
2. 将以上各材料一起放入锅中，加水煮半小时，取出备用。
3. 糯米、粳米洗净，泡好，依次放入锅中，用旺火煮开，再用小火煮45分钟，放入上述材料略煮一下，然后放入白糖和盐调味。
4. 南瓜洗净，去蒂，挖去子和瓤，放入蒸锅中，旺火蒸约20分钟，待瓜肉熟后把以上各料放入瓜盅内，再蒸约10分钟即可。

【药膳功效】

⊙利尿泄热，降压消炎，防止体内脂肪堆积。既适用于肥胖症、高血压，也适用于慢性肾炎、糖尿病等症。

17 发菜瘦肉粥

药膳配方

粳米100克，发菜25克，猪肉末50克，色拉油3克，料酒6克，香油3克，盐1.5克，冷水1000毫升。

【制作程序】

1. 将发菜用冷水泡软，择去杂物，洗净切细。
2. 粳米洗净，用冷水浸泡半小时，捞出，沥干水分。
3. 猪肉末加入色拉油、料酒、香油，入锅煸炒至熟，备用。
4. 锅内加入约1000毫升冷水，放入粳米，用旺火煮至米粒开花，加入发菜、猪肉末、盐，改用小火熬煮成粥，即可盛起食用。

【药膳功效】

⊙本方具有补身益气，治疗高血压病等功效。

汤类药膳21道

1 绿豆冬瓜汤

药膳配方

冬瓜200克，绿豆100克，高汤500毫升，葱、姜、盐各适量。

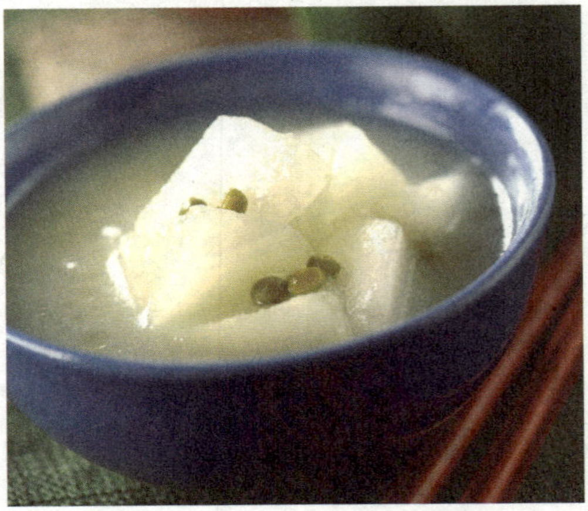

【制作程序】

1. 炒锅置旺火上倒入高汤，烧沸后去浮沫；姜洗净拍破，放入锅中；葱去根洗净，打成结放入锅中；绿豆淘洗干净，去掉浮于水面的豆皮，放入汤锅中炖熟。
2. 将冬瓜去皮、去瓤，洗净后切块投入汤锅中，烧至熟而不烂时加入盐，即可食用。

【药膳功效】

⊙健胃，降血压。

2 夏枯草黑豆汤

药膳配方

夏枯草30克，黑豆50克，白糖10克，冷水适量。

【制作程序】

1. 夏枯草洗净滤干，黑豆浸片刻，同放入一锅内，加水以文火煮1小时。

2. 捞去夏枯草后加白糖，续煮至汤浓豆酥即成。

【药膳功效】

滋阴补肾，清肝降火。可治疗阴虚阳盛引起的冠心病。早期高血压或头目眩晕者服用此汤亦有益。

3 双花鲫鱼汤

药膳配方

鲫鱼250克，槐花20克，菊花10克，姜末、盐少许，冷水适量。

【制作程序】

1. 将鲫鱼刮鳞去内脏，洗净放入锅内，加水，以武火煮沸。
2. 加入姜末，改文火煨片刻，投入槐花、菊花，续煨10分钟，加盐，煮沸即成。

【药膳功效】

本方补虚益气、减肥降压，可防治动脉硬化、冠心病、心肌梗死及血液循环等疾病。

4 莼菜冰糖汤

药膳配方

莼菜50克，冰糖适量，开水适量。

【制作程序】

莼菜洗净切段，入开水煮熟，加冰糖续煮沸即可。

【药膳功效】

清热利尿，平肝降压，消炎解毒，润肺止咳。可治各型高血压及肺虚咳嗽。

5 猪肋骨豆腐汤

药膳配方

带肉的猪肋骨(或排骨)250克，老豆腐50克，天门冬15克，葱、盐、胡椒粉少许，冷水适量。

【制作程序】

1. 将天门冬切成薄片。
2. 将带肉的猪肋骨冲洗干净，并去掉凝结的油脂块，豆腐切块。
3. 以汤锅烧煮开水，沸腾后加入天门冬、猪肋骨。水再度滚沸后，调文火煲煮约1小时。可先将天门冬的残渣捞除，查看猪肋外肉是否已熟软，待熟软再加入豆腐块、盐，继续炖煮30分钟添加葱花和胡椒粉即可。

【药膳功效】

本方去脂降压、减胆固醇。

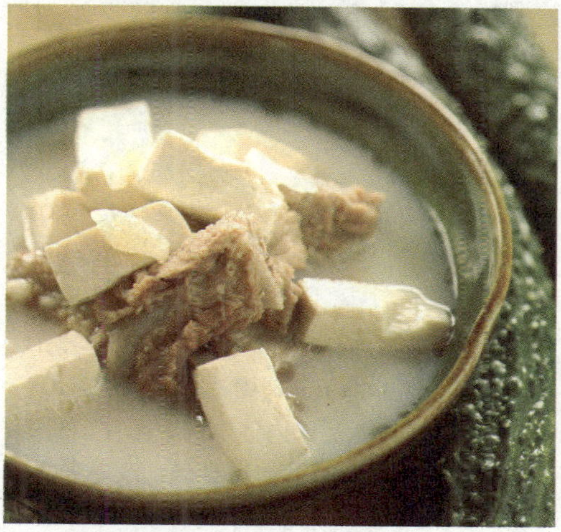

6 苦瓜豆腐汤

药膳配方

鲜苦瓜、嫩豆腐各200克，植物油、香油、盐各少许，冷水适量。

【制作程序】

1. 苦瓜洗净，去瓤和子切薄片；豆腐以清水漂净，划成小块。
2. 将豆腐入植物油锅稍煸，加适量水，到入瓜片煮熟，加香油、盐即成。

【药膳功效】

清热除烦，补钙降压，降血糖。此汤不仅治各型高血压，还用于风热赤眼、小便短赤等症的治疗。

7 莼菜冬笋香菇汤

药膳配方

莼菜200克，冬笋、香菇各20克，淀粉、香油、盐各少许，冷水适量。

【制作程序】

1. 莼菜洗净切碎；冬笋去衣洗净切丝；香菇浸后洗净切丝。

2. 共入一锅加适量水，用武火煮至沸滚，调入盐、香油即成。

【药膳功效】

清热利尿，消肿降压。防治动脉血管硬化及高血压。

8 西芹茄子猪瘦肉汤

药膳配方

西芹100克，茄子200克，猪瘦肉100克，红枣4颗，姜1片，盐适量，冷水适量。

【制作程序】

1. 将西芹洗干净，切段；茄子洗干净，切块；红枣去核，洗干净；猪瘦肉洗干净，切片。

2. 把适量水放入瓦煲内煲滚，下西芹、茄子、红枣、猪瘦肉片、姜片，煲至滚，改中火煮沸约1小时，下盐调味即成。

【药膳功效】

预防高血压。

9 山药豆苗羊肉汤

药膳配方

羊肉125克，山药200克，豌豆苗适量，老姜2片，葱花、盐、料酒各少许，冷水适量。

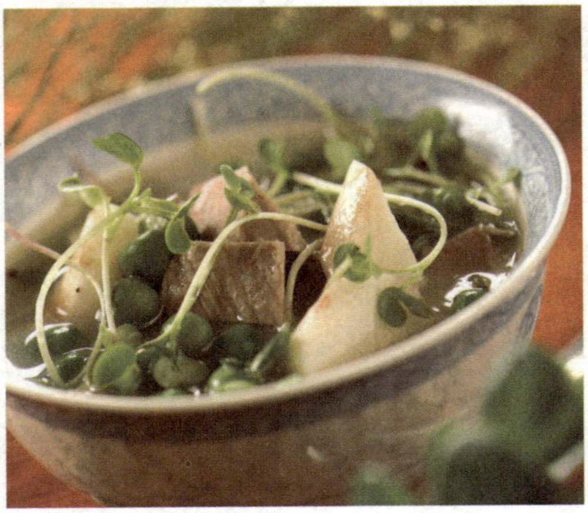

【制作程序】

1. 将羊肉冲洗干净后，切成易入口的块状。

2. 山药切成块；豌豆苗洗净，掐成段状备用。

3. 以汤锅烧开水，煮沸后放进羊肉块、山药和老姜片，待汤再次滚沸，将炉火调成文火炖煮。

4. 羊肉熟软后，在汤里加进豌豆苗和适量盐、料酒，再煮沸5分钟，撒上葱花即可。

【药膳功效】

降血压。

10 西红柿芹菜汤

药膳配方

西红柿、芹菜各300克。

【制作程序】

1. 将西红柿洗净，去皮捣烂绞汁；芹菜连根带叶洗净，切碎捣烂绞汁。

2. 将两汁混合，放入砂锅内，以文火煮至汤滚，冷却即可。

【药膳功效】

清热利湿，平肝降压。可软化血管、减轻外周血管阻力，治疗高血压。

11 鸡冠花蛋汤

药膳配方

鸡冠花20克，鸡蛋1只，盐少许，冷水适量。

【制作程序】

1. 将鸡冠花洗净，切碎，放入锅内加水煮沸。

2. 将鸡蛋破壳置碗内打散，倒入锅内煮熟，以盐调味即可。

【药膳功效】

降血压，防治血管疾病、冠心病。

12 荠菜蛋花汤

药膳配方

鲜荠菜200克，鸡蛋1只，香油、盐各少许，冷水适量。

【制作程序】

1. 将荠菜拣净，清洗切段；鸡蛋打入碗中，搅成糊状。
2. 锅内放入冷水煮沸，投入荠菜、蛋糊，改文火煮沸，调入香油、盐即成。

【药膳功效】

健脾利尿，清肝降压。适用于肝火上升所致高血压、前列腺炎、尿路感染、乳糜尿等症。

13 山楂橘皮甜汤

药膳配方

山楂50克，鲜橘皮30克，白糖、红糖各10克，桂花2克，冷水适量。

【制作程序】

1. 鲜橘皮洗净，切成小丁；山楂洗净，切薄片。
2. 将洗净的桂花、橘皮、山楂一同入砂锅，加水以武火煮沸，改小火煮片刻，调入白糖、红糖，即成。

【药膳功效】

活血化瘀，祛湿降压。

14 苦瓜菊花汤

药膳配方

苦瓜250克，白菊花10克，冷水适量。

【制作程序】

1. 苦瓜洗净，去瓤、子，切薄片。
2. 白菊花洗净，放入锅内，加水后倒入苦瓜片，煮片刻即可。

【药膳功效】

清热解毒，平肝降压。尤能治肝火上炎或肝阳上亢引起的高血压以及血压升高所致的头晕心慌。

15 菠菜鱼片汤

药膳配方

鲤鱼肉250克，火腿片25克，菠菜100克，色拉油100克，味精、盐、料酒、葱段、姜片各适量，冷水1500毫升。

【制作程序】

1. 将鲤鱼肉切成片，用盐、料酒拌匀，腌半个小时；火腿片切末、菠菜洗净切成段。
2. 将锅置于旺火上，放入色拉油烧热，放入葱段、姜片爆香，再放入鱼片略煎，然后加水煮沸，改用小火焖煮半小时，再加入菠菜段，加入盐、味精、料酒调味，撒上火腿末，煮沸后，盛入汤盆中即可。

【药膳功效】

清热，润肠，降血压。

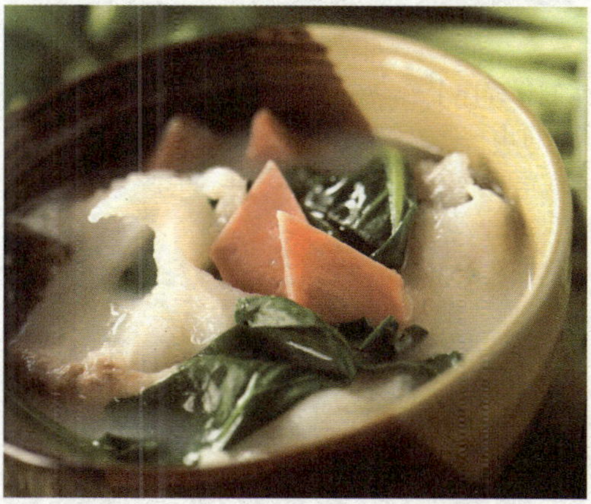

16 海蜇荸荠汤

药膳配方

海蜇皮30克，荸荠100克，冷水适量。

【制作程序】

荸荠去皮，切片，与海蜇皮共放锅内，加水煮沸即可。

【药膳功效】

适宜于阴虚阳亢型高血压患者。

17 鲩鱼冬瓜汤

药膳配方

冬瓜750克，鲩鱼尾、猪骨各250克，生姜数片，植物油70克，盐、酱油各适量，冷水1500毫升。

【制作程序】

1. 冬瓜去皮，洗净，切粗块。

2. 鲩鱼尾去鳞，洗净原件先放入锅内，油盐煎至微黄铲起，转入瓦煲加水 1500 毫升，加入其余各料，煲 3 小时即可。

【药膳功效】

⊙平肝风，祛脏风，治虚劳及风湿头痛，对头痛、眼花、高血压有疗效。

18 山楂桃仁橘皮汤

药膳配方

山楂20克，桃仁5克，橘皮3克，冷水适量。

【制作程序】

1. 将山楂、桃仁、橘皮分别洗净。
2. 各味同入砂锅内，加适量水，以文火煎 30 分钟，取汤液即成。

【药膳功效】

⊙活血化瘀，行气止痛，主治气滞血瘀型冠心病，也适用于高脂血症高血压，以及瘀血肿痛等症。

19 萝卜紫菜汤

药膳配方

白萝卜250克，紫菜15克，橘皮2片，盐少许，冷水适量。

【制作程序】

1. 将萝卜洗净，切丝，紫菜、橘皮分别洗净，剪碎。
2. 一同放入锅内，加水以文火煮至萝卜熟，加盐调味即可。

【药膳功效】

⊙化痰泄浊，和血养心，主治痰瘀所致冠心病、高血压，亦适用于咳嗽痰稠、胸膈满闷等症。

20 银芽白菜汤

药膳配方

小白菜50克，黄豆芽50克，姜丝少许，盐2克，味精1克，高汤600毫升，植物油15克，香油3克。

【制作程序】

1. 小白菜洗净切段，备用。
2. 锅中倒入植物油，烧至五成热时用姜丝炝锅，倒入高汤，加入豆芽与调料同煮，汤开后，打去浮沫，放入小白菜段，再煮 2 分钟，淋香油即可。

【药膳功效】

⊙健脾益胃，可预防高血压和高胆固醇。

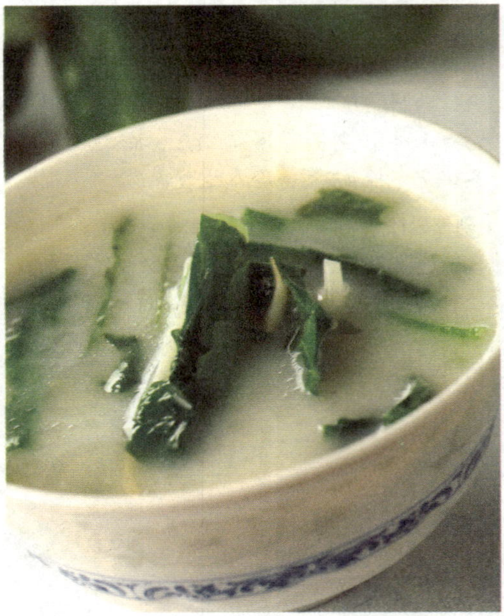

21 冬瓜玉米汤

药膳配方

胡萝卜375克，冬瓜600克，玉米2个，冬菇（水发）5个，猪瘦肉150克，姜2片，盐适量，冷水适量。

【制作程序】

1. 胡萝卜去皮，洗净，切块；冬瓜洗净，切厚块；玉米洗净，切块；冬菇浸软后去蒂，洗净。
2. 猪瘦肉洗净，汆烫后再洗干净。
3. 煲滚适量水，下胡萝卜、冬瓜、玉米、冬菇、猪瘦肉、姜片，煲滚后以文火煲 2 小时，下盐调味即成。

【药膳功效】

⊙降血压，降胆固醇。

羹类药膳2道

1 绿豆银耳杂果羹

药膳配方

绿豆100克，山楂、莲子、葡萄干各20克，银耳15克，酸奶250毫升，冰糖30克，冷水适量。

【制作程序】

1. 绿豆洗净，用温水浸泡2小时，捞出，沥干水分。
2. 银耳用温水泡发，去蒂，撕成片状；莲子去心，浸泡备用；山楂、葡萄干洗净。
3. 绿豆放入锅中，加入适量冷水烧沸，煮约10分钟后，将漂浮在水面的绿豆皮捞出，倒入银耳、山楂、莲子，用小火焖1小时左右，放入冰糖和葡萄干，搅拌均匀。
4. 将绿豆羹倒入碗内，放入冰箱，冷却后倒入酸奶即可。

【药膳功效】

⊙ 滋阴补肾，清肝降火，降压。

2 银耳山药羹

药膳配方

山药150克，银耳50克，白糖20克，太白粉10克，冷水适量。

【制作程序】

1. 山药去皮，洗净，切小丁；银耳洗净，用温水泡软，去硬蒂，切细末备用。
2. 山药丁、银耳末放入锅中，加入适量冷水，先用旺火煮开，然后改用小火熬煮约15分钟至熟透。
3. 锅内加入白糖调好味，然后将太白粉用适量冷水调匀，缓缓倒入锅中勾薄芡，即可盛起食用。

【药膳功效】

⊙ 清热开胃，利湿降压，用于防治高血压。

汁类药膳8道

1 山楂麦芽饮

药膳配方

山楂25克，麦芽20克，白糖5克，冷水200克。

【制作程序】

1. 把山楂洗净，去核，切片；麦芽洗净。
2. 把山楂、麦芽放入炖锅内，加入冷水，先置旺火上烧沸，再用小火煎煮20分钟。
3. 将煎煮好的汁液去渣，倒入杯中，加入白糖拌匀即成。

【药膳功效】

⊙ 本方能消滞健脾、强化心脉、降压强心、降胆固醇。

2 双萝芹菜汁

药膳配方

胡萝卜2根，白萝卜1根，芹菜2根，柠檬半个，蜂蜜20克，凉开水80毫升。

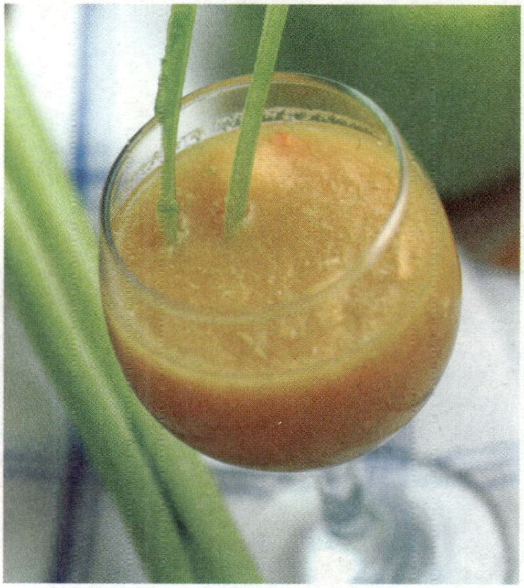

【制作程序】

1. 将胡萝卜、白萝卜洗净，切成小块；芹菜洗净后切段；柠檬去皮，果肉切块。
2. 上述蔬果和凉开水放入榨汁机中，榨取汁液。
3. 将蔬果汁倒入杯中，加入蜂蜜拌匀，直接饮用即可。

【药膳功效】

⊙清心火，利小便，清肝火，降血压。

3 菠菜金针菇汁

药膳配方

菠菜4棵，金针菇80克，葱白5根，蜂蜜15克，凉开水适量。

【制作程序】

1. 将菠菜、葱白择洗干净，切段备用。
2. 金针菇掰开，清洗干净。
3. 将上述材料放入榨汁机中，加入凉开水，搅打成汁后倒入杯中，加入蜂蜜调匀即可。

【药膳功效】

⊙益智健脑，降低血压。

4 紫苏西芹汁

药膳配方

西芹3根，柠檬1/2个，紫苏叶5片，冰块4块。

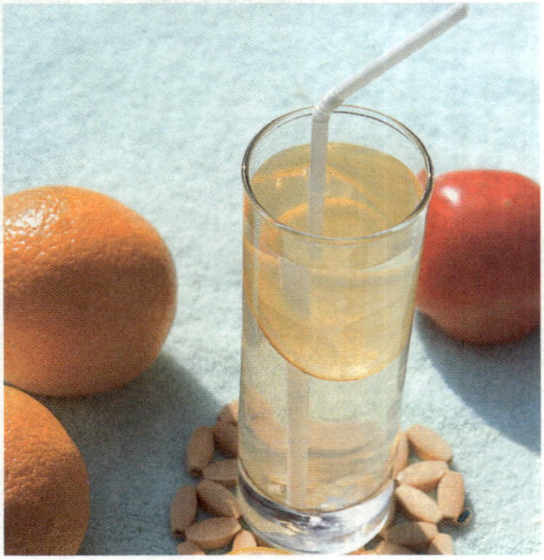

【制作程序】

1. 西芹洗净后，切成小段；紫苏叶洗净，切碎；柠檬去皮，果肉切块备用。
2. 将西芹段、紫苏叶、柠檬块放入榨汁机，搅打均匀后倒入杯子，加入冰块搅匀，直接饮用即可。

【药膳功效】

⊙预防高血压。

5 海带荸荠饮

药膳配方

海带25克，荸荠150克，北沙参3克，冰糖15克，冷水适量。

【制作程序】

1. 海带用冷水反复漂洗干净，用温水浸泡4小时，切成块，装入炖锅中。
2. 荸荠洗净，去皮，切成小丁；北沙参润透，切薄片。
3. 炖锅中注入冷水，置旺火上烧沸，投入荸荠、北沙参，以小火炖1小时左右。
4. 滤取煎煮好的液汁，倒入杯中，下入冰糖调匀，即可饮用。

【药膳功效】

⊙明目，降压，降低胆固醇和血脂。适用于目赤肿痛、血管硬化、高脂血、肥胖等症。

6 菊楂决明饮

药膳配方

菊花3克，山楂15克，草决明15克，冷水适量，凉开水250毫升。

【制作程序】

1. 菊花用冷水漂洗干净；山楂洗净，去核，切片；草决明打碎备用。
2. 把菊花、山楂、草决明放入炖锅内，加入凉开水，置旺火上烧沸，然后用小火煎10分钟。
3. 待汁液稍稍冷却后，直接饮用即可。

【药膳功效】

⊙清热明目，健脾开胃，活血化瘀，祛湿降压。

7 胡萝卜香蕉汁

药膳配方

胡萝卜1根，香蕉1只，无糖酸奶300毫升，冰块2块。

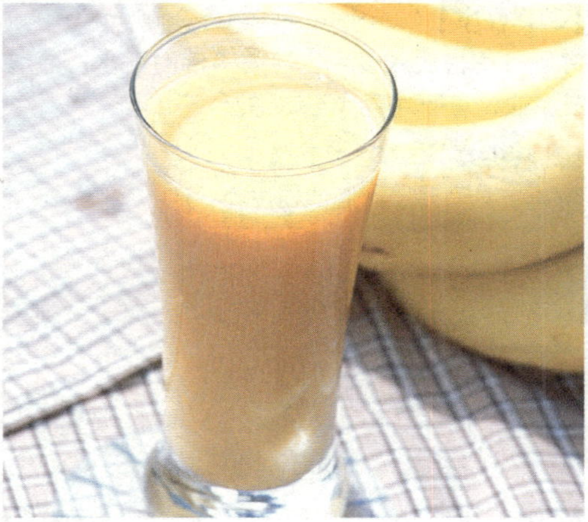

【制作程序】

1. 胡萝卜洗净，切条状，放到榨汁机中，榨汁。
2. 香蕉去皮，切小块。
3. 榨汁机中放入冰块打碎，再放入香蕉块、无糖酸奶及胡萝卜汁，搅打均匀，倒入杯中即可。

【药膳功效】

促进食欲，润肠通便，降压安神。

8 胡萝卜山楂汁

药膳配方

新鲜山楂10颗，胡萝卜半根，白糖10克，冷水适量。

【制作程序】

1. 山楂洗净，去核，每颗切成四瓣；胡萝卜洗净，切碎。
2. 山楂、胡萝卜放入炖锅内，加入适量冷水煮沸，再用小火煮15分钟，用干净纱布过滤。
3. 将滤过的胡萝卜山楂汁倒入杯中，加入白糖调匀，即可直接饮用。

【药膳功效】

活血化瘀，行气止痛，健脾开胃，降压降脂，减肥健体。

茶类药膳9道

1 西红柿绿茶

药膳配方

绿茶1～1.5克，西红柿50～100克，冷水适量。

【制作程序】

西红柿洗净，切片，加水煮沸，3分钟后加入绿茶，搅匀服汁。

【服食方法】

每日1剂，分2次服饮。

【药膳功效】

本方具有降低血压和胆固醇的作用，可用于治疗高血压。

2 杜仲茶

药膳配方

杜仲叶、高级绿茶各6克，沸水适量。

【制作程序】

混合后用沸水冲泡5分钟即成。

【服食方法】

每日1剂。

【药膳功效】

本方具有降低血压和胆固醇的作用，可用于治疗高血压。

3 玉米须茶

药膳配方

玉米须30克，茶叶5克，沸水适量。

【制作程序】

混合后用沸水冲泡5分钟即成。

【服食方法】

每日1剂，多次服饮。

【药膳功效】

本方用于治疗高血压。

4 菊槐茶

药膳配方

菊花、槐花、绿茶各3克，沸水适量。

【制作程序】

混合后用沸水冲泡 5 分钟即成。

【服食方法】

每日 1 剂，多次服饮。

【药膳功效】

本方具有降低血压和胆固醇的作用，可用于治疗高血压。

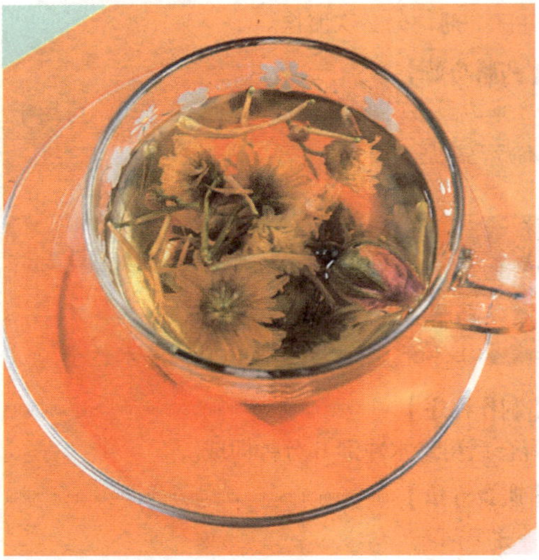

5 莲心茶

药膳配方

莲心3克，绿茶1克，沸水适量。

【制作程序】

混合后用沸水冲泡 5 分钟即成。

【服食方法】

每日 1 剂，多次服饮。

【药膳功效】

本方具有清热安神的作用，可用于治疗高血压。

6 山楂降脂茶

药膳配方

山楂30克，益母草10克，茶叶5克，沸水适量。

【制作程序】

将所有茶材放入壶中，注入滚沸的开水，冲泡成茶饮，可回冲数次至味道渐淡。

【药膳功效】

本方具有降压降脂的作用。

7 降压茶

药膳配方

罗布麻叶6克，山楂13克，五味子3克，冰糖适量，沸水适量。

【制作程序】

将罗布麻叶、山楂、五味子、冰糖（肥胖病人可不放糖）放入壶中，用沸水冲泡，代茶饮用。

【药膳功效】

本方用于治疗高血压。

8 红茶菌

药膳配方

红茶菌150毫升。

【服食方法】

每日 3 次。

【药膳功效】

本方用于治疗高血压。

9 红花绿茶

药膳配方

绿茶、红花各5克，沸水适量。

【服食方法】

以沸水冲泡，代茶频频服饮之。每日 1 剂，一般可冲泡 3 ~ 5 次。

【药膳功效】

本方用于治疗高血压。

蜂产品药膳11道

1 蜂王浆花粉蜜酒

鲜蜂王浆200克，白酒50毫升，蜂蜜2000克，蜂花粉500克。

【制作程序】

将蜂王浆放入小盆内，倒入白酒，用筷子将蜂王浆朵块打开，再加入蜂蜜调匀。

【服食方法】

日服2次，每次25克，早晚空腹服用，同时以温开水送服蜂花粉5克。

【药膳功效】

⊙ 本方具有降低血压和胆固醇的作用，可用于治疗高血压。

2 蜂浆粉降压饮

药膳配方

蜂王浆、蜂花粉各适量。

【制作程序】

将蜂王浆装入广口瓶中，放入冰箱的保鲜层中待用。

【服食方法】

每日早饭前服蜂王浆、蜂花粉各5克，连服数日（单方用蜂王浆早晚空腹含服15克，单方用蜂花粉早饭后服10克亦可）。

【药膳功效】

⊙ 本方具有降低血压和胆固醇的作用，可用于治疗高血压。

3 刺槐花粉降压单方

药膳配方

刺槐花粉。

【制作程序】

购买成品刺槐花粉即可。

【服食方法】

每日口服蜂花粉2次，每次10克，温开水送服。

【药膳功效】

⊙ 本方具有降低血压和胆固醇的作用，可用于治疗高血压。

4 蜂浆蜜降压饮

药膳配方

蜂蜜50克，蜂王浆3克。

【制作程序】

购买成品蜂蜜、蜂王浆即可。

【服食方法】

每日早空腹服用。

【药膳功效】

⊙ 本方可降压、降脂。

5 蜂蜜醋

药膳配方

蜂蜜25克，米醋20克。

【制作程序】

将蜂蜜和米醋混合后。

【服食方法】

每天早晚各1次，用温开水冲服。

【药膳功效】

⊙ 本方可降玉、降脂。

6 蜂蜜茶

药膳配方

绿茶10克，蜂蜜20克，开水适量。

【制作程序】

先将绿茶放在荼壶中用热开水浸泡，冷却后混入蜂蜜，即可饮用或含服。

【服食方法】

日服1～2次。

【药膳功效】

本方能够提神醒脑、降压、降脂。

7 蜜制山楂糕

药膳配方

蜂蜜50克，白糖100克，山楂糕300克，淀粉、精白面粉各50克，植物油500克，冷水适量。

【制作程序】

1. 先将淀粉、面粉调成糊，山楂糕切成手指粗条放入糊中调匀，将其逐个下入烧五六成熟的植物油中，炸至呈金黄色时捞出。
2. 再另取一锅加少许水，入蜂蜜、白糖，以文火熬，至水尽将成丝时把山楂糕条倒入，翻炒匀，待冷装瓶。

【服食方法】

每日服2～3次，连服数日。

【药膳功效】

本方可降压、降脂。

8 西红柿蜜汁

药膳配方

新鲜成熟西红柿1个，蜂蜜20克。

【制作程序】

先将西红柿切片，加入蜂蜜，腌1～2小时即成。

【服食方法】

饭后当水果食用。

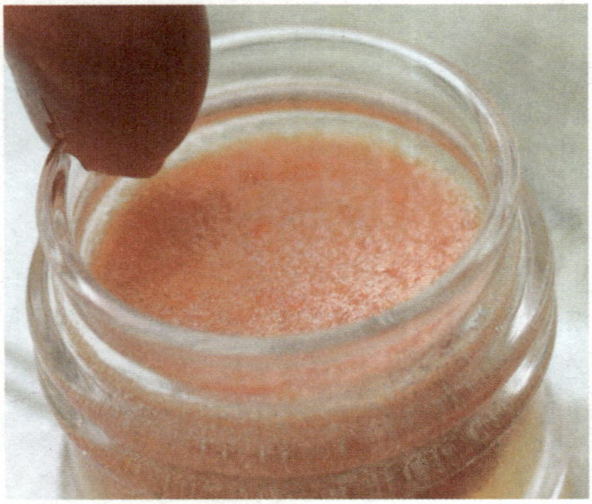

【药膳功效】

本方养心安神、降低血压。

9 山楂桃仁蜜露

药膳配方

山楂500克，桃仁100克，蜂蜜250克，冷水适量。

【制作程序】

1. 将山楂和桃仁先用清水浸泡1小时，再用文火慢煎半小时到1小时，取滤液后再加水复煮一次。
2. 两次滤液合并，再加入蜂蜜，隔水蒸1小时，冷却，装瓶。

【服食方法】

日服1剂。

【药膳功效】

本方可降压、降脂。

10 首乌丹参蜂蜜饮

药膳配方

制首乌、丹参、蜂蜜各15克，冷水适量。

【制作程序】

制首乌、丹参水煎，去渣取汁，调入蜂蜜。

【服食方法】

每日1剂。

【药膳功效】

本方可降低血压、补脑强身。

11 蜂蜜芹菜汁

药膳配方

芹菜汁100毫升，蜂蜜15克。

【制作程序】

将芹菜汁与蜂蜜调匀即可服用。

【服食方法】

每日2次。

【药膳功效】

本方利水益肾，能够治疗高血压。

降低血糖的药膳

糖尿病是一组病因和发病机理尚未完全阐明的内分泌代谢性疾病，以高血糖为其主要标志。现在医学界大多认为，糖尿病是人体内胰岛素分泌绝对或相对不足以及靶细胞对胰岛素敏感性降低，引起糖、蛋白质、脂肪和继发的水、电解质代谢紊乱而造成的。其病症为口渴、多尿、多饮、多食、疲乏、消瘦等。

◎ 对糖尿病人来说，饮食治疗至关重要。它是一切其他疗法的基础。轻症病人单用饮食治疗，病情即可得到控制。重症病人采用药物治疗时，也必须配合饮食治疗。饮食治疗的目的主要是通过饮食控制，促使尿糖消失或减少、降低血糖，以纠正代谢紊乱、防止并发症、同时供给病人足够的营养。

◎ 糖尿病人应严格限制所吃主食量，一般认为，休息者每日主食应为200～250克；轻体力劳动者250～300克；中等体力劳动者300～400克；重体力劳动者才可在400克以上。

◎ 糖尿病人的常用食物有如下几类。瘦肉类：猪、牛、羊、鸡的瘦肉部分，鱼、虾、团鱼、海参、兔肉等；豆制品：黄豆、豆腐、油豆腐等；蔬菜类：油菜、白菜、菠菜、莴笋、芹菜、韭黄、蒜苗、南瓜、西葫芦、冬瓜、黄瓜等，可代替主食食用；烹调油：豆油、花生油、香油、玉米油、葵花子油等；粮食类：大米、白面、小米、玉米等。

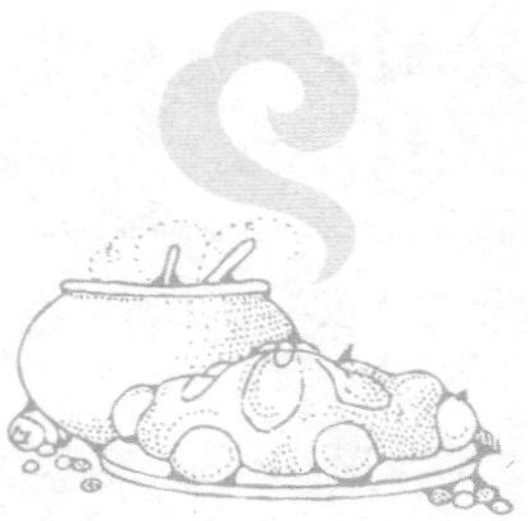

粥类药膳11道

1 菊芋粥

药膳配方

粳米100克，菊芋（洋姜）100克，盐1.5克，冷水1000毫升。

【制作程序】

1. 将菊芋冲洗干净，切成细丁。
2. 粳米洗净，用冷水浸泡发好，捞出，沥干水分。
3. 锅中加入约1000毫升冷水，放入粳米，用旺火煮沸后，加入菊芋丁，再改用小火续煮至粥成，用盐调味后食用。

【药膳功效】

⊙利水，消肿，降低血糖。

2 陈皮蚌肉粥

药膳配方

粳米100克，蚌肉50克，皮蛋1个，陈皮6克，姜末、葱末各3克，盐2克，冷水1000毫升。

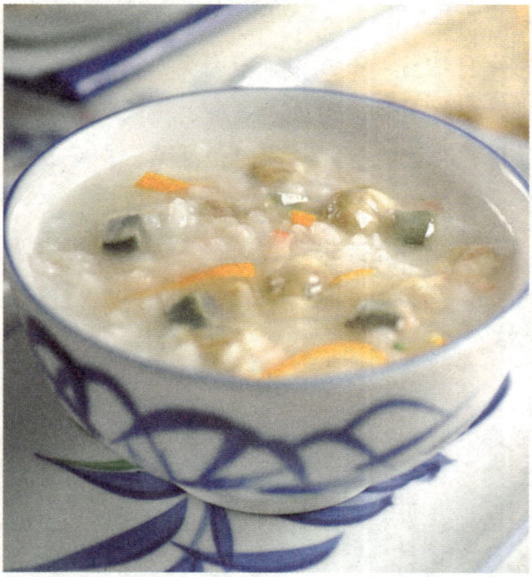

【制作程序】

1. 把陈皮烘干，研成细粉。
2. 蚌肉洗净，剁成颗粒；皮蛋去皮，也剁成颗粒。
3. 粳米淘洗干净，用冷水浸泡半小时，捞起。
4. 锅中加入约1000毫升冷水，将粳米放入，用旺火烧沸加入皮蛋粒、蚌肉粒，再用小火慢慢熬煮。
5. 待粳米软烂时，加入姜末、葱末、盐调好味，再稍焖片刻，即可盛起食用。

【药膳功效】

⊙补中益肾，祛湿消渴，平肝清热，利尿祛湿。对糖尿病有较好的治疗功效。

3 槐花粥

药膳配方

粳米100克，干品槐花30克，盐1克，冷水适量。

【制作程序】

1. 将槐花干炒或焙干后研末。
2. 粳米淘洗干净，用冷水浸泡半小时，捞出，沥干水分。
3. 取锅放入冷水、粳米，先用旺火煮沸，再改用小火煮，至粥将成时加入槐花末，待沸，用盐调味，即可盛起食用。

【药膳功效】

⊙补中益气，消炎止痛，降低血糖和血压，清热解毒，防治糖尿病。

4 苦瓜粥

药膳配方

粳米100克，苦瓜1根，盐1克，冷水1000毫升。

【制作程序】

1. 粳米淘洗干净，用冷水浸泡半小时，捞出，沥干水分。
2. 苦瓜冲洗干净，除去瓜瓤，用冷水浸泡后捞出，切成丁。

③ 锅中加入约1000毫升冷水，将粳米放入，先用旺火烧沸以后，加入苦瓜丁，然后改用小火熬煮，粥成后用盐调味，即可盛起食用。

【药膳功效】

清热解毒，凉血和血，止渴降压，降低血糖。对燥热伤肺、胃燥津伤型糖尿病有很好的疗效。

5 豌豆绿豆粥

药膳配方

粳米100克，豌豆粒、绿豆各50克，白糖20克，冷水1500毫升。

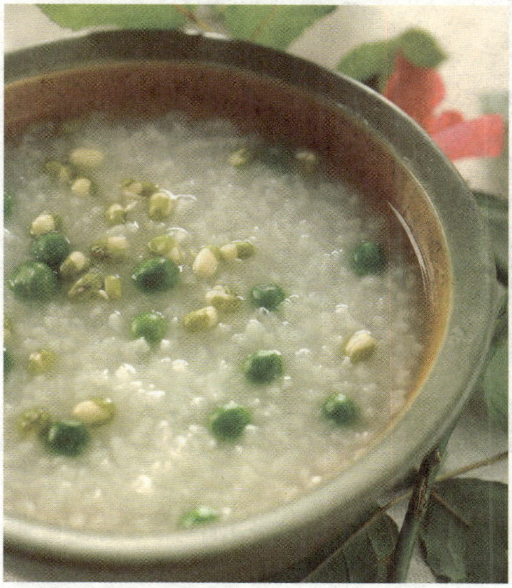

【制作程序】

① 绿豆、粳米淘洗干净，分别用冷水浸泡发胀，捞出，沥干水分。

② 豌豆粒洗净，焯水烫透备用。

③ 锅中加入约1500毫升冷水，先将绿豆放入，用旺火煮沸后，加入豌豆和粳米，改用小火慢煮。

④ 待粥将成时下入白糖，搅拌均匀，再稍焖片刻，即可盛起食用。

【药膳功效】

清肝明目，降低血压。可治疗高血压、高脂血症等。

6 天花粉粥

药膳配方

粳米100克，天花粉30克，冷水适量。

【制作程序】

① 粳米淘洗干净，用冷水浸泡半小时，捞出，沥干水分。

② 将天花粉用温水略泡，洗净。

③ 取锅放入冷水、天花粉，煮沸约15分钟，滤去药渣，加入粳米，先用旺火煮开后改小火，续煮至粥成，即可盛起食用。

【药膳功效】

本方具有降血糖、降血脂、增强人体免疫力的作用，对糖尿病患者的口渴喜饮、内热烦闷、腰膝酸软、乏力盗汗等症状有明显的疗效。

【注意事项】

孕妇禁用。

7 生地黄粥

药膳配方

粳米100克，生地黄30克，冷水适量。

【制作程序】

① 粳米淘洗干净，用冷水浸泡半小时，捞出。

② 将生地黄用温水浸泡，漂洗干净。

③ 取砂锅放入冷水、生地黄，煮沸约15分钟，滤去药渣，加入粳米，用旺火煮开后改小火，续煮至粥成，即可盛起食用。

【药膳功效】

补益元气，摄血升阳，降低血糖，对治疗阴阳两虚型糖尿病有良好效果。

8 山药南瓜粥

药膳配方

粳米50克，山药、南瓜各30克，盐1.5克，冷水600毫升。

【制作程序】

① 粳米淘洗干净，用冷水浸泡半小时，捞出沥

干水分。

2. 山药去皮洗净，切成小片；南瓜洗净，切成小丁。

3. 锅内注入600毫升冷水，将粳米下锅，用旺火煮沸后放入山药、南瓜，然后改小火继续熬煮，待米烂粥稠时下盐调味即可。

【药膳功效】

清热解毒，补虚止渴，养肾益肝，降低血糖，最适用于肾阴亏虚型的糖尿病。

9 萝卜汁粥

药膳配方

粳米100克，白萝卜150克，花生油10克，盐1克，冷水适量。

【制作程序】

1. 粳米淘洗干净，用冷水浸泡半小时，捞出，沥干水分。

2. 白萝卜洗净，去皮，切成长方形厚片，下入沸水锅中煮熟，绞取汁液备用。

3. 将粳米放入萝卜汁中，加入适量冷水，先用旺火烧沸，再改用小火熬煮成粥，加花生油、盐调好味，再焖5分钟，即可盛起食用。

【药膳功效】

清热生津，止咳化痰。血糖偏高兼咳嗽痰多者尤为适宜。

10 桃花粥

药膳配方

粳米100克，桃花5朵，蜂蜜20克，冷水1000毫升。

【制作程序】

1. 桃花择洗干净，晾干研末。

2. 粳米洗净，用冷水浸泡半小时，捞出，沥干水分。

3. 锅中加入约1000毫升冷水，将粳米放入，先用旺火烧沸，搅拌几下，改用小火熬煮成粥，然后加入桃花末、蜂蜜，略煮片刻，即可盛起食用。

【药膳功效】

健胃，助消化，降血糖，预防胆结石。

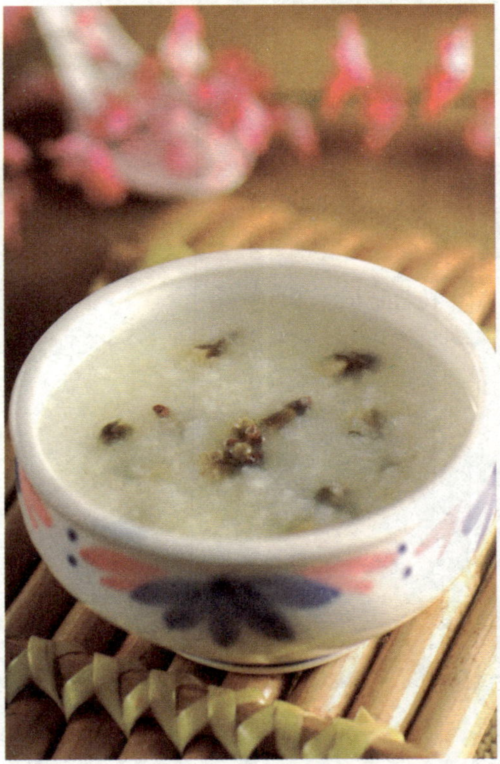

11 山药萝卜粥

药膳配方

粳米50克，白萝卜100克，山药20克，盐1.5克，味精1克，冷水1000毫升。

【制作程序】

1. 白萝卜洗净，切成小块。

2. 山药洗净，去皮，切片备用。

3. 粳米淘洗干净，用冷水浸泡半小时，捞出，沥干水分。

4. 锅内加入约1000毫升冷水，放入粳米，置旺火上烧沸，再放入山药片和萝卜块，改用小火熬煮45分钟，加入盐和味精，搅拌均匀，即可盛起食用。

【药膳功效】

理气减肥，降压降血糖。

汤类药膳13道

1 红薯叶赤豆玉米汤

药膳配方

带梗鲜红薯叶100克，赤豆、玉米各50克，盐少许，冷水适量。

【制作程序】

1. 将红薯连梗带叶择洗干净，切成粗末。赤豆淘净放入砂锅内，加水煮至五成熟。
2. 投入淘净的玉米，共煮至将熟，倒入红薯叶粗末，改文火稍煮即可。

【药膳功效】

清热解毒，益气宽肠，消肿护肝，降低血糖，有利于各型糖尿病的防治。

2 兔肉汤

药膳配方

兔1只，生姜10克，小茴香10克，葱、盐、香油各少许，冷水适量。

【制作程序】

1. 将兔宰杀，去皮毛、爪、五脏，将肉切成块，加水熬成半黏稠状，去兔肉及骨。
2. 加入上述五味调料，煮沸即成。

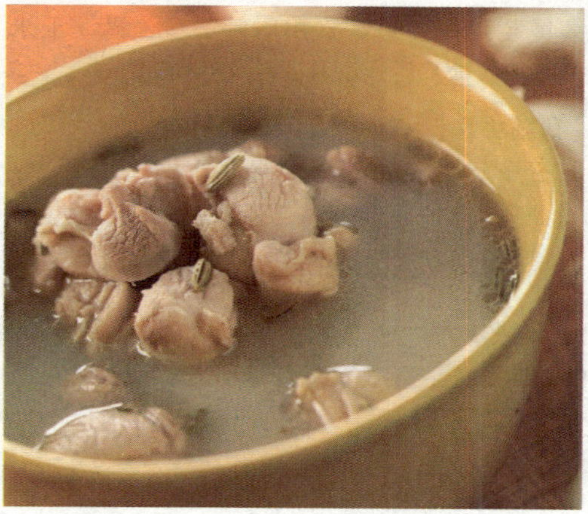

【药膳功效】

补中益气、健脾、滋阴凉血。适用于阴虚火旺所致失眠、烦躁、口渴、糖尿病人消渴羸瘦、津少口渴等症。

3 南瓜绿豆汤

药膳配方

南瓜500克，绿豆250克，冷水适量。

【制作程序】

1. 绿豆放水内浸后投入锅内，加水煮至半熟。
2. 南瓜削皮去瓤，洗净，切块，倒锅内同绿豆一起煮熟即可。

【药膳功效】

补中益气，消炎止痛，降低血糖和血压，清热解毒，调治糖尿病。

4 银耳豆腐汤

药膳配方

银耳50克，豆腐250克，植物油、盐、味精各少许，冷水适量。

【制作程序】

1. 将银耳入温水泡后，洗净，撕小朵；豆腐用清水漂洗后，切成小块。
2. 将上述两料一起投入热油锅内，轻轻翻炒均匀。
3. 加适量水，改文火煮至银耳呈黏糊状，加盐、味精拌匀即成。

【药膳功效】

滋阴补虚，清热生津，润肺止咳。中老年Ⅱ型糖尿病患者常吃此汤，可有效控制病情。对糖尿病并发的高血压、高血脂症也有较好的防治作用。

5 黑木耳豆腐汤

药膳配方

黑木耳15克，豆腐400克，花椒2克，植物油、盐少许。

【制作程序】

1. 将豆腐用清水漂净，切成小方丁；黑木耳入水浸泡后去蒂洗净。
2. 把花椒投入热油锅内，随即放入黑木耳、豆腐稍煸，加水煮片刻，以盐调味即成。

【药膳功效】

补气养血，宽中益阳，调治冠心病，控制糖尿病病情。

6 黄瓜枸杞鸡蛋汤

药膳配方

鲜嫩黄瓜250克，枸杞30克，鸡蛋1只，盐适量，冷水适量。

【制作程序】

1. 将黄瓜洗净，纵剖两半，连瓤切成薄片，以少许盐腌渍。
2. 将鸡蛋磕入碗中，用筷子打散。
3. 锅内加水以武火煮沸，投入洗净的枸杞，续煮片刻，加黄瓜片，倒入鸡蛋汁，用勺划开，再煮数分钟，加盐调味即成。

【药膳功效】

养阴清热，利咽止渴，减肥降压，降低血糖，尤其宜于非胰岛素依赖型糖尿病患者服用。

7 泥鳅豆腐汤

药膳配方

活泥鳅250克，豆腐350克，东北大酱50克，高汤200毫升，大油30克，干红椒、姜末、葱末、蒜片、醋、酱油、盐、味精、料酒各适量。

【制作程序】

1. 将活泥鳅放在水盆内养两天，并且换水数次，使其将肚内的泥土、污物吐出；豆腐切成方块。
2. 将锅置于旺火，放入大油烧热，用葱末、姜末、蒜片炝锅，添入高汤，加入酱油、干红椒、盐、料酒、醋，炖半小时后晾凉，再放入泥鳅和豆腐块，盖上锅盖，开锅后焐20分钟左右，掀开锅盖放上味精即可。

【药膳功效】

补虚益阳，解毒，既治气虚阳虚引起的冠心病，还对糖尿病、泌尿系统感染等症有一定治疗功效。

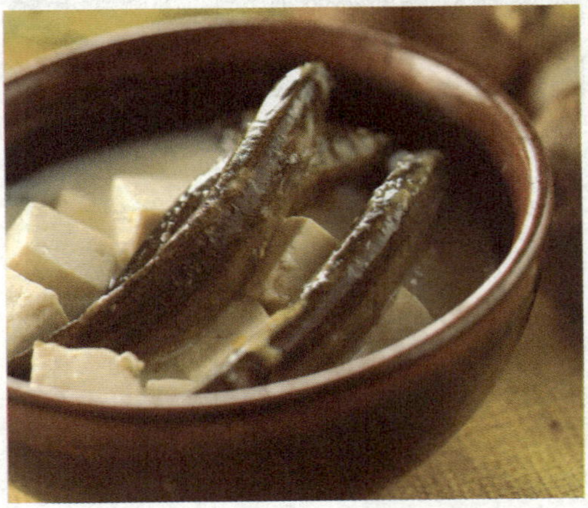

8 玉须泥鳅汤

药膳配方

泥鳅100克，玉米须、猪小排骨各50克，鸡胸脯肉丝50克，姜、葱、盐、香油少许，沸水适量。

【制作程序】

1. 将泥鳅剪开腹部，洗净，用沸水汆过后捞起沥干。
2. 猪小排骨斩块，装入砂锅，上置泥鳅。
3. 放入姜、葱，加入适量沸水；玉米须用纱布扎紧，也置入砂锅内。
4. 用文火煲至五六成熟，放入鸡胸脯肉丝，继续煲至熟烂即可。食用时除去姜、葱、玉米须，加入盐、香油调味。

【药膳功效】

补中益肾，祛湿消渴，平肝清热，利尿祛湿。对糖尿病、泌尿系统感染、疔疮热毒、高血压、黄疸肝炎等症有一定疗效。

9 玉米须海带汤

药膳配方

玉米须150克，海带30克，冷水适量。

【制作程序】

1. 将海带放水中泡发，洗净，切细丝；玉米须漂洗干净，装入纱布袋内扎口。

2. 将上述两料一同放入砂锅内，加水以武火煮30分钟，取出玉米须袋即成。

【药膳功效】

⊙抑制尿酸，利尿，降血糖、血压和血脂，促进胰岛素及肾上腺皮质激素的分泌。

10 芦笋鸡丝汤

药膳配方

芦笋50克，鸡胸肉100克，金针菇50克，豆苗50克，蛋白2个，鸡汤1000毫升，水淀粉15克，盐、味精、植物油、香油各适量。

【制作程序】

1. 将鸡胸肉切12厘米薄片，再切2厘米长的丝，用水淀粉、蛋白、盐拌腌半小时；芦笋洗净去皮，切成长段；金针菇去沙根，冲洗干净；豆苗择取嫩心，洗净。

2. 鸡肉丝先用开水烫熟，见肉丝散开即捞出沥干水分。

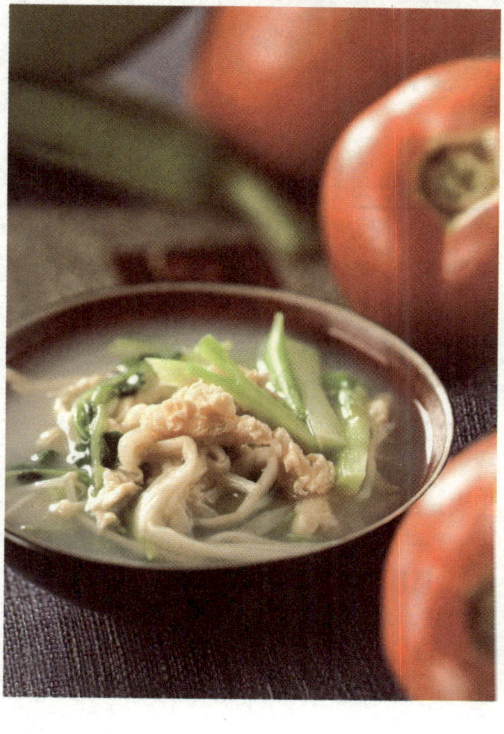

3. 鸡汤入锅，加肉丝、芦笋、金针菇同煮，待滚起加盐，味精、豆苗，开锅后淋入香油即可。

【药膳功效】

⊙清热解毒，补虚止渴，养肾益肝，降低血糖，最宜肾阴亏虚型的糖尿病。

11 水鱼炖淮杞汤

药膳配方

水鱼1只，淮山药20克，枸杞15克，姜丝、植物油、盐各适量，冷水适量。

【制作程序】

1. 将水鱼宰好，洗净，留血备用；淮山药、枸杞分别洗净。

2. 上述用料及水鱼血，姜丝共置一炖锅，加水3碗，油盐调味，隔水炖3小时，去药渣及水鱼骨即可。

【药膳功效】

⊙此汤为秋冬补品之一，全家大小均可食用，身体虚弱、常出淡汗、肺弱者可多饮，糖尿病患者可以一星期饮3次。补益元气，摄血升阳，降低血糖，对治疗阴阳两虚型糖尿病有良好效果。

12 丝瓜牡蛎汤

药膳配方

丝瓜500克，鲜牡蛎肉150克，香油、盐各适量，冷水适量。

【制作程序】

1. 将牡蛎肉放入沸水内烫一下，捞出，洗净、切薄片，投入热油锅内煸炒。

2. 加冷水煮沸，倒入已去皮洗净的丝瓜片，酌加香油、盐，续煮沸即可。

【药膳功效】

⊙清热解毒，凉血和血，止渴降压，降低血糖。对燥热伤肺、胃燥津伤型糖尿病有很好的防治作用。

13 萝卜羊肾海带汤

药膳配方

白萝卜250克，羊肾2副，海带15克，淀粉、料酒、植物油、盐、味精、葱花、姜末各少许，冷水适量。

【制作程序】

1. 将羊肾剖开去臊腺，洗净，切薄片，用淀粉、料酒、味精、盐调汁抓芡；萝卜洗净，切成小块；海带泡发后洗净，切片。
2. 将姜末、葱花入热植物油锅内煸出香味，加水煮沸，放白萝卜煮20分钟，然后投入海带，续煮10分钟，再加羊肾拌匀，续煮5分钟，调味即成。

【药膳功效】

补肾气，益精髓。有助于改善糖尿病患者的骨质状况，纠正细胞内缺钙和对抗糖尿病并发肾病的发展，更适用于治疗阴虚阳浮型糖尿病。

羹类药膳2道

1 烩鳝羹

药膳配方

黄鳝300克，笋肉100克，猪瘦肉50克，香菇20克，鸡蛋1只，陈皮5克，生抽15克，湿淀粉30克，色拉油6克，香油3克，盐2克，料酒3克，高汤600毫升，冷水适量。

【制作程序】

1. 香菇用温水泡发回软，去蒂，洗净，沥干水切丝；笋肉切丝；陈皮用冷水浸软，刮去瓤，洗净，切丝；鸡蛋打入碗中，用筷子搅匀备用。
2. 黄鳝摔昏，剖腹，去掉内脏，放入滚水中煲10分钟至熟，剔去骨，撕成细丝；猪瘦肉洗净，也切成丝。
3. 笋丝、肉丝先后放入滚水中汆烫一下，捞出沥干。
4. 坐锅点火，下入色拉油烧热，加入高汤，放入香菇丝、笋丝、陈皮丝、鳝丝煮滚，下入生抽、盐、料酒调味，焖煮片刻后下入肉丝，浇入鸡蛋液拌匀，用湿淀粉勾芡，淋上香油，即可盛起食用。

【药膳功效】

补虚益阳，解毒，既治气虚阳虚引起的冠心病，又治糖尿病、泌尿系统感染等症。

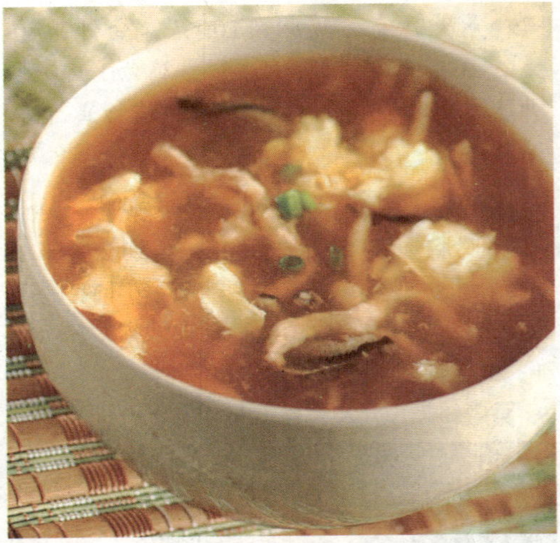

2 蛤蜊黄鱼羹

药膳配方

黄鱼肉100克，蛤蜊200克，鸡蛋1只，熟火腿末10克，葱末8克，料酒10克，盐、味精各2克，湿淀粉40克，花生油60克，高汤300毫升，冷水适量。

【制作程序】

1. 黄鱼肉整理干净，切成方丁；蛤蜊放沸水锅里煮开壳，去壳取肉。
2. 鸡蛋打入碗中，用筷子搅散备用。
3. 炒锅置旺火上，下花生油40克烧热，下葱末爆香，放入黄鱼丁炒一下，加高汤、料酒、盐、味精烧沸。
4. 待鱼肉熟后下湿淀粉推匀，再淋入鸡蛋液，边淋边用勺推动呈丝状，加入剩余花生油略推，盛出装大汤盘内。

5. 锅内留少许卤汁，放入蛤蜊肉，置火上略煮后搅开，盛出浇在鱼羹面上，撒上火腿末即可。

【药膳功效】

清热解毒，凉血和血，止渴降压，降低血糖。

汁类药膳4道

1 海带柠檬汁

海带200克，柠檬1个，凉开水80毫升。

【制作程序】

1. 海带用水冲净，放入冷水中浸泡4小时，切成丝；柠檬去皮，果肉切块。
2. 将海带丝和柠檬块放入榨汁机中，加入凉开水后搅打成汁，倒入杯中即可饮用。

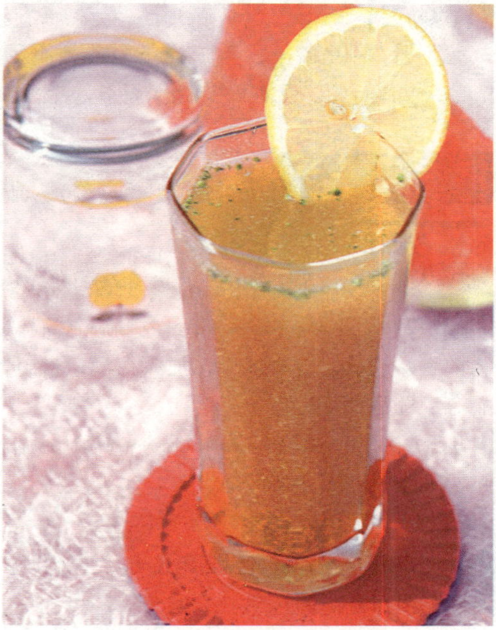

【药膳功效】

可调节钾钠平衡、降低血脂、降低血糖。

2 海带果菜汁

药膳配方

海带30克，油菜50克，香菜30克，酸苹果100克，温开水75毫升，柠檬汁10克。

【制作程序】

1. 海带反复漂洗干净，用温开水浸泡2小时，捞出海带，取海带汁备用。
2. 苹果洗净后去核去皮，切成小块；油菜、香菜洗净，切成小段。
3. 将苹果块、油菜段、香菜段一起放入榨汁机中，榨取液汁。
4. 将海带汁与果菜汁混合均匀后，滴入柠檬汁，直接饮用即可。

【药膳功效】

消炎退热，补血润脾，降低血压，利尿降糖，可用于防治糖尿病。

3 胡萝卜苦瓜汁

药膳配方

胡萝卜1根，苦瓜半根，凉开水60毫升。

【制作程序】

1. 胡萝卜洗净，苦瓜洗净去子，二者均切成块状。
2. 将胡萝卜块和苦瓜块放入榨汁机中，搅打成汁。
3. 将榨汁机中的菜汁倒入杯中，加凉开水拌匀即可。

【药膳功效】

利水，消肿，降低血糖。适宜小便不利、浮肿及糖尿病患者食用。

4 卷心菜洋葱汁

药膳配方

卷心菜100克，洋葱2个，红酒10毫升，凉开水100毫升。

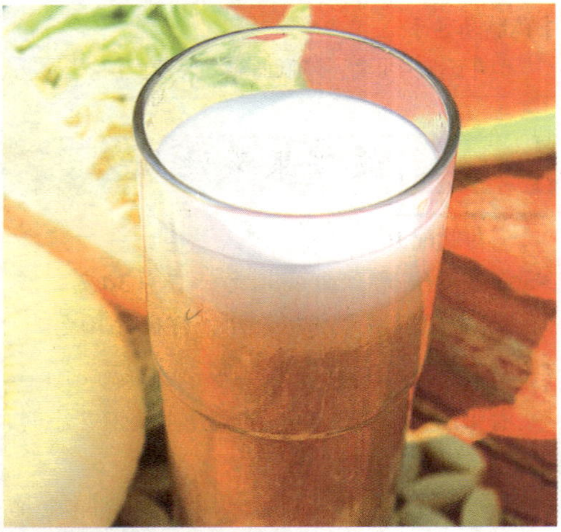

【制作程序】

1. 卷心菜洗净，切成片；洋葱洗净，切成丁。
2. 将卷心菜片、洋葱丁放入榨汁机中，加入凉开水，一起搅打成汁。
3. 将菜汁倒入杯中，加入红酒调匀，直接饮用即可。

【药膳功效】

本方具有消炎抑菌、防癌抗癌、利尿止泻、降血糖、降血脂、降胆固醇、降血压、抗血小板凝聚、美容等功效。

酒类药膳3道

1 黄精酒

药膳配方

黄精、苍术各500克，侧柏叶、天门冬各600克，枸杞根400克，糯米1250克，酒曲1200克。

【制作程序】

1. 将前5味捣碎，置大砂锅内，加水煎至约1000毫升，待冷备用。（如无大砂锅，亦可分数次煎。）
2. 将糯米淘净，蒸煮后沥半干，倒入净缸中，待冷药汁倒入缸中，加入酒曲（先研细末），搅拌均匀，加盖密封，置保温处。
3. 21日后开封，压去糟，贮瓶备用。

【服食方法】

每次温服10～25毫升，每日早、晚各服1次。

【药膳功效】

益脾祛湿，润血燥，延年益寿。适用于面肢浮肿、发枯变白，肌肤干燥易痒，心烦急躁，少眠等症。

2 延年百岁酒

药膳配方

大熟地、紫丹参、北黄芪各50克，当归身、川续断、枸杞、龟板胶、鹿角胶各30克，北丽参（切片）、红花各15克，黑豆（炒香）100克，苏木10克，米双酒1500毫升。

【制作程序】

将前5味研成粗粉，与余药（二胶先溶化）同置容器中，加入米双酒，密封，浸泡1～3个月后即可取用。

【服食方法】

每次服10～15毫升，每日早、晚各服1次。

【药膳功效】

滋肝肾，补精髓，延年益寿。主治肝肾不足所致的头晕目眩、须发早白、腰膝酸软等症。

3 人参荔枝酒

药膳配方

人参13克，荔枝肉100克，白酒500毫升。

【制作程序】

将前2味粗碎，置容器中，加入白酒，密封，浸泡7日后即可取用。

【服食方法】

每次服20毫升，日服2次。

【药膳功效】

大补元气，安神益智，延年益寿，主治体质虚弱、精神萎靡等症。

延年益寿的药膳

据第5次人口普查统计，我国老年人口接近全国人口的10%，也就是说，60岁以上的老年人已达1.2亿。老年人如何健康长寿，作为一个现实问题，已越来越引起全社会的关注。有专家研究证明，人类的自然寿命应在百岁以上。然而由于人的生命受到诸如社会、环境、饮食、精神、疾病等诸多不利因素的影响，要达到百年寿命，在目前来说并不容易。但如果人们能意识到这一点而及早加以预防，延缓生命的进程，还是十分可能的。

◎ 饮食是维持生命的基本条件。要长寿，饮食就要有节制。《黄帝内经素问·痹论》曾指出："饮食自倍，肠胃乃伤。"《备急千金要方》亦说："饮食以时，饥饱适中。"二者都强调饮食要做到定时、定量，食不过饱，也不忍饥。另外，在饮食结构上，《黄帝内经素问·藏气法时论》还指出："五谷为养，五果为助，五畜为益，五菜为充，气味合而服之，以补精益气。"说的是食物种类要调和平衡，不可偏嗜，要多吃五谷杂粮，少进膏粱厚味，这是益寿保健之关键性要诀，也是延缓衰老的主要途径。

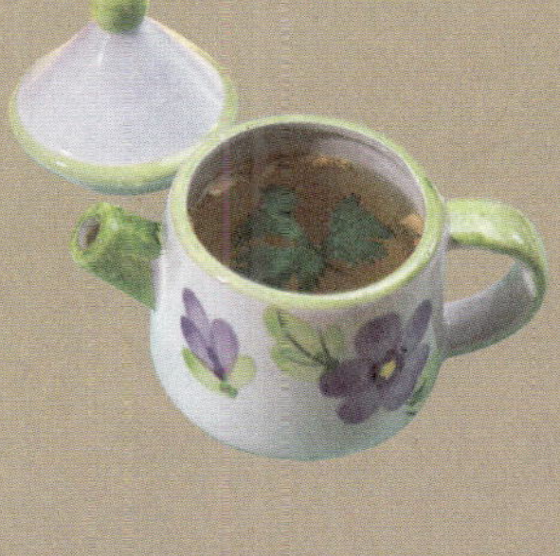

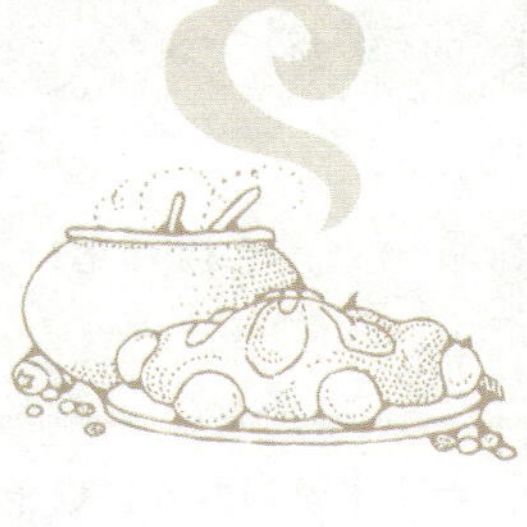

粥类药膳19道

1 兔肉粥

药膳配方

粳米、兔肉、荸荠各100克，水发香菇50克，盐2克，味精、胡椒粉各1克，大油10克，葱末3克，姜末2克，冷水1000毫升。

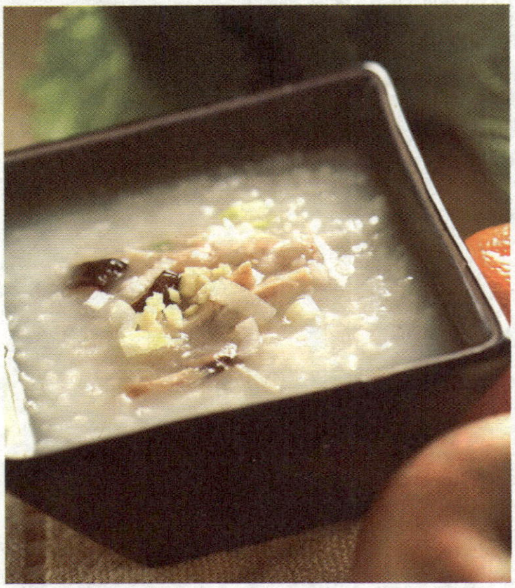

【制作程序】

1. 粳米淘洗干净，用冷水浸泡半小时，捞出，沥干水分。
2. 兔肉整理干净，切丁；荸荠去皮后切成小丁；香菇洗净，也切成小丁。
3. 锅中加入约1000毫升冷水，将粳米放入，用旺火烧沸后搅拌几下，加入兔肉、荸荠丁、香菇丁、盐、大油、葱末、姜末，改用小火慢慢熬煮，待粥浓稠时调入味精、胡椒粉，即可盛起食用。

【药膳功效】

本方可活络血气，滋暖五脏，提升免疫力，延年益寿。

2 芝麻黑豆粥

药膳配方

粳米100克，黑芝麻、黑豆各50克，白糖15克，冷水2000毫升。

【制作程序】

1. 黑豆、粳米分别淘洗干净，黑豆用冷水浸泡3小时，粳米浸泡半小时，捞起沥干水分。
2. 黑芝麻淘洗干净备用。
3. 砂锅中加入约2000毫升冷水，将黑豆、粳米、黑芝麻依次放入，先用旺火烧沸，然后转小火熬煮。
4. 待米烂豆熟时加入白糖调好味，再稍焖片刻，即可盛起食用。

【药膳功效】

补养肝肾，生血益气，滋润乌发，延年益寿。

3 浮小麦粥

药膳配方

粳米100克，浮小麦50克，冰糖5克，冷水1000毫升。

【制作程序】

1. 将浮小麦、粳米分别淘洗干净，用冷水浸泡半小时，捞出，沥干水分。
2. 锅中加入约1000毫升冷水，将浮小麦和粳米放入，用旺火煮沸，多搅拌几下，然后改用小火熬煮成粥。
3. 粥内加入少许冰糖，搅拌均匀，即可盛起食用。

【药膳功效】

滋肾、补气、止汗，最宜病后身体虚弱、年老体弱而自汗者服用。

4 小麦通草粥

药膳配方

小麦100克，通草10克，冰糖15克，冷水适量。

【制作程序】

1. 将小麦淘洗干净，用冷水浸泡发好，沥干水分备用。

2. 通草用干净纱布袋包好，扎紧袋口；冰糖打碎。

3. 取锅放入冷水、小麦、通草，先用旺火煮沸，再改用小火熬煮至粥成，去除通草后调入冰糖，即可盛起食用。

【药膳功效】

清热利尿，养心益肾，延年益寿。主治湿热不去、肾气渐伤、小便淋沥涩痛、身热、小腹胀满、老年人前列腺肥大等症。

5 榛子粥

药膳配方

粳米、榛子仁各100克，蜂蜜8克，冷水适量。

【制作程序】

1. 将榛子仁冲洗干净。

2. 粳米淘洗干净，用冷水浸泡半小时，捞出，沥干水分。

3. 取锅加入冷水、榛子仁、粳米，先用旺火煮沸，再改用小火熬煮至粥成，用蜂蜜调味即可。

【药膳功效】

具有补脾益气、止饥健身、延年益寿的作用，适宜病后体虚、运化失健、食欲不振、少气乏力者服用。

6 海参鸭肉粥

药膳配方

粳米、水发海参、鸭脯肉各100克，葱末3克，盐2克，大油5克，冷水适量。

【制作程序】

1. 将发好的海参清洗干净，切成细丁。

2. 鸭脯肉放入沸水锅内稍氽捞出，切成丁。

3. 粳米淘洗干净，用冷水浸泡半小时，捞出，沥干水分。

4. 取锅加入冷水煮沸，加入粳米、海参丁、鸭肉丁，煮至肉熟粥成，再加入盐、葱末、大油调味，即可盛起食用。

【药膳功效】

调节神经系统，快速消除疲劳，延年益寿。

7 银耳鸽蛋粥

药膳配方

荸荠粉100克，水发银耳75克，核桃仁20克，鸽蛋5个，白糖20克，冷水1000毫升。

【制作程序】

1. 将水发银耳择去根蒂，冲洗干净，撕成小朵，放入碗内，加入少许冷水，上笼蒸透取出。

2. 鸽蛋打入碗内，放入温水锅中煮成溏心蛋捞出。

3. 核桃仁用温水浸泡，撕去外衣。

4. 荸荠粉放入碗内，用冷开水调成糊。

5. 取锅加入约1000毫升水，加入银耳、核桃仁，倒入荸荠糊，调入白糖，用手勺搅匀，煮沸呈糊状时，再加入鸽蛋即成。

【药膳功效】

补肺、益肾。适用于虚劳羸瘦、老年体衰者，是常用的补益强身粥品。

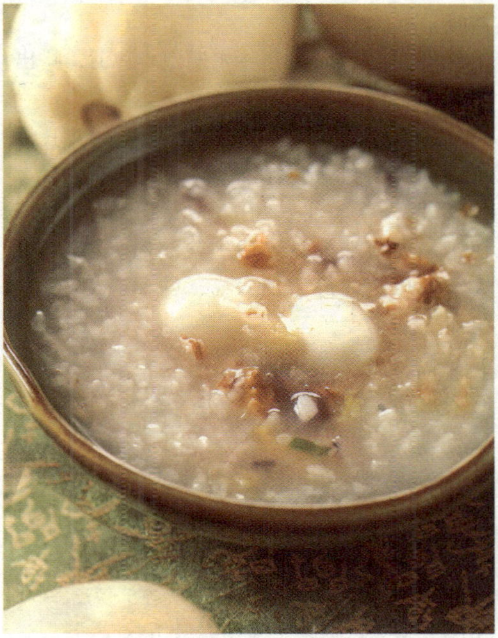

8 鸽肉粥

药膳配方

粳米150克，乳鸽1只，葱末3克，姜丝2克，盐2克，味精1克，料酒5克，胡椒粉1克，色拉油10克，冷水1500毫升。

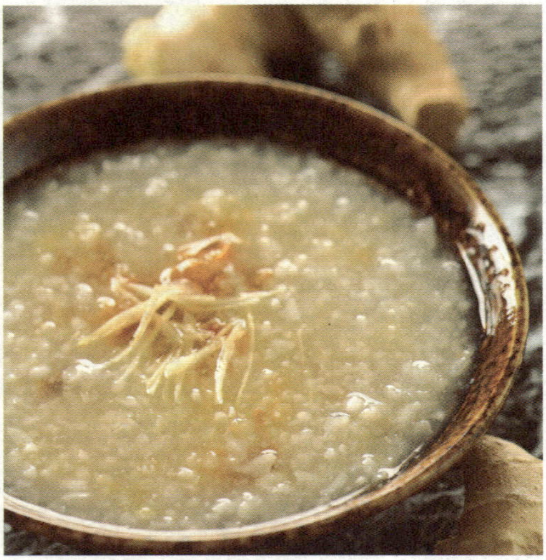

【制作程序】

1. 将乳鸽宰杀，用开水烫透，煺去毛，剖腹去内脏，冲洗干净，放入沸水锅内煮一下捞出，切成小块，放入碗内，加入少许盐、料酒拌腌。
2. 粳米淘洗干净，用冷水浸泡半小时，捞出，沥干水分。
3. 坐锅点火，放入色拉油烧热，下鸽肉、葱末、姜丝煸炒，烹入料酒，起锅装入碗内。
4. 另取一锅，加入约1500毫升冷水，放入粳米，先用旺火煮沸后加入鸽肉，再改用小火熬煮成粥，最后加入盐、味精、胡椒粉搅匀即成。

【药膳功效】

补肝肾，益气填精，延年益寿。

9 红枣海参淡菜粥

药膳配方

粳米100克，海参、淡菜各50克，红枣10颗，盐2克，味精1克，冷水1000毫升。

【制作程序】

1. 红枣洗净，去核，切片；淡菜洗净，切成小块。
2. 海参发透，切成颗粒状。
3. 粳米淘洗干净，用冷水浸泡半小时，捞出，沥干水分。
4. 锅中加入约1000毫升冷水，将粳米放入，用旺火烧沸，放入红枣、海参、淡菜，改用小火慢煮。
5. 待米烂粥稠时下入盐、味精调好味，再稍焖片刻，即可盛起食用。

【药膳功效】

补肾益精，养血润燥，延年益寿。

10 辽参海鲜粥

药膳配方

粳米100克，辽参1只，大虾2只，鸳鸯贝3只，小鱼肚20克，油菜心2棵，姜末3克，盐1克，味精1克，料酒2克，白糖1.5克，高汤300毫升，冷水适量。

【制作程序】

1. 粳米洗净、用冷水浸泡好，放入锅中，加入约1000毫升冷水，用旺火烧沸，改用小火慢煮成稠粥。
2. 辽参、小鱼肚分别涨发回软，洗涤整理干净，切段。
3. 大虾去皮，挑除沙线，从背部剞刀，呈球状。
4. 鸳鸯贝、油菜心择洗干净，焯水烫透，备用。
5. 锅中加入高汤、姜末，上火煮沸，下入辽参、大虾、鸳鸯贝、小鱼肚及剩余调料，稍煮片刻，再下入稠粥、油菜心，用中火煮滚，拌匀，即可盛起食用。

【药膳功效】

补肾益精，养血润燥，延年益寿，特别对甲状腺疾病有很好的功效。

11 雪蛤人参粥

药膳配方

粳米100克，雪蛤25克，鲜人参1根，冰糖50克，温水适量，冷水1000毫升。

【制作程序】
1. 人参洗净，切薄片。
2. 雪蛤用温水泡发回软，洗净备用。
3. 粳米投洗净，浸泡半小时后捞出，沥干水分，放入锅中，加入约1000毫升冷水，先用旺火烧沸，再改用小火慢煮半小时。
4. 加入人参片及冰糖，搅拌均匀，煮25分钟，下入雪蛤，稍煮片刻，见米烂粥稠，出锅装碗即可。

【药膳功效】
开胃，理气，滋阴养颜，延年益寿。适用于面黄枯瘦，不思饮食，年老体弱，吐血，盗汗，女子性功能低下者服用。

12 黑豆牡蛎粥

药膳配方

粳米、牡蛎肉各100克，黑豆50克，盐2克，香油3克，葱末5克，冷水1500毫升。

【制作程序】
1. 黑豆洗净，用冷水浸泡2～3小时，捞出，沥干水分；粳米洗净，浸泡半小时后捞起；牡蛎肉洗净，沥干备用。
2. 锅中加入约1500毫升冷水，将黑豆与粳米放入，先用旺火烧沸后加入牡蛎肉，搅拌数次，然后改用小火慢慢熬煮。

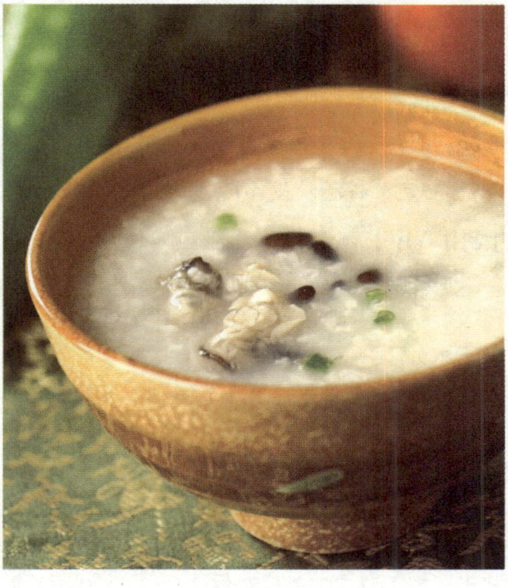

3. 见粥将成时下入盐，撒上葱末、淋上香油，即可盛起食用。

【药膳功效】
预防须发早白和脱落，延年益寿。

13 茯苓黄芪粥

药膳配方

粳米100克，茯苓、黄芪各20克，冰糖15克，冷水1000毫升。

【制作程序】
1. 把茯苓烘干，打成细粉；黄芪洗净，切片。
2. 粳米淘洗干净，用冷水浸泡半小时，捞出，沥干水分。
3. 锅中加入约1000毫升冷水，将粳米、黄芪片放入，先用旺火烧沸，再用小火煮约35分钟，投入茯苓粉，再煮沸5分钟。
4. 下入冰糖调好味，再稍焖片刻，即可盛起食用。

【药膳功效】
补诸虚，益元气，壮脾胃，去肌热，排脓止痛，活血生血，益寿抗癌。

14 黄芪牛肉粥

药膳配方

粳米、鲜牛肉各100克，黄芪10克，精豆粉20克，胡椒粉2克，味精1.5克，盐2克，姜3克，葱末5克，冷水1000毫升。

【制作程序】
1. 鲜牛肉洗净，除去筋膜，和姜一起绞烂，加精豆粉、胡椒粉、盐、味精调匀备用。
2. 黄芪用干净纱布包起来，扎紧袋口。
3. 粳米洗净，用冷水浸泡半小时后入锅，加入约1000毫升冷水，用旺火烧沸一段时间，加入黄芪布包，改用小火熬煮，至粳米熟烂时捞出布包，加入牛肉馅、姜片搅散，继续用中火熬煮。
4. 至牛肉熟软时加入葱末、味精调好味，再稍焖片刻，即可盛起食用。

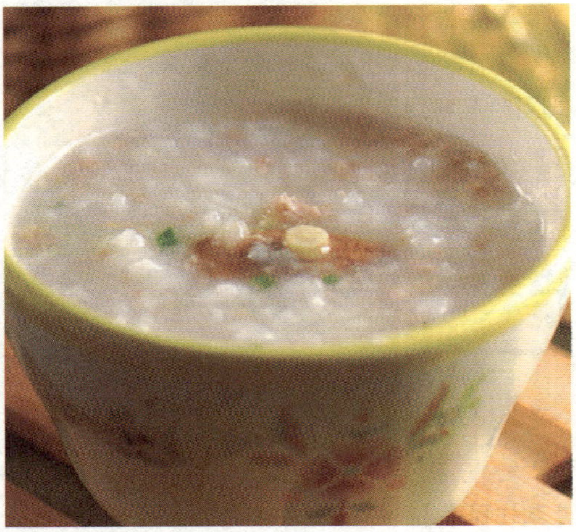

【药膳功效】

补中益气，滋养脾胃，强健筋骨，化痰息风，止渴止涎，延年益寿。

15 人参茯苓粥

药膳配方

粳米100克，人参10克，茯苓粉30克，鸡蛋清1个，盐1.5克，姜2片，冷水适量。

【制作程序】

1. 粳米淘洗干净，用冷水浸泡半小时，捞出，沥干水分。
2. 人参用温水浸泡后，切成薄片。
3. 取砂锅放入冷水，加入人参片、茯苓粉，浸泡约1小时，再加入粳米、姜片，上旺火煮沸，后改用小火煨煮至粥成，打入鸡蛋清搅匀，用盐调味即可。

【药膳功效】

补肾益精，养血润燥，延年益寿，特别对甲状腺疾病有很好的疗效。

16 墨菜粥

药膳配方

粳米、墨菜各100克，红糖20克，冷水适量。

【制作程序】

1. 将墨菜择洗干净，用开水略烫后捞出，切细。
2. 粳米淘洗干净，用冷水浸泡半小时，捞出，沥干水分。
3. 取锅加入冷水、粳米，先用旺火煮沸，再改小火熬煮，至半熟时加入墨菜，再续煮至粥成，加入红糖拌匀，即可盛起食用。

【药膳功效】

清热利尿，养心益肾，延年益寿。

17 南瓜大麦粥

药膳配方

大麦米150克，南瓜200克，红枣8颗，白糖60克，温水适量，冷水1500毫升。

【制作程序】

1. 大麦米洗净后，用温水浸泡2小时，捞出，沥干水分。
2. 南瓜去皮切丁；红枣洗净去核。
3. 锅中加入约1500毫升冷水，煮滚后放入大麦米，以旺火熬煮，然后加入红枣，改以小火煮至大麦米裂开。
4. 锅内加入南瓜丁，继续煮至大麦米熟透，加入白糖拌匀，即可盛起食用。

【药膳功效】

滋肾、补气、止汗，最宜病后身体虚弱、年老体弱而自汗者服用。

18 人参鸡粥

药膳配方

粳米150克，高丽参10克，净嫩鸡1只，鸡肝50克，料酒、盐各1克，冷水适量。

【制作程序】

1. 将高丽参用水浸软，切成小片。
2. 粳米淘洗干净，用冷水浸泡半小时，捞出，沥干水分。
3. 净嫩鸡冲洗干净，用开水稍烫；鸡肝批去靠近苦胆的部位，用开水烫过，冲洗干净，大的切成两半。
4. 取锅加入冷水、嫩鸡、料酒，先用旺火煮沸，再改用小火煮约1小时，制成清汤。把鸡捞出，拆下鸡肉，撕成鸡丝。

5. 把粳米放入鸡汤内，加入高丽参，煮至米粒开花时，加入鸡肝，待两三沸，放入鸡丝，加入盐调味，一滚即成。

【药膳功效】

⊙本方可活络血气、滋暖五脏、提升免疫力、延年益寿。

19 当归乌鸡粥

药膳配方

粳米200克，当归30克，净乌鸡1只，葱段10克，姜2片，盐3克，味精2克，料酒12克，冷水适量。

【制作程序】

1. 粳米淘洗干净，用冷水浸泡半小时，捞出，沥干水分。
2. 将当归用温水浸泡，清洗干净，用净纱布包好，扎紧袋口。
3. 乌鸡冲洗干净，放入开水锅内焯一下，捞出。
4. 取锅加入冷水、当归、乌鸡，加入葱段、姜片、料酒，先用旺火煮沸，再改用小火煨煮至汤浓鸡烂，捞出乌鸡，拣去当归、葱段、姜片，加入粳米，再用旺火煮开，改小火熬煮成粥。
5. 把鸡肉拆下撕碎，放入粥内，用盐、味精调味即可。

【药膳功效】

⊙补肝肾，乌须发，美容颜，润肌肤。

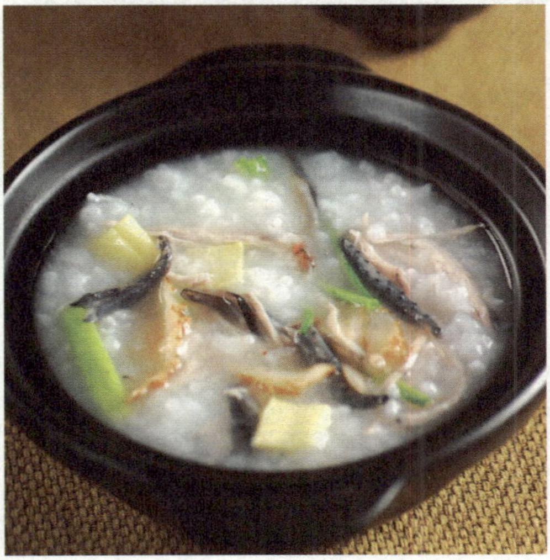

汤类药膳7道

1 十全羊肉大补汤

药膳配方

羊肉250克，当归、川芎、甘草各5克，白芍、熟地、党参、白术、茯苓、黄芪各9克，肉桂12克，姜3片，盐少许，冷水适量。

【制作程序】

1. 将羊肉洗净，切成易入口的块状，备用；将上述10种药材滤洗干净，备用。
2. 将锅中的水煮沸后，放进羊肉、姜片和所有药材，以武火滚煮20分钟后再调文火煲煮3小时，至羊肉熟软加入盐调味即可。

【药膳功效】

⊙活络血气，滋暖五脏，提升免疫力，延年益寿。可改善虚弱体质的手脚冰冷、脸色苍白等症状，对于男性遗精或女性痛经、月经不调也很好的疗效。

【注意事项】

2～3个月进补一次即足够。高血压和体质燥热者不宜经常食用此汤。行经期妇女禁食此汤。

2 章鱼莲藕黑豆栗子汤

药膳配方

章鱼干30，藕200克，黑豆30克，栗子肉、猪瘦肉各100克，姜1片，盐、冷水适量。

【制作程序】

1. 章鱼干用水浸软后，洗净；莲藕去皮，洗净后切块。
2. 黑豆洗净；栗子肉放入滚水内浸片刻，去衣后再洗干净。
3. 猪瘦肉洗净，汆烫后再冲洗干净。

4. 煲滚适量水，放入章鱼干、莲藕、黑豆、栗子肉、猪瘦肉和姜片，水滚后改文火煲约2小时，下盐调味即成。

【药膳功效】

⊙预防须发早白和脱落，延年益寿。

3 猪皮麦冬胡萝卜汤

药膳配方

胡萝卜、麦冬各50克，猪皮100克，猪骨高汤、姜、盐各适量。

【制作程序】

1. 将麦冬以温水泡软；将猪皮洗净，切成长条状；将胡萝卜刷洗干净（连皮吃更营养），切成块状备用。
2. 将预先准备好的猪骨高汤倒入汤锅，加热煮沸后，将麦冬、胡萝卜、猪皮、老姜片一起放入汤里，文火炖煮约1小时。待猪皮与胡萝卜熟软后，加入少许盐调味即可。

【药膳功效】

⊙润泽肌肤，抗衰老。可以帮助造血活血，促进新陈代谢，保护视力，防治夜盲症。

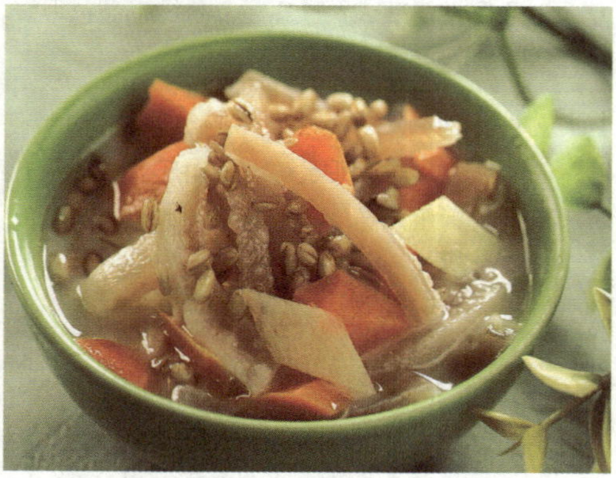

4 抗衰老蔬菜汤

药膳配方

洋菇、草菇各120克，甜椒1个，胡萝卜75克，西红柿2个，西芹150克，西洋参7克，麦冬7克，红枣10颗，蒜4瓣，香油、盐各少许，冷水适量。

【制作程序】

1. 甜椒洗净、去蒂，切成宽条状；胡萝卜去皮，切片；西芹洗净，切段；西红柿去蒂，洗净，切成4小块；洋菇、草菇洗净备用。
2. 锅中倒入适量水，放入前10种材料煮20分钟，关火，香油、盐调味即可。

【药膳功效】

⊙增加血液含氧量，增强免疫力，防止衰老。

5 党参首乌汤

药膳配方

何首乌、白术各15克，枸杞25克，麦冬、当归、西党参、茯苓、桂圆肉、黑枣各20克，陈皮、五味子、龙胆草、黄柏各10克，白糖30克，冷水适量。

【制作程序】

1. 将以上药物洗干净，放入瓦锅内，加水适量。
2. 瓦锅置武火上烧沸，再用文火煎煮25分钟，停火，过滤去渣，留汁液，在汁液内加入白糖搅匀即成。

【药膳功效】

⊙补肝肾，生须发，延年益寿。脱发症患者饮用尤佳；青壮年气血虚弱、头发脱落者用此汤也会收到良好效果。

6 洋参雪梨鹌鹑汤

药膳配方

鹌鹑6只，雪梨3个，西洋参15克，川贝15克，杏仁15克，蜜枣4颗，香油、盐少许，冷水3000毫升。

【制作程序】

1. 鹌鹑宰杀干净后去其头、爪、内脏，每只斩成两边，用开水烫煮一下。
2. 雪梨洗净，每个切成2～3块，剜去梨心；其余用料分别淘洗干净。
3. 煲内放入3000毫升冷水烧至水开，放入以上用料，用中火煲90分钟后再用小火煲90分钟即可。

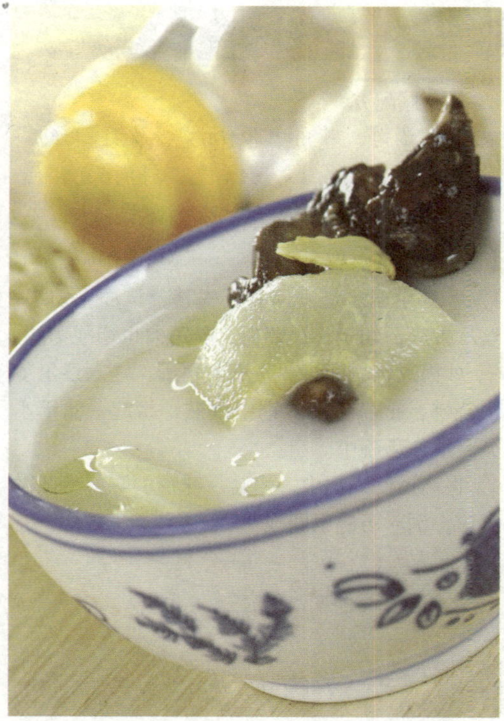

4. 煲好后，取出药渣，放香油、盐调味，咸淡随意。

【药膳功效】

补养肝肾，滋润乌发，延年益寿。本方适用于肝肾虚损、精血不足、须发早白、眩晕耳鸣、腰膝酸软、四肢乏力、血虚津亏之肠燥便秘、肝热目赤、高血压等病症。

7 何首乌黑豆汤

药膳配方

何首乌20克，黑豆30克，红枣6克，黑芝麻30克，冰糖30克，冷水适量。

【制作程序】

1. 何首乌、黑豆、红枣、黑芝麻、大米淘洗干净，去泥沙；冰糖捣碎。
2. 将何首乌、黑豆、黑芝麻、红枣同放锅内，加水适量，置武火上烧沸，再用文火煮45分钟，加入冰糖搅匀即成。

【药膳功效】

补肝肾，乌须发，美容颜，润肌肤。

羹类药膳8道

1 首乌牛肉羹

药膳配方

何首乌20克，牛肉200克，黑豆100克，桂圆肉10颗，红枣10颗，盐1.5克，葱末3克，姜末2克，料酒6克，冷水适量。

【制作程序】

1. 将何首乌洗净，放汤锅中，加适量冷水，先用大火烧开，然后改小火慢煮。
2. 黑豆洗净，用温水浸透泡软；红枣及桂圆肉洗净，红枣去核。
3. 将牛肉洗净，切成大片放入锅中，加冷水煮开，除去浮沫，放入料酒，将何首乌水、黑豆、红枣、桂圆肉一起放入汤中煲2个小时，加盐、葱末、姜末调好味，即可盛起食用。

【药膳功效】

补肝肾，生须发，延年益寿。脱发症患者饮用尤佳；青壮年气血虚弱、头发脱落者用此汤也会收到良好效果。

2 鹌鹑松仁羹

药膳配方

鹌鹑1只，小米100克，松仁20克，姜1片，淀粉6克，蛋清30克，盐3克，香油4克，白糖、料酒各2克，高汤300毫升，植物油10克，冷水适量。

【制作程序】

1. 鹌鹑取出内脏，洗净，抹干水起肉，鹌鹑骨放入滚水中煮5分钟，取出洗净；鹌鹑肉切小粒，加入淀粉、蛋清、盐，搅匀成糊状。
2. 锅内加入适量冷水，放下鹌鹑骨、姜片煲滚，改用小火煲1小时，取汤备用。
3. 松仁放入热油中，用小火炸至金黄色时捞起；小米洗净，用汤匙碾碎成蓉。

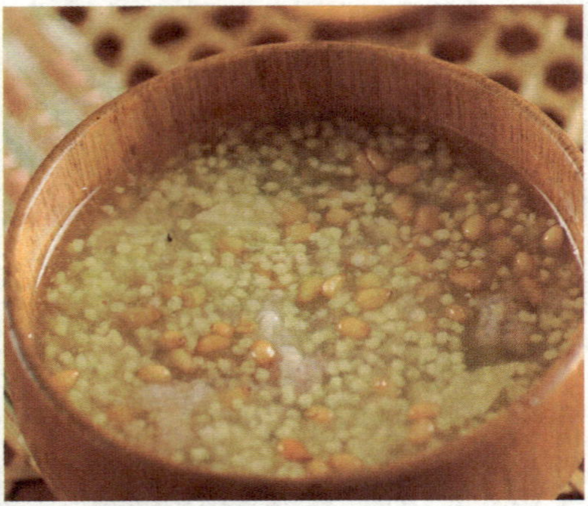

4. 把小米蓉放入锅内，下入高汤煮滚，用白糖、料酒、盐调味，再加入鹌鹑肉粒和汤搅匀，待鹌鹑肉熟后，淋上香油，盛入汤碗内，撒下松仁即成。

【药膳功效】

益寿养颜，祛病强身，防癌抗癌。

3 蛇肉鱼肚羹

药膳配方

蛇肉200克，鸡肉80克，水发鱼肚60克，猪瘦肉50克，水发香菇、水发木耳各40克，姜50克，柠檬叶2块，陈皮1片，老抽10克，香油4克，盐2克，胡椒粉1.5克，香菜5克，菊花6朵，淀粉5克，高汤1000毫升，冷水适量。

【制作程序】

1. 请卖蛇人将蛇当场宰杀，去苦胆，然后自行去骨起肉，蛇骨熬汤，蛇肉煲熟，蛇肉待冷却后拆丝，放蛇骨汤内煮1小时。
2. 鸡肉、猪瘦肉、水发鱼肚、水发香菇、水发木耳及生姜均切丝；陈皮浸软，刮瓤，切丝。
3. 锅内加入高汤煮沸，把上步各料放入，煮1小时后捞起，放入蛇汤内，与蛇肉同煲15分钟。
4. 蛇肉汤用盐调好味，再用老抽调至金黄色泽，并以淀粉加水勾芡，加入胡椒粉、柠檬叶、香油、菊花、香菜，搅拌均匀，即可盛起食用。

【药膳功效】

散寒祛湿，温筋通络，补血益气，延年益寿。

4 红菱火鸭羹

药膳配方

火鸭肉、菱角肉各100克，香菇、丝瓜各25克，盐3克，味精1.5克，料酒6克，色拉油5克，高汤500毫升，冷水适量。

【制作程序】

1. 香菇用温水泡发回软，去蒂，洗净，切丁；丝瓜去皮，切丁；火鸭肉、菱角肉也切成丁。
2. 炒锅入色拉油烧热，烹入料酒，注入适量冷水烧沸，把各丁放入锅中煨熟，捞起，滤干水分，放在汤碗中。
3. 将高汤倒入锅中，用盐、味精调味，待微微煮滚，倒入汤碗里即成。

【药膳功效】

补肝肾，乌须发，美容颜，润肌肤。

5 羊肉奶花羹

药膳配方

羊肉150克，牛奶200毫升，山药75克，淀粉10克，盐2克，姜15克，冷水适量。

【制作程序】

1. 羊肉洗净，切小块，放入碗中，加入淀粉、盐腌渍20分钟。
2. 山药刮洗干净，切成小薄片；姜洗净，切片。
3. 砂锅中加入适量冷水，放入羊肉块和姜，先用旺火烧沸，然后改用小火炖6小时。
4. 另取砂锅倒入羊肉汤1碗，加入山药片，煮烂，再倒入牛奶煮沸，盛入碗中，将炖好的羊

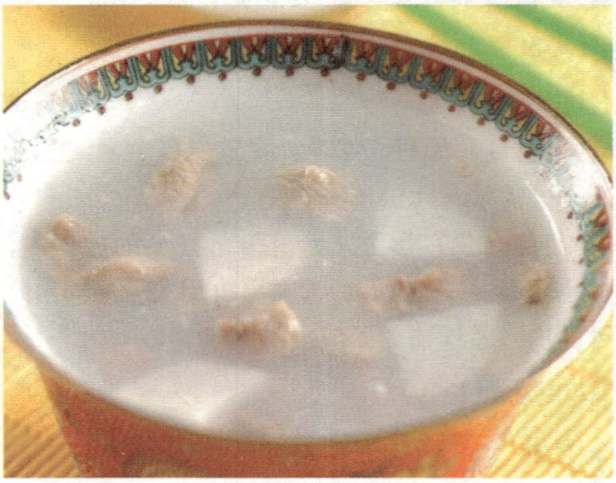

肉放在面上即可。

【药膳功效】

补血益气，健脾，壮阳，补诸损，延年益寿。

6 什锦海参羹

药膳配方

水发海参300克，虾仁、鸭肫、猪瘦肉各50克，水发香菇30克，笋花50克，火腿30克，丝瓜100克，姜1片，葱末15克，料酒8克，胡椒粉5克，湿淀粉25克，大油8克，香油10克，高汤1000毫升，盐、味精、冷水各适量。

【制作程序】

1. 先将水发海参清洗干净，切为指甲片大小，加入沸水锅内，用姜片、葱末、盐、料酒一起滚2分钟，倒入漏勺，拣去姜片、葱末不用。
2. 鸭肫、猪瘦肉、香菇、笋花、火腿、丝瓜均切成小片。
3. 锅置中火上，加开水600毫升，放进肫片、猪瘦肉片，下适量湿淀粉拌匀勾芡，将香菇片、丝瓜片、笋花片同放锅内，稍煮一会，倒入漏勺中沥干水分。
4. 锅置旺火上，加入高汤，放入海参片、虾仁、盐、味精以及上步中食材，见汤稍滚时撇去浮沫，下入胡椒粉、火腿片，用湿淀粉勾稀芡，淋入大油、香油，即可盛起食用。

【药膳功效】

调节神经系统，快速消除疲劳，延年益寿。

7 鸡蓉菠菜羹

药膳配方

菠菜叶250克，鸡肉50克，鱼露3克，盐3克，味精2克，蛋清25克，湿淀粉30克，高汤600毫升，冷水适量。

【制作程序】

1. 将菠菜叶洗净，加入沸水锅中烫熟，用搅拌器加水打成菜蓉备用；鸡肉剁成蓉，加蛋清调和均匀。
2. 坐锅点火，加入高汤、味精和盐，下入菜蓉，待汤烧沸后用湿淀粉勾稀芡，盛入汤碗中。
3. 炒锅重新上火，加入高汤、鸡蓉、鱼露、味精调好味，待汤烧沸后用少许湿淀粉勾芡，搅拌均匀，汤成糊状时出锅，盛入有菜汁的汤碗上面，即可食用。

【药膳功效】

补五脏，益肝清肺，清热利湿，消积止泻，延年益寿。

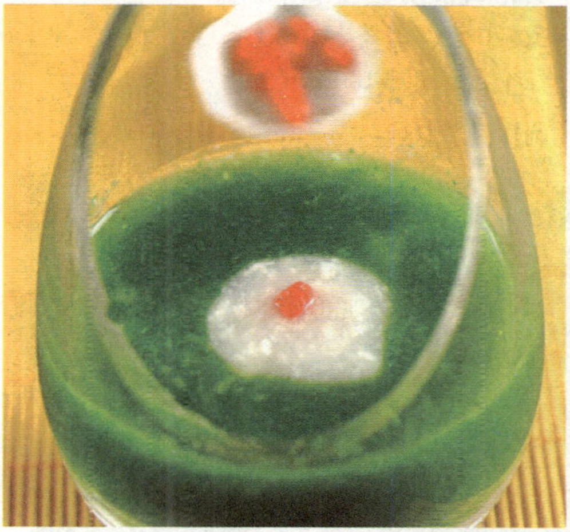

8 参芪归姜羊肉羹

药膳配方

羊肉300克，党参、黄芪、当归各20克，料酒5克，味精1.5克，色拉油3克，盐2克，香油2克，姜15克，湿淀粉25克，冷水适量。

【制作程序】

1. 将羊肉撕去筋膜，洗净，切成小块，调入料酒、色拉油、盐，拌匀腌10分钟。
2. 当归、党参、黄芪、姜用干净的纱布袋包扎好，扎紧袋口。
3. 将羊肉块、药包放入砂锅中，加冷水适量，用旺火煮沸，改用小火炖至羊肉烂熟，去药包，用湿淀粉勾芡，加入味精，淋上香油，即可盛起食用。

【药膳功效】

补诸虚不足，益元气，壮脾胃，去肌热，排脓止痛，活血生血，益寿抗癌。

汁类药膳6道

1 山药牛蒡汁

药膳配方

牛蒡、山药各100克，苹果1个，柠檬1/2个，凉开水100毫升。

【制作程序】

1. 将牛蒡和山药洗净，切成小块；苹果去皮去核，也切成小块；柠檬去皮，果肉切块备用。
2. 将上述蔬果全部放入榨汁机内，搅打成汁。
3. 将滤净的菜汁倒入杯中，加凉开水，拌匀即可。

【药膳功效】

⊙补益脾胃，强肾利尿，促进新陈代谢，延年益寿，适用于脑血管疾病等症。

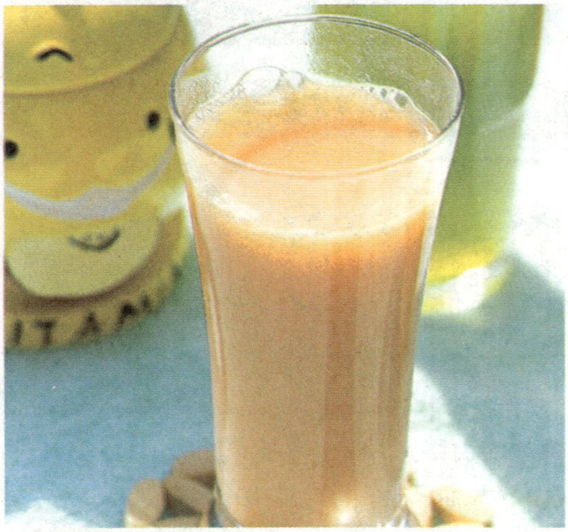

2 白萝卜梨汁

药膳配方

小白萝卜1个，梨半个，冰糖15克，冷水适量。

【制作程序】

1. 小白萝卜洗净，切成细丝；梨去皮，切成薄片备用。
2. 坐锅点火，加入适量冷水，将白萝卜丝倒入锅内烧沸，然后用小火炖煮10分钟，下入冰糖调匀，加入梨片再煮5分钟。
3. 待汤汁冷却后，捞出梨片和萝卜丝，将汤汁用小漏勺过滤至碗中，直接饮用即可。

【药膳功效】

⊙滋阴润肺，益气安神，延年益寿。

3 土豆莲藕汁

药膳配方

土豆1个，莲藕100克，蜂蜜15克，冰块2块，凉开水50毫升。

【制作程序】

1. 土豆洗净，去皮，与莲藕一同下沸水锅内，煮熟，均切成小块。
2. 将土豆块和莲藕块放入榨汁机中，榨取汁液。
3. 将土豆莲藕汁倒入杯中，加入冰块和凉开水拌匀，放入蜂蜜调味即可。

【药膳功效】

⊙润燥强肾，促进消化，补血益气，延年益寿。

4 南瓜牛奶汁

药膳配方

南瓜200克，牛奶250毫升，白糖10克。

【制作程序】

1. 南瓜去皮去子，切成小块，放入沸水锅中，煮熟备用。
2. 把煮熟的南瓜放入榨汁机中，加入牛奶搅打均匀。
3. 将南瓜汁滤净，倒入杯中，加白糖，拌匀即可。

【药膳功效】

⊙补中益气、健脾暖胃、消炎止痛、解毒杀虫、养肝明目、延年益寿。

5 白萝卜油菜奶汁

药膳配方

油菜4棵，白萝卜半根，牛奶150毫升，蜂蜜15克。

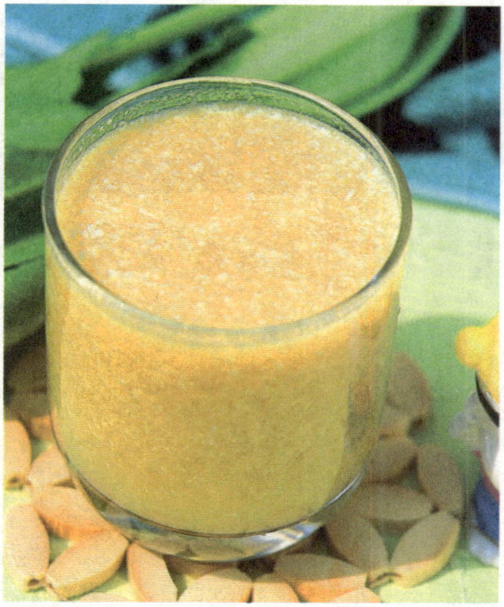

【制作程序】

1. 油菜洗净，去根，切成段；白萝卜洗净，切成块。
2. 将白萝卜与油菜一同放入榨汁机中，搅拌成汁。
3. 把白萝卜油菜汁倒入杯中，加入牛奶和蜂蜜，调匀即可。

【药膳功效】

补血益气，健脾开胃，延年益寿。

6 核桃牛奶饮

药膳配方

核桃仁30克，山楂20克，杏仁15克，冷水适量，牛奶250毫升，冰糖10克。

【制作程序】

1. 核桃仁洗净，压碎，磨成浆备用；山楂洗净，去核，切片；杏仁打成粉末；冰糖打碎。
2. 把牛奶放入炖锅内，加入核桃仁浆、山楂片、杏仁粉、冰糖屑，置中火上烧沸，然后用小火炖煮20分钟，倒入杯中，待稍凉时即可饮用。

【药膳功效】

补血补钙，健脾开胃，益智，润肠，养颜，延年益寿。

茶类药膳5道

1 返老还童茶

药膳配方

槐角18克，何首乌30克，冬瓜皮18克，山楂肉15克，乌龙茶3克，冷水适量。

【制作程序】

前四味药用冷水煎，去渣，加入乌龙茶，蒸沸，作茶饮。

【药膳功效】

本方具有安神健脑、提高免疫力、延年益寿的作用。

2 绿茶单方

药膳配方

绿茶适量。

【服食方法】

经常用沸水冲饮，不限量。

【药膳功效】

本方具有清心安神、延年益寿的作用。

3 八仙茶

药膳配方

细茶500克，净芝麻375克，净花椒75克，净小茴香150克，泡干白姜、炒白盐各30克，粳米、黄粟米、黄豆、赤小豆、绿豆各750克，麦面适量，胡桃仁、南枣、松子仁、白糖少许。

【制作程序】

将药研成细末，和合一处，麦面炒黄熟，与前11味拌匀，瓷罐收贮，胡桃仁、南枣、松子仁、白砂糖之类任意加入。

【服食方法】

每次取3匙，白开水冲服。

【药膳功效】

本方能够补血益气、延年益寿。

4 乌发茶

药膳配方

黑芝麻500克，核桃仁200克，白糖200克，茶适量。

【制作程序】

黑芝麻、核桃仁同拍碎，糖熔化后拌入，放凉收贮。

【服食方法】

每次取芝麻核桃糖10克，用茶冲服。

【药膳功效】

本方能够益气健脾、利水消肿，常食可延年益寿。

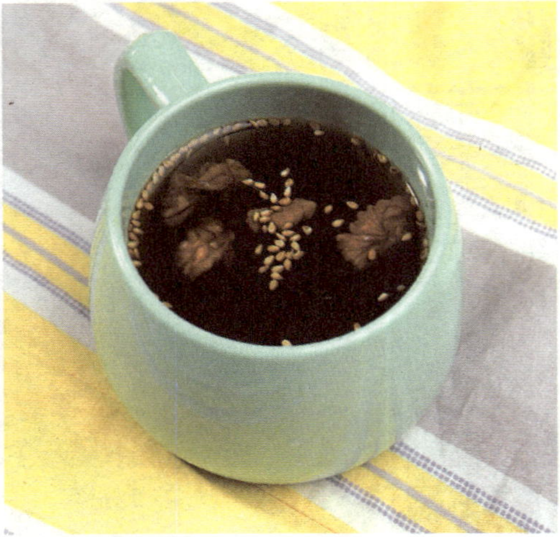

5 覆盆子绿茶

药膳配方

绿茶1份，覆盆子2份（研末）。

【服食方法】

开水冲泡，代茶服饮。

【药膳功效】

本方能够补血益气、强身健体、延年益寿。

蜂产品药膳2道

1 莲蜜粥

药膳配方

蜂蜜50克，莲花5朵，糯米100克，冷水适量。

【制作程序】

将糯米洗净，加适量水熬煮成粥，待粥将熟时加入蜂蜜及用水漂洗净的莲花，稍煮即可。

【服食方法】

日服1次，每次5～10克。

【药膳功效】

本方具有清心安神、延年益寿的作用。

2 人参蜜汁

药膳配方

蜂蜜、人参各500克，冷水适量。

【制作程序】

将人参加水煎煮，取汁液3次，合并煎液，再慢火浓缩成稠汁，加入蜂蜜，搅拌均匀，装瓶。

【服食方法】

日服2次，每次15～30克，温开水送服。

【药膳功效】

本方能够补血益气、强身健体、延年益寿。

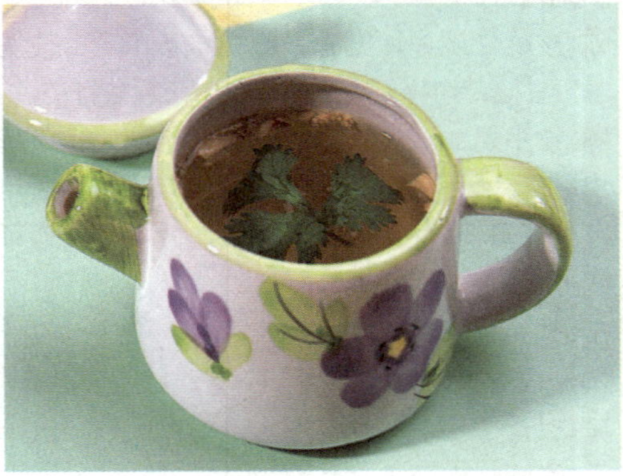

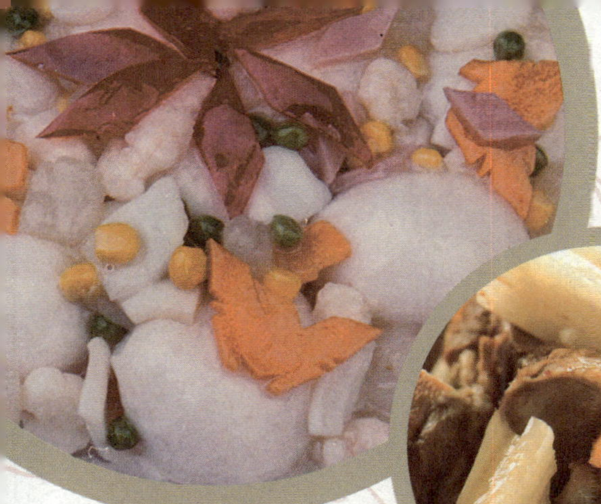

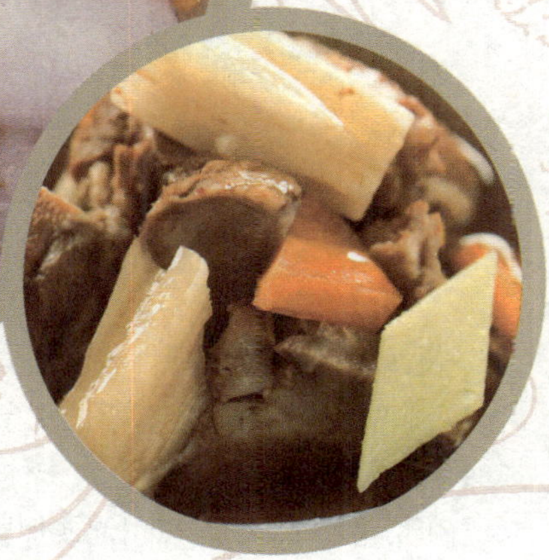

最适合孕产妇的营养药膳

- 治疗妊娠呕吐
- 防治水肿
- 安胎保胎
- 防治贫血体弱
- 通乳催乳

对于孕妇来说，“吃”是一种责任，既不能吃得太简单，也不可以吃得太随性。因为良好的饮食搭配不仅能降低孕妇本身发生感染、贫血和妊娠中毒等症的危险，还能降低婴儿早产、体重不足、死胎、脑损伤和发育迟缓的可能性。

而对于“十月怀胎，一朝分娩”的产妇而言，由于母体分娩前后各种营养素都有很大的消耗，还由于失血易造成气血虚损，乳汁不足、大便秘结、腰膝酸软、头晕乏力等产后不适症状。因此，产妇尽快补充足够的营养素，补益受损的体质。

治疗妊娠呕吐的药膳

妊娠后由于绒毛膜促性腺激素分泌量增高，多数孕妇有不同程度的恶心、呕吐现象。妊娠早期紫河车形成时，一些卵巢碎屑持续进入母体血液以及植物性神经功能的暂时失调，均足以引起或加剧这种反应。

◎ 为减轻妊娠反应而忌嘴少食是不可取的。妊娠期间，母体新陈代谢比平时更快。妊娠晚期，孕妇能量的需要量约为10460千焦耳/天（2500千卡/天）。因此，孕妇要特别注意营养均衡。此时，如果孕妇为减轻妊娠反应而忌嘴少食，则会给胎儿的发育带来不良影响。

◎ 轻度妊娠呕吐，并不需要特殊治疗，孕妇只要掌握反应规律，自己稍加调理就可以了。进餐时可尽量选择自己喜欢的，富含蛋白质、碳水化合物、维生素较多的食物。饮食还应避免过于油腻。而呕吐严重者除在医生指导下适当服用一些药物外，用药膳来进行调理也是十分必要的。

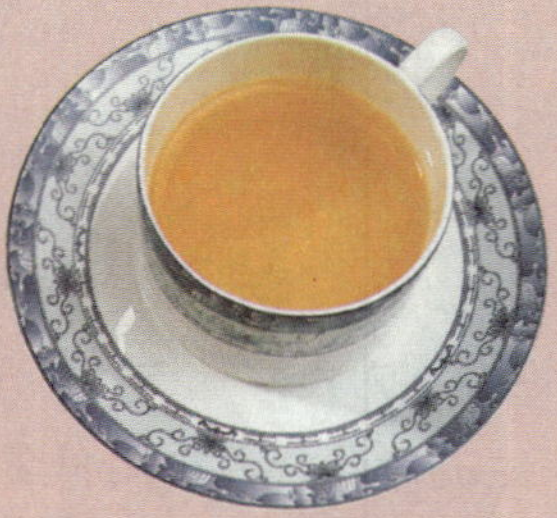

粥类药膳1道

1 藿香小米粥

药膳配方

藿香15克，小米适量，冷水适量。

【制作程序】

1. 藿香加少许水煎煮10分钟，去渣，取汁。
2. 小米淘洗干净，放入小锅内煮粥，粥将熟时兑入藿香汁，熟后趁温热服食。

【服食方法】

需要时服食。

【药膳功效】

本方用于治疗妊娠呕吐。

汤类药膳2道

1 鸡蛋酸汤

药膳配方

鸡蛋1只，白糖30克，陈醋60克，沸水适量。

【制作程序】

1. 鸡蛋打散。
2. 将鸡蛋液倒入沸水中，加白糖、陈醋，略煮即可。

【服食方法】

每日1～2次。

【药膳功效】

本方用于治疗脾胃虚寒引起的妊娠呕吐。

2 玉兰肝尖汤

药膳配方

猪肝200克，玉兰片、青笋、火腿各25克，猪骨头汤150毫升，葱末、盐、味精、料酒各适量。

【制作程序】

1. 将猪肝洗净切成柳叶片，焯水；玉兰片切片；火腿和青笋切长片。
2. 锅中倒入猪骨汤，烧开后放入肝尖、火腿片、青笋片、玉兰片、盐和料酒，待汤开后，打去浮沫，加入味精，撒上葱末即可。

【服食方法】

经常服用。

【药膳功效】

本方用于治疗妊娠呕吐。

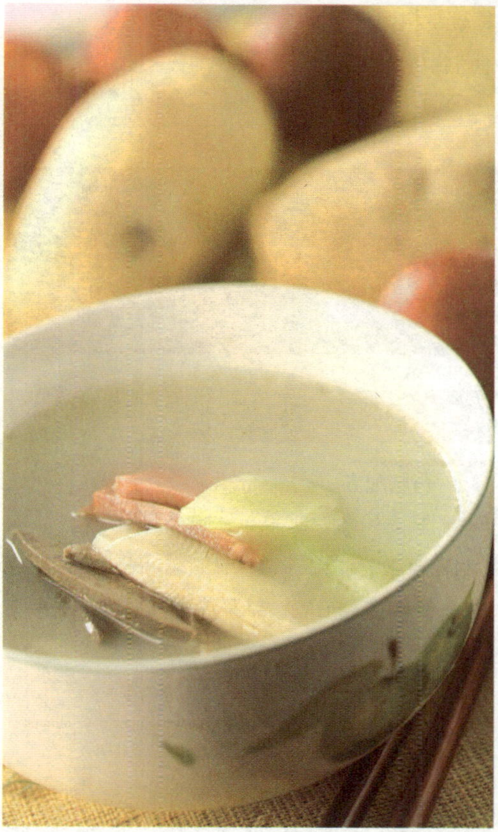

羹类药膳1道

1 柠檬甜羹

药膳配方

鲜柠檬500克，白糖250克。

【制作程序】

1. 鲜柠檬去皮、核，切成小块，放入盆中，加白糖浸渍24小时。
2. 将柠檬块倒入锅中，以小火煨熬至汁液耗尽，放凉。
3. 再拌入少许白糖即可食用。

【服食方法】

每日1料，日服2次。

【药膳功效】

本方用于治疗妊娠呕吐。

汁类药膳5道

1 生菜汁

药膳配方

生姜20克，韭菜、生菜各50克。

【制作程序】

1. 生姜洗净，拍破；韭菜洗净，切碎；生菜洗净，切碎。
2. 将3料放在盆中捣烂，取汁。

【服食方法】

每日2剂，7天为一疗程。

【药膳功效】

本方用于治疗妊娠呕吐。

2 香菜砂仁汁

药膳配方

香菜9克，砂仁6克，沸水适量。

【制作程序】

1. 香菜洗净，切碎，与砂仁同放在一碗内，用沸水冲。
2. 先闻其味，当能忍受其味时，再去渣取其汤服下。

【服食方法】

每日1料，分2次服用。

【药膳功效】

本方用于治疗妊娠呕吐。

3 甘蔗姜汁

药膳配方

甘蔗汁100克，生姜汁2克。

【制作程序】

甘蔗汁、生姜汁兑在一起。

【服食方法】

频频缓饮。

【药膳功效】

本方用于治疗妊娠呕吐。

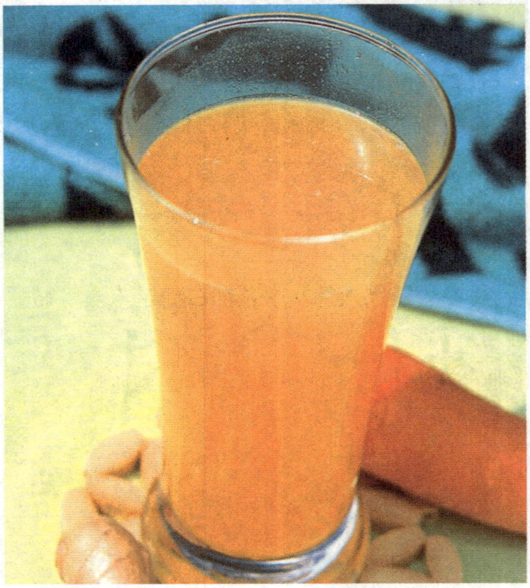

4 生姜汁

药膳配方

生姜10克，粳米50克。

【制作程序】

1. 粳米淘洗干净，加适量水，煮熟，取米汤一碗。
2. 生姜捣碎，取汁3～5滴，滴于米汤内饮服。

【药膳功效】

本方用于治疗妊娠呕吐。

5 扁豆米汁

药膳配方

生扁豆75克，粳米50克。

【制作程序】

1. 粳米淘洗干净，加适量水，煮熟，取米汤一碗。
2. 生扁豆晒干，研成细末。每次取10克，用米汤送服。

【药膳功效】

本方用于治疗妊娠呕吐。

茶类药膳5道

1 苏婆陈皮茶

药膳配方

苏梗6克，陈皮3克，生姜2片，红茶1克，沸水适量。

【制作程序】

将前3味剪碎与红茶共以沸水焖泡10分钟。

【服食方法】

代茶饮，每日1剂，可冲泡2～3次。

【药膳功效】

本方用于治疗妊娠呕吐。

2 生姜橘皮茶

药膳配方

生姜、橘皮各10克，红糖、冷水各适量。

【制作程序】

生姜、橘皮、红糖、水一起煮成糖水。

【服食方法】

代茶饮。

【药膳功效】

本方用于治疗脾胃虚寒引起的妊娠呕吐。

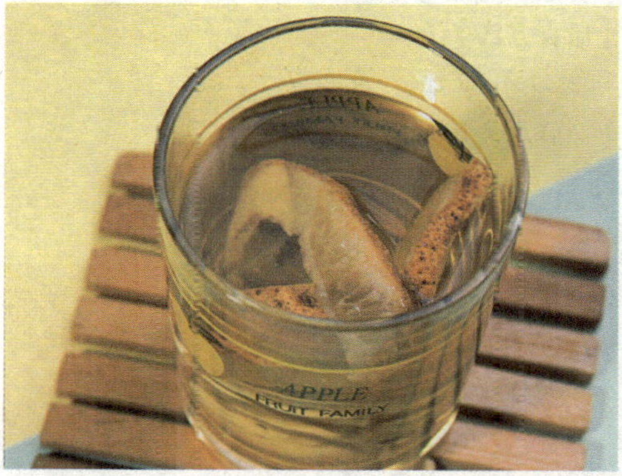

3 橙皮茶

药膳配方

橙子1个，蜂蜜少许，冷水适量。

【制作程序】

1. 橙皮切丁，用水略泡，除去重酸味。
2. 橙皮丁放入锅中，加适量蜂蜜、水煎汤。

【服食方法】

代茶频饮。

【药膳功效】

本方用于治疗妊娠呕吐。

4 陈皮红枣茶

药膳配方

陈皮10克，红枣5颗，冷水适量。

【制作程序】

陈皮、红枣分别洗净，加水煎汤。

【服食方法】

代茶饮。

【药膳功效】

本方用于治疗妊娠呕吐。

5 柚皮茶

药膳配方

柚子皮1只。

【制作程序】

柚子皮切碎，用水煎饮。

【服食方法】

每天分 3 次服完，连服数天。

【药膳功效】

本方用于治疗妊娠呕吐。

蜂产品药膳4道

1 橙蜜饮

药膳配方

蜂蜜100克，橙子200克，冷水适量。

【制作程序】

将橙子用清水泡去酸味，连皮切成 4 瓣，与蜂蜜一同放入锅中，加适量水煮 20 分钟，去渣取汁饮用。

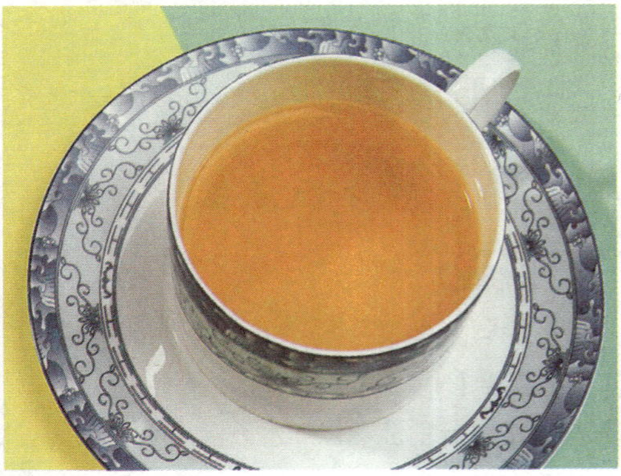

【服食方法】

随意服食。

【药膳功效】

本方用于治疗妊娠呕吐。

2 蜂蜜姜汁饮

药膳配方

鲜生姜3克，蜂蜜20克，热水适量。

【制作程序】

将生姜洗净，捣烂，榨汁，加蜂蜜，用热水冲服。

【服食方法】

饭前服食，每日 1 次。

【药膳功效】

本方用于治疗脾胃虚寒引起的妊娠呕吐。

3 蜂蜜土豆饮

药膳配方

蜂蜜45克，土豆汁50毫升。

【制作程序】

榨取土豆汁液，兑入蜂蜜搅匀。

【服食方法】

夜晚临睡前服下。

【药膳功效】

本方用于治疗妊娠呕吐。

4 胡萝卜蜜饮

药膳配方

蜂蜜200克，鲜胡萝卜400克，冷水适量。

【制作程序】

将胡萝卜洗净，切丁，放入沸水中烫 2 分钟后捞出，晾干后入锅内，加入蜂蜜和水，小火煮沸，待温热时服用。

【服食方法】

睡觉前服食。

【药膳功效】

本方用于治疗妊娠呕吐。

防治水肿的药膳

一些孕妇还会出现下肢甚至全身浮肿，同时伴有心悸、气短、四肢无力、尿少等不适症状，对于这种情况应给予足够的注意。营养不良性低蛋白血症、贫血和妊娠中毒症都是孕妇水肿的常见原因。出现较严重的水肿时，应及时去医院检查、确诊和治疗，同时也要注意饮食调理。

◎ 首先要补充足够的蛋白质。每天一定要保证食入畜、禽、肉、鱼、虾、蛋、奶等动物类食物及一些豆类食物。因为这类食物中都含有丰富的优质蛋白质。贫血的孕妇每周还要注意进食2～3次动物肝脏以补充铁。其次，要多吃蔬菜和水果。蔬菜和水果中含有人体必需的多种维生素和微量元素，它们可以提高机体抵抗力、加强新陈代谢，还具有解毒利尿等作用。再次，要吃得清淡，不要吃过咸的食物，尤其是咸菜，以防止水肿加重。水肿较严重的孕妇还应适当控制水分的摄入。最后，要少吃或不吃难消化和易胀气的食物（如油炸的糯米糕、白薯、洋葱、土豆等），以免引起腹胀，使血液回流不畅，加重水肿。

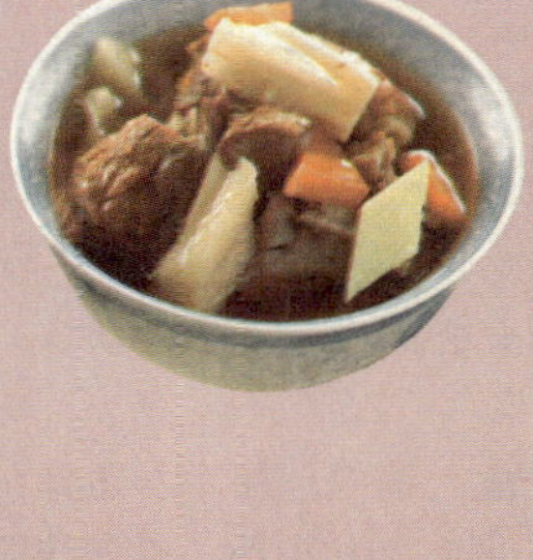

粥类药膳1道

1 鲜橘汤圆粥

药膳配方

粳米150克，鲜橘子1个，汤圆5个，白糖10克，冷水1000毫升。

【制作程序】

1. 粳米淘洗干净，用冷水浸泡半小时，沥干水分。
2. 橘子去皮、分瓣。
3. 粳米放入锅中，加入约1000毫升冷水煮沸，再转入小火熬煮。
4. 粥煮沸后下入汤圆及白糖，最后下入橘子瓣煮透，即可盛起食用。

【药膳功效】

本方用于治疗妊娠呕吐。

汤类药膳6道

1 白皮鲈鱼汤

药膳配方

鲈鱼500克，白术60克，陈皮10克，胡椒粉3克，盐、冷水适量。

【制作程序】

1. 鲈鱼去鳞，剖开去肠杂，洗净，切块；白术、陈皮洗净。
2. 以上用料一齐放入锅内，加冷水适量，煮沸，改文火煲2小时，加胡椒粉、盐调味即可食用。

【服食方法】

每日或隔日1次，5～7天为一疗程。

【药膳功效】

本方用于治疗妊娠水肿、产后腿肿不消。

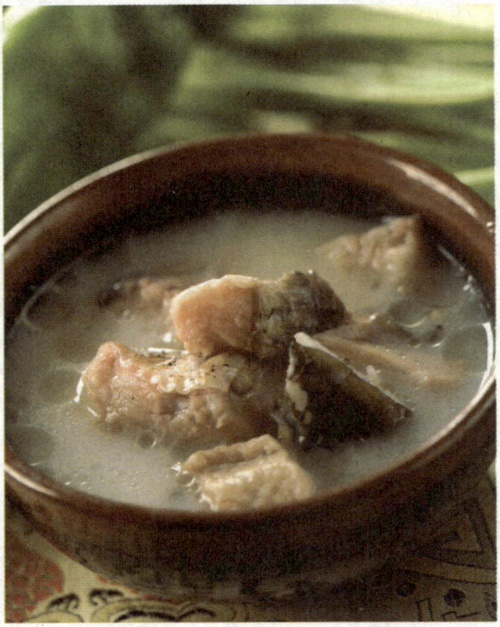

2 茯苓白术鲤鱼汤

药膳配方

鲤鱼1条（约重250克），当归、白术各6克，茯苓10克，陈皮3克，冷水适量。

【制作程序】

1. 鲤鱼去鳞及内脏，加水5碗，中火煮。
2. 煮至3碗汤时加入当归、白术、茯苓、陈皮，再煮至1碗半汤即可。

【服食方法】

喝汤吃鱼，每次1料，每日1～2次。

【药膳功效】

本方用于治疗妊娠水肿、产后腿肿不消。

3 茯苓冬瓜汤

药膳配方

冬瓜200克，茯苓50克，盐、冷水适量。

【制作程序】

1. 冬瓜洗净，去皮去子。

2. 将冬瓜、茯苓放同一锅内，加水煮烂，加盐调味即可服用。

【服食方法】

每日1剂，7天为1疗程。

【药膳功效】

本方用于治疗妊娠水肿、产后腿肿不消。

4 莲藕三红羊骨汤

药膳配方

羊脊骨或羊胫骨1000克，莲藕750克，胡萝卜150克，赤小豆50克，红枣12颗，生姜1片，香油、盐适量，冷水3000毫升。

【制作程序】

1. 将羊脊骨洗净，斩成大块，将羊胫骨敲裂。
2. 将莲藕洗净，去节，切成大块；胡萝卜刮皮洗净，斜切成大块三角状；赤小豆和红枣分别淘洗干净，红枣去核。
3. 煲内倒入3000毫升冷水烧至水开，放入所有用料。煲内水再开后，用小火煲3小时即可。
4. 煲好后，隔除药渣，加入适量油、盐后便可服用。

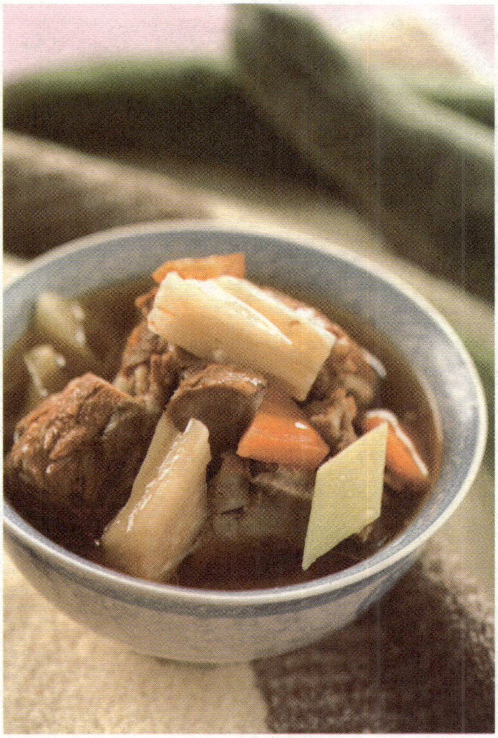

【药膳功效】

本方用于治疗妊娠水肿、产后腿肿不消。

【注意事项】

脾胃虚弱、腹泻患者不宜服用。

5 冬瓜皮鲫鱼汤

药膳配方

冬瓜皮30克，鲫鱼1条（250克以上），盐少许，冷水适量。

【制作程序】

1. 鲫鱼洗净，去内脏；冬瓜去皮，洗净，切块。
2. 二者放锅内，加水炖烂。

【服食方法】

每日1料，分1～2次服用。

【药膳功效】

补脾益气，利水消肿。适用于各种急、慢性肾炎和营养不良性水肿，特别适用于脾虚者食用。

6 木瓜羊肉汤

药膳配方

木瓜1个，木通10克，羊肉250克，葱1根，姜1块，料酒10克，盐1克，花椒10粒，陈皮5克，味精2克，冷水适量。

【制作程序】

1. 羊肉洗净，放清水中漂30分钟，切成薄片；木瓜、木通、姜、葱洗净，葱切段，姜切片。
2. 将砂锅置中火上，加水和羊肉，烧开，放入木瓜、木通、姜片、葱段、料酒，炖1小时，再改用小火炖熟透，拣出姜、葱、木瓜、木通，加味精、盐调味即成。

【药膳功效】

整肠利水，消除腿部浮肿。

羹类药膳1道

1 羊腰羹

药膳配方

羊腰子2个，面条100克，肉苁蓉30克，胡椒6克，陈皮3克，草果5克，葱、姜、盐、冷水适量。

【制作程序】

1. 羊腰子洗净，切成丁；面条切小段。
2. 将苁蓉、陈皮、草果及葱、姜等作料装入纱布内扎紧口，加水与羊腰子同煮熬汤。
3. 取出药袋，用汤煮面条。

【服食方法】

每日1料，隔日服食。

【药膳功效】

本方用于治疗妊娠水肿。

汁类药膳1道

1 玉米须冬瓜汁

药膳配方

冬瓜60克，玉米须、水灯草各30克，冷水适量。

【制作程序】

1. 冬瓜洗净，连皮切成丁。
2. 将冬瓜丁与玉米须、水灯草一起放入锅内，用水煎煮，取汁服饮。

【服食方法】

每日1煎，日服1次。

【药膳功效】

本方用于治疗妊娠水肿、产后腿肿不消。

茶类药膳1道

1 妊娠水肿茶

药膳配方

红茶10克，红糖50克，沸水适量。

【制作程序】

沸水冲泡。

【服食方法】

早晚各饮1次，7～20天为一疗程。

【药膳功效】

本方用于治疗妊娠水肿、产后腿肿不消。

蜂产品药膳1道

1 蜂蜜冬瓜仁汤

药膳配方

蜂蜜50克，冬瓜仁20克，陈皮6克。

【制作程序】

将冬瓜仁、陈皮加水，煎为浓汁，滤除渣，以其汁液兑入蜂蜜中。

【服食方法】

分1～2次，当天饮下。连服7日。

【药膳功效】

本方用于治疗妊娠水肿、产后腿肿不消。

安胎保胎的药膳

未足月时，孕妇若出现子宫收缩、阴道出血或早期破水，就较易引发早产。而以上所述情况，都是胎动不安症状。

◎ 如果出现这些先兆流产症状，必须给予重视。要及时去医院检查，而不能私自处理。除了住院安胎，还可进行药膳食疗。多吃瘦肉、芹菜、鱼、大豆食品、香蕉，适当食用杂粮，从而保证摄入足量蛋白质、碳水化合物，以补充人体所需的维生素、无机盐与微量元素、叶酸。

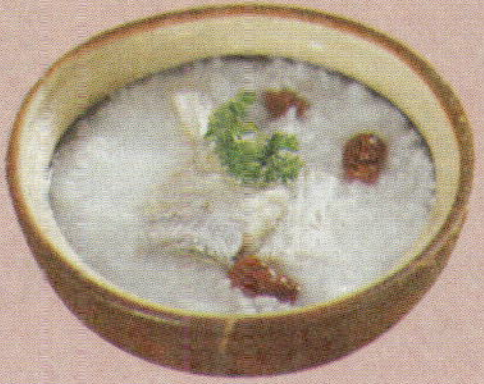

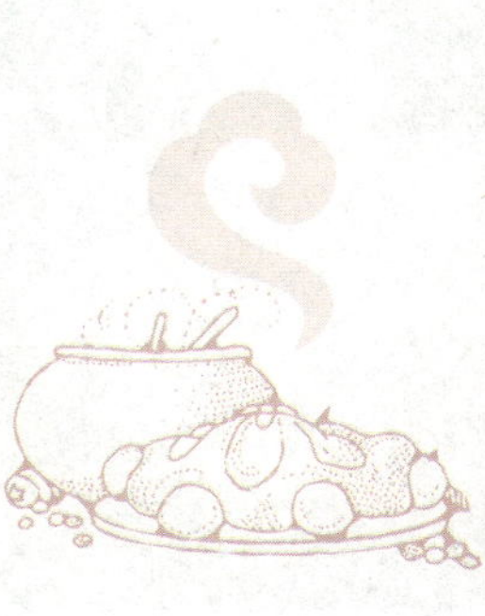

粥类药膳4道

1 鸡肝粥

药膳配方

粳米80克，鸡肝2个，白糖、植物油各适量。

【制作程序】

1. 鸡肝切片，将白糖撒在鸡肝片上，浸30分钟。
2. 粳米淘洗干净，下锅煮成粥。
3. 炒锅下植物油，将糖浸鸡肝炒熟，切碎，与粳米粥拌匀食用。

【药膳功效】

本方具有补养肝肾、安胎保胎的作用。

2 阿胶龙骨艾叶粥

药膳配方

糯米60克，龙骨末、艾叶末各0.3克，阿胶15克。

【制作程序】

1. 糯米淘洗净，与龙骨末、艾叶末共放锅中，加水煮粥。
2. 待粥快熟时加入阿胶，阿胶融化后即可食用。

【药膳功效】

有补养肝肾、强身壮体、安胎保胎的作用。

3 白术鲫鱼粥

药膳配方

白术10克，鲫鱼30～60克，粳米30克，盐或糖适量，冷水适量。

【制作程序】

1. 白术洗净，加水煎取汁100毫升。
2. 将鱼与粳米加水煮粥，粥煮好后放入药汁和匀，再根据个人口味加盐或糖调味食用。

【服食方法】

每日1剂，可连服3～5日。

【药膳功效】

本方具有补养肝肾、安胎保胎的作用。

4 红枣带鱼粥

药膳配方

糯米100克，带鱼2节，红枣5颗。葱末3克，姜末2克，香油5克，盐1.5克，冷水1200毫升。

【制作程序】

1. 糯米淘洗干净，用冷水浸泡3小时，捞出。
2. 带鱼洗净，切块。
3. 红枣洗净，去核备用。
4. 锅中加入约1200毫升冷水，将红枣、糯米放入，先用旺火烧沸，搅拌几下，改用小火熬煮成粥。
5. 将带鱼块放入热粥内烫熟，再拌入香油、盐，稍焖片刻，装碗后洒上葱末、姜末即可。

【药膳功效】

本方具有清热静心、安胎保胎的作用。

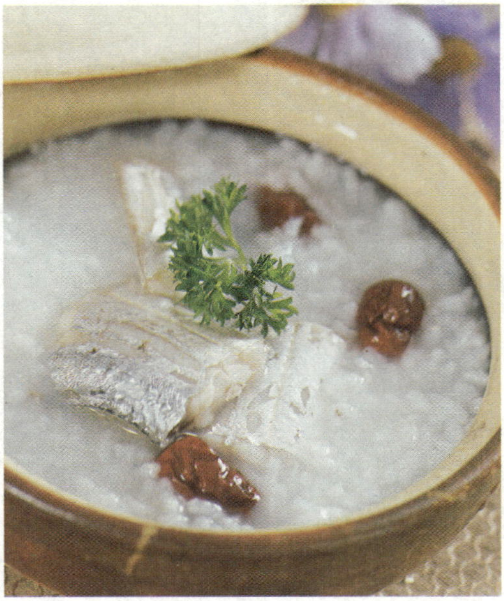

汤类药膳1道

1 独参汤

药膳配方

生晒参10克。

【制作程序】

1. 将生晒参洗净，切成薄片。
2. 将参片放入砂锅内，加水煎成汤。

【服食方法】

1次或分次饮用。

【药膳功效】

本方能够补血保胎，可用于治疗胎动不安。

茶类药膳1道

1 糯米黄芪茶

药膳配方

糯米30克，黄芪15克，川芎5克，茶2克，冷水1000毫升。

【制作程序】

上3味加水1000毫升，煎至500毫升，去渣即成。

【服食方法】

每日2次，温茶饮服。

【药膳功效】

本方能够补血保胎，可用于治疗运动量过大所致的胎动不安。

蜂产品药膳2道

1 蜂蜜白芝麻汤

药膳配方

蜂蜜200克，白芝麻100克。

【制作程序】

白芝麻研烂，加入蜂蜜调和后共煎至沸。

【服食方法】

晾温后服用，每日2次，每次1汤匙。

【药膳功效】

本方能够补血保胎，可用于治疗运动量过大所致的胎动不安。

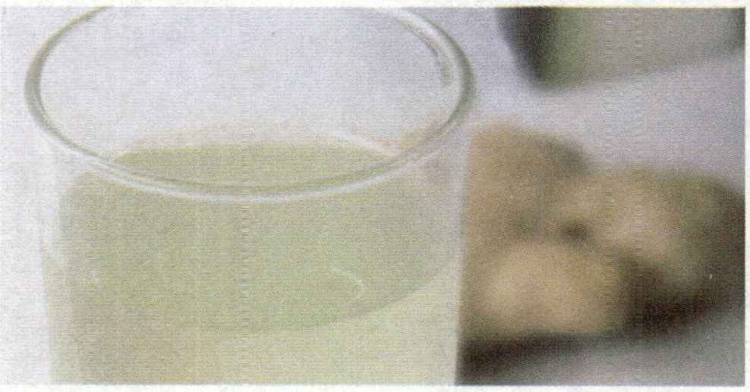

2 蜂蜜老藕粥

药膳配方

蜂蜜、鲜老藕、粳米各100克，冷水适量。

【制作程序】

将鲜老藕洗净，去节，切成薄片，与粳米一同加水熬粥，加蜂蜜，调匀。

【服食方法】

当日分两次服下。

【药膳功效】

本方具有清热静心、安胎保胎的作用。

防治贫血体弱的药膳

孕产期妇女产前产后一直在大量消耗能量与血液，稍有不慎就有可能造成贫血。贫血大多是由于缺铁引起的，因此通过饮食补铁是防治孕产妇贫血的重要途径。饮食恢复正常后，就应多含铁丰富的食物。如猪肝每100克含铁25毫克，孕妇最好每周能吃2～3次，每次100～150克。可经常吃些瘦肉肉松、黑木耳、海带、紫菜、莲子、豆制品、海米等含铁丰富的食物。还要多吃些新鲜蔬菜，饭后吃些水果。这样能补充维生素C，提高食物中铁的吸收率。用铁锅炒菜，也是增加菜肴中铁含量的好方法。另外，要注意的是不要在饭后喝茶，因为茶叶中的鞣酸可妨碍铁的吸收，平时也尽量不要喝浓茶。

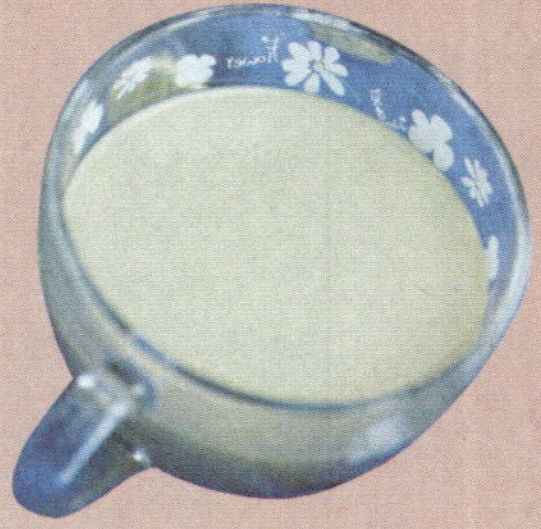

粥类药膳9道

1 参术芪米粥

药膳配方

党参9克，白术18克，北芪15克，粳米60克，红糖适量。

【制作程序】

1. 将党参、白术、北芪用水煎3次，去渣取汁；粳米淘洗干净。
2. 将3次煎汁合并，加入粳米煮粥，后入红糖。

【服食方法】

每日1剂，温热食。

【药膳功效】

本方能够补血补钙、强身健体，可用于治疗孕产妇贫血，体弱多病。

2 核桃虾仁粥

药膳配方

粳米200克，核桃仁、虾仁各30克，盐1.5克，冷水2000毫升。

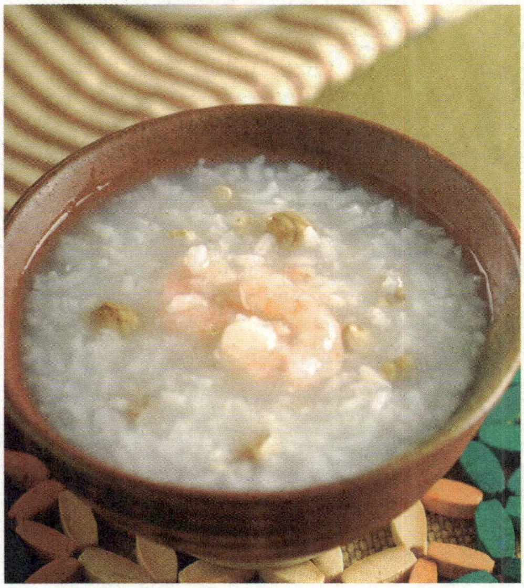

【制作程序】

1. 粳米淘洗干净，用冷水浸泡半小时，捞出，沥干水分；核桃仁、虾仁均洗净备用。
2. 锅中加入约2000毫升冷水，将粳米放入，用旺火烧沸，将核桃仁、虾仁放入锅内，再改用小火熬煮成粥。
3. 粥内下入盐拌匀，再稍焖片刻，即可盛起食用。

【药膳功效】

本方能够补虚、滋阴，防治孕产妇贫血。

3 参耆粥

药膳配方

生黄芪30克，党参10克，黄精15克，糯米100克，冷水适量。

【制作程序】

1. 将生黄芪、党参、黄精一起加水煎，去渣取汁；粳米淘洗干净。
2. 原锅洗净，将药汁倒回，再下入糯米煮成粥。

【药膳功效】

本方能够补虚、滋阴，防治孕产妇贫血。

4 参芪胶艾粥

药膳配方

黄芪、党参各15克，鹿角胶、艾叶各6～10克，升麻3克，当归、砂糖各10克，粳米100克，冷水适量。

【制作程序】

1. 先将党参、黄芪、艾叶、升麻、当归一同放入砂锅，加水煎煮，去渣取汁；粳米淘洗干净。
2. 原锅洗净，将药汁倒回，再加入粳米、鹿角胶、砂糖合煮成粥。

【服食方法】

每日1剂，上、下午温热食。

【药膳功效】

本方能够补血补钙、强身健体，可用于治疗孕产妇贫血、体弱多病。

5 五果糯米粥

药膳配方

糯米100克，莲子、芡实、薏仁、白果仁、绿豆各30克，白糖50克，冷水1500毫升。

【制作程序】

1. 将糯米、绿豆、芡实、薏仁分别洗净，用冷水浸泡2～3小时，捞出，沥干水分。
2. 莲子、白果仁分别洗净，用冷水浸泡回软。
3. 将莲子、薏仁放入锅内，加入适量冷水煮滚，转用小火熬约半小时，然后将芡实放入，三种材料熬至烂熟备用。
4. 绿豆放进蒸笼，蒸熟备用。
5. 另取一锅，加入约1500毫升冷水，放进糯米、白果仁，先用旺火煮滚，然后用中火煮至糯米熟透，把熬好的莲子、芡实、薏仁倒入糯米粥中，再把熟绿豆放入，搅拌均匀，再用中火煮滚。
6. 最后调入白糖，煮至白糖全部溶化时盛入汤碗即成。

【药膳功效】

本方能够补虚、滋阴，防治孕产妇贫血。

6 天麻鱼头粥

药膳配方

粳米150克，天麻15克，鲢鱼头1个。葱段10克，姜2片，料酒6克，盐2克，味精、胡椒粉各1克，大油5克，冷水适量。

【制作程序】

1. 天麻浸透洗净；粳米淘洗干净，用冷水浸泡半小时，捞出，沥干水分。
2. 鱼头去鳞、去鳃，冲洗干净，整个鱼头一劈两半。
3. 锅加冷水、天麻，烧沸后加鱼头、葱、姜、料酒，待鱼头煮至八成熟时，捞出鱼头，滤去残渣，加粳米，用旺火煮开后改小火，续煮至粥成。
4. 把鱼头骨头拆去，鱼肉撕碎，放入粥内，加入大油、盐、味精略煮，撒上胡椒粉，即可

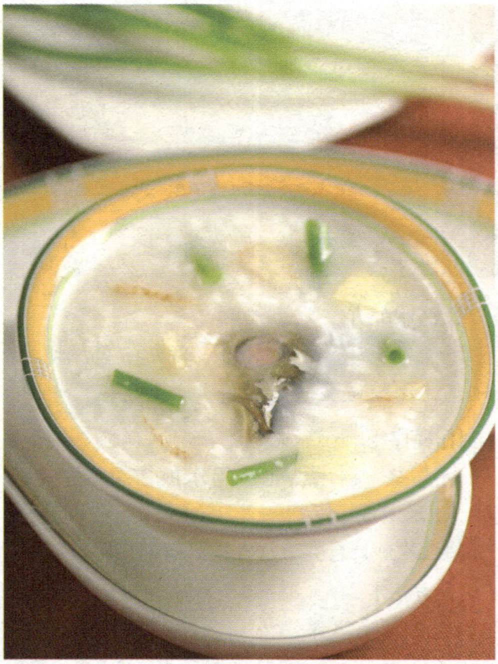

食用。

【药膳功效】

本方能够健脾补虚、滋阴益肾、补血止血，可用于治疗孕产妇贫血、体弱多病。

7 益气生脉粥

药膳配方

人参、黄芪、麦冬各6克，五味子9粒，当归9克，茯苓、葛根各3克，升麻、炙甘草各1.5克，粳米100克，红糖少许，冷水适量。

【制作程序】

1. 将前9味中药加水煎煮，去渣取汁；粳米淘洗干净。
2. 原锅洗净，将药汁倒回，再下入糯米煮成粥，最后放入红糖调味。

【服食方法】

每日1次，空腹热食。

【药膳功效】

本方能够健脾补虚、滋阴益肾、补血止血，可用于治疗孕产妇贫血、体弱多病。

8 猪肝绿豆粥

药膳配方

猪肝尖150克，绿豆15克，陈粳米100克，葱末、料酒、香油、盐、味精各少许，冷水适量。

【制作程序】

1. 将肝尖洗净，切成薄片，放入碗内，加料酒、葱末、盐拌腌。
2. 绿豆淘洗干净，用清水浸泡。
3. 陈粳米淘洗干净。
4. 锅内放入清水、绿豆，旺火煮沸，加入粳米，再改用文火熬煮至粥成，然后加入猪肝，旺火滚两三沸，放入盐、味精，淋上香油即可。

【药膳功效】

本方能够健脾补肝、滋阴益肾、补血止血，可用于治疗孕产妇贫血、体弱多病。

9 羊腩苦瓜粥

药膳配方

粳米200克，羊腩150克，苦瓜100克，燕麦20克，姜1片，盐1.5克，味精1克，料酒3克，胡椒粉1克，冷水2000毫升。

【制作程序】

1. 羊腩整理干净，切块，焯水烫透，除去血污。

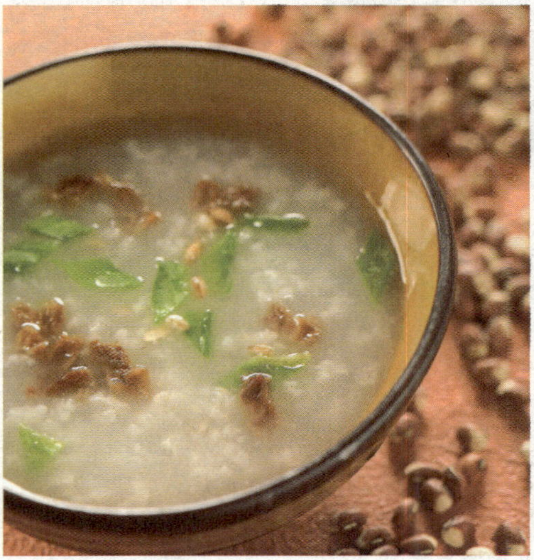

2. 苦瓜洗净，去瓤，切片，焯水烫透，捞出备用。
3. 粳米投洗干净，浸泡半小时；燕麦投洗干净，浸泡2小时。
4. 捞出粳米和燕麦，沥干水分，放入锅中，加入约2000毫升冷水，用旺火烧沸，下入羊腩块、姜片、盐、味精、料酒、胡椒粉，搅拌均匀，转小火熬煮45分钟左右，再下入苦瓜片，煮10分钟离火，即可盛起食用。

【药膳功效】

本方能够健脾补虚、滋阴益肾、补血止血，可用于治疗孕产妇贫血、体弱多病。

汤类药膳11道

1 八珍汤

药膳配方

羊肉500～1000克，鲜藕2350克，山药50～100克，黄芪15克，料酒、高曲、酒糟、腌菜末、盐、冷水适量。

【制作程序】

1. 将高曲、酒糟、黄芪同煮30分钟，取汁。
2. 羊肉、藕、山药洗净，切块，同入锅内，放冷水，加料酒，同煮至肉熟，加盐，撒上腌菜末即可。

【服食方法】

吃肉、藕，饮汤。

【药膳功效】

本方能够健脾补虚、滋阴益肾、补血止血，可用于治疗孕产妇贫血、体弱多病。

2 羊肉当归川芎汤

药膳配方

羊肉50克，当归、川芎各30克，姜20克，冷水适量。

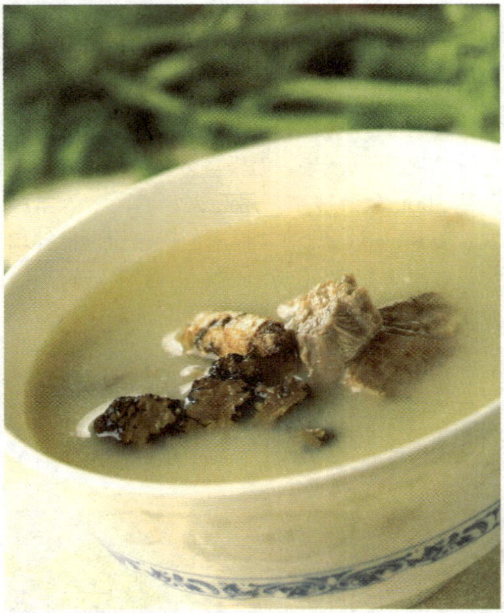

【制作程序】

1. 羊肉洗净切成小块；当归、川芎分别洗净。
2. 将以上药味入瓦罐，加水适量，微火煮沸半小时，去泡沫，去渣取汤即可。

【服食方法】

每周 3 ~ 4 次，30 天为一疗程。

【药膳功效】

本方能够健脾补虚、滋阴益肾、补血止血，可用于治疗孕产妇贫血、体弱多病。

3 鸡蛋花生甜汤

药膳配方

鸡蛋2只，花生仁100克，枸杞10克，红糖50克，红枣10颗，冷水适量。

【制作程序】

1. 鸡蛋打在碗中，搅匀；红枣洗净。
2. 把花生、枸杞，加适量水煮熟。放入红糖、红枣、鸡蛋，再煮片刻即可服食。

【服食方法】

每天 1 次。15 ~ 20 天为一疗程。

【药膳功效】

本方能够健脾补虚、滋阴益肾、补血止血，可用于治疗孕产妇贫血，体弱多病。

4 阿胶瘦肉汤

药膳配方

猪瘦肉100克，阿胶10克，盐、酱油、醋、冷水适量。

【制作程序】

1. 先把猪瘦肉放于锅内，加适量水，用文火炖熟。
2. 放入阿胶，炖化，加盐、酱油、醋调味，即可食用。

【服食方法】

隔天 1 次，20 天为一疗程。

【药膳功效】

本方能够健脾补虚、滋阴益肾、补血止血，可用于治疗孕产妇贫血，体弱多病。

5 补血鸡汤

药膳配方

柴鸡腿1个，党参15克，鸡血藤25克，当归15克，白芍10克，熟地黄15克，米酒100毫升。

【制作程序】

1. 柴鸡腿洗净。
2. 将柴鸡腿与其他用料一起放入炖盅，加盖，隔水煮至熟烂即可。

【药膳功效】

本方能够健脾补虚、滋阴益肾、补血止血，可用于治疗孕产妇贫血、体弱多病。

6 老鸡红枣汤

药膳配方

老鸡1只，胡椒40粒，红枣12颗，盐适量，冷水适量。

【制作程序】

1. 将鸡宰杀，去毛去内脏，洗净，胡椒纳入鸡腹内。
2. 红枣洗净，去核，放入煲内，加适量水，煮沸。
3. 将鸡放进，煲 5 小时，肉烂后加盐调味。

【服食方法】

佐餐随意服食。

【药膳功效】

本方能够健脾补虚、滋阴益肾、补血止血，可用于治疗孕产妇贫血，体弱多病。

7 党参鸡蛋汤

药膳配方

鸡蛋2只，党参20克，熟地15克，当归10克，红枣5颗，冷水适量。

【制作程序】

1. 将上述后4种用料水煎后取药汁。
2. 药汁中打入鸡蛋炖熟即可。

【服食方法】

吃蛋、喝汤，每日1剂，日服2次。

【药膳功效】

本方能够健脾补虚、滋阴益肾、补血止血。

【注意事项】

服用期间忌食葱、蒜、萝卜、各种动物血。

8 天麻贻贝汤

药膳配方

贻贝30克，天麻、杞子、干生地、龟板、鳖甲、生牡蛎各15克，冷水适量。

【制作程序】

1. 将贻贝、天麻、杞子、干生地、龟板、鳖甲、生牡蛎分别洗净。
2. 将上述7料放入砂锅中，加适量冷水，煲汤。

【服食方法】

饮汤，吃贻贝，每日1剂。

【药膳功效】

本方能够健脾补虚、滋阴益肾、补血止血，可用于治疗孕产妇贫血、体弱多病。

9 红枣黑木耳汤

药膳配方

干红枣15颗，黑木耳15克，冰糖温水、冷水适量。

【制作程序】

1. 干红枣、黑木耳分别用温水泡发。
2. 将红枣、木耳一起放入小碗中，加水和冰糖，再将碗放置蒸锅中，蒸1小时后即可服用。

【服食方法】

吃红枣、木耳，喝汤，每日2次。

【药膳功效】

本方能够健脾补虚、滋阴益肾、补血止血，可用于治疗孕产妇贫血、体弱多病。

10 莲藕黑豆乳鸽汤

药膳配方

莲藕250克，黑豆50克，陈皮1块，红枣4颗，乳鸽1只，盐适量，热水适量。

【制作程序】

1. 将黑豆炒至豆衣裂开，洗干净；乳鸽去毛、去内脏洗干净；莲藕、陈皮和红枣洗干净，红枣去核。
2. 将上述材料放入滚水中，用中火煲3小时，以少许盐调味，即可饮用。

【药膳功效】

本方能够健脾补虚、滋阴益肾、补血止血，可用于治疗孕产妇贫血、体弱多病。

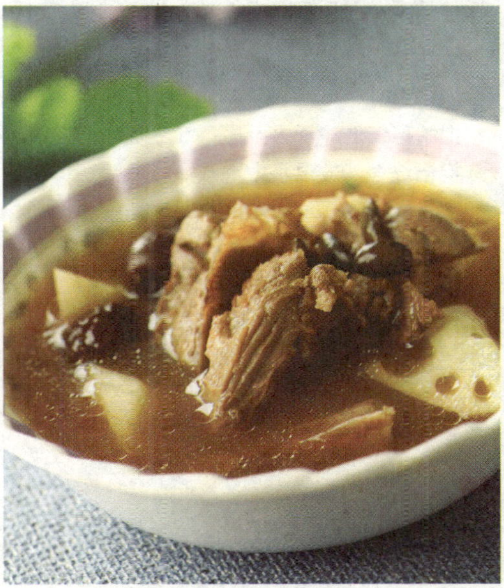

11 羊肉当归黄芪汤

药膳配方

羊瘦肉500克，生姜30克，当归25克，黄芪40克，盐适量，冷水适量。

【制作程序】

1. 羊瘦肉洗净，切块。
2. 将羊瘦肉块与生姜、当归、黄芪一起放入锅中，加水，同炖至羊肉烂熟，加盐调味即成。

【服食方法】

佐餐食。

【药膳功效】

本方能够健脾补虚、滋阴益肾、补血止血，可用于治疗孕产妇贫血、体弱多病。

羹类药膳3道

1 妙香红枣羹

药膳配方

酸枣仁10克，枸杞15克，桂圆肉10克，红枣5颗，白糖10克，冷水适量。

【制作程序】

1. 把酸枣仁洗净、去杂质；红枣洗净、去核。
2. 枸杞洗净，放温水中泡软。

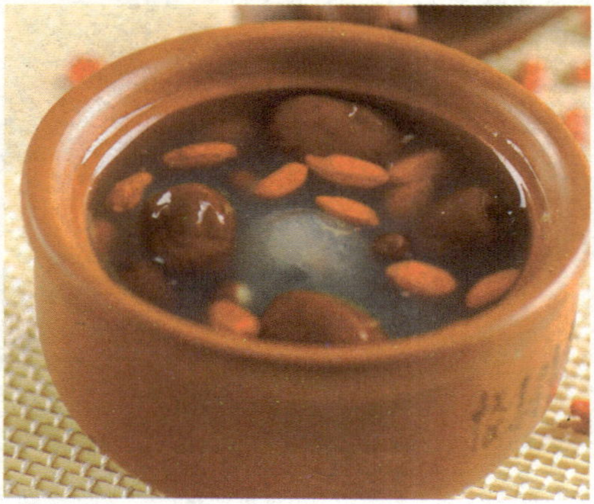

3. 把酸枣仁、红枣、枸杞、桂圆肉放入炖锅内，加入适量冷水，置旺火上烧沸，再用小火煎煮25分钟，最后加入白糖，搅拌均匀，即可盛起食用。

【药膳功效】

本方能够补血补钙、强身健体，可用于治疗孕产妇贫血、体弱多病。

2 百合栗子羹

药膳配方

鲜百合100克，栗子100克，白糖50克，水淀粉40克，冷水1500毫升。

【制作程序】

1. 百合去皮，洗净后撕成瓣状。
2. 栗子剥壳后用温水浸泡3小时，去皮备用。
3. 百合与栗子同放碗内，加入适量冷水，上笼蒸，半小时后取出。
4. 锅中注入约1500毫升冷水，烧沸后放入蒸好的百合、栗子，加入白糖，拌匀，最后用水淀粉勾芡，即可盛起食用。

【药膳功效】

本方能够补虚、滋阴，防治孕产妇贫血。

3 山楂雪蛤羹

药膳配方

山楂50克，雪蛤30克，冰糖20克，冷水适量。

【制作程序】

1. 山楂洗净，去核、切片。
2. 雪蛤用温水发透，洗净，去筋膜，入沸水锅中焯水备用。
3. 把雪蛤、山楂片放入炖锅内，加入约300毫升冷水，置旺火上烧沸，然后改用小火炖煮约半小时，调入冰糖，拌匀，即可盛起食用。

【药膳功效】

本方能够健脾补虚、滋阴益肾、补血强身。

【注意事项】

孕妇忌食。

茶类药膳4道

1 川芎益气茶

药膳配方

川芎不拘量，腊茶5克，冷水适量。

【制作程序】

将川芎研末备用；再将腊茶加水煎汤；每次取川芎末6克，用腊茶汤冲调，候温送服。

【服食方法】

每日2～3次。

【药膳功效】

本方能够健脾补虚、滋阴益肾、补血强身。

2 生脉饮

药膳配方

人参、麦冬各10克，五味子6克，红糖、冷水适量。

【制作程序】

将人参切薄片，与麦冬、五味子、红糖加水同煮30分钟，去渣取汁。

【服食方法】

每日2～3次，代茶饮。

【药膳功效】

本方能够健脾补虚、滋阴益肾、补血强身。

3 黄芪饮

药膳配方

黄芪90克，酒、醋各50毫升，冷水适量。

【制作程序】

将黄芪放入砂锅中，放入酒和醋，加适量冷水同煎，去渣取汁。

【服食方法】

1次或分2次服完。

【药膳功效】

本方能够健脾补虚、滋阴益肾、补血强身。

4 酥油茶

药膳配方

酥油（即奶油，系从鲜乳提炼而成）150克，牛奶1杯，茶水1000～2000毫升，盐5克。

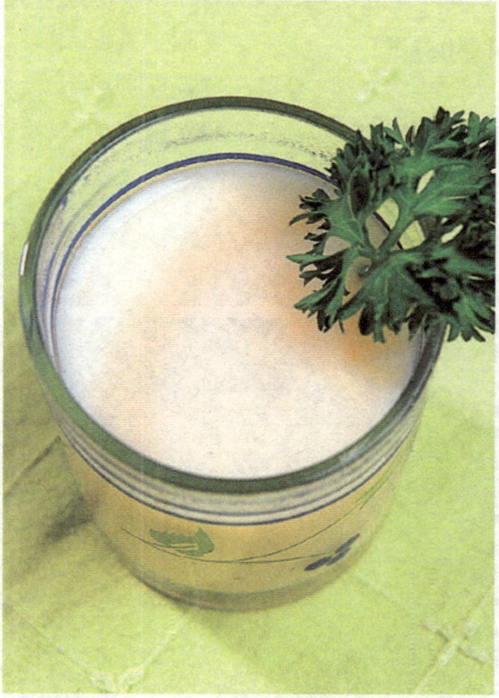

【制作程序】

先用酥油100克，与牛奶、盐一起倒入干净的茶桶内。再倒入1～2千克熬好的茶水；然后用洁净的细木棍上下抽打5分钟；再放入50克酥油，再抽打2分钟；打好后，倒入茶壶内加热1分钟左右（不可煮沸，沸则茶油分离，不好喝）即可。

【服食方法】

不拘时服。

【药膳功效】

本方能够健脾补虚、滋阴益肾、补血止血，可用于治疗孕产妇贫血、体弱多病。

蜂产品药膳5道

1 蜜奶饮

药膳配方

蜂蜜50克，牛奶50毫升，白芝麻25克。

【制作程序】

白芝麻研烂，加入蜂蜜、牛奶，调和均匀。

【服食方法】

早晨空腹温开水冲服。

【药膳功效】

本方能够补血补钙、强身健体，可用于治疗孕产妇贫血、体弱多病。

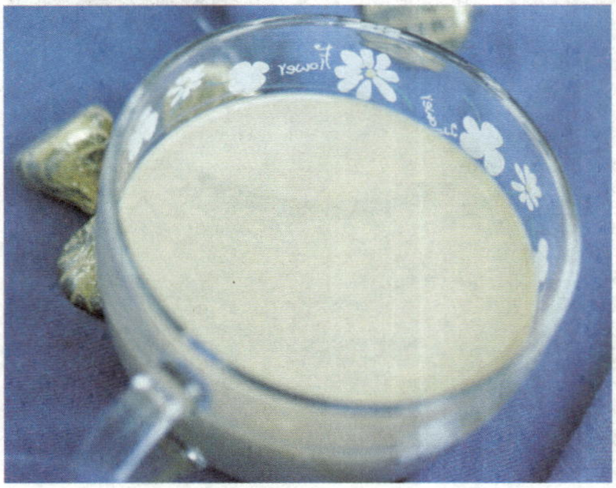

2 蜂蜜黑木耳

药膳配方

蜂蜜、黑木耳各250克，核桃仁10颗，生姜20克，红枣10颗，白酒100毫升。

【制作程序】

1. 先将红枣去核；核桃仁及生姜分别捣烂；黑木耳泡发，切碎。
2. 将以上各味与酒、蜂蜜拌和在一起，静置10小时，然后放笼内蒸熟。

【服食方法】

每日服3～4次，每次15～20克。

【药膳功效】

本方能够补虚、滋阴，防治孕产妇贫血。

3 大油蜜姜汁

药膳配方

蜂蜜50克，大油100克，姜汁100克，料酒50克。

【制作程序】

将上述4味同置于锅中，煮沸，稍冷后装瓶备用。

【服食方法】

每日2次，每次1汤匙，经沸水冲化饮用。

【药膳功效】

本方能够健脾补虚、滋阴益肾、补血止血，可用于治疗孕产妇贫血、体弱多病。

4 蜜制茶蛋

药膳配方

蜂蜜35克，绿茶1克，鸡蛋2只，冷水300毫升。

【制作程序】

取冷水300毫升，煮沸后加入绿茶、鸡蛋及蜂蜜，煎煮至蛋熟。

【服食方法】

每日早餐后服1次，45日为1个疗程。

【药膳功效】

本方能够健脾补虚、滋阴益肾、补血止血，可用于治疗孕产妇贫血、体弱多病。

5 归芪蜜汁

药膳配方

蜂蜜100克，黄芪150克，当归50克，冷水适量。

【制作程序】

将后2味药加水煎汁，去渣后加入蜂蜜，文火煎熬备用。

【服食方法】

日服2～3次，每次25～35克。

【药膳功效】

本方能够健脾补虚、滋阴益肾、补血强身。

通乳催乳的药膳

母乳是喂养婴儿的最好食物。它具有最丰富、最全面的营养，以及对机体十分重要的免疫球蛋白、各种酶、抗体、抗毒素等。这就是我们今天大力提倡母乳喂养的重要原因。但是有许多产妇缺乳。产后缺乳是指产妇在产后2～10天内没有乳汁分泌和乳汁分泌量过少，或者在产褥期、哺乳期内乳汁正行之际，乳汁分泌减少或全无不够喂哺婴儿。

◎ 乳汁过少或无乳最直接的影响是新生儿生长停滞及体重减轻，同时也会给家庭带来各种麻烦，故对产后缺乳要积极进行有效的防治。中医认为，产后乳汁好坏以及分泌量多少与人体的气血有密切关系。而人体的气血产生，又直接同脾胃强弱及所吸收的营养物质有关。因此，产后采用饮食治疗、提供良好的营养供应，对增加和发送乳汁有十分重要的作用。药膳食疗所选食物应有补血益气、健脾益胃、活血化滞等多方面的功用。

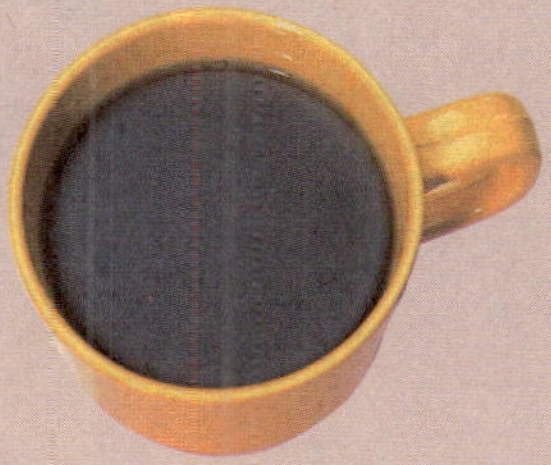

粥类药膳4道

1 扁豆小米粥

药膳配方

扁豆30克，党参10克，小米100克，冰糖15克，冷水适量。

【制作程序】

1. 党参洗净，切成片。
2. 扁豆洗净，与党参片一同放入锅中，加入适量冷水煎煮约半小时，取出汁液，再加入冷水煎煮10分钟，取出汁液，两次的汁液放在一起，放入锅中烧沸。
3. 小米洗净后略微浸泡，放入烧沸的汁液中，用小火慢煮成粥。
4. 粥内加入冰糖煮溶，再稍焖片刻，即可食用。

【药膳功效】

具有通乳的功效，最适宜于乳稀薄的产妇。

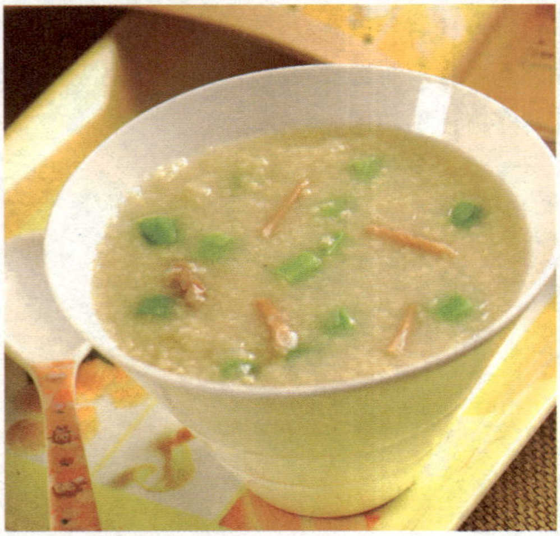

2 甘草莴苣粥

药膳配方

生甘草9克，莴苣60克，糯米、粳米各30克，冷水适量。

【制作程序】

1. 先将生甘草加水煎熬成汤，捞去甘草。
2. 莴苣洗净，切成丁。
3. 将糯米和粳米分别淘洗干净。
4. 将莴苣、糯米、粳米放入甘草汁中同煮成粥。

【服食方法】

1日2次，每次1料。

【药膳功效】

本方具有通乳的功效，用于治疗产妇乳稀薄、量少或没有乳汁。

3 猪蹄通乳粥

药膳配方

母猪蹄1只，王瓜根、木通、漏芦各3克，白米50克，葱末、豆豉、盐各少许，冷水适量。

【制作程序】

1. 猪蹄以水煮烂，去骨取汁1000毫升。
2. 将王瓜根、木通及漏芦捣筛为末，以猪蹄汁煎之，去药渣，加白米、葱末、豆豉、盐，同煮成粥。

【服食方法】

温食，每日1剂。

【药膳功效】

本方具有通乳的功效，最适宜于没有乳汁的产妇。

4 枸杞猪肾粥

药膳配方

粳米100克，猪肾半副，枸杞10克，盐2克，温水适量，冷水1000毫升。

【制作程序】

1. 粳米淘洗干净，用冷水浸泡半小时，捞出沥干。
2. 枸杞用温水泡至回软，洗净捞出，沥干水分。
3. 猪肾洗净，一切两半，剁小颗粒。
4. 锅中加入约1000毫升冷水，将粳米、猪肾粒放入，用旺火烧沸，搅拌几下，然后放入枸杞，改用小火熬煮成粥。
5. 粥内下入盐拌匀，再稍焖片刻，即可盛起食用。

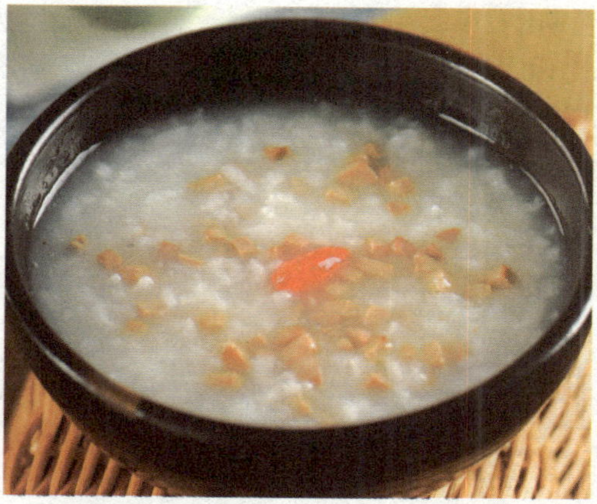

【药膳功效】

⊙本方具有通乳的功效，用于治疗产妇乳稀薄、量少或没有乳汁。

汤类药膳10道

1 海带豆腐汤

药膳配方

豆腐250克，海带60克，冷水适量。

【制作程序】

1. 豆腐洗净，切块；海带洗净，切块。
2. 将2料及适量水同放入锅中炖煮，待海带炖烂即可。

【服食方法】

淡吃，连服7天。

【药膳功效】

⊙本方具有通乳的功效，用于治疗产妇乳稀薄、量少或没有乳汁。

2 木瓜鱼尾汤

药膳配方

木瓜半个，鲩鱼尾1个，南、北杏适量，姜丝、蒜蓉各少许，冷水适量。

【制作程序】

1. 将鲩鱼尾洗净放入冷水中用文火煮开，放入少量姜丝及蒜蓉。
2. 将木瓜洗净剖开，去掉瓜瓤，切成片状，放入鱼汤中，同时将南北杏洗净放入，用中火煲3小时，下盐调味即可。

【服食方法】

每周1～2次。

【药膳功效】

⊙本方具有通乳健胃之功效。

3 赤小豆浓汤

药膳配方

赤小豆150克，白糖、冷水适量。

【制作程序】

1. 赤小豆洗净，加水，煮烂。
2. 放白糖调味即可。

【服食方法】

喝浓汤，早、晚饮用。

【药膳功效】

⊙本方具有通乳的功效，用于治疗产妇乳稀薄、量少或没有乳汁。

4 紫河车瘦肉汤

药膳配方

猪瘦肉150克，紫河车1个，盐、冷水适量。

【制作程序】

1. 紫河车洗净；猪瘦肉洗净，切块。
2. 二者一同加水煮烂。喝汤，吃肉。

【药膳功效】

⊙本方具有通乳的功效，用于治疗产妇乳稀薄、量少或没有乳汁。

5 鸡丝鹌鹑蛋汤

药膳配方

鹌鹑蛋20个，熟鸡丝100克，黄瓜50克，鸡汤500毫升，盐、味精各适量。

【制作程序】

1. 将鹌鹑蛋煮熟，剥去蛋壳，放入大汤碗中备用；黄瓜切丝备用。

2. 炒锅置旺火上，放入鸡汤，锅开后放入盐，待锅再开时，加入味精，倒入装有鹌鹑蛋的汤碗中，撒上熟鸡丝和黄瓜丝即可。

【药膳功效】

本方具有通乳的功效，用于治疗产妇乳稀薄、量少或没有乳汁。

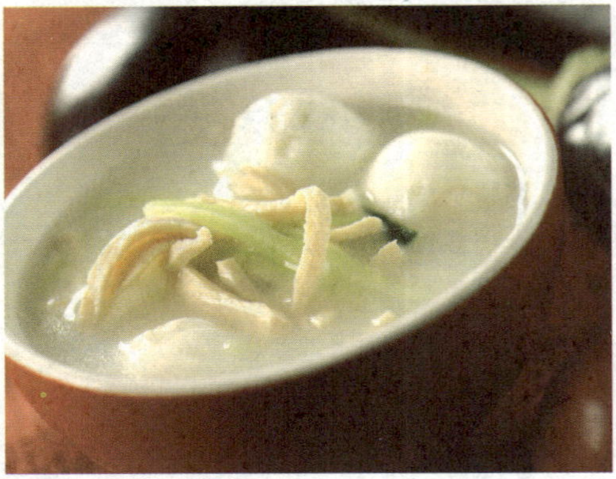

6 荷包蛋鲇鱼汤

药膳配方

鲇鱼1条（约500克），鸡蛋2只，姜、葱、盐、冷水适量。

【制作程序】

1. 鲇鱼去内脏，洗净，加水适量，煮汤。

2. 取鱼汤1碗煮沸，卧入鸡蛋，放姜、葱、盐调味。

【服食方法】

吃鱼，喝汤，每日1剂。

【药膳功效】

具有通乳的功效，可治疗产妇乳稀薄或没有乳汁。

7 通草花生猪蹄汤

药膳配方

猪蹄1只，通草15克，花生50克，葱、姜、盐、醋各少许，冷水适量。

【制作程序】

1. 猪蹄去毛，洗净，切成块，用热水烫煮去血腥。

2. 将猪蹄放入锅中，加水，放入通草、花生、葱、姜及盐，煮至猪脚烂熟，加醋调味即可。

【药膳功效】

本方具有通乳的功效，用于治疗产妇乳稀薄、量少或没有乳汁。

8 猪蹄通草汤

药膳配方

猪蹄1只，通草20克，生姜、盐各少许，冷水适量。

【制作程序】

1. 将猪蹄刮洗干净，与通草及生姜一同放入盛有冷水的锅内。

2. 以文火煨至猪蹄熟烂，加盐调味即成。

【药膳功效】

本方具有通乳的功效，用于治疗产妇乳稀薄、量少或没有乳汁。

9 当归猪蹄汤

药膳配方

猪蹄2个，当归30克，热水、冷水适量。

【制作程序】

1. 猪蹄去毛，洗净，切成块，用热水烫煮去血腥。

2. 将猪蹄、当归加水同煮熬汤。

【药膳功效】

本方具有通乳的功效，用于治疗产妇乳稀薄、量少或没有乳汁。

10 砂仁黄芪猪肚汤

药膳配方

黄芪10克，砂仁15克，猪肚1副，料酒、盐、葱、姜、胡椒粉各少许，冷、热水适量。

【制作程序】

1. 将砂仁去杂洗净；黄芪润透切段；猪肚反复

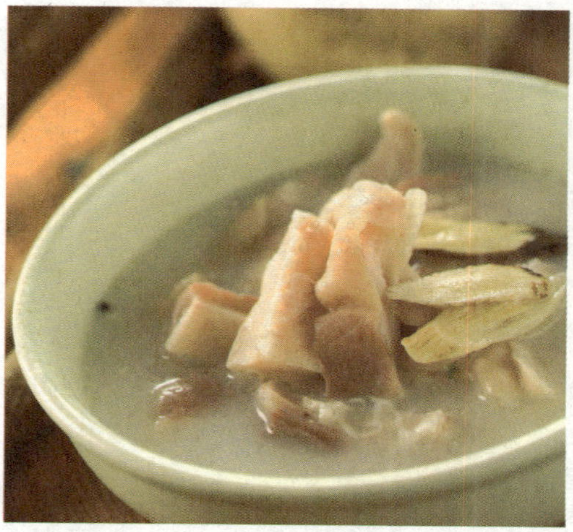

洗去污杂及黏液，放沸水锅焯一会，捞出，用清水洗净；将葱、姜拍碎。

2. 将砂仁、黄芪、葱、姜装入猪肚放入锅内，加水炖熟，去掉药物，猪肚切条放入碗内，加盐、胡椒粉调味，盛入碗中即成。

【药膳功效】

本方具有通乳的功效，用于治疗产妇乳稀薄、量少或没有乳汁。

汁类药膳1道

1 猪蹄黄豆花生汁

药膳配方

猪蹄2只，黄豆、花生仁各60克，冷水适量。

【制作程序】

1. 将猪蹄去毛，刮洗干净。
2. 黄豆、花生仁分别洗净，与猪蹄一起加水清炖，炖熟取汁服用。

【服食方法】

每日1次。

【药膳功效】

本方具有通乳的功效，用于治疗产妇乳稀薄、量少或没有乳汁。

羹类药膳1道

1 木瓜肥肉羹

药膳配方

番木瓜2个，猪肥肉250克，生姜100克，醋500克，白糖、冷水适量。

【制作程序】

1. 将番木瓜去皮、核，切成块。
2. 猪肥肉洗净，切成丁。
3. 将木瓜块、猪肥肉丁放入锅中，加姜、醋及适量水，煮熟，以白糖调味即可。

【药膳功效】

本方具有通乳的功效，用于治疗产妇乳稀薄、量少或没有乳汁。

茶类药膳1道

1 芝麻催乳茶

药膳配方

绿茶1克，芝麻5克，红糖25克，冷水400～500毫升。

【制作程序】

将芝麻炒熟，研末备用。

【服食方法】

杯内放绿茶、芝麻末，每次按配方量加水400～500毫升，搅匀后，分3次温服。

【药膳功效】

本方具有通乳的功效，最适宜于乳稀薄的产妇。

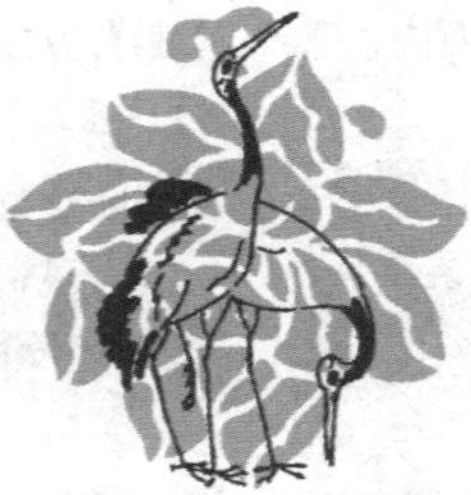